国家科学技术学术著作出版基金
资助出版

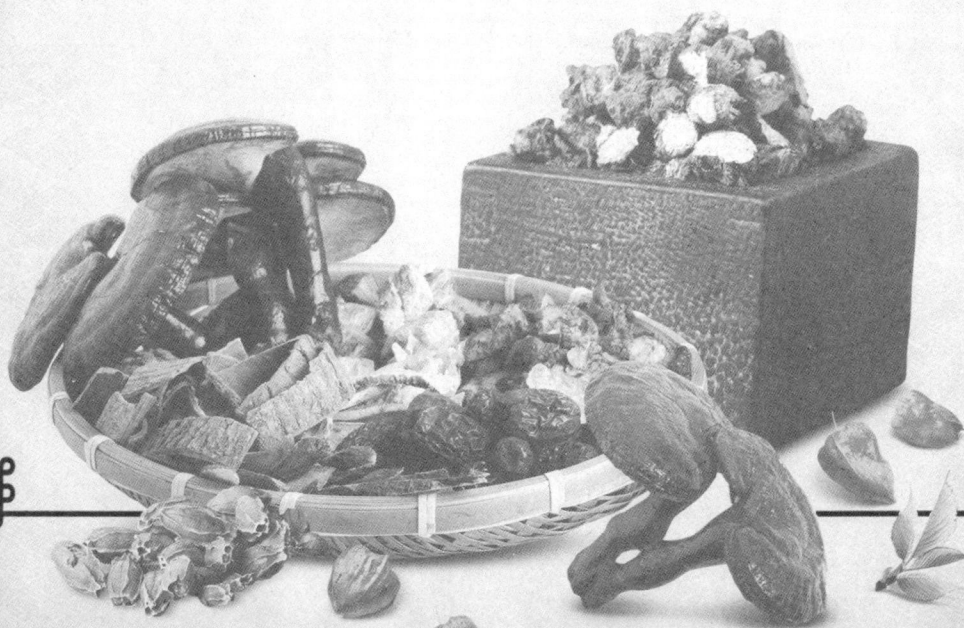

黄建业

名老中医
典型医案集

主编◎彭玉 陈竹

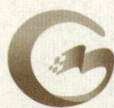

贵州出版集团
贵州科技出版社

图书在版编目（CIP）数据

黄建业名老中医典型医案集／彭玉，陈竹主编. ——
贵阳：贵州科技出版社，2019.5（2025.1重印）
ISBN 978 - 7 - 5532 - 0681 - 3

Ⅰ．①黄⋯ Ⅱ．①彭⋯ ②陈⋯ Ⅲ．①中医临床 - 经
验 - 中国 - 现代 Ⅳ．①R249.7

中国版本图书馆 CIP 数据核字（2018）第 269849 号

黄建业名老中医典型医案集

HUANGJIANYE MINGLAOZHONGYI DIANXING YI'ANJI

出版发行	贵州出版集团　贵州科技出版社
地　　址	贵阳市中天会展城会展东路 A 座（邮政编码：550081）
网　　址	http://www.gzstph.com
出 版 人	熊兴平
经　　销	全国新华书店
印　　刷	北京兰星球彩色印刷有限公司
版　　次	2019 年 5 月第 1 版
印　　次	2025 年 1 月第 2 次
字　　数	519 千字
印　　张	22.5
开　　本	787 mm × 1092 mm　1/16
定　　价	135.00元

天猫旗舰店：http://gzkjcbs.tmall.com

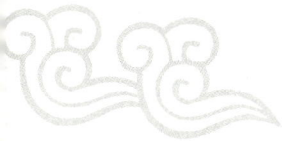

《黄建业名老中医典型医案集》编委会

主　审　黄建业

主　编　彭　玉　陈　竹

副主编　冷　丽　杨见辉　孙海鹏

编　委（按姓氏笔画排序）

王　乔　卢庆玲　邢凤玲　朱未旻　刘　楚
刘启艳　江　雪　孙海鹏　杜　丽　李　春
李艳静　杨见辉　杨红梅　吴　敏　吴筱枫
冷　丽　张　嫱　张力文　陈　竹　陈明祺
岳志霞　庞　平　施堉梁　彭　玉　谢　莹
詹　伟

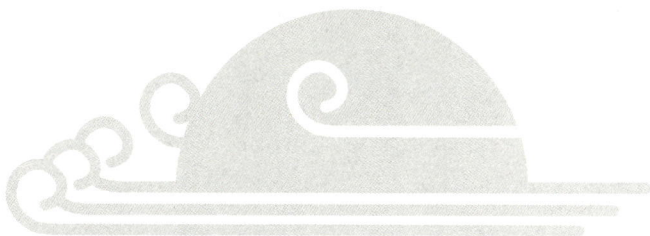

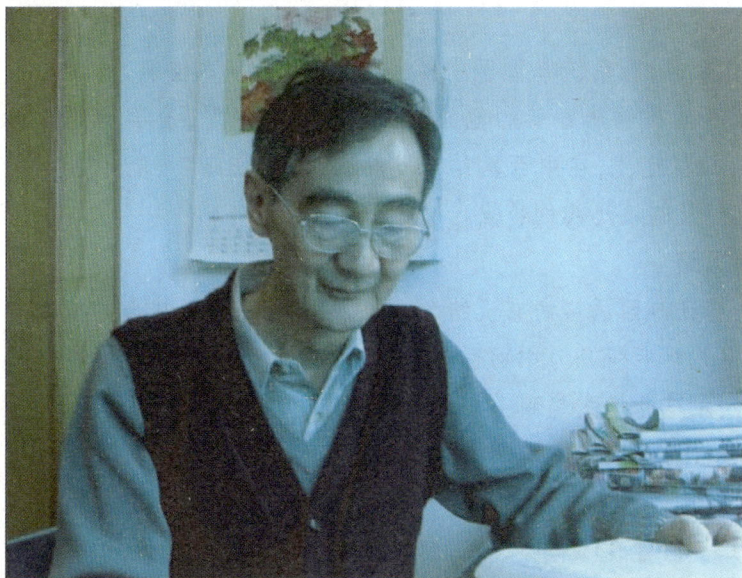

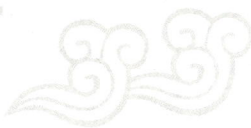

国家级名老中医药专家

黄建业 简介

【个人简介】

黄建业(1937—2011年),男,汉族,贵州福泉人,贵州省名中医,第二批全国老中医药专家学术经验继承工作指导老师,贵阳中医学院(现已更名为"贵州中医药大学")教授、主任医师、硕士研究生导师,从医执教50余年。1956年考入贵阳医学院西医医疗专业,1958年转入祖国医学专业,矢志岐黄,1961年毕业后留校任教并坚持临床,成为新中国成立后首批祖国医学专业毕业生。曾师承贵州省名医许玉鸣教授、黄树曾教授。1965年调至刚成立的贵阳中医学院任教,1984年任贵阳中医学院教务处处长。1997年担任第二批全国老中医药专家学术经验继承工作指导老师。2009年获"贵州省名中医"荣誉称号。曾任全国中医药高教学会教学管理研究会理事、贵州省中医药学会中医儿科专业委员会主任委员等。

继承人:彭玉,贵州中医药大学第二附属医院儿科学术带头人,教授,主任医师,博士研究生导师,中医药高等学校教学名师,第六批全国老中医药专家学术经验继承工作指导老师。

【学术经验】

黄建业教授从医执教50余载,既系统掌握了中西医基础理论、基本技能,又继承了先师经验,有丰富的中医、西医儿科临床经验。他的中医理论功底深厚,治学严谨,"重辨证,不泥古";他苦心探索,知常达变,在中西医结合儿科、中医内伤杂病、老年病等方面形成了自己特有的学术思想及临证思辨的特点。

1.明晰小儿辨证与辨病思路

黄建业教授主张将中医辨证与西医辨病有机结合,形成了4种中西医结合分类诊治儿科疾病的辨证辨病方法,将儿科疾病分为中西医结合、中医为主、西医为主、单纯中医或西医治疗,对中西医结合人才培养模式起到了积极的促进作用。

2.重视望诊,察小儿咽喉、山根、肉轮以辨识小儿体质虚实

小儿以其疾病烦苦不能自达而难治矣。黄建业教授察咽喉部颜色可知小儿病证寒热属性转变,察山根形色可知气血盛衰和肺脾虚损,察肉轮形色可知脾病变化,扩展了小儿望诊内容。

3.治小儿病,以脾为主,"理脾为先",培补肺脾,改善脾肾

黄建业教授崇尚张仲景、钱乙、万密斋、吴谦、叶天士等诸家,认为小儿肺、脾、肾三脏常虚。小儿病以脾胃为主,"理脾为先",创立"理脾七法",即顺应脾胃气机的正常升降,使脾土旺盛,肺气自盈,又使肝气自调,达到培补肺脾、改善脾肾的作用。

4.治小儿反复呼吸道感染,以脾为主,培土生金,益气固表

黄建业教授认为,小儿反复呼吸道感染"不在邪多,而在正气不足",脾土健旺,肺气充盈,何邪之有?

5.治小儿咳喘,健脾泻肺,寒温并用

黄建业教授认为咳喘之证,不要一味去化痰,治法在脾不在肺,温化痰饮,使胶固之痰从生源化解,以治其本。

【擅治病种】

1.小儿厌食、腹泻

代表方"运脾散",治疗小儿厌食、腹泻、疳证、呕吐等脾运失健之病症。

2.小儿哮喘、久咳

代表方"清气化痰汤""宣肺平喘汤"等,寒温并用,升降并行。

3.小儿反复呼吸道感染

代表方"益气固表汤",益气祛邪,培土生金固表。

4.小儿肾病

中西医结合,根据激素使用阶段分4个阶段辨治,代表方"肾病Ⅰ号方",重在培补脾肾,活血化瘀,拮抗激素不良反应,减轻并发症,防止肾病反跳、依赖。

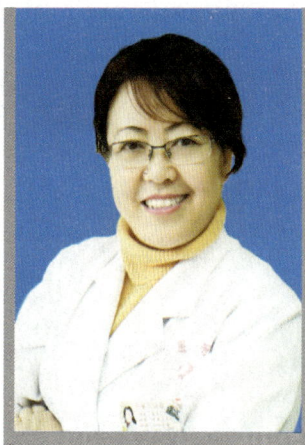

　　彭玉　女,1960 年生人,贵州中医药大学三级教授,主任医师,博士研究生导师,中医药高等学校教学名师,第六批全国老中医药专家学术经验继承工作指导老师,现为贵州中医药大学第二附属医院党委副书记,儿科学术带头人,黄建业国家级名老中医传承工作室负责人。兼任全国中医药高教学会儿科教育研究会理事会副理事长、中华中医药学会儿科流派传承创新共同体副主席、中国民族医药学会儿科专业委员会副会长、中华中医药学会儿科分会常务委员、贵州省中医药学会中医儿科专业委员会主任委员、贵州省中西医结合学会儿科专业委员会副主任委员等。

　　从事中医、中西医结合儿科临床、教学、科研工作 36 年,主要研究方向为中医药联合小儿推拿干预小儿肺脾病证临床与实验相关性研究。临床擅用中医药联合小儿推拿防治小儿厌食、疳证、腹泻、哮喘、反复呼吸道感染、肺炎、肾病等疾病。主持或参与国家自然科学基金、国家"十一五"科技支撑计划、中医药行业专项与省部级科研、教学改革研究项目 37 项(科研项目 23 项,教学研究项目 14 项),其中主持 27 项。发表论文 80 余篇,获国家发明专利 3 项、院内制剂 1 项。主编、参编专著与教材 16 部,获贵州省科学技术进步奖、中医药民族医药奖及省级教学成果奖励 14 项(省部级以上 3 项)。主持完成的"小儿推拿治疗婴幼儿急性腹泻技术"获国家中医药管理局第五批中医临床诊疗适宜技术推广项目 1 项。

前　言

　　为更好继承与抢救名老中医药专家学术思想和临床经验,培养高层次中医药人才,国家中医药管理局在"十五""十一五"期间开展了名老中医药专家学术思想和临证经验继承学习,重在加强中医理论与临床经验的传承,加快中医临床应用型高层次人才的培养,促进中医学术进步和诊疗水平的提高,培养和造就大批中医药专业骨干人才。

　　名老中医是当代中医临床和学术发展的最优秀的代表,他们的临床经验丰富,学术素养和理论水平高,其诊疗是中医理论、前人经验与当今临床实践相结合的典范,是中医学术创新发展的源泉。名老中医学术思想,指名老中医在长期从事中医临床、科研与教学活动过程中,对中医学术某一方面或某一领域的问题,经过理性的思考与总结而形成的学术观点、学术见解或学术理论,包含基础理论方面,有关病证诊治方法与处方用药的新认识和新见解等临床方面,以及对中医教育、学术发展等方面的诸多见解或理论等。名老中医临证思辨特点,指名老中医在长期临证实践过程中形成的各具特色的思辨过程与诊疗特点,涉及诊察、辨证、论治的全过程,包括四诊采集、病因病机推求、辨证分型、确立治则治法、处方用药等。"十一五"期间国家中医药管理局将"名老中医临床经验、学术思想传承研究"列为国家科技支撑计划项目,进行重点研究,足以说明国家对当代名老中医学术思想与临床经验传承研究的重视。

　　黄建业教授从医执教50余年,是我国首届祖国医学专业的毕业生,既系统接受过规范的中西医院校教育,又接受过中医个性化师承教育。作为第二批全国老中医药专家学术经验继承工作指导老师、贵州省名中医,他的中西医基础理论扎实,中西医结合诊疗儿科疾病的经验丰富,在小儿疾病的辨治与中医经典著作的研究上形成了自己的特色。

　　儿科为"哑科",以其疾病烦苦不能自达而难治矣。黄建业教授临证上崇尚经典,苦心探索,知常达变,不仅擅长应用中西医结合方法诊治儿科疾病,形成特有的学术思想与临证经验,在中医内伤杂病、老年病等疾病诊治上也独树一帜。黄建业教授在儿科望诊上手法独到,重视察咽喉、望山根、观肉轮,并将其与小儿体质辨识相结合,扩展了中医儿科小儿望诊的内涵。黄建业教授不仅重视中医药内治,也重视儿科剂型的改革及小儿外治疗法的应用。

彭玉教授是黄建业教授师承弟子,1997年跟师侍诊3年,2007—2010年以国家"十一五"科技支撑计划项目"黄建业临床经验、学术思想"(国科发计[2008]313号 - 2007BAI10B01 - 078)为研究平台,在贵阳中医学院第二附属医院儿科组建黄建业传承研究团队,团队所有成员在繁重的临床、科研、教学工作之余,挤出时间,以黄建业名老中医儿科学术思想、临床经验为研究对象,以其诊治过的万余份原始病历为研究内容,通过跟师侍诊、采集原始病历,将传统研究方式与现代信息技术相结合,在黄建业教授亲自指导下,历时6年,经全面、系统、规范的整理,方完成黄建业教授临证特色病历、典型医案、成才与养生保健、学术思想与临证思辨特点、影视资料等研究任务,并取得了一系列研究成果:2011年"国家级名老中医黄建业儿科学术思想与临证思辨特点"获贵州省科学技术进步奖三等奖;2013年黄建业教授经验方"运脾散"开展相关剂型的研制改革,"运脾颗粒"(即"理脾复方制剂")获贵阳中医学院第二附属医院院内制剂批件,2015年"运脾颗粒"又获国家发明专利;2014年《黄建业名老中医学术经验撷英》由贵州科技出版社出版发行,同时发表相关论文数篇;先后完成了黄建业教授经验方"理脾复方制剂""益气固表汤""清气化痰汤"等的相关实验与临床研究;2016年研究团队以"运脾散"为基础开展的"理脾复方制剂对幼龄厌食大鼠脑肠肽 - 食欲中枢信号通路的机制研究"获国家自然科学基金研究项目。

2010年,"黄建业国家级名老中医传承工作室"获批为国家中医药管理局首批"国家级名老中医传承工作室"建设项目,黄建业教授亲自指导研究人员,全身心投入,将其所有原始病历进行批阅、修改、整理,汇编了《黄建业学术思想与临证经验集》《黄建业成才经历》《黄建业典型医案集》《黄建业典型病例》《黄建业经验方整理》等,这些专著的汇编全部经黄建业教授审定,但尚未出版。2011年9月,黄建业教授因突发脑出血离我们而去,他的离去是我们中医儿科界的一大损失,但他严谨的治学精神、孜孜不倦的探索精神、刻苦精研医道的精神以及不断追求崇高学术境界的精神,是我们一直追求的目标。欣慰的是,本书编委会坚持不渝,磨杵成针,2016年终完成《黄建业名老中医典型医案集》的编写工作,书中所有典型医案均曾经由黄建业教授亲自批阅修改。

本书分为肺系病证、脾胃病证、心系病证、肝胆病证、肾系病证、妇科病证、皮肤病证、肢体经络病证、汗证、其他病证十大篇:第一篇"肺系病证",系统整理黄建业教授临证辨治反复呼吸道感染、咳嗽、哮喘、感冒等常见肺系病证,收集整理了黄建业教授"上感汤""清气化痰汤""益气固表汤"等临证经验方;第二篇"脾胃病证"、第四篇"肝胆病证"等对黄建业教授辨治小儿厌食、疳证、腹泻、食积、腹痛等常见脾系病证进行总结，收集整理了经验方"运脾散""加减参苓白术散"等。

　　本书充分展示了黄建业教授诊察小儿山根、咽喉、肉轮等临床经验，使"察咽喉、望山根、观肉轮"的特色望诊方法与小儿体质辨识有机结合，扩展了中医儿科望诊内容，为今后小儿体质的相关研究奠定了基础。本书是国家级名老中医黄建业教授临证经验的集萃，尤其在儿科常见的肺系、脾胃疾病方面，本书编委会对黄建业教授原始医案的辨证与辨病分析、处方用药的剖析等，引经据典，是对黄建业教授学术思想的传承，既原汁原味地保留了黄建业教授的学术思想与临证思辨特点，具有原创性和实用性，又对传承和推广名老中医药专家学术经验具有推动作用，其学术水平达国内先进水平，对名老中医学术思想的传承具有十分重要的意义和应用价值。书中所有医案均可作为中医学专业、中西医临床医学专业的硕士研究生、本科生课程教学案例，同时本书也可成为临床中西医儿科医师的案头读物。

　　得益于国家"十一五"科技支撑计划项目与国家中医药管理局"黄建业国家级名老中医传承工作室"项目的支持，我们有机会全面系统地整理黄建业教授的中医临床经验与学术思想。本书的编写，得到贵州省中医药管理局、贵州中医药大学第二附属医院的大力支持，得到甘肃中医药大学史正刚教授、上海交通大学医学院附属新华医院上海儿童医学中心孙远岭教授、河南中医药大学第二附属医院儿科侯江红教授、贵州医科大学凌湘力教授、贵州中医药大学第二附属医院黄恺行教授、贵州省第三人民医院孔庆歆教授等专家的指导，在此一并致谢！感谢贵州中医药大学第二附属医院全体儿科医护人员，以及已经毕业的硕士研究生、本科生们的辛勤努力！该专著的出版，得到2017年度国家科学技术学术著作出版基金及贵州省中西医结合儿科学"一流课程"项目的资助，我们由衷地感谢国家对抢救和保护名老中医学术思想所给予的扶持，使得我们今天能够看到本书的出版。

　　继承与创新黄建业教授的学术思想及中医临床经验，是黄建业国家级名老中医传承工作室所肩负的不可推卸的重任，我们坚信黄建业教授一生所秉持的"夫有医术，有医道，术可暂行一时，道则流芳百世"之理念，必将他那严谨的治学精神和孜孜不倦的探索精神代代相传下去！

本书编委会
2018年10月

目　录

🍵【肺系病证】

1. 辨治小儿伤寒，太阳中风之证 ·· 001

2. 辨治小儿哮喘，痰湿壅盛之证 ·· 002

3. 辨治小儿哮喘，痰热蕴肺之证 ·· 004

4. 辨治小儿感冒，外感暑湿之证 ·· 006

5. 辨治小儿反复呼吸道感染(发作期)、厌食，外感风热之证 ············· 007

6. 辨治小儿肠蛔虫病，寒热夹杂之感冒 ··· 009

7. 辨治小儿肺炎喘嗽，痰热壅肺之证 ·· 010

8. 辨治易感儿肺脾两虚，寒热夹痰之咳嗽 ······································ 012

9. 辨治感冒，寒热夹杂之证 ··· 014

10. 辨治喉痹、颈部瘰疬，阴虚夹痰热之证 ······································ 016

11. 辨治悬饮，痰热阻滞之证 ·· 018

12. 辨治感冒，外感湿温之证 ·· 019

13. 辨治久咳，肺脾两虚，风痰热阻肺之证 ······································ 021

14. 辨治咳嗽，痰热蕴肺之证 ·· 022

15. 辨治小儿急喉喑，寒热夹杂，痰热内阻之证 ································· 024

16. 辨治咳嗽，痰热蕴肺之证 ·· 025

17. 辨治哮喘，痰热蕴肺之证 ·· 027

18. 辨治喉痹，风热痰邪，引动虚火之证 ··· 029

19. 辨治易感儿咳嗽，肺脾不足，肺热夹痰之证 ································· 030

20. 辨治感冒，寒热夹杂之证 ·· 032

21. 辨治风热乳蛾，热郁肺胃之证 ··· 033

22. 辨治反复呼吸道感染发作期，痰热蕴肺之咳嗽 ····························· 034

23. 辨治感冒，外感风热夹湿(滞)，肺胃失和之证 ····························· 036

24. 辨治喉痹，肺阴不足，风热夹痰郁结咽喉之证 ····························· 038

25. 辨治肺脾气虚，反复呼吸道感染发作期，感冒发热之证 ·················· 039

26. 辨治肺脾气虚,反复咳喘,痰湿蕴肺之证 …………………………………… 041

27. 辨治阴虚肺热,反复感冒之证 …………………………………… 043

28. 辨治咳嗽,痰食中阻,肺热蕴结之证 …………………………………… 044

29. 辨治感冒,风寒阻滞,脾胃失和之证 …………………………………… 046

30. 辨治感冒,肺脾不足,寒热夹杂之证 …………………………………… 047

31. 辨治感冒,风热夹痰之证 …………………………………… 048

32. 辨治咳嗽,痰热蕴肺之证 …………………………………… 049

33. 辨治喉痹,肺阴不足,风热夹痰之证 …………………………………… 051

34. 辨治肺脾气虚,反复呼吸道感染迁延期,痰热阻络之咳嗽 …………………… 052

35. 辨治咳嗽变异性哮喘,风痰阻肺络之咳嗽 …………………………………… 054

36. 辨治反复呼吸道感染发作期,痰热蕴肺之咳嗽 …………………………………… 056

37. 辨治小儿喉喑,痰热闭肺之证 …………………………………… 058

38. 辨治小儿咳嗽,风热夹痰之证 …………………………………… 059

39. 辨治反复咳嗽,风热夹痰,阻滞肺络之久咳 …………………………………… 060

40. 辨治气阴两虚,寒热夹杂之感冒 …………………………………… 062

41. 辨治肺气虚之易感儿,外寒内热之感冒 …………………………………… 063

42. 辨治肺脾气虚,反复呼吸道感染发作期,寒热夹痰之咳嗽 ………………… 065

43. 辨治小儿气阴不足汗证,咳嗽,外寒里热夹痰之证 ……………………… 066

44. 辨治感冒,外寒里热之证 …………………………………… 068

45. 辨治鼻渊,风热夹痰,内蕴肺窍之证 …………………………………… 069

46. 辨治哮喘,肺脾气虚,痰阻肺郁之证 …………………………………… 071

47. 辨治小儿咳嗽,风热夹痰之证 …………………………………… 072

48. 辨治肺脾两虚,反复呼吸道感染发作期,风热夹痰之咳嗽 ………………… 074

49. 辨治小儿哮喘,肺脾虚弱,痰瘀闭肺之证 …………………………………… 076

50. 辨治小儿暑湿发热,湿热内蕴之证 …………………………………… 079

51. 辨治感冒外寒束表,痰热蕴肺之证 …………………………………… 081

52. 辨治小儿乳蛾,肺胃阴虚,痰热蕴结之证 …………………………………… 083

53. 辨治小儿咳嗽,风痰阻肺之证 …………………………………… 084

54. 辨治肺脾两虚,小儿反复呼吸道感染迁延期,复感外邪之感冒 …………… 085

55. 辨治肺脾气虚易感儿,寒热夹痰之感冒 …………………………………… 087

56. 辨治小儿咳嗽(久咳),痰热蕴肺之证 …………………………………… 089

57. 辨治小儿肺脾气虚,复感风热之咳嗽 …………………………………… 091

58. 辨治小儿鼻渊,肺脾气虚,痰湿内蕴之证 ……………………………… 092

59. 辨治小儿感冒,寒热夹杂之证 ………………………………………… 094

60. 辨治小儿咳嗽与腹泻,肺脾气虚,痰湿内蕴之证 ……………………… 096

61. 辨治小儿感冒发热,风热夹积,脾胃阻滞之证 ………………………… 098

62. 辨治小儿感冒伴肠蛔虫病,寒热夹杂之证 …………………………… 099

63. 辨治暑湿——暑湿弥漫三焦之证 ……………………………………… 100

64. 辨治痰证,痰多胸闷,痰湿壅肺之证 …………………………………… 103

65. 辨治咳嗽,痰热阻肺,风热未尽之证 …………………………………… 105

66. 辨治肺脾气虚,感冒伴皮疹,复感风邪,肝胆湿热寒热夹杂之证 ……… 106

【脾胃病证】

67. 辨治小儿厌食,气阴不足,脾虚肝旺之证 …………………………… 108

68. 辨治小儿胃脘痛,肝脾不和之证 ……………………………………… 109

69. 辨治小儿厌食,脾虚失运,湿热内蕴之证 …………………………… 111

70. 辨治小儿泄泻,脾虚夹积,复感外邪之证 …………………………… 112

71. 辨治小儿疳证及泄泻,脾肾两虚,气阴不足之证 …………………… 114

72. 辨治小儿厌食,脾运失健之证 ………………………………………… 116

73. 辨治小儿黄疸,湿热邪毒内蕴,脾运失健之证 ……………………… 118

74. 辨治小儿厌食,脾虚肝旺之证 ………………………………………… 120

75. 辨治小儿泄泻,肠毒湿热未尽之证 …………………………………… 121

76. 辨治小儿弄舌,心脾积热之证 ………………………………………… 123

77. 辨治小儿疳证,脾虚夹积,气阴不足之疳积 ………………………… 124

78. 辨治小儿泄泻,湿热内蕴,脾虚夹积之证 …………………………… 127

79. 辨治小儿积滞,食积中焦,脾运失健之证 …………………………… 128

80. 辨治小儿疳证,脾虚失运,虚火上炎之外疳证 ……………………… 129

81. 辨治小儿疳证,脾虚夹积,肝木克脾土之疳气证 …………………… 131

82. 辨治小儿厌食,脾气阴不足,脾虚肝旺之证 ………………………… 133

83. 辨治小儿泄泻,湿热邪毒壅滞之证 …………………………………… 135

84. 辨治小儿疳证,脾气阴两虚之疳气 …………………………………… 137

85. 辨治脾气阴不足,食积中焦之证 ……………………………………… 139

86. 辨治腹痛,脾胃虚寒夹湿之证 ………………………………………… 140

87.辨治胃脘痛,脾胃虚弱,肝胃不和之证 ······ 142

88.辨治腹痛,外感夹湿之证 ······ 144

89.辨治腹痛,湿热内蕴,肝胃不和之证 ······ 145

90.辨治泄泻,脾虚食积之证 ······ 147

91.辨治腹胀,脾虚湿滞,肝脾不和之证 ······ 149

92.辨治食欲不振,湿热内蕴,肝脾不和之证 ······ 150

93.辨治腹痛,肝脾不和,湿热下注之证 ······ 152

94.辨治泄泻,风寒泻之证 ······ 153

95.辨治呃逆,肝胃失和,肝胆湿热之证 ······ 154

96.辨治腹痛,脾胃虚弱,肝气犯胃之证 ······ 156

97.辨治泄泻,脾虚肝旺之证 ······ 157

98.辨治腹痛,湿热内蕴,肝脾不和之证 ······ 158

99.辨治小儿气阴不足,虚火上炎之口疮 ······ 159

100.辨治小儿疳证(疳气),遗尿,脾肾两虚之证 ······ 161

101.辨治口疮,心火上炎,脾胃亏虚之证 ······ 163

102.辨治小儿腹痛,中焦虚寒,肝气旺盛之证 ······ 165

103.辨治小儿"地图舌",脾气阴两虚之证 ······ 166

104.辨治腹胀,湿热内蕴,三焦气机不畅之证 ······ 168

105.辨治小儿泄泻,湿热泻之证 ······ 169

106.辨治小儿疳证(疳气),肺脾气阴不足,复感风热之证 ······ 171

107.辨治腹痛,脾胃湿热,感受暑湿之证 ······ 173

108 辨治胃脘痛,肝脾不调之证 ······ 174

109.辨治胃脘痛,肝胃不和之证 ······ 176

110.辨治小儿厌食,汗证,肺脾两虚,脾虚失运之证 ······ 177

111.辨治胃脘痛,痰热互结,肝火犯胃之证 ······ 179

112.辨治小儿泄泻,风寒夹滞之证 ······ 181

113.辨治胃脘痛,胃肠积热之证 ······ 182

114.辨治小儿疳证(疳积),气阴亏虚,脾虚夹积之证 ······ 183

115.辨治老年厌食,脏腑虚衰,肝脾不和,脾虚失运之证 ······ 185

116.辨治小儿厌食,肺脾两虚夹积之证 ······ 187

117.辨治小儿厌食,脾胃气阴不足,风热夹滞之证 ······ 189

118.辨治小儿厌食,易感儿,脾胃虚弱之证 ······ 190

119. 辨治泄泻,气阴耗伤之风寒泻 ································ 192

120. 辨治痞证,肝脾失和,痰热内阻之证 ···················· 194

121. 辨治小儿口疮,肺胃热毒炽盛,心火上炎之证 ·········· 196

122. 辨治小儿便秘,脾肾两虚,阴虚内热之证 ··············· 198

123. 辨治腹胀,肝肾不足,肝郁气滞之证 ···················· 199

124. 辨治痞证,脾失健运,食(湿)热内蕴之证 ··············· 201

125. 辨治腹痛,肝气郁结,胆石阻络之证 ···················· 203

126. 辨治胃脘痛,脾虚肝旺之证 ···························· 204

127. 辨治小儿呕吐,感受风寒,寒凝胃腑之证 ··············· 206

128. 辨治腹胀,脾肾两虚,气机失调之证 ···················· 207

【心系病证】

129. 辨治不寐,心肝火旺之证 ···························· 209

130. 辨治心悸,心气不足,痰湿内生之证 ···················· 210

131. 辨治不寐,心脾两虚,肝风内动之证 ···················· 212

132. 辨治小儿乏力,气阴两虚夹湿证 ······················· 214

133. 辨治心悸,阴血不足之证 ···························· 215

134. 辨治乏力,心肺不足之证 ···························· 217

135. 辨治不寐,心肾不交,肝阳上亢之证 ···················· 218

136. 辨治不寐,心肾不交之证 ···························· 220

137. 辨治心悸,气血不足,心失所养之证 ···················· 221

138. 辨治胸痹,气阴两虚,痰瘀内阻之证 ···················· 222

139. 辨治小儿心悸,心气阴两虚,脾虚肝旺之证 ··············· 224

【肝胆病证】

140. 辨治小儿黄疸,湿热内蕴之阳黄证 ····················· 227

141. 辨治小儿黄疸,湿热熏蒸,湿重于热之阳黄证 ············ 229

142. 辨治小儿黄疸,湿热熏蒸,湿重于热之阳黄证 ············ 231

143. 辨治黄疸,湿热熏蒸肝胆之阳黄证 ····················· 233

144. 辨治头痛,肝肾不足,肝气失疏,气滞血瘀之证 ·········· 235

145. 辨治眩晕,肝肾阴虚,肝阳上亢之证 ……………………………… 236

146. 辨治眩晕,肝肾阴虚,经脉瘀阻之证 ……………………………… 238

147. 辨治眩晕,肝肾阴虚,肝阳上亢之证 ……………………………… 239

148. 辨治胁痛,肝胆湿热蕴结之证 ……………………………………… 241

149. 辨治头痛,肝阳上亢,肝脾不调之证 ……………………………… 242

150. 辨治小儿头痛,肝肾不足,肝阳上亢之证 ………………………… 244

151. 辨治黄疸,湿热熏蒸之阳黄证 ……………………………………… 245

152. 辨治眩晕,肝肾阴虚,肝阳上亢之证 ……………………………… 247

【肾系病证】

153. 辨治小儿水肿阳水,风水相搏之证 ……………………………… 249

154. 辨治水肿,脾失运化,湿热内蕴之证 ……………………………… 250

155. 辨治淋证,湿热内蕴之证 …………………………………………… 251

156. 辨治肾病水肿,肝肾阴虚夹湿热之证 ……………………………… 253

157. 辨治遗尿,脾肾阳虚,寒湿内蕴之证 ……………………………… 255

158. 辨治癃闭,肾阳不足,寒湿停聚之证 ……………………………… 257

159. 辨治水肿,脾肾阳虚之(阴水)证 ………………………………… 259

160. 辨治水肿,脾肾阳虚之证 …………………………………………… 261

161. 辨治耳鸣,肝肾阴虚之证 …………………………………………… 263

162. 辨治水肿,脾肾两虚之阴水 ………………………………………… 265

163. 辨治小儿淋证,湿热下注之证 ……………………………………… 266

164. 辨治淋证,湿热下注之证 …………………………………………… 268

165. 辨治耳鸣,肝肾阴虚,虚火上炎之证 ……………………………… 269

166. 辨治小儿遗尿,肝经湿热之证 ……………………………………… 271

167. 辨治耳鸣,心肾不交之证 …………………………………………… 272

168. 辨治小儿水肿脾肾虚弱,复感风热,兼阴虚之证 ………………… 274

169. 辨治水肿,脾肾两虚,湿浊内停之(阴水)证 …………………… 277

【妇科病证】

170. 辨治月经后期,肝肾亏虚证 ………………………………………… 281

171. 辨治崩漏,脾肾两虚,气血亏虚之证 ……………………………… 282

172. 辨治带下病,肾虚,湿热下注之证 ………………………………… 284

173. 辨治月经不调(月经推迟),肝气郁结,阴虚内热之证 ………… 286

【皮肤病证】

174. 辨治小儿麻疹之出疹期 …………………………………………… 288

175. 辨治小儿湿疹,湿热内蕴之证 …………………………………… 290

176. 辨治小儿紫癜,血热妄行之证 …………………………………… 291

177. 辨治小儿水痘,邪郁肺卫之证 …………………………………… 292

178. 辨治痒风,阴虚内热,虚风内动之证 …………………………… 293

179. 辨治小儿皮疹,阴虚内热,湿热内蕴之证 ……………………… 295

180. 辨治小儿紫癜,血热夹湿之证 …………………………………… 296

181. 辨治小儿湿疹,湿热内蕴之证 …………………………………… 299

182. 辨治麻疹(顺证)出疹期,麻毒炽盛之证 ……………………… 300

183. 辨治口疮,脾胃湿热蕴结之证 …………………………………… 302

184. 辨治小儿湿疹、泄泻,湿热内蕴之证 …………………………… 303

185. 辨治小儿皮疹,风热未尽,肺胃热毒之证 ……………………… 305

186. 辨治皮疹,脾胃湿热,久蕴伤阴,虚风上扰之证 ……………… 307

187. 辨治小儿紫癜,气阴两虚,夹湿瘀之证 ………………………… 308

【肢体经络病证】

188. 辨治腰痛,肾气不足,湿热阻络之证 …………………………… 311

189. 辨治痹证,气血不足,痰瘀痹阻之证 …………………………… 312

190. 辨治痹证,肝肾阴虚,气虚血瘀之证 …………………………… 314

191. 辨治痹证,肝肾阴虚,湿瘀痹阻之证 …………………………… 317

【汗　证】

192. 辨治小儿汗证,气阴两虚之证 ·· 319

193. 辨治小儿汗证,肺脾气阴两虚,营卫不和之证 ······························· 320

194. 辨治小儿汗证,肝肾阴虚夹湿证 ··· 322

195. 辨治汗证,阳气不足,肺脾气虚之证 ··· 325

【其他病证】

196. 辨治小儿痢疾,湿热内蕴之证 ··· 327

197. 辨治小儿鼻衄,肺脾两虚,气不摄血之证 ··································· 329

198. 辨治痄腮,温毒在表之证 ··· 330

199. 辨治瘰疬,外邪引动伏痰,痰湿阻络之证 ··································· 332

200. 辨治胀肿,气血两虚,瘀血阻滞之证 ·· 333

201. 辨治小儿肺、脾、肾不足之佝偻病;复感风热,肝胃不和之感冒 ········ 335

202. 辨治肠痈,胃肠积热,湿热胶阻之证 ·· 337

【肺系病证】

1. 辨治小儿伤寒，太阳中风之证

恶风多汗，寒客营卫，营卫不和，太阳中风之证，治以调和营卫，佐以清热疏风。

患者:滕××,男,10 岁	医案编号:078H001
中医诊断:太阳中风证(营卫不和)	西医诊断:上呼吸道感染
治法:调和营卫	方药:桂枝汤加减
主诉:恶寒恶风,多汗20 日	

初诊(1998 年 8 月 25 日):20 日前患儿从浙江搬到贵阳居住,因气候不适感受风寒,出现恶风怕冷,乍寒乍热,喜暖,穿衣得温后汗出,汗出后恶寒更甚,夜间上症加重,微咳,痰多色白。曾服西药(具体不详),疗效不佳,求助中医。病后无发热、头痛、呕吐,有神倦乏力,纳差,尿清长,大便正常。体格检查(以下简称"体查"):体温 36.8 ℃。望之神清,精神软,由家人背扶就诊,夏日就诊身穿棉衣,明显畏光,怕风,面色白,咽微红,舌质淡苔薄白,心、肺(-),脉细,四肢末欠温。

刻下症:恶风寒,忽寒忽热,喜暖,得温后汗出,汗出后恶寒更甚,微咳,痰多色白,乏力,舌质淡苔薄白,脉细。正值夏日,患儿从暑热的浙江到寒湿之地贵阳,易感风寒,风寒之邪客于营卫,肌肤温养失司,则恶寒喜暖、得温后汗出;营卫失和则汗出恶风;营阴不能内守,全身濡养失司,故神倦、纳差。本病为太阳中风证,病机为营卫不和,治以调和营卫。方拟桂枝汤加减:桂枝 10 g,白芍 15 g,大枣 6 枚,防风 6 g,白术 10 g,茯苓 10 g,柴胡 10 g,法半夏 10 g,生姜 6 片(自加),甘草 6 g。2 剂,水煎服,每次 100 mL,每日 4 次,每日 1 剂。嘱多饮水,停用西药。

二诊(1998 年 8 月 28 日):恶寒恶风、多汗减轻,夜间恶风寒,微汗出,轻咳,痰较前减少,口渴喜冷饮,乏力,食少,尿黄。体查:望之精神好转,面色白,咽(-),舌质淡红苔薄黄,脉平。用药后营卫调和,诸症减,但口干,舌苔薄黄,尿黄,寒邪热化,为寒热夹杂、邪在少阳半表半里之征象,治当和解少阳,疏风清热。方拟小柴胡汤合清肺散加减:柴胡 10 g,白芍 10 g,防风 10 g,黄芩 15 g,葛根 10 g,桑白皮 10 g,地骨皮 10 g,桑叶 6 g,法半夏 10 g,白芷 6 g,甘草 6 g,生姜 3 片(自加)。3 剂,煎服法及医嘱同初诊。随访,3 剂后痊愈。

按:本医案采用六经辨证,辨小儿为伤寒太阳中风证,为营卫不和所致。卫气是指具有防御功能的体表阳气,营气是指行于脉中的水谷精微之气。在正常的生理情况下,营气行脉中,卫气行脉外;卫气承担着温养皮肤,开阖毛窍,调节寒热,抵御外邪的任务,营气则具有化生血液、营养周身的作用。二者虽然运行部位不同,但恒相伴随,不能分离。正如《素问·阴阳应象大论》所说:"阴在内,阳之守也;阳在外,阴之使也。"正值暑天,患儿从炎热的浙江移居贵阳,有明显受寒史,致寒热不调,风寒之邪客于营卫,邪在太阳,证属营卫不和。温养失司,则恶寒;营卫失和,开阖失司,则汗出、恶风;营阴不能内守,全身濡养失司,故神倦、纳差。本病病因为营卫不和,属太阳中风证。《伤寒论》云:"太阳中风,阳浮而阴弱。阳浮者,热自发;阴弱者,汗自出。啬啬恶寒,淅淅恶风,翕翕发热,鼻鸣干呕者,桂枝汤主之。""太阳病,发热汗出者,此为营弱卫强,故使汗出,欲救邪风者,宜桂枝汤。"故本病以桂枝汤调和营卫。桂枝汤系《伤寒杂病论》首方,被后世称为"群方之冠",配伍精当。方中桂枝、甘草可助阳气,充养卫气;白芍、甘草可固护营阴。卫阳充实,能够固密,营阴内守,营卫和谐,自汗自止,用药后诸症减轻。二诊因口干,舌苔薄黄,尿黄,为寒热夹杂,邪在少阳,黄建业教授(以下尊称为"黄老")用小柴胡汤和解少阳,解半表半里之邪,合清肺散以疏风,清内热。本医案药证相符、用药精当,用药后诸症愈。

(整理:岳志霞,詹伟,杨见辉　　审阅:彭玉,陈竹)

2. 辨治小儿哮喘,痰湿壅盛之证

本虚标实,痰湿壅盛之哮喘。发作期宜宣肺平喘,止咳化痰;迁延期宜利肺止咳,温肺化痰;缓解期宜健脾益气,兼清余邪。三期治疗各有偏重。

患者:孙×,女,15个月	医案编号:078H002
中医诊断:小儿哮喘(痰湿壅盛)	西医诊断:急性喘息性支气管炎
治法:宣肺平喘,止咳化痰	方药:三子养亲汤加减
主诉:咳嗽、气喘1周,加重伴发热1日	

初诊(1998年8月6日):1周前患儿过食"冷饮"后咳嗽、流清涕,继之喉中痰鸣,不能咯出,咳剧则呕吐黏痰,夜间微喘,口干,多汗,曾在其他医院(以下简称为"外院")肌内注射青霉素无效。近1日咳嗽加重,伴气喘,身热(未测体温),喉中痰鸣,求助中医。病后精神软,无呼吸困难、惊厥、腹泻,无发绀、鼻扇。平素多汗,易感冒,易发生咳喘。体查:体温37.8 ℃。望之神疲,面色白,体瘦,咽红(+),舌质淡红苔厚微灰白,心(-),双肺呼吸音粗,闻及粗湿啰音与哮鸣音,腹(-),指纹紫滞。

刻下症:咳频气促,微喘,喉中痰鸣如拉锯,发热,流清涕,多汗,口干,咽红,舌质淡红苔厚微灰白,肺部有粗湿啰音与哮鸣音,指纹紫滞。患儿平素汗多易病,易发咳喘,为肺脾不足,过食冷饮后引动伏痰,寒痰阻塞气道,肺气不宣则咳嗽气促;痰随气升,气因痰阻,相互搏结,气机升降不利,以致微喘,喉中痰鸣如拉锯,肺部闻及粗湿啰音与哮鸣音。本证为哮喘,证属痰湿壅盛,为本虚标实之证,治当温肺散寒,化痰定喘。方拟三子养亲汤加减:苏子6 g,莱菔子6 g,白芥子6 g,桑白皮6 g,板蓝根6 g,柴胡6 g,滑石15 g,黄芩10 g,牡蛎12 g,地龙6 g,法半夏6 g,山楂6 g,乌梅6 g,神曲6 g,甘草6 g。2剂,水煎服,每次20 mL,每日6次,2日1剂。嘱:①注意观察患儿有无呼吸困难、口唇发紫;②注意用药后有无大便稀;③进食易消化食物;④体温超过38.5 ℃时,口服退热药。

二诊(1998年8月10日):用药后喘平热退,咳减,喉中痰鸣仍存,食欲不振,大便正常。体查:望之精神好转,面色苍黄,眼睑微肿,呼吸平稳,不喘,舌质淡红苔黄稍厚,心(-),双肺闻及少许痰鸣音,偶有哮鸣音,指纹紫滞。外寒已解,内热渐甚,脾虚症显。本期进入哮喘迁延期治疗,以宣肺止咳,和胃化痰为治则。方拟止咳散合三子养亲汤加减:杏仁6 g,前胡6 g,葶苈子6 g,白芥子6 g,炙麻黄6 g,炙紫菀6 g,法半夏6 g,桔梗6 g,黄芩10 g,陈皮6 g,山楂6 g,神曲6 g,甘草6 g。2剂,煎服法及医嘱同初诊。

三诊(1998年8月13日):病情平稳,精神恢复如初,面色转红,呼吸平稳,喉中无痰鸣,偶有轻咳,有痰不易咯出,睑肿消退,食量增加,大便稀,每日1~2次。体查:咽(-),舌质淡红苔薄白,双肺呼吸音粗,无啰音,指纹紫。脾运未复,加之用葶苈子、白芥子、杏仁等宣肺涤痰,故有大便稀等。本期进入哮喘缓解期,以健脾益气治本为主,兼清余邪。方用参苓白术散加减:泡参10 g,白术10 g,薏苡仁10 g,苍术10 g,杏仁6 g,前胡6 g,桔梗6 g,黄芩10 g,陈皮6 g,紫菀6 g,神曲6 g,甘草6 g。3剂,煎服法同初诊。嘱家长待患儿病愈后,进一步补肺健脾,培补后天。

按:本医案是1例典型的喘重咳轻、喉中痰鸣、痰湿壅盛之哮喘。病因病机清楚,诊断明确,中西医结合治疗不仅效果明显,且缩短了病程。本医案中黄老辨证思路清晰,紧紧抓住"肺虚痰伏"的病理特点,较好地展现了治疗哮喘的3期(发作期、迁延期、缓解期)用药特点。本医案患儿年幼易感,肺虚痰伏是其易发喘证的病理基础,病性为本虚标实。本虚,乃肺脾气虚,卫外不固;标实,乃痰饮内伏,感受寒邪。治疗过程中,关键是把握好祛邪和扶正孰轻孰重的问题。此外,使用温肺化饮之品(如葶苈子、白芥子等)后,应严密观察患儿大便和饮食情况,因皆为种子类药物兼有润肠通便之功效,当患儿出现大便稀时,应酌情减量。另一方面,因小儿"纯阳"之体易化热的病理特点,选用黄芩较好地制约了药物的热性。当进入缓解期后,应及时调理肺脾,扶正固本,消除伏痰,避免每遇寒或热即易诱发咳喘。

(整理:岳志霞,詹伟,杨见辉　　审阅:彭玉,陈竹)

3. 辨治小儿哮喘,痰热蕴肺之证

痰热蕴肺,寒热夹杂之热喘证。 治以宣肺平喘,清热化痰。

> 患者:刘×,男,7 岁　　　　　　　　　医案编号:078H0010
> 中医诊断:小儿哮喘(痰热蕴肺)　　　　西医诊断:支气管哮喘(发作期)
> 治法:宣肺平喘,清热化痰　　　　　　　方药:射干麻黄汤合二陈汤加减
> 主诉:反复咳喘 1 个月,加重伴气喘、痰鸣 2 日

初诊(1998 年 9 月 28 日):1 个月前因游泳时受寒,出现咳嗽,气急喘作,痰多,鼻塞,夜不能平卧。经肌内注射青霉素等治疗后咳嗽减轻,但气急喘作未彻底治愈。在清晨及夜间时有发作,发作时患儿感觉气短,喘憋明显,喉中痰鸣,自吸入止喘喷雾剂(具体不详)后可暂缓。近 2 日因受寒咳嗽加重,喉中痰鸣,咯白色泡沫样痰,量多易咯,鼻塞涕浊,西药治疗未缓解,求助中医药治疗。病后无发热、胸闷、心悸,无发绀,饮食可,二便正常。患儿有哮喘病史 4 年。否认家族史及过敏史。平素体虚,因感冒易发咳喘,曾在外院做过敏试验,对螨虫过敏,经半年脱敏治疗(具体不详),咳喘 8 个月未曾复发。体查:望之精神尚可,形体消瘦,面色白,无发绀,喉中痰鸣音响,咽红(+),扁桃体无肿大,舌质红苔白,心(-),双肺呼吸音粗糙,可闻及少许哮鸣音,腹(-),肝脾未扪及,脉滑数。血常规检查:白细胞计数 7.8×10^9/L,中性粒细胞比率 78%,淋巴细胞比率 22%。

刻下症:咳喘阵作,喉中痰鸣,痰多色白,气促喘息,鼻塞涕浊,咽红,舌质红苔白,双肺闻及哮鸣音。患儿有哮喘病史 4 年,久病肺、脾、肾功能不足,故体弱受寒易发,痰伏肺窍,迁延难愈。此因寒邪引动伏痰,咳喘复发。外邪化热,痰热蕴肺,气道受阻,有肺窍不利,肺失宣降,则咳喘阵作,喉中痰鸣,痰多色白,鼻塞涕浊,肺部有哮喘音,脉滑数等。咽红、舌质红为风热之征象。本病为哮喘(发作期),证属肺脾两虚,痰热蕴肺,外寒未尽,为本虚标实之证。遵循急则治标,治当宣肺平喘,清热化痰。方拟射干麻黄汤合二陈汤加减:炙麻黄 10 g,射干 10 g,牛蒡子 10 g,法半夏 10 g,葶苈子 6 g,胆南星 6 g,竹茹 6 g,陈皮 6 g,桑白皮 10 g,黄芩 10 g,细辛 3 g,五味子 6 g,地龙 6 g,蝉衣 6 g,甘草 6 g。4 剂,水煎服,每次 60 mL,每日 4 次,每日 1 剂。嘱:①避免外感;②忌冷饮、辛辣之品;③夜喘甚时喷雾剂吸入治疗,暂停其他西药。

二诊(1998 年 10 月 12 日):夜咳喘渐平缓,时有气急,痰黄黏稠少,流浊涕,食少,时有上腹阵痛,大便稀,每日 1 次,无呕吐、发热。体查:望之精神好,咽微红,舌尖质红苔白,心(-),双肺呼吸音粗,未闻及啰音,脉平。药证相符,咳减喘平;食少便稀,为脾虚症状显现,治宜健脾助运,扶正祛邪,清解余邪。原方去葶苈子,加茯苓、泡参健脾助运,扶正祛邪,继进4 剂。处方:炙麻黄 10 g,射干 10 g,牛蒡子 10 g,法半夏 10 g,胆南星 6 g,竹茹 6 g,陈皮 6 g,

桑白皮10 g,黄芩10 g,细辛3 g,五味子6 g,地龙6 g,蝉衣6 g,泡参10 g,茯苓10 g,甘草6 g。3 剂,煎服法同初诊。嘱必要时用喷雾剂。

三诊(1998 年10 月19 日):用药后第2 日咳喘愈,一般情况好。近2 日凌晨三四点患儿在熟睡中有气喘阵作,发作时喉中痰鸣,但无憋喘,予以必可酮吸入后或天亮时可缓解。白天痰少黏稠,鼻塞,打喷嚏,便调,无发热。体查:望之面色正常,咽红(＋＋),舌质红苔白,心、肺(－),脉平。患儿凌晨偶有突发咳喘,鼻塞,打喷嚏,为外邪引动深伏肺窍之痰热,致哮喘复发。咽红、舌质红为风热之征象。此时哮喘在迁延期病情反复,寒热、虚实夹杂,治以清热化痰,宣肺平喘为主。用初诊方加全瓜蒌宽胸理气,宣肺化痰。处方:炙麻黄10 g,射干10 g,牛蒡子10 g,法半夏10 g,葶苈子6 g,胆南星6 g,竹茹6 g,陈皮6 g,桑白皮10 g,黄芩10 g,细辛3 g,五味子6 g,地龙6 g,蝉衣6 g,全瓜蒌6 g,甘草6 g。4 剂,煎服法同初诊。嘱注意避免外感,暂停游泳。

四诊(1998 年10 月26 日):夜间喘作消失,喉中偶有痰鸣,时有鼻塞,大便稍稀,每日1 次,无汗,不咳。体查:望之面色正常,咽微红,舌质淡红,脉平。此时咳愈喘平,进入哮喘缓解期,但肺内伏痰未尽。紧守病机,前方去桑白皮、五味子,加白芥子,配细辛、法半夏,以温肺化痰;全瓜蒌改用瓜蒌壳。处方:炙麻黄10 g,射干10 g,牛蒡子10 g,法半夏10 g,葶苈子6 g,胆南星6 g,竹茹6 g,陈皮6 g,白芥子6 g,黄芩10 g,细辛3 g,瓜蒌壳6 g,地龙6 g,蝉衣6 g,甘草6 g。本期为哮喘缓解期,理应益气健脾助运,但恐肺窍之伏痰易动,诱发哮喘,故用药上以温肺化痰为主,佐以清解化痰药物,以防温热太过而伤肺阴。4 剂,煎服法同初诊。医嘱同三诊,并注意夜晚有无咳喘复发。

五诊(1998 年11 月2 日):痰消喘平,饮食如常,偶有鼻塞,流浊涕。体查:望之咽不红,舌质淡较晦暗苔薄白,脉平。宿痰渐化,诸症消失。此期病情平稳,治宜扶正祛邪,标本兼治,益气固本,以托邪外出。处方:黄芪12 g,泡参12 g,白术10 g,淫羊藿10 g,黄芩10 g,山栀6 g,生地10 g,藿香6 g,辛夷花10 g(包煎),苍耳子10 g,薄荷6 g(后下),甘草6 g。4 剂,煎服法同初诊。嘱进食易消化食物,避免感冒。

六诊(1998 年11 月9 日):咳喘愈,偶有鼻塞,流浊涕缠绵难愈,舌、脉平。此为哮喘缓解期,鼻鼽证显,治以辛温宣肺通窍为主。处方:辛夷花10 g(包煎),苍耳子10 g,黄芩10 g,防风6 g,细辛3 g,白芷6 g,法半夏6 g,薄荷6 g(后下),生地6 g,石斛12 g,桑叶6 g,前胡6 g,甘草6 g。4 剂,煎服法及医嘱同五诊。

七诊(1998 年11 月16 日):鼻鼽愈,舌、脉平。治虚为主,温补肺肾,和营卫,健脾化痰。处方:补骨脂10 g,淫羊藿10 g,五味子6 g,肉桂6 g,白术10 g,茯苓10 g,山药15 g,法半夏10 g,熟地15 g,枸杞10 g,黄芪15 g,党参10 g,甘草6 g。4 剂,煎服法同初诊。嘱加强锻炼。

按:本医案为本虚标实,寒热夹杂,痰热蕴肺之哮喘。初诊因发作期寒热夹杂,咳喘痰壅,"急则治标",寒热并用,开合并举(如麻黄配黄芩、胆南星,细辛配五味子等);中期病情迁延难愈,寒痰难解,脾虚证显,余邪未尽,易于反复,宜标本兼治(清热宣肺化痰用胆南星、瓜蒌、竹茹、桑白皮等,且配细辛、法半夏、白芥子等温化寒痰);后期为缓解期,以补虚为主,补肺肾,健脾化痰以除宿痰。哮喘辨证分为发作期、迁延期、缓解期,病情转归中应注重寒热、虚实孰轻孰重的辨别,治则上应处理好祛邪与扶正、治标与治本的关系。本医案辨证用药过程中,紧抓主要病理机转,坚守原方(射干麻黄汤合二陈汤加减)不变,随证加减应用,在体内痰湿难解、鼻塞难愈时大胆使用辛温通窍宣肺之品,如辛夷花、苍耳子、细辛,灵活配伍药物的寒热属性,痰湿得解。因病情稳定,嘱家长用七诊时处方制成散剂,固本补虚。随访,患儿哮喘症愈,未复发。此案例为黄老应用纯中药治愈的一例完整哮喘中医病案,充分反映了黄老治疗哮喘寒热并用、开合并举的学术思想和临床经验。

(整理:岳志霞,詹伟,杨见辉　　审阅:彭玉,陈竹)

4. 辨治小儿感冒,外感暑湿之证

发热头痛,外感暑湿之证。 先清气解表,行气止痛,后清解余邪,佐以益气养阴。

患者:周××,男,11岁	医案编号:078H023
中医诊断:感冒(外感暑湿)	西医诊断:急性上呼吸道感染
治法:清气解表,行气止痛	方药:上感汤加减
主诉:发热2日,伴头痛1日	

初诊(1998年8月25日):2日前无诱因突发高热,体温39.0~39.5 ℃,服退热药(具体不详)汗出热退,但数小时后,又可发热。1日前伴头痛,以头顶部、颞部疼痛明显,阵发性,痛剧不得寐,时有呻吟,诉头昏。病后精神软,纳食、大便正常,无视物昏花,无呕吐,无腹泻及咳嗽、抽搐,无畏寒怕冷。体查:体温39 ℃,心率110次/min,呼吸23次/min。望之精神软,神清颈软,痛苦面容,面色红,咽红明显(++),舌质红苔黄微腻,心、肺、腹(-),无发绀,全身皮肤未见皮疹,脉数。血常规检查:白细胞计数9.2×10⁹/L,中性粒细胞比率72%,淋巴细胞比率25%,单核细胞比率3%。尿常规检查:无异常。

刻下症:高热头痛,头顶及颞部疼痛阵作,痛剧不得寐,呻吟,头昏汗出,神疲,咽红,舌质红苔黄微腻,脉数。患儿在盛夏感受暑热之邪,头为诸阳之会,暑为阳邪,热盛炼液为痰,可上扰清窍,邪阻经脉,不通则痛剧,故高热、头痛阵作,神昏。咽红、舌质红苔黄微腻为暑湿内蕴之征象。本病为感冒,证属外感暑湿之证,病在气分,治当清气解表,行气止痛。自拟上感汤加减:银花10 g,连翘10 g,牛蒡子10 g,白芷10 g,藁本10 g,石膏20 g,黄芩10 g,川芎10 g,生地10 g,竹叶6 g,蝉衣6 g,甘草6 g。2剂,水煎服,每日1剂。嘱:①药液趁热喝下,以微汗出为佳;②注意休息,多饮水;③注意有无呕吐、腹泻。

二诊(1998年8月27日):用药后次日汗出热退,头痛止,偶吐黄稠痰,时感疲倦,不咳,无吐泻。体查:体温36.5 ℃。望之精神好,舌尖质红苔微黄腻,心、肺(-),脉细。暑热经汗出而解,邪有出路则热退痛止。暑性黏滞,易夹湿伤人,暑湿未尽,痰阻气道,故痰稠色黄;暑邪易耗气伤阴,故有疲倦,治宜清解余邪,佐以益气养阴,初诊方去石膏、白芷、藁本、川芎,加泡参、知母、建曲。处方:银花10 g,连翘10 g,牛蒡子10 g,黄芩10 g,生地10 g,竹叶6 g,蝉衣6 g,泡参10 g,知母6 g,建曲6 g,甘草6 g。2 剂,煎服法同初诊。嘱休息,多饮水,清淡饮食。

按:感冒是儿科常见病,为外感风邪或时邪(外感病邪)致肺卫功能失调,以发热、恶风寒、鼻塞、咳嗽、头身痛等为一组综合症候的常见病。《幼科指南》载:"小儿气血未充,肌肤最是柔脆。偶触风寒,则邪气入于腠理,其病在荣卫。轻者为感冒,而病易瘥;重者为伤寒,而证难退。或有夹湿夹热,或夹惊之辨,或宜疏散,或宜和解。"本病在夏季突然起病,以高热、头痛为主要症状,未见卫分证表现,暑邪直入气分,符合暑邪感冒特点。黄老抓住暑湿伤人之特性(夹风、夹湿,伤津耗气),明辨病位在气,以清气解表法及石膏、生地等直接清解气分之暑热;用银花、连翘、蝉衣、黄芩、牛蒡子透热外出,用藁本、白芷、川芎行气止痛。诸药合用,清暑解表止痛,故热退痛止。

(整理:岳志霞,詹伟,杨见辉　　审阅:彭玉,陈竹)

5. 辨治小儿反复呼吸道感染(发作期)、厌食,外感风热之证

食少多汗易感,肺脾两虚,反复呼吸道感染(发作期)、厌食、外感风热。 治以疏风清热宣肺,佐以益气健脾。

患者:吴××,男,4 岁	医案编号:078H025
中医诊断:①小儿反复呼吸道感染发作期(外感风热);②厌食(脾气阴两虚)	
西医诊断:①上呼吸道感染;②贫血;③营养不良(轻度)	
治法:疏风清热宣肺,佐以益气健脾	方药:益气上感汤加减
主诉:食欲不振、多汗、易感冒2 年,咳嗽2 周	

初诊(1997 年10 月9 日):患儿近2 年食欲不振、食量减少,每餐约小半碗饭,喜饮水,大便每日1 次,干结量多,多汗(盗汗甚)。家长诉患儿近2 年体重增长慢,易感冒、发热、咳嗽,每遇寒或吃冷饮即发,每个月感冒1～2 次,近1 年因肺炎1 次、支气管炎2 次住院治疗,每次病程缠绵,易反复,几乎没有间断西药治疗。现咳嗽2 周,干咳无痰,多汗,食少口干,大便秘结,外院予中西药(具体不详)服用,治疗效果欠佳,求助中医。体查:体重14 kg。望之精神尚可,面黄体瘦,咽红(＋),咽后壁淋巴滤泡增生,舌尖质红根苔白,心、肺(－)。曾在外院检查微量元素:锌(51.2 μg/g)、铁(27.3 μg/g)、钙(498.9 μg/g)均低于正常指标。血常规检查:血红蛋白浓度115 g/L,白细胞计数7.96 ×10^9/L,中性粒细胞比率64%,淋巴细胞

比率36%。

刻下症:咳嗽无痰,食欲不振,食少,口干,大便干结,多汗易感,面黄体瘦,咽红,舌尖质红根苔白。本病病程长,患儿肺脾气虚,故食少,多汗,易感冒,而食少—多汗—反复呼吸道感染的病程形成恶性循环,使病情加重,加上患儿长期使用西药,抗生素苦寒,药毒易伤脾胃,使脾虚失运,脾虚水谷不化精微,生血不足,五脏失养,肌肉失充,故体虚、面白、消瘦、贫血。肺脾气虚,卫外不固,故易感冒、多汗。本医案患儿有厌食、反复呼吸道感染等基础疾病,外感风热,使反复呼吸道感染进入发作期,证属肺脾气虚,气阴两虚,外感风热,为本虚标实之证,急则治其标,治当疏风清热宣肺,佐以益气健脾。自拟益气上感汤加减:防风6 g,牛蒡子6 g,黄芩6 g,玄参10 g,麦冬6 g,桔梗6 g,党参10 g,白术10 g,茯苓10 g,蝉衣6 g,甘草6 g。3剂,水煎服,每次50 mL,每日5次,每日1剂。嘱注意添加衣服,暂停服西药。

二诊(1997年10月27日):咳减,仍食少多汗,时有腹痛。体查:望之面色黄,咽红(＋),咽后壁淋巴滤泡增生、充血,舌质淡苔白厚,心、肺(－),脉平。外感风热渐除,故咳嗽愈,肺脾两虚症状显现。本期进入反复呼吸道感染(迁延期),以扶正祛邪为主。继初诊方加减:蝉衣6 g,薄荷6 g^(后下),黄芩6 g,玄参10 g,射干6 g,乌梅6 g,杏仁6 g,牛蒡子6 g,苍术10 g,茯苓10 g,山楂6 g,甘草6 g。4剂,煎服法同初诊。

三诊(1997年11月3日):咳嗽愈,食量稍增,汗少,大便正常。体查:望之精神好,面色萎黄,咽(－),舌质淡苔白厚,脉平。外邪已解,本期进入反复呼吸道感染缓解期,故以益气固本,健脾助运治本为主。方拟参苓白术散加减:太子参6 g,白术6 g,苍术6 g,薏苡仁10 g,厚朴3 g,枳壳3 g,神曲6 g,麦芽6 g,蝉衣3 g,玄参6 g,桔梗3 g,黄芩6 g,甘草3 g。4剂,煎服法同初诊。

按:小儿反复呼吸道感染在临床上简称"复感儿",患病小儿1年之内上、下呼吸道感染的发生频次较多,达到7~10次及以上,已超常规范围。该病常见于6个月至6岁的儿童,尤以1~3岁幼儿最多见。古籍无"反复呼吸道感染"这一病名,根据此病的症状、病因、病机等可归属于中医学"体虚感冒""久咳""虚证""咳嗽""自汗""痰饮"等范畴。有研究显示,小儿反复呼吸道感染的病因、病机主要与正气虚、禀赋不足、瘀热、肝旺、后天失养及用药不当,损伤正气有关,也与年龄、遗传、免疫功能紊乱、微量元素及维生素缺乏、营养不良、饮食不当、被动吸烟、治疗不当、环境污染等因素相关。对反复呼吸道感染的治疗,临床上分为发作期、迁延期、缓解期。

本案例为典型的反复呼吸道感染3期治疗,患儿有食少、多汗、易感染的肺脾气虚体质特点,是发生厌食、反复呼吸道感染的病理基础。本病病机重点在肺脾气虚。因病程长,反复使用西药,使肺脾气虚症状日趋明显,并伴有消瘦、贫血等出现,其厌食有发展为疳证之趋势。反复呼吸道感染分发作期、迁延期、缓解期进行辨治。本案例患者就诊时处于反复呼吸道感染发作期,风热犯肺为主,故治以宣肺清热,佐以益气健脾。黄老用扶正祛邪法,效果优于单纯的祛邪。外邪祛后,经过迁延期,进入缓解期,此时肺脾不足之本虚症候渐显,治疗关键在于益气固本,故拟参苓白术散加减以扶正益气固表,少佐以蝉衣、玄参、桔梗、黄芩清余热利咽,预防反复感冒。

(整理:岳志霞,詹伟,杨见辉　　审阅:彭玉,陈竹)

6. 辨治小儿肠蛔虫病,寒热夹杂之感冒

咳嗽腹痛, 小儿肠蛔虫病, 复感外邪, 寒热夹杂之感冒。 治以安蛔, 疏风清热。

患者:徐××,男,7岁　　　　　　医案编号:078H026

中医诊断:①感冒(寒热夹杂);②肠蛔虫病

西医诊断:①上呼吸道感染;②肠蛔虫病

治法:疏风清热,佐以安蛔　　　　　方药:自拟方加减

主诉:咳嗽2日,腹痛半日

初诊(1997年10月24日):患儿阵发性咳嗽2日,每次3~4声,夜晚较剧,伴鼻塞流涕,痰多黄稠,曾服感冒药,咳嗽未减。今晨上腹部疼痛明显,时作时止,咳嗽时加重,无发热、呕吐及腹泻,无汗出。近1个月曾有3次大便排出蛔虫,每次1~2条,未服驱蛔药。平时喜吸咬指甲,食欲不振,常诉头晕、乏力及阵发性腹痛,时有鼻衄。体查:望之精神尚可,痛苦面容,面色萎黄,咽不红,舌质淡胖苔白厚腻,心、肺(-),腹平软,无明显固定压痛,无包块,脉稍数。

刻下症:阵咳,痰多黄稠,鼻塞,流涕,上腹疼痛阵作,喜咬指甲,舌质淡胖苔白厚腻,脉稍数。患儿上腹部阵发性腹痛,时作时止,病中大便有排出蛔虫史,故小儿肠蛔虫病诊断成立。现外感邪气,风寒未解,里热渐盛,故见鼻塞、流涕、咳嗽、痰稠。因外感邪气,机体内环境改变,致虫体蠕动加剧,腹痛阵作,加之虫积肠间(大便排蛔虫),致脾胃功能失常,气机不畅,经络不通,时有腹痛。本病为小儿肠蛔虫病、感冒,证属寒热夹积(虫积)。因有外感,当以治标为主,治宜疏风清热,佐以安蛔。自拟方加减:银花6 g,连翘6 g,杏仁6 g,前胡6 g,瓜蒌壳6 g,黄芩6 g,竹叶3 g,防风6 g,薄荷6 g^(后下),川楝子2 g,乌梅6 g,甘草6 g。3剂,水煎服,每次50 mL,每日4次,每日1剂。嘱:①注意大便中有无蛔虫;②若腹痛激烈,食醋100 mL顿服,以安蛔止痛。

二诊(1997年10月27日):咳嗽,腹痛较前缓,腹部偶在夜间及晨起阵痛。服药后大便1次,排出蛔虫5~6条。现大便稀,量多,每日3~4次,无呕吐,无脓血,食量少。体查:望之精神好,咽微红,舌质淡胖苔白厚腻,心、肺、腹(-),脉稍数。服药后肺气得宣,外邪得解,故咳嗽减轻。蛔虫随大便排出体外,气机通畅则腹痛减轻。但脾运功能未复,大便量多、稀,舌苔白厚腻,水湿未化,故治以益气健脾助运为主,兼清余邪。自拟方加减:党参10 g,白术10 g,山药10 g,薏苡仁10 g,厚朴6 g,广木香6 g,良姜6 g,山楂6 g,麦芽6 g,神曲6 g,黄芩10 g,甘草6 g。5剂,煎服法同初诊。

三诊(1997年11月3日):腹痛止,咳嗽愈,食量增加,大便成形,每日1次,进食后腹部稍胀不适。体查:望之精神好,舌质淡胖苔白,脉平。药证相符,脾运渐复,水湿虫积已除,继以调理脾胃、恢复脾胃功能为主,佐以驱蛔杀虫。方拟运脾散加减:苍术10 g,白术10 g,薏苡仁10 g,陈皮6 g,扁豆6 g,山药10 g,山楂6 g,神曲6 g,白芍6 g,广木香6 g,川楝子6 g,甘草6 g。3剂,煎服法同初诊。

按:蛔虫居人体肠内,喜扭结成团,当人体脾胃功能失调、外感邪气、发热等内环境发生改变时,蛔虫极易在腹内窜动,引起腹痛,以儿童多见。本医案在有小儿肠蛔虫病基础上,复感外邪引动肠居蛔虫,扰乱肠道气机,故以咳嗽伴腹痛为主诉就诊。此为寒热夹杂,引发蛔虫内动所致,因有外感标实之证,黄老初诊疏风解表,先治感冒咳嗽,佐以安蛔,服药后排出蛔虫,肺肠气机调畅,咳减、腹痛缓解。该医案经用乌梅、川楝子驱蛔安蛔,用良姜、山楂、川楝子行气消积止痛,用黄芩、银花、连翘疏风清热,后期以苍术、白术、薏苡仁、山药、白芍等健脾益气助运,诸药合用,蛔出热清而痛消病愈。

（整理:岳志霞,詹伟,杨见辉　　审阅:彭玉,陈竹）

7. 辨治小儿肺炎喘嗽,痰热壅肺之证

咳喘发热,小儿肺炎喘嗽,痰热壅肺之证。　治以疏风清热,宣肺平喘,止咳化痰。

患者:肖××,男,9个月　　　　　　　医案编号:078H030

中医诊断:肺炎喘嗽(痰热壅肺)　　　　西医诊断:支气管炎(右下肺)

治法:疏风清热,宣肺平喘,止咳化痰　　方药:麻杏石甘汤加减

主诉:咳喘半个月,加重伴发热1日

初诊(1998年2月20日):患儿半个月前因受寒,出现咳嗽,夜间微喘,喉中痰鸣,时有发热,鼻塞,流清涕,无汗出。外院诊为肺炎,予青霉素、氨苄西林静脉滴注5日,咳喘未减,改为头孢菌素、双黄连静脉滴注4日,效果亦不明显,家长求助中医治疗。现咳喘明显,气促,喉中痰鸣如拉锯,发热时起时退,哭吵烦躁,喜饮水,吃奶尚可,大便稀,每日1次,尿黄。病后精神软,无惊厥、发绀,无呕吐,无汗。体查:望之精神差,热性病容,烦躁、哭吵不安,时有呻吟,频咳,呼吸急促,气喘,无鼻扇及唇周青紫,皮肤未见皮疹,唇干,咽红明显(＋＋),心率120次/min,律齐,心音有力,无病理性杂音,双肺呼吸音粗,有大量干、湿啰音。腹平软,肝脏肋缘下一指扪及,质软,舌质红苔黄,指纹细紫。血常规检查:白细胞计数11.2×10^9/L,中性粒细胞比率80%,淋巴细胞比率20%。胸部X线检查:右下肺肺炎。

刻下症:咳喘气促,喉中痰鸣如拉锯,发热,哭吵烦躁,神倦,喜饮水,便稀,尿黄,无汗。咽红,舌质红苔黄,心(－),双肺闻及大量干、湿啰音,指纹细紫。患儿外感风寒,肺卫失宣,

故病初流清涕、鼻塞、咳嗽；寒邪入里化热，炼液为痰，痰热壅塞气道，肺失宣降，表现为咳喘气促，喉中痰鸣如拉锯，肺部有大量干、湿啰音。肺热则发热面赤，烦躁不安，口干，尿黄，舌质红苔黄。本病为肺炎喘嗽，证属痰热壅肺，治当疏风清热，宣肺平喘，止咳化痰。方拟麻杏石甘汤加减：炙麻黄3 g，石膏10 g，杏仁6 g，黄芩6 g，桑白皮6 g，葶苈子3 g，枳实3 g，瓜蒌壳3 g，玄参10 g，荆芥3 g，防风3 g，地龙3 g，甘草6 g。水煎服，每次20 mL，每日5～6次，2日1剂。继用头孢菌素1 g，双黄连0.6 g静脉滴注2日，每日1次。嘱：①注意患儿有无鼻扇、唇青、惊厥；②注意心率、呼吸、体温；③流质饮食；④若体温超过38.5 ℃，加服退热药。

二诊（1998年2月23日）：用药后次日咳嗽开始缓解，微汗出，热退，大便稀，每日3次。现微咳，喉中痰鸣，咯白色稠痰，微汗，大便成形，每日1次，饮食增。体查：体温37.0 ℃；呼吸平稳，心率30次/min。望之精神好，安静，喉中痰鸣，不喘，咽微充血，舌质红根苔白，心（－），双肺闻及少许痰鸣音，指纹淡紫。外邪已解，内热渐祛，诸症减轻，治当清解余热，止咳化痰，佐以健脾除湿。初诊方去荆芥、防风、枳实、玄参、石膏等祛风清热之品，瓜蒌壳改为全瓜蒌，加前胡、法半夏、炙紫菀、陈皮以行气化痰止咳。处方：炙麻黄3 g，杏仁6 g，黄芩6 g，桑白皮6 g，葶苈子3 g，全瓜蒌3 g，地龙3 g，前胡6 g，法半夏6 g，炙紫菀6 g，陈皮3 g，甘草6 g。煎服法、医嘱同初诊。停静脉滴注西药，改为口服氨苄西林0.125 g/次，每日3次，继服3日。

三诊（1998年2月28日）：咳喘平，恢复如常，仍食少，大便稀，每日1次，喜家长抱，微汗。体查：体温36.8 ℃。望之精神好，咽不红，舌质淡苔白，心、肺（－）。肺炎缓解期气阴两伤，脾运未复，故有倦怠（喜家长抱），微汗出，食少便稀，舌质淡苔白，治以益气健脾，兼清余邪。自拟方加减：泡参6 g，茯苓6 g，白术6 g，山药10 g，苍术6 g，薏苡仁6 g，法半夏6 g，炙紫菀6 g，陈皮3 g，山楂6 g，神曲6 g，黄芩6 g，甘草6 g。煎服法同初诊。嘱停西药，避免感冒。

按：肺炎喘嗽为儿科肺系常见病，因其发病急、传变快、病情重，易发生变证和危证，尤其是婴幼儿肺炎死亡率较高。《素问·咳论》谓："五脏六腑皆令人咳，非独肺也。"《幼幼集成》曰："五脏六腑皆令人咳。然必脏腑各受其邪而与之，要终不离乎肺也。但因痰而嗽者，痰为重，主治在脾；因咳而动痰者，咳为重，主治在肺。"本病初期外感风寒，经西药治疗效果不明显，此时寒邪已入里化热，炼液为痰，痰热阻肺，加之较长时间使用抗生素，药毒伤脾，致咳嗽、喘鸣、气促、高热、烦躁等症加重，所幸尚未出现发绀、缺氧、三凹征、心力衰竭等表现，说明患儿正气尚存，预后良好。黄老对痰热壅盛，肺气郁闭，外邪未尽之肺炎喘嗽，善用麻杏石甘汤加减，宣肺化痰平喘，并常配葶苈子、枳实涤痰下气，地龙解痉平喘。诸药合用，达到清热化痰、平喘止咳之效。对有明确致病菌的肺炎，仍继续选用西药治疗，中西医结合治疗可有效缩短病程。

本医案在初诊后，咳喘症候逐渐减轻，发热消退，说明药证相符。故二诊时黄老紧守病机，用宣肺清热化痰之品泻肺运脾，清热化痰，同时后期根据肺脾气阴症候，调整方药，益气健脾，以调理脾胃为主而治愈。本医案在西药使用效果不佳时配合中药，收到了较好疗效，缩短了退热时间及病程，止咳化痰明显，中药、西药配用起到相互促进的作用。后期因热病而气阴两伤,倦怠,食少,如仅靠机体的自我调节时间较长,用中药则能补肺益脾,缩短肺脾功能恢复的时间,增强体质。

(整理:岳志霞,詹伟,杨见辉　审阅:彭玉,陈竹)

8. 辨治易感儿肺脾两虚,寒热夹痰之咳嗽

易感咳嗽,肺脾两虚之易感儿,寒热夹痰之证。先治标,疏风清热,化痰止咳;后治本,健脾益气养阴。

患者:黄×,男,10岁　　　　　　　　　　医案编号:078H032

中医诊断:反复呼吸道感染(发作期),寒热夹痰证　　西医诊断:上呼吸道感染

治法:疏风清热,化痰止咳　　　　　　　方药:清气化痰丸加减

主诉:反复感冒1年,咳嗽4日

初诊(1998年3月20日):近1年易反复感冒,每个月2~3次,感冒时高热、咳嗽,多次诊断为急性扁桃体炎,每次均用西药治疗,伴食欲不振,多汗。近2个月感冒较前频繁,食少,挑食明显,稍遇风寒即感冒。4日前因复感风寒,出现咳嗽,无痰,单声咳,流清涕,汗多。二便正常,精神尚可,食量减少,病来无发热,无吐泻。否认肺炎、支气管炎等病史。体查:体重22 kg。望之精神尚可,面色白,颈软,咽红明显(++),扁桃体Ⅱ度红肿,无脓性分泌物,舌尖质红苔黄厚腻,心、肺(−),腹平软,无压痛,肝脾未扪及,脉平。

刻下症:咳嗽,流清涕,汗多,食少,易感冒。咽红,扁桃体红肿,舌尖质红苔黄厚腻。患儿虽为大龄儿童,但反复感冒、食少、多汗,病程长,为肺脾两虚,不耐外邪侵袭,加之常用西药,药毒伤脾,病后又失于调养,肺脾两虚成为患儿易感的重要原因。现复感风寒化热,引动伏痰,痰热壅盛则舌尖质红苔黄厚腻,咽红,扁桃体红肿;咳嗽、流清涕为外寒未解之征象。本病患者为易感儿(肺脾两虚),寒热夹痰证,本虚标实,当治标为主,治以疏风清热,化痰止咳。方拟清气化痰丸加减:黄芩10 g,杏仁10 g,紫菀10 g,款冬花10 g,百部10 g,蝉衣6 g,生地6 g,射干6 g,玄参10 g,麦冬6 g,桂枝6 g,甘草6 g。3剂,水煎服,每次100 mL,每日4次,1.5日1剂。嘱:①忌冷饮;②待感冒咳嗽痊愈后,继续坚持中药调理。

二诊(1998年3月23日):用药后咳愈,现食少,每餐半碗饭,喜用水泡饭,挑食,多汗(盗汗),大便正常。体查:望之咽红(+),舌质淡红根苔白厚,心、肺(−)。外邪已祛,肺脾两虚症状凸显,治当益气固表,健脾开胃。自拟益气固表汤加减:黄芪10 g,白芍10 g,太子参10 g,白术10 g,茯苓10 g,薏苡仁10 g,党参10 g,砂仁6 g^(后下),莲子6 g,焦山楂6 g,枳壳6 g,建曲6 g,甘草6 g。7剂,煎服法及医嘱同初诊。

三诊(1998年4月6日):汗少,食少,但便多,每日1次,无稀便,无腹痛、呕吐。近2日

有鼻塞,流浓稠涕,不咳。体查:望之咽红(+),舌尖质稍红根苔黄厚,心、肺(-),脉平。患儿肺脾功能未复,故水湿不化,则食少便多。鼻塞、涕稠为风热之邪袭窍,因感邪较轻,以调理脾胃为主,在益气固表基础上,佐以宣肺清热之品,标本兼治。自拟益气固表汤加减:黄芪6 g,党参6 g,苍术10 g,茯苓10 g,黄芩6 g,防风6 g,荆芥6 g,桑叶6 g,桔梗6 g,玄参10 g,辛夷花6 g$^{(包煎)}$,甘草6 g。3 剂,煎服法及医嘱同初诊。

四诊(1998 年 4 月 13 日):鼻干,涕黄稠,大便量少,每日 1 次,汗少,食量未增。体查:望之咽微红,舌质红苔黄厚腻,心、肺(-),脉稍滑。肺脾不足,风热之邪化热炼痰,壅阻肺窍,则鼻塞涕黄稠。脾虚湿邪热化则舌质红苔黄厚腻。治疗暂停扶正,以治标为主,宜清化湿热,通窍化积。自拟方:辛夷花6 g$^{(包煎)}$,苍耳子6 g,黄芩10 g,生地6 g,藿香6 g,薄荷6 g$^{(后下)}$,蒲公英10 g,苍术10 g,石菖蒲6 g,建曲6 g,麦芽6 g,焦山楂6 g,枳实6 g,甘草6 g。3 剂,煎服法及医嘱同初诊。

五诊(1998 年 4 月 20 日):涕已转清,便调,食增。体查:望之外鼻道有分泌物,咽红,舌质淡红苔白厚,心、肺(-),脉平。用药后脾运渐复,故便调、食增;肺热祛则鼻涕转清。就诊 1 个月来肺脾功能渐复,卫表得固,气血得生,虽感冒,但症轻,次数减少。此为肺脾两虚,肺窍不利之鼻鼽证,继以宣肺清热,疏风通窍。自拟方:辛夷花6 g$^{(包煎)}$,苍耳子10 g,防风6 g,前胡6 g,黄芩10 g,薄荷6 g$^{(后下)}$,石菖蒲6 g,生地6 g,竹叶3 g,牛蒡子6 g,甘草6 g。3 剂,煎服法及医嘱同初诊。

六诊(1998 年 5 月 4 日):用药后诸症愈,涕止,食增。正是扶正固本、调理脾胃之时,患儿又复感风热,出现发热(体温 38 ℃),咽干疼痛,身痛无汗,二便调。体查:望之咽红(++),扁桃体Ⅱ度红肿,右侧可见脓点,舌质红苔白厚,心、肺(-),脉滑数。病为风热乳蛾,治宜疏风清热利咽。自拟方:防风6 g,荆芥6 g,玄参10 g,苏叶6 g,藿香6 g,黄芩10 g,茯苓10 g,蝉衣6 g,生地10 g,薄荷6 g$^{(后下)}$,牛蒡子6 g,射干6 g,桔梗6 g,甘草6 g。3 剂,煎服法及医嘱同初诊。同时肌内注射青霉素 G 钠80 万 U,每日 2 次,连用 3 日。

七诊(1998 年 5 月 11 日):用药后次日热退,现咳嗽咽痛,鼻塞,流清涕,食少,无痰。体查:望之咽红,扁桃体脓点消失,心、肺(-),脉平。虽热退、扁桃体脓点消失,仍咳嗽、咽痛、鼻塞,乃风热未尽,痰热内生之征象,治以清热宣肺养阴为主。自拟方:桑白皮6 g,桑叶6 g,枇杷叶6 g,僵蚕6 g,黄芩10 g,生地6 g,藏青果10 g,麦冬10 g,败酱草10 g,蝉衣6 g,枳壳6 g,杏仁10 g,桔梗5 g,甘草6 g。3 剂,煎服法及医嘱同初诊。

八诊(1998 年 5 月 25 日):用药后咳愈涕止,感冒症消。现食少,微汗出,要求继续调理。体查:望之面色白,咽不红,舌质淡白苔白厚,心、肺(-),脉平。患儿正气已复,虽在治疗期间有感冒出现,但病程短、恢复快,显示肺脾之气渐复。此为缓解期,当治本扶正,治以益气健脾固表。方拟益气固表汤加减:党参10 g,黄芪10 g,白术10 g,白芍10 g,茯苓10 g,薏苡仁10 g,莲子10 g,扁豆6 g,广木香6 g,山楂6 g,神曲6 g,玄参6 g,甘草6 g。3 剂,煎服法及医嘱同初诊。随访,易感痊愈。

按:反复呼吸道感染近年来在儿科呈高发状态,已经成为儿科常见病、多发病,也成为儿科重点防治疾病之一。反复呼吸道感染对于小儿在 1 年内发生的上、下呼吸道感染的次数有严格的诊断标准,尤其是对下呼吸道感染的肺炎、支气管炎发生次数有严格要求,临床较多患儿难以达到该标准,临床诊断有空白。黄老认为该类患儿应属于"易感儿",可以理解此处的"易感儿"是指容易发生呼吸道感染或感染次数趋近复感儿诊断次数的患儿。一般来说,易感儿多为复感儿发生的基础,这些患儿大多有食少、大便不调、多汗、体弱多病的体质特点,易于反复发作、迁延难愈、病程长。因此,对易感儿的早期干预,可有效防止复感儿的发生。

本医案因易感、体虚多汗、食少就诊,当属"易感儿"范畴,肺脾两虚,营卫失调,复感外邪,病情缠绵难愈,严重影响儿童的身心健康与发育。本医案患儿就诊治疗约 2 个月,其间经过外感—治愈—反复外感、乳蛾化脓—治愈等阶段。患儿食少、多汗、疲软、面白、舌苔厚腻等肺脾两虚之症状从始至终伴随,故治疗的难点在于把握时间恢复肺脾功能。纵观本病案,外感邪实时以祛邪为主,邪去正虚时以固本治疗为主,黄老在 2 个月的治疗中,先后予以清气化痰汤、益气固表汤等祛邪扶正,中西医结合治疗,增强患者抵抗力,恢复肺脾功能,使营卫调和而能抵御外邪侵袭,最终治愈。可见黄老对易感儿的治疗关键在于:①患儿家长能坚持不懈;②正确辨证论治,把握祛邪与扶正或扶正祛邪并进的最佳时机。

（整理:刘楚,詹伟,杨见辉　　审阅:彭玉,陈竹）

9. 辨治感冒,寒热夹杂之证

发热咳嗽,寒热夹杂之感冒。治以疏风散寒,清热解表为主;后期佐以清解余邪,养阴益气。

患者:许×,女,10 岁 6 个月	医案编号:078H033
中医诊断:感冒(寒热夹杂)	西医诊断:急性上呼吸道感染
治法:疏风散寒,清热解表	方药:自拟退热散
主诉:发热,咳嗽 1 日	

初诊(1998 年 7 月 9 日):1 日前突然发热(体温 39.5 ℃),伴头痛,咳嗽,咽痛,发热无汗,怕冷,恶心,身痛乏力,鼻塞,曾服西药退烧药,体温可暂时消退。病后精神软,不思饮食,二便正常。患儿就读学校有类似发热同学约 10 人。否认惊厥、呕吐、腹泻、昏迷。体查:体温 39.6 ℃,心率 100 次/min,呼吸 23 次/min。望之精神软,热性病容,全身皮肤无皮疹、紫斑,颈软,咽红(+),扁桃体Ⅰ度肿大,舌质红苔薄黄,心、肺(-),腹平软,脉数。血常规检查:血红蛋白浓度 120 g/L,白细胞计数 4.0×10^9/L,中性粒细胞比率 64%,淋巴细胞比率 36%。

刻下症:高热头痛,咳嗽咽痛,无汗怕冷,身痛乏力,鼻塞,恶心,食少,咽红(+),扁桃体Ⅰ度肿大,舌质红苔薄黄。患儿突发高热头痛,无汗,怕冷,身痛乏力,鼻塞,病程短,为外感风寒束表,上犯清窍,正邪交争之征象;面红、舌质红苔薄黄、咽红、脉数为寒邪热化之征象;肺胃失和则咳嗽、恶心、食少。因周围有多人发病,起病急骤,要注意排除流行性感冒疾病。本病为感冒,证属寒热夹杂,为外寒未解,内热渐盛,治当疏风散寒,清热解表。自拟方退热散:荆芥6 g,防风6 g,银花10 g,连翘10 g,牛蒡子10 g,桔梗6 g,板蓝根15 g,前胡10 g,蝉衣6 g,黄芩10 g,射干6 g,菊花10 g,生姜3片^(自加),甘草6 g。4剂,水煎服,每次80 mL,每日4次,每日1剂。嘱:①忌冷饮,饮食易消化食物,多饮水;②生姜不入煎,用热药浸泡后服用;③药液趁热服下,微汗出时注意避寒,勿吹风。

二诊(1998年7月13日):鼻塞、怕冷消失,仍高热不退(体温39～40 ℃),口干,余症仍存。体查:体温39.6 ℃。望之精神尚可,咽红明显(++),舌质红苔薄黄,心、肺(-),脉数。患儿外寒已解,但内热盛,故热不退,治以清热解表为主,佐以疏风。自拟方:麻黄6 g,荆芥6 g,葛根10 g,大青叶10 g,板蓝根10 g,银花10 g,连翘10 g,竹叶6 g,知母10 g,石膏20 g,黄芩10 g,杏仁10 g,紫菀10 g,甘草6 g。2剂,煎服法及医嘱同初诊。

三诊(1998年7月15日):二诊第1剂药后微微汗出,头身痛减轻,随之热度逐渐下降,体温保持38 ℃左右。二诊第2剂药后热退,诸症俱减。现微咳,乏力,食少。体查:体温36.9 ℃。望之精神好,咽不红,舌质淡红苔薄白,心、肺(-),脉数。血常规复查:正常。汗出外邪祛,内热清,现热病后阴伤,余热未尽,宜清解余邪,养阴益气。自拟方:竹叶6 g,银花10 g,板蓝根10 g,紫菀10 g,北沙参10 g,生地10 g,石斛10 g,白术10 g,茯苓10 g,神曲6 g,麦芽6 g,山药10 g,甘草6 g。2剂,煎服法及医嘱同初诊。随访,用前方2剂后愈。

按:感冒是以发热、恶风寒、鼻塞、流涕、打喷嚏、咳嗽、头身痛为一组综合症候的常见肺系疾病。《幼科指南》曰:"小儿气血未充,肌肤最是柔脆。偶触风寒,则邪气入于腠理,其病在荣卫。轻者为感冒,而病易痊;重者为伤寒,而证难退。或有夹湿夹热,或夹惊之辨,或宜疏散,或宜和解。"患儿就诊时正是当地流行性感冒流行之时,其起病急,高热无汗,持续不退,头痛身疼,患儿虽感邪甚,但体质好,正气不虚,邪正相争则高热不退。初诊时因寒束肌表,邪无出路,用药辛温散寒,但发汗力弱,致无汗、高热不退。二诊时黄老考虑"伤寒"重,故加用麻黄、荆芥、葛根(解肌)增强疏风散寒发汗之力,配用石膏、黄芩、知母等,一是清解肺胃郁热,二是兼制麻黄恐辛温过甚。由于外寒得解,肌肤腠理开泄,邪随汗出而热退,则诸症消。后期阴伤以养阴益气为主。本医案中黄老用麻黄、石膏有巧妙之处:方中虽有麻黄、杏仁、石膏、甘草,但并不是麻杏石甘汤适应证,也未取其方义,而是麻黄、石膏一是发汗解表,二是清解肺胃郁热,两者药性又有互相牵制之效。在之后的外感发热病中,黄老对这两种药的应用有更多的案例。

(整理:刘楚,詹伟,杨见辉   审阅:彭玉,陈竹)

10. 辨治喉痹、颈部瘰疬，阴虚夹痰热之证

声嘶，颈部包块，燥邪伤阴，痰热互结，阴虚夹痰热之喉痹。先治以清热化痰散结，佐以养阴；后治以清解余热，养阴润肺。

患者：董×，男，18岁　　　　　　　　　医案编号：078H034

中医诊断：①喉痹（阴虚夹痰热）；②瘰疬

西医诊断：①慢性咽炎；②颈部增生性淋巴结炎

治法：清热化痰散结，佐以养阴　　　　方药：自拟方

主诉：声音嘶哑、咽干疼痛半年，加重伴颈部颌下包块1个月

初诊（1998年3月26日）：患者半年前自觉咽干疼痛，声音出现嘶哑，咽喉部无异物感，无发热及咳嗽，曾在当地行静脉滴注治疗（具体不详）后稍有好转，但时有加重，因在西安读书未系统治疗。1个月前突然发现颈部与颌下可以摸到数粒肿大包块，当地医院诊为淋巴结炎，经局部穿刺活检，诊断为增生性淋巴结炎，抗感染治疗1周（具体不详）后稍有好转，停药后复发。后因对青霉素过敏，改用红霉素，因胃肠反应大而停用。随后患者休学返回贵阳，求助中医治疗。病后精神好，无发热，无吐泻，无腹痛腹泻，无头痛。否认结核病接触史。体查：望之精神好，面色正常，声嘶，左颌下可扪及肿大淋巴结，约3.0 cm×3.5 cm，活动可，质中，有压痛，局部皮肤无红肿；左颈部可扪及散在的花生米大小淋巴结，质软，活动，无压痛。唇红，口腔黏膜充血，不光滑，咽红（＋＋），咽峡部有细小疱疹，咽后壁淋巴滤泡增生，扁桃体无肿大，舌质红苔黄腻，心、肺（－），腹平软，肝脾未扪及，脉平。血常规检查：正常。胸部X线检查：正常。结核菌素试验：弱阳性，直径大于5 mm×5 mm，微红。

刻下症：咽干疼痛，声音嘶哑，咽喉不适，有痰不易咯出，喜饮水。口腔黏膜充血，咽红有疱疹、淋巴滤泡增生，舌质红苔黄腻；颈部与颌下有肿大淋巴结，活动可，质中，有压痛，局部皮肤无红肿。患者自幼生长在南方，8个月前到西安读大学，西北地区气候干燥，秋季、冬季更甚，燥邪伤阴，首犯肺卫，循经上灼咽喉，炼津为痰，则咽干疼痛，声音嘶哑，发为喉痹，加之抗生素治疗，苦寒伤阴，痰热互结，阻滞经脉，气血瘀滞，日久颈部痰热瘀结发为瘰疬。咽干疼痛，喜饮水，舌、脉之征均为痰热互结之征象。本病为喉痹、瘰疬，证属阴虚夹痰热，治当清热化痰散结，佐以养阴。自拟方：板蓝根15 g，黄芩10 g，射干6 g，僵蚕10 g，浙贝10 g，生地10 g，桔梗6 g，牛蒡子10 g，薏苡仁10 g，海蛤壳20 g，法半夏10 g，玄参15 g，麦冬15 g，甘草6 g。5剂，水煎服，每次100 mL，每日4次，每日1剂。其他治疗：①外用喷喉剂。处方：黄芩10 g，银花15 g，蒲公英15 g，紫花地丁15 g，薄荷10 g^{（后下）}，冰片2 g^{（另包，烊化）}，甘草6 g。3剂，上药用大火熬开后，小火10 min，下薄荷，药熬开后即可；冰片趁药液热时放入药液中，备用喷喉。②西药：琥乙红霉素，0.3 g/次，每日3次。嘱忌辛辣、冷食，少说话。

二诊(1998年4月2日):药后咽干、疼痛减轻,仍声嘶、痰不易咯出。体查:望之口腔颊黏膜充血减轻,咽红(+),疱疹消失,淋巴滤泡仍存,舌尖质红苔黄腻减退,颌下瘰疬缩小、无压痛,质变软,脉平。痰热渐化,瘰疬缩小,但仍胶着难解,故咽痛减轻,声嘶、痰不易咯出仍存。药证相符,初诊方去板蓝根、僵蚕、浙贝,加蒲公英、山栀、薄荷以增强清热利咽之力。处方:蒲公英15 g,黄芩10 g,射干6 g,山栀10 g,薄荷6 g^(后下),生地10 g,桔梗6 g,牛蒡子10 g,薏苡仁10 g,海蛤壳20 g,法半夏10 g,玄参15 g,麦冬15 g,甘草6 g。5剂,煎服法及医嘱同初诊。继用喷喉剂,方药同初诊。停服西药。

三诊(1998年4月9日):药后诸症减轻,咽干、疼痛与声音嘶哑明显好转,颈部包块缩小、变软。体查:望之咽微红,咽后壁淋巴滤泡减少。舌尖质红苔薄白,颌下淋巴结肿大缩小至2.0 cm×2.5 cm,质软,无压痛,颈部淋巴结变小,脉弦无力。瘰疬缩小、变软,舌苔黄腻消退,喉痹好转,为胶着痰热壅结已化,继用二诊方,加北沙参以增养阴之力。处方:蒲公英15 g,黄芩10 g,射干6 g,山栀10 g,薄荷6 g^(后下),生地10 g,桔梗6 g,牛蒡子10 g,薏苡仁10 g,海蛤壳20 g,法半夏10 g,玄参15 g,麦冬15 g,北沙参10 g,甘草6 g。6剂,煎服法及医嘱同初诊。喷喉剂暂停。

四诊(1998年4月16日):咽痛声嘶痊愈。望之咽微红,咽后壁仍有少许淋巴滤泡,舌质淡红苔薄白,颌下淋巴结肿大缩小至1.5 cm×1.2 cm,质软,无压痛,颈部淋巴结无肿大,脉稍弦。燥热除,阴液增,喉痹愈。咽后壁仍有少许淋巴滤泡,瘰疬缩小,余热未尽,守三诊方继用6剂,以清解余热,养阴润肺散结,巩固疗效。煎服法及医嘱同三诊。随访,药后所有症状消失,瘰疬消失,喉痹愈,停药后返回西安继续完成学业。

按:患者以声音嘶哑,咽干疼痛,伴颈部、颌下淋巴结肿大为主诉就诊,外院胸部X线检查、结核菌素试验、血常规检查等未见异常,排除结核病;淋巴肿块穿刺活检排除肿瘤。本医案属于中医"喉痹""瘰疬"范畴,与患者改变居住环境(西北部)、气候干燥关系明显,证属燥邪伤阴,痰热胶结于颈部。《素问·阴阳别论》中说:"一阴一阳结,谓之喉痹。""喉痹"者多"痰热"。黄老根据患者症候、体征及生活环境,治以清咽化痰散结为主,佐以养阴,中药内服与外用喷喉剂相结合,直达病灶,快速起效。当喉痹、瘰疬好转时,阴液已伤,以养阴润肺散结为原则,使痰热得化,瘰疬得消。本医案采用内外合治方法缩短病程,快速缓解局部症状,表明中西医结合治疗喉痹优于单纯中药或西药治疗。

(整理:刘楚,詹伟,杨见辉,陈竹 　　审阅:彭玉)

11. 辨治悬饮,痰热阻滞之证

咳嗽发热,胸痛,痰热阻滞之悬饮。先治以清热化痰,疏风宣肺;后期治以化痰止咳,佐以养阴。

患者:尹××,女,2岁　　　　　　　　医案编号:078H036

中医诊断:悬饮(外邪未尽,痰热阻滞)

西医诊断:①左侧结核性胸膜炎;②胸腔积液(左侧)

治法:清热化痰,疏风宣肺　　　　　　方药:自拟方

主诉:咳嗽10日,发热7日,胸痛2日

初诊(1998年5月11日):10日前患儿咳嗽,自服西药(具体不详),咳嗽未缓解。7日前发热,体温39.3℃,曾在外院予以青霉素G钠600万U、氨苄西林2 g、双黄连1.2 g静脉滴注,但体温持续中度发热,干咳无痰,有微汗出。2日前自诉咳嗽时有左侧胸痛,鼻塞,无痰,不喘,二便正常。病后食少,精神尚可,无吐泻。近半年易反复感冒,咳嗽反复未治愈。否认结核病接触史。体查:望之精神好,面色正常,无鼻扇、发绀,神清,咽红明显(++),舌尖质红苔白,心(-),双肺呼吸音粗,未闻及干、湿啰音,指纹紫滞。外院血常规检查:白细胞计数10.6×10^9/L,中性粒细胞比率76%,淋巴细胞比率23%。胸部X线检查:左侧胸膜炎伴小叶样改变,左肋膈角少量胸腔积液。

刻下症:发热汗出,干咳无痰,鼻塞,胸痛,食少,便干,咽红,舌尖质红苔白,指纹紫滞。患儿年幼,有易感冒与反复咳嗽病史,有肺脾不足的体质特点。感邪后肺卫失宣,正邪相搏,高热不退。咳嗽、鼻塞、咽红、舌尖质红为外邪不解化火,蕴滞肺经,痰热阻肺所致。患儿肺脾不足,或感邪重,肺不能通调水道,脾失于运化水湿,水饮不化,流于胁下,故见胸痛、胸腔积液、咳嗽。此为悬饮,外邪未尽,痰热阻滞之证,治当清热化痰,疏风宣肺。自拟方:麻黄6 g,杏仁10 g,石膏20 g,黄芩10 g,防风6 g,荆芥6 g,板蓝根10 g,紫菀10 g,前胡10 g,葶苈子6 g,五味子6 g,细辛2 g,甘草6 g。2剂,水煎服,每次30 mL,每日4次,2日1剂。继续用青霉素等西药静脉滴注。嘱:①做结核菌素试验,复查胸部X线检查;②多饮水。

二诊(1998年5月13日):咳减轻,食增,仍有低热,汗出,无痰,胸痛偶作。体查:体温37.9℃。望之咽红(+),舌尖质红苔白,心、肺(-),指纹紫。结核菌素试验:阳性,1.4 cm×1.5 cm,提示有结核分枝杆菌感染。胸部X线检查:结果未回。外邪祛,痰、热、饮仍存,治宜清热化痰消饮。自拟方:黄柏10 g,杏仁10 g,百部10 g,黄芩10 g,防风6 g,荆芥6 g,生地10 g,紫菀10 g,前胡10 g,葶苈子6 g,五味子6 g,白及10 g,甘草6 g。3剂,煎服法同初诊。停静脉滴注,改为青霉素,40万U,每日2次,肌内注射。

三诊(1998年5月15日):咳嗽痰难咯,有汗,食可,二便正常。体查:望之咽红,舌尖质

红苔薄,双肺呼吸音粗,无啰音。胸部 X 线检查:结核性胸膜炎伴胸腔积液(左侧)。肝功能检查:正常。本医案西医明确诊断为结核性胸膜炎伴胸腔积液。继予泻肺养阴,助运化。自拟方:桑白皮 10 g,杏仁 10 g,百部 10 g,黄芩 10 g,紫菀 10 g,款冬花 10 g,白术 10 g,前胡 10 g,葶苈子 6 g,五味子 6 g,白及 10 g,茯苓 10 g,山楂 6 g,甘草 6 g。5 剂,煎服法同初诊。西药按照肺科医院处方用药,口服:异烟肼 100 mg/次,利福平 0.15/次,泼尼松 10 mg/次,每日 1 次。肝功能每个月复查 1 次,半年后复查胸部 X 线检查。随访,服中药 5 剂后咳嗽痊愈。

按:本医案为结核性胸膜炎并胸腔积液。近年来时有报道,结核病发病率较前有上升的趋势,从发病率上看,农村高于城市,贫困人口高于生活富裕人口。本医案患儿咳嗽伴有胸腔积液,咳嗽时间短,首先要考虑炎症性、结核性及肿瘤性渗出。应询问患儿接触史,特别是与患儿接触较多的看护人病史,以及卡介苗接种史。患儿急性起病,以发热、咳嗽、胸痛为主要表现,无典型结核中毒症状,心、肺(-),皮肤未见皮疹。否认结核病接触史,外院使用抗生素治疗无效,仅从病史、症状、体征上不能确诊为结核病。为进一步确诊,检查结核菌素试验阳性,胸部 X 线检查确诊为左侧结核性胸膜炎并胸腔积液。黄老根据患儿症候、体征及相关检查,将其归为"悬饮"(即西医之"胸腔积液")范畴,证属痰热阻滞,采用中西医结合,即西药抗结核药(异烟肼、利福平)+激素(泼尼松)足量治疗。中医治疗遵循"病痰饮者,当以温药和之",将"饮"用细辛、麻黄、葶苈子等温而化之,同时清解余邪,用药后热退,咳愈,胸痛减轻,停用泼尼松,继用抗结核药 + 中药,随证论治而痊愈。

本医案是中西医结合治疗结核性胸膜炎伴胸腔积液的典型病例,在缩短病程、减轻症状方面,治疗效果优于单纯的中医或西医治疗。三诊用药后咳愈热退,守三诊方治疗,体温正常。随访,患儿服药后治愈,胸腔积液消失。缓解期主要以补虚培元为主,增强正气,提高机体抗病能力,经调养而愈。

(整理:刘楚,詹伟,杨见辉   审阅:彭玉,陈竹)

---

12. 辨治感冒,外感湿温之证

发热、头痛、恶心,外感湿温之感冒。 治以清热利湿,疏风。

患者:张×,女,12 岁	医案编号:078H037
中医诊断:感冒(外感湿温)	
西医诊断:①上呼吸道感染;②颅内感染?	
治法:清热利湿,疏风解表	方药:麻黄连翘赤小豆汤合五苓散
主诉:发热 4 日,伴头痛、恶心 2 日	

初诊(1998年8月25日):4日前无明显诱因出现间断发热,时起时退,未予重视。2日前身热,伴头痛头昏,恶心乏力,食不下,厌油,尿黄短赤。病后思睡,大便正常,无呕吐、尿痛,无咳嗽,无黄疸。有饮食不洁史,否认肝炎病史。外院尿常规检查:尿蛋白(+),尿胆原(++),白细胞0~1个/HP。体查:体温37.8℃。望之精神软,神清,面色黄,皮肤与巩膜无黄染,咽红明显(++),舌尖质红苔薄白,心、肺(-),腹平软,肝脾未扪及,四肢末欠温,脉滑。

刻下症:身热缠绵,热势不高,头昏头痛,恶心乏力,食不下,厌油。尿黄短赤,思睡,咽红,舌尖质红苔薄白。夏季多为暑湿当令,感受暑湿,邪在肌表则发热;由于暑多夹湿,故其热不扬,身热缠绵,时起时伏;暑湿内伤脾胃,加之饮食不洁,则恶心、食不下、厌油;湿热下注则见尿黄短赤。头昏乏力、思睡为暑湿内阻之征象,咽红、舌尖质红为外感之征象。本病为感冒,证属外感暑湿,治当疏风清热利湿。方拟麻黄连翘赤小豆汤合五苓散加减:麻黄6 g,连翘6 g,赤小豆15 g,竹叶6 g,薏苡仁15 g,茯苓15 g,泽泻10 g,猪苓15 g,蒲公英10 g,败酱草10 g,防风10 g,白芷10 g,黄芩15 g,山栀10 g,甘草6 g。2剂,水煎服,每次100 mL,每日4次,每日1剂。嘱:①及时查肝功能及乙肝表面抗原,以排除肝脏疾病;②注意皮肤、巩膜有无黄染;③饮食宜清淡,多饮水。

二诊(1998年8月27日):用药后热退,乏力、恶心消失,尿多色稍黄,大便色黄稀溏,每日2次,能进少许饮食,精神明显好转。体查:望之咽微红,皮肤无黄染,舌质红苔黄,脉滑数。理化检查:肝功能结果为正常,乙型病毒性肝炎(以下简称"乙肝")表面抗原(-)。尿常规复查:正常。药证相符,故诸症悉减,但湿热未尽,仍治以清利湿热。方拟二妙散合五苓散:苍术10 g,黄柏6 g,连翘6 g,板蓝根10 g,猪苓15 g,藿香6 g,生地10 g,竹叶6 g,法半夏6 g,萹蓄6 g,泽泻10 g,木通10 g,甘草6 g。3剂,煎服法及医嘱同初诊。随访,用二诊方3剂后痊愈。

按:患儿以身热缠绵,时起时伏,乏力恶心,纳呆厌油等明显消化道症状就诊,加之尿常规检查有尿胆原(++),故首先需要排除肝炎。但从症候、体征来看,发热不扬,思睡,乏力,恶心,食少及咽红、舌尖质红等均为肺胃湿热内蕴之征象,加上就诊时正值暑热当令,故为感冒,证属湿温,肺胃失和。《温病条辨》中说:"温病者,有风温、有温热、有温疫、有温毒、有暑温、有湿温、有秋燥、有冬温、有温疟……暑温者,正夏之时,暑病之偏于热者也。湿温者,长夏初秋,湿中生热,即暑病之偏于湿者也。"本医案按湿温辨治,用麻黄连翘赤小豆汤疏风清热利湿,一则宣肺通腠理、祛邪达肌表,二则清热利湿,加上五苓散使湿热从下焦而去,故湿热渐解,诸症减轻。

(整理:刘楚,詹伟,杨见辉   审阅:彭玉)

13. 辨治久咳，肺脾两虚，风痰热阻肺之证

慢性咳嗽，喘作痰多，肺脾两虚，风痰热阻肺之证。治以宣肺平喘，清热化痰。

患者：段××，男，1岁	医案编号：078H042
中医诊断：久咳（风痰热阻肺）	西医诊断：慢性咳嗽（喘息型）
治法：宣肺平喘，清热化痰	方药：清气化痰汤加减
主诉：反复咳喘2个月，加重2日	

初诊（1998年9月21日）：患儿近2个月反复咳嗽，晨起咳嗽明显，时有喘作，痰多，喉中痰鸣如拉锯。曾间断使用青霉素、氨苄西林等药物静脉滴注治疗1个月，每次用药3~8日，咳喘稍减后停药，后即复发。现已停静脉滴注1周，口服氨茶碱等药物。近2日患儿咳嗽气喘加重，喉中痰鸣音响，偶有喘作，病后食量减少，神倦多汗，二便正常，无发热。体查：望之精神软，面色黄，气急，无发绀及鼻扇，轻度鸡胸，咽红（＋＋），舌尖质红苔白稍厚，心（－），双肺闻及较多中粗湿啰音，指纹红细。外周血常规检查：白细胞计数10.8×10⁹/L，中性粒细胞比率76%，淋巴细胞比率24%。胸部X线检查：慢性支气管炎。

刻下症：咳喘，喉中痰鸣，食少，多汗，神倦，咽红，舌尖质红苔白稍厚，肺部闻及中湿啰音，指纹红细。患儿年幼，肺脾不足，因反复咳喘2个月，久咳耗气。频繁使用抗生素，苦寒伤脾，致肺脾两虚，卫外不固，故食少，多汗，神倦，易感外邪。咳喘2个月未愈，时作时止，发则咳喘急，缓则痰鸣存，此为风痰伏肺之征象。肺脾两虚，肺失宣降而不能布津散液，化为痰饮贮藏于肺；脾运失健，水聚为痰，内伏之风痰，遇外邪引动伏痰则咳喘突发，气急、喉中痰鸣、舌苔厚、肺部湿啰音等；舌尖质红、咽红为外感余邪未尽之征象。本病为久咳，证属肺脾两虚，风痰热蕴阻肺，治以清热宣肺，化痰平喘。方拟清气化痰汤加减：全瓜蒌6g，胆南星6g，麻黄6g，法半夏6g，五味子6g，葶苈子6g，浙贝6g，桑白皮6g，陈皮3g，茯苓10g，竹茹6g，杏仁6g，炙紫菀10g，炙款冬花6g，蝉衣3g，甘草6g。3剂，水煎服，每次30mL，每日4次，2日1剂。嘱：①暂停西药；②注意有无发热、呼吸困难、发绀等；③服中药后大便可出现稀便（轻度），此乃药物所致。

二诊（1998年10月12日）：喘平咳减，喉中痰鸣音减少，痰少，多汗，大便稀，量少，每日3~4次，食少。今晨起咳嗽加重，无发热、流涕。体查：咽微红，舌质淡红苔白，指纹红细。痰热化，肺气宣，诸症减轻，药证相符，继用初诊方。因葶苈子、杏仁虽有化痰止咳之功，但也有润肠通便之效，所以患儿大便稀，去葶苈子、杏仁，加苍术健脾燥湿。自拟方：麻黄6g，法半夏6g，五味子6g，全瓜蒌6g，胆南星3g，陈皮3g，浙贝6g，桑白皮6g，茯苓10g，竹茹6g，炙紫菀10g，炙款冬花6g，蝉衣3g，苍术10g，甘草6g。3剂，煎服法及医嘱同初诊。

三诊(1998年10月19日):咳喘愈,喉中偶有痰鸣,流涕,食好便调,仍多汗。体查:面色白,舌质淡红根苔白,指纹红细。患儿肺脾功能逐渐恢复中,肺窍痰湿已化,继以扶正益气健脾为主。如若治疗不彻底,风痰将伏于肺窍,成为咳喘反复发作之宿根,治以健脾益肺,燥湿化痰。方拟参苓白术散加减:泡参10 g,太子参10 g,茯苓10 g,薏苡仁10 g,白术10 g,法半夏6 g,陈皮3 g,浙贝6 g,黄芩6 g,炙紫菀10 g,防风6 g,甘草6 g。3剂,煎服法同初诊。嘱避免受寒。

按:本医案咳嗽长达2个月,当属现代医学"慢性咳嗽"范畴。以咳嗽、喘息为主要表现,应警惕儿童哮喘。若经积极治疗效果不佳,应排除其他慢性咳嗽的相关疾病,如先天性气道发育异常、胃食管反流性咳嗽、嗜酸性粒细胞性支气管炎等疾病。中医归为"久咳",有患儿寒暖不知自调,咳嗽反射弱,肺常不足等特点,加上支气管黏膜娇嫩,患儿不会排痰,感冒后伏痰难以清除,内伏于肺。每遇六淫邪气克伐,外邪引动伏痰而致咳喘反复发作。黄老对于慢性咳嗽,尤其是肺部听诊闻及痰鸣音或粗湿啰音、舌苔腻者,初期常用清气化痰汤以清热化痰,宣肺平喘;后期针对病程长,痰伏和患儿本虚标实体质,用参苓白术散健脾益肺,燥湿化痰,以除伏痰,避免咳喘反复发作成为哮喘。

(整理:刘楚,詹伟,杨见辉   审阅:彭玉,陈竹)

---

14. 辨治咳嗽,痰热蕴肺之证

咳嗽气喘,痰热蕴肺之证。 治以清热化痰,宣肺止咳。

患者:李××,男,2岁	医案编号:078H043
中医诊断:咳嗽(痰热蕴肺)	西医诊断:急性气管炎
治法:清热化痰,宣肺止咳	方药:清气化痰汤加减
主诉:气喘痰多2周,咳嗽6日	

初诊(1998年7月9日):患儿2周前受寒后流清涕,打喷嚏,低热(体温38 ℃),伴气喘,喉中痰鸣,夜晚呼吸稍急促,无发绀及咳嗽,经肌内注射青霉素5日,热退,余症好转,但喉中痰鸣,不会咯痰。近6日出现咳嗽加重,咳声阵作,声音嘶哑,纳呆,恶心,动则气喘、气促,服西药(具体不详)效果不佳,前来就诊。病后大便稍干,汗少,精神尚好,否认哮喘病史,既往无类似疾病史。体查:望之精神尚可,面色黄,呼吸稍急,无发绀,三凹征(-),咽红明显(++),扁桃体Ⅰ度肿大,舌尖质红苔白,心(-),双肺闻及较多粗湿啰音,指纹紫。血常规检查:白细胞计数7.6×10^9/L,中性粒细胞比率68%,淋巴细胞比率32%。

刻下症:喉中痰鸣,动则气喘、气促,声音嘶哑,纳呆,恶心,大便不调。患儿初因受寒,肺气不宣,痰阻气道则打喷嚏、流清涕、身热、喉中痰鸣、气喘,但无咳嗽。经治疗后稍有好转,但喉中痰鸣仍存。因复感外邪引动痰湿,肺气上逆,则见咳嗽,喉中痰鸣,动则气喘;痰湿中阻则恶心,食少;便干、舌红、咽红为风热之征象。本病为咳嗽,证属痰热蕴肺,治当清热化痰,宣肺止咳。方拟清气化痰汤加减:全瓜蒌6 g,竹茹6 g,枳实3 g,桑白皮6 g,黄芩10 g,杏仁6 g,茯苓10 g,陈皮6 g,炙紫菀6 g,炙款冬花6 g,法半夏6 g,前胡6 g,甘草6 g。3 剂,水煎服,每次60 mL,每日4~5次,2日1剂。嘱忌冷饮,避免外感。

二诊(1998 年 10 月 19 日):用药后喘愈,喉中痰鸣少,但食少,大便黄稀泡沫,量少,每日3 次,无发热、口干,夜眠仍有呼吸气粗。体查:咽红(+),舌质红苔黄,肺部啰音消失,指纹紫。药证相符,痰热渐化,肺气宣降,故咳减喘平,但痰湿中阻,脾运未复,则食少便稀,治宜肺脾同治。方拟运脾汤加减:前胡6 g,杏仁6 g,黄芩10 g,射干6 g,苍术10 g,茯苓10 g,薏苡仁10 g,厚朴6 g,防风6 g,焦山楂6 g,神曲6 g,麦芽6 g,谷芽6 g,炙紫菀6 g,炙款冬花6 g,甘草6 g。3 剂,煎服法及医嘱同初诊。

三诊(1998 年 10 月 22 日):偶咳,呼吸稍粗,食欲未复,大便仍稀,少量黏液,每日3 次,呼吸平稳。体查:咽红(+),舌质红苔稍黄厚,指纹紫。咳喘平,肺脾不足症状显现,故食欲不振,舌苔厚。大便稀为清热化痰之品所致。方拟运脾汤合清气化痰汤:苍术10 g,茯苓10 g,枳实6 g,山药10 g,法半夏6 g,胆南星6 g,玄参10 g,牛蒡子6 g,射干6 g,山豆根6 g,黄芩10 g,甘草6 g。3 剂,煎服法及医嘱同初诊。其他治疗:由于咽部病灶难以清除,配合喷喉剂。处方:薄荷6 g^(后下),黄芩10 g,山豆根6 g,玄参10 g,冰片3 g^(另包,烊化),甘草10 g,板蓝根10 g。3 剂,冰片研末,用热药冲匀后喷喉,每日3 ~4 次。

按:咳嗽分为外感咳嗽和内伤咳嗽:外感咳嗽具有发病较急,病程短,咳声高扬,痰少,伴有表证,多属实证的特点;内伤咳嗽的特点是发病较缓,病程较长,咳声低沉,痰较多,多兼有不同程度的里证,且常呈由实转虚或虚中夹实的症候变化。本医案以气喘、痰多、咳嗽为主要表现,虽病程2 周,但痰湿伏于肺窍未解而热化,病情已向内伤咳嗽发展,按照内伤咳嗽进行辨治。本医案因外院治疗不彻底,喉中痰鸣未消,痰湿伏肺,再次外感时引动肺内伏痰,致使痰热蕴肺,子盗母气,脾运失健,故出现食少、便稀等症状。治疗初以宣肺化痰为主,方拟清气化痰汤加减;后期肺病及脾,治以肺脾同治,培土生金为主,方拟运脾汤加减。对于咽部充血不易消除者,配合喷喉剂,内外结合治疗效果明显。

(整理:刘楚,詹伟,杨见辉   审阅:彭玉,陈竹)

15. 辨治小儿急喉喑,寒热夹杂,痰热内阻之证

犬吠样咳嗽,寒热夹杂,痰热内阻之小儿急喉喑。 治以清咽利喉,宣肺止咳。

患者:何×,男,2岁9个月	医案编号:078H046
中医诊断:急喉喑(寒热夹杂,痰热内阻)	西医诊断:急性喉炎
治法:清咽利喉,宣肺止咳	方药:清咽利喉汤
主诉:犬吠样咳嗽反复发作1年,加重2日	

初诊(1998年6月25日):患儿1年前受寒后,出现犬吠样咳嗽,声音嘶哑,无发绀及呼吸困难,自用雾化器吸入激素类药物(具体不详)后治愈。之后因复感外邪,咳嗽出现犬吠样声,声嘶,每个月均有类似症状发生,家长继续采用上述方法雾化治疗。2日前,患儿又出现犬吠样咳嗽,阵咳明显,每次4~5声,咳声重浊,喉中有痰,伴清涕,声音嘶哑,否认咳后有鸡鸣样回音与呕吐,病后无发热,无憋气,无发绀,饮食一般,大便糊状,每日1次,小便正常。因患儿近1年出现上述症状均用西药治疗,顾虑有副作用,求助于中医。体查:体温36.5 ℃。望之精神好,面色正常,咳声如犬吠样,声音嘶哑,无发绀、气促,咽红,扁桃体Ⅰ度红肿,无分泌物,舌质红苔白,心、肺(−),皮肤(−),指纹紫滞。血常规检查:血红蛋白浓度123 g/L,白细胞计数6.7×10^9/L,中性粒细胞比率69%,淋巴细胞比率31%。

刻下症:阵发性犬吠样咳嗽,咳声重浊,声音嘶哑,流清涕,大便稀,咽红,扁桃体Ⅰ度红肿,舌质红苔白,指纹紫滞。咽喉为肺胃之门户,患儿近1年反复发作犬吠样咳嗽,咳声重浊、声音嘶哑,肺脾不足,日久阴伤,咽喉失于濡养,热循经上熏,灼伤肺津,炼液为痰,痰热互结阻塞咽喉,一旦外邪所侵,引导伏痰,肺气失宣则犬吠样咳嗽频作,咳声重浊,声音嘶哑。流清涕、咽红、舌红为寒热夹杂之征象。本病西医诊断为急性喉炎。中医诊断为急喉喑,证属寒热夹杂,痰热内阻,治当清咽利喉,宣肺止咳。方拟清咽利喉汤:玄参10 g,生地6 g,马兜铃6 g,黄芩6 g,牛蒡子6 g,射干3 g,胆南星3 g,蝉衣3 g,僵蚕6 g,桔梗3 g,山慈菇3 g,薄荷6 g$^{(后下)}$,甘草6 g。3剂,水煎服,每次50 mL,每日4次,1.5日1剂。嘱:①清淡饮食;②忌冷饮;③注意有无憋气、青紫、呼吸困难,如有即刻就近送医院抢救。

二诊(1998年6月29日):偶流清涕,喜饮水,仍有声嘶、犬吠样咳嗽,但咳嗽频率、程度减轻,无憋气,无发绀。体查:咽红(+),扁桃体Ⅰ度肿大,舌质淡苔白,指纹紫。药证相符,继初诊方加麦冬以养阴润肺利咽。自拟方:玄参10 g,生地6 g,马兜铃6 g,黄芩6 g,牛蒡子6 g,射干3 g,胆南星3 g,蝉衣3 g,僵蚕6 g,桔梗3 g,山慈菇3 g,薄荷6 g$^{(后下)}$,麦冬6 g,甘草6 g。3剂,煎服法及医嘱同初诊。

三诊(1998年7月2日):犬吠样咳嗽消失,偶声嘶,余无不适感。体查:咽微红,扁桃体无肿大,舌质淡苔白。肺热清,痰热渐化,余邪未尽,宜养阴利咽,清余邪。方拟玄麦甘桔汤

加减:玄参 15 g,麦冬 10 g,生地 6 g,桔梗 6 g,牛蒡子 6 g,僵蚕 6 g,北沙参 10 g,太子参 10 g,白术 6 g,法半夏 6 g,黄芩 10 g,甘草 6 g。3 剂,煎服法同初诊。嘱服完药后暂停,注意避免外感风寒,忌吃冷饮。

按:本医案以反复发作的"犬吠样咳嗽、声音嘶哑"为主诉就诊,与急性喉炎所致之急喉喑表现相似,急性喉炎属儿科"急重症"范畴,临床以犬吠样咳嗽为主要特征,重者可出现憋气、发绀、呼吸困难等喉梗阻症状。西医常用激素治疗以快速缓解喉部梗阻,同时控制炎症,严重窒息者临床予以插管或气管切开抢救。黄老认为,该患儿 1 年内反复急性发作该病,均用激素雾化吸入后缓解,每次均救急治标,犬吠样咳嗽消失即停止治疗,治疗不彻底或未进行病后扶正调养是其复发的主要原因。所幸患儿尚未出现气促、发绀、呼吸困难等喉梗阻症候。黄老单纯用中药治疗,一是患儿无呼吸困难、发绀等喉梗阻症状,尚不需要抢救治疗;二是患儿病程长,肺脾不足,发作较缓,但需注意痰热内阻于咽喉。治疗分两步走:急性期治以清咽利喉,宣肺止咳,方拟清咽利喉汤加减;缓解期宜宣肺补脾,养阴利咽,配以北沙参、太子参、白术等药物。本医案记载的是发作期单纯中医药治疗验案。

(整理:刘楚,詹伟,杨见辉　　审阅:彭玉,陈竹)

16. 辨治咳嗽,痰热蕴肺之证

小儿咳嗽,痰热蕴肺之证。治以宣肺止咳,清热化痰。

患者:喻×,男,9 岁 2 个月	医案编号:078H048
中医诊断:咳嗽(痰热蕴肺)	
西医诊断:①右上肺肿结核? ②支气管炎	
治法:宣肺止咳,清热化痰	方药:清气化痰汤加减
主诉:反复咳嗽半个月,加重 4 日	

初诊(1997 年 6 月 16 日):患儿半个月前感冒,咳嗽,流清涕,自服西药(具体不详)后咳不减,曾在门诊肌内注射青霉素 G 钠效果不明显,咳嗽未愈。近 4 日咳嗽加剧,咳频不喘,咳剧伴恶心呕吐,呕吐较多黄稠脓痰,量多,夜不能寐,时有午后发热,测体温波动在 37.8 ~ 38.0 ℃之间,食不下,大便干,尿黄,病后否认喘作、头痛。否认结核病病史及接触史。体查:体温 38 ℃。望之精神软,面色正常,咽红(＋＋),咽后壁淋巴滤泡增生,扁桃体Ⅱ度肿大,舌尖质红苔黄厚腻;心率 90 次/min,律齐,无杂音,双肺呼吸音粗糙,未闻及啰音,脉数。血常规检查:白细胞计数 6.9×10^9/L,中性粒细胞比率 68%,淋巴细胞比率 32%。胸部 X 线检查:①右上肺结核检查;②支气管炎。

刻下症:咳嗽频作,痰稠色黄量多,恶心呕吐,夜不能寐,午后身热,纳呆便干,尿黄,咽红,扁桃体Ⅱ度肿大,舌尖质红苔黄厚腻,脉数。患儿感受风热,表邪犯肺,炼液为痰,痰热壅肺,肺气上逆,故咳嗽阵作,痰多黄稠;痰热壅盛,肺胃不和,故恶心呕吐,夜不能寐,尿黄便干,舌苔黄厚腻。发热、咽红等均为痰热之征象。本病为咳嗽,病位在肺,证属痰热壅肺,治当宣肺止咳,清热化痰。方拟清气化痰汤加减:全瓜蒌6 g,胆南星6 g,黄芩10 g,川贝粉6 g^(吞服),法半夏6 g,橘红6 g,僵蚕6 g,枳壳6 g,杏仁6 g,炙紫菀10 g,炙款冬花6 g,甘草6 g。2剂,水煎服,每次100 mL,每日4次,每日1剂。配合西药青霉素G钠、氨苄西林、甲硝唑、双黄连静脉滴注,每日1次。嘱注意休息,多饮水。

二诊(1998年6月18日):药后咳嗽阵作,间隔延长,夜间咳剧伴呕吐,诉胸痛,午后仍发热(体温38 ℃左右)。体查:舌质红而晦暗苔黄腻,双肺呼吸音粗,偶闻及干啰音(右侧),脉滑数。纵观患儿症、舌、脉,为痰热胶结胸中,脉络不通故胸痛、舌质红而晦暗;午后发热,乃热病日久耗伤津液之征象,治以宣肺止咳,清热化痰,佐以养阴生津、润肺止咳之品。初诊方去枳壳、法半夏以防过燥伤阴,加地骨皮、桑白皮、桔梗养阴清热。自拟方:全瓜蒌6 g,川贝粉6 g^(吞服),胆南星6 g,黄芩10 g,杏仁6 g,橘红6 g,僵蚕6 g,炙紫菀10 g,炙款冬花6 g,地骨皮10 g,桔梗10 g,桑白皮10 g,甘草6 g。3剂,煎服法同初诊。川贝粉吞服:每次1 g,每日2次。继用西药静脉滴注,同初诊。嘱其到肺科医院行结核菌素试验和胸部X线检查等相关检查,进一步排除肺结核。

三诊(1998年6月20日):咳嗽减轻,夜间咳但无呕吐,胸痛缓解,午后发热不退(体温38 ℃左右),微汗出,痰稠色黄,量多易咯。体查:舌质红苔黄腻,双肺呼吸音粗,啰音消失。患儿咳减、胸痛缓解,说明肺内痰热开始化解。对午后发热不退,黄老考虑为痰热咳嗽日久耗气伤肺阴;痰稠色黄量多,舌质红苔黄腻,乃肺内痰热壅盛所致。对午后发热不退,仍紧守病机,守二诊方,继续观察。同时配合西药抗生素治疗。再进2剂二诊方以祛痰热,止咳。

四诊(1998年6月23日):咳嗽大减,无夜咳,痰稀色白泡沫状,量少,汗出,午后发热退(体温37 ℃左右)。体查:望之精神好转,纳可,舌质红苔黄腻,心、肺(-)。诸症悉减,热退,仅苔黄腻仍存,为痰热未尽,继二诊方,去僵蚕,加法半夏等健脾除湿。自拟方:全瓜蒌6 g,胆南星6 g,川贝粉6 g^(吞服),黄芩10 g,法半夏6 g,橘红6 g,枳壳6 g,杏仁6 g,桑白皮10 g,炙紫菀10 g,炙款冬花6 g,地骨皮10 g,桔梗10 g,甘草6 g。2剂,煎服法及医嘱同初诊。其他治疗:①川贝粉吞服,每次1 g,每日2次;②停静脉滴注,改青霉素80万U肌内注射,每日2次。

五诊(1998年6月25日):白天偶咳,痰少,热平,食增便调,汗出减少。肺科医院结核菌素试验:红肿直径小于5 mm。胸部X线检查:右肺门阴影增大,肺纹理增粗达外带,有点状模糊阴影,建议抗感染治疗。诸症愈,唯舌苔白厚腻不化,多为肺脾气虚,痰湿中阻,治以扶正祛邪,健脾益气除湿,培补脾土,以固其本。自拟方:全瓜蒌6 g,胆南星6 g,黄芩10 g,川贝粉6 g^(吞服),法半夏6 g,橘红6 g,僵蚕6 g,枳壳6 g,杏仁6 g,炙紫菀10 g,炙款冬花6 g,厚朴6 g,地骨皮10 g,桑白皮10 g,桔梗10 g,茯苓10 g,防风6 g,甘草6 g。3剂,煎服法同初诊。西药:胸部X线检查提示炎症,结核菌素试验为弱阳性,均排除肺结核,故应继续观察。经中西医结合治疗后,停青霉素,口服甲硝唑,每次1片,每日2次,每日3次。嘱3日后停用西药。

至此患儿临床症状基本消失,因病程长,痰热难以化解,耗气伤阴,致肺脾气阴两伤,应当以培土固本,清余邪为主。

六诊(1998年7月2日):咳愈,身体恢复如常,正常上学。病情平稳,进入缓解期以扶正为主,宜益气健脾,调理机体功能。自拟方:全瓜蒌10g,黄芩10g,桔梗10g,茯苓10g,炙紫菀10g,炙款冬花10g,厚朴6g,广木香6g,炒白术6g,山药10g,焦山楂6g,麦芽6g,甘草6g。3剂,煎服法同初诊。嘱咳嗽痊愈后,注意避免感冒,注意饮食起居规律。

按:本医案咳嗽历时半个月之久,痰热与肺脾气阴不足交织,正虚无力抗邪外出,痰热留恋不去,故咳嗽反复,午后发热不退。本医案患儿舌苔一直处于黄或白厚腻,肺部呼吸音粗糙,时有啰音,痰伏肺窍非一日之功能清化,故黄老在患儿6次就诊中紧守病机,辨证论治,坚持以清气化痰汤加减,达到清热化痰,宣肺止咳,健脾燥湿的治疗效果,中西医结合而治愈。《医方考》曰:"此痰火通用之方也。气之不清,痰之故也,能治其痰,则气清矣。是方也,星、夏所以燥痰湿;杏、陈所以利痰滞;枳实所以攻痰积;黄芩所以消痰热;茯苓之用,渗痰湿也;若栝楼者,则下气利痰云尔。"本案例皆以清热化痰,清肺止咳为主,虽痰热清除过程缓慢,直至咳嗽症状减轻后痰热仍存,但痰热壅肺是该病的重要病机,因此全瓜蒌、胆南星、黄芩、川贝粉、地骨皮等始终选用,到最后清余邪,调护脾胃。患儿全身症状明显,咳嗽日益加重,午后发热,故首先要排除肺结核。治疗本病用西药抗生素配合中药清热化痰,解决了西药所不能解决的难点,故中西医结合在缩短病程(治愈仅用半个月)、健脾化痰、调节阴阳、增强机体抵抗力方面起到了重要作用。在治疗中家长和患儿的积极配合也很重要,尤其是治疗过程中效果不明显时,不能操之过急,频繁更换药物,这点更为重要。家长的支持是治愈疾病的保障。

(整理:吴敏,杨见辉　　审阅:彭玉,陈竹)

17. 辨治哮喘,痰热蕴肺之证

咳喘反复,痰热蕴肺之哮喘。 治以清肺化痰,止咳平喘。

患者:谢××,男,7个月	医案编号:078H049
中医诊断:哮喘(外邪入里,痰热蕴肺)	西医诊断:急性喘息性支气管炎
治法:清肺化痰,止咳平喘	方药:清气化痰汤加减
主诉:反复咳喘4个月,加重2周	

初诊(1997年6月6日):患儿近4个月反复出现咳嗽气喘,无发热,外院诊断为喘息性

支气管炎,多次静脉滴注青霉素、双黄连,或红霉素,或头孢噻肟,每次治疗5~7日,愈后仅2~4日又反复发作,治疗均同上。近2周患儿咳嗽气喘明显,低热(体温38℃),外院静脉滴注青霉素、双黄连5日,咳频,气喘,喉中痰鸣,夜眠差,吃奶少,大便干结,尿黄少,多汗,神倦,前来就诊。患儿病后无青紫、呼吸困难、抽搐、昏迷。体查:望之精神差,面色白,有鼻扇(+),呼吸急促(45次/min),无唇周发紫,咽红(+),心率120次/min,无杂音,双肺闻及大量喘鸣音,指纹紫。

刻下症:咳嗽气喘,喉中痰鸣,身热,食少,眠差,便干,尿黄,多汗,神倦,咽红,舌质淡红苔白,肺部闻及大量喘鸣音,指纹紫。患儿病后调护失宜,反复外感,肺脾气虚;外邪犯肺,肺气不宣,水液输化无权,既而生痰,阻于气道,故见咳嗽气喘,喉中痰鸣。痰湿未化,深伏于肺窍,故每次外感均能引动伏痰即发咳喘。便干尿黄,低热,咽红,指纹紫,提示为肺内蕴热。本病病位在肺,中医诊断为哮喘,证属热喘中的"痰热蕴肺",配合西药,急则治标。待咳止喘平后,调理脾胃运化功能,以治其本。西医诊断为急性喘息性支气管炎,宜中西医结合治疗,治当清肺化痰,止咳平喘。方拟清气化痰汤加减:瓜蒌6g,法半夏6g,陈皮6g,杏仁6g,紫菀6g,款冬花6g,胆南星3g,浙贝6g,黄芩6g,桔梗3g,地龙3g,甘草6g。2剂,水煎服,每次30mL,每日4~5次,每日1剂。嘱:①续用西药青霉素、双黄连静脉滴注,2日后青霉素改为肌内注射;②注意保暖。

二诊(1997年6月7日):热退,咳减,喘平,仍喉中痰鸣,食少,汗不多。体查:望之精神可,面色白,呼吸平稳,无唇周发紫、鼻扇,咽红,舌质淡红苔白厚,心、肺(-),指纹紫。药已对证,肺热已解,痰湿渐化,以扶正为主,治宜宣肺化痰,健脾助运。自拟方:苍术6g,茯苓6g,陈皮3g,法半夏6g,神曲6g,麦芽6g,泡参10g,桔梗6g,前胡6g,黄芩6g,枳壳3g,甘草6g。2剂,煎服法同初诊。嘱停止肌内注射。

三诊(1997年6月9日):偶有咳嗽,吃奶时偶有喘息、喉中痰鸣,吃奶后好转,汗少。体查:望之精神可,面色白,呼吸平稳,双肺呼吸音粗,未闻及痰鸣音,舌质淡红苔白,指纹紫。肺热已清,但痰湿仍存,故偶有咳喘和喉中痰鸣;饮食较前恢复,为脾运渐复,故宜培土固本,治以健脾益气除湿,二诊方去黄芩,加焦山楂、白术健脾助运。自拟方:苍术6g,茯苓6g,陈皮3g,法半夏6g,神曲6g,麦芽6g,泡参10g,桔梗6g,前胡6g,枳壳3g,焦山楂6g,白术6g,甘草6g。2剂,煎服法同初诊。嘱病愈后继续调理肺脾,祛伏痰,以治其本,避免复发。

按:本医案患儿为哮喘反复发作的典型病例,反复使用多种抗生素,治疗效果不好。小儿为稚阴稚阳之体,肺脏娇嫩,藩篱疏薄,外邪侵入,邪阻肺络,气机不利,津液凝聚为痰。若能及时、有效治疗,则邪祛肺平;反之,屡受邪侵或治疗浅尝辄止,则子病及母,肺病及脾,脾虚不运,生湿酿痰,痰饮内伏于肺窍,成为伏痰,一旦感邪引触,发为哮喘。本医案患儿哮喘发作典型还有一个重要因素是经反复使用各种抗生素,致使阴阳失调,因西药大多性寒,对及时缓解咳喘效果好,但不能彻底消除伏痰,长期使用反而加速痰液的生成,导致病程迁延,易复发。本医案乃哮喘急性发作期,强调肺脾同治,一方面选用宣肺止咳化痰、解痉平喘之品,以恢复肺宣发肃降之职,平顺上逆之气达肺主气、司呼吸之生理特点;另一方面,时时固护脾胃,培土生金,从根本上祛伏痰,治病求本。治疗中黄老采用中西医结合方法进行治疗,缩短病程,增强疗效,减少西药不良反应,防止病情传变。对此类患儿,黄老强调对患儿家长进行宣传教育,教会其适时增减衣物,强调缓解期的治疗和调理,增强患儿体质,减少复发和用药,争取家长的积极配合。

(整理:刘楚,施堉梁,杨见辉　　审阅:彭玉,陈竹)

18. 辨治喉痹,风热痰邪,引动虚火之证

咽梗,风热痰邪,引动虚火之喉痹。治以疏风清热,行气利咽。

患者:杨×,男,8 岁　　　　　　　　　　医案编号:078H050

中医诊断:喉痹(风热痰邪,引动虚火)　　西医诊断:急性咽炎

治法:疏风清热,行气利咽　　　　　　　方药:自拟方

主诉:咽梗不适 1 年

初诊(1997 年 6 月 5 日):患儿 1 年来自觉咽部不适,咽中如有物,吐之不出,咽之不下,时有咽梗感。平素易感冒,每遇感冒时咽梗加重,无咯痰,喜眨眼,曾多次就诊西医,服用多种抗生素无效而求助中医。患儿近日感冒初愈,无咽痛,不咳,无发热,纳可,精神及二便好,无声音嘶哑。体查:望之精神好,面色正常,体瘦,咽红明显(+ +),扁桃体无肿大,咽后壁淋巴滤泡增生,眨眼频,舌质红苔白,心、肺(-),脉细。

刻下症:咽梗不适,如异物咯之不出,喜眨眼,易感冒,咽红,舌质红苔白。患儿易反复外感,日久余热未尽,炼液为痰,阻于气道咽喉,故自觉咽梗不适,有异物感。病程长至 1 年,必耗阴液,阴不制阳,虚火上炎,熏灼目窍,故喜眨眼;阻于气道则为喉痹。本病为喉痹,证属风热痰邪引动虚火,治当疏风清热,行气利咽。自拟方:黄芩 10 g,薄荷 6 g^(后下),蝉衣 6 g,僵蚕6 g,射干 6 g,银花 10 g,玄参 10 g,板蓝根 10 g,麦冬 10 g,桔梗 6 g,甘草 6 g。3 剂,水煎服,每次 60 mL,每日 4~5 次,每日 1 剂。嘱少说话,忌食生冷。

二诊(1997 年 6 月 9 日):服药后咽梗不适感、眨眼较前好转。体查:眨眼少,咽微红,咽后壁淋巴滤泡增生已减少,舌质淡红苔白。药证相投,效不更方,仍续用初诊方加菊花以清热疏风。自拟方:黄芩 10 g,薄荷 6 g^(后下),蝉衣 6 g,僵蚕 6 g,射干 6 g,银花 10 g,玄参 10 g,板蓝根 10 g,麦冬 10 g,桔梗 6 g,菊花 10 g,甘草 6 g。3 剂,煎服法及医嘱同初诊。

按:风热喉痹常由风热毒邪侵袭咽部所致,相当于现代医学的咽炎,根据病程长短有急性与慢性之分。临床以咽喉红肿疼痛、咽部异物感为主要表现,急性感染期常伴发热、咳嗽、声音嘶哑等症状,体查可见咽后壁淋巴滤泡增生、鹅卵石样改变。病情往往迁延不愈,反复发作,若病情进一步加重,临床上不仅可出现打鼾、张口呼吸等气道阻塞症状,甚至还可引起

患儿容貌及性格的改变。本病西药无特效药,常按呼吸道感染治疗,使用抗生素,临床疗效欠佳。中医认为本病多与热、痰、瘀、虚密切相关,从痰结、阴虚辨治。

黄老认为喉痹一证成人多见,儿童较少,但用药效果比成人理想。一般因病程长,易于复发,难以坚持长期服药,是造成该病不易彻底治愈的原因之一。黄老认为喉痹多与阴虚和痰关系密切,对儿童来说,与其反复发作的咽喉炎、扁桃体炎等难以消退或一直处于肥大状态密切相关;因病情轻,家长重视度不够,也是导致治疗不彻底的原因之一;本医案儿童正值换嗓期间,如用嗓不当或处于感染期,也易导致喉痹发生。黄老治疗本病,内外治疗配合,内治以清热兼顾养阴为主,用药常选黄芩、薄荷、蝉衣、僵蚕、板蓝根等清热疏风利咽之品,还加玄参、麦冬、桔梗以养阴生津,苦寒而不伤阴液,此外配合中药进行如喷喉、雾化等外治,从某种程度上解决了部分患儿服药困难的问题,提高了患儿治疗的依从性。由于该病病程长,症候好转以患儿自我感觉为主,与饮食、心理有一定关联性,除施以药物治疗外,黄老常常对儿童及其家长感冒期间如何科学用嗓进行宣传教育,对心理进行调理。

(整理:岳志霞,施堉梁,杨见辉　　审阅:彭玉,陈竹)

19. 辨治易感儿咳嗽,肺脾不足,肺热夹痰之证

易感儿反复咳嗽,肺脾不足,肺热夹痰证。　治以清热宣肺,化痰止咳。

患者:肖×,男,6 岁 6 个月	医案编号:078Q051
中医诊断:咳嗽(肺脾不足,肺热夹痰)	西医诊断:上呼吸道感染(咽炎)
治法:清热宣肺,化痰止咳	方药:清气化痰汤加减
主诉:反复咳嗽 3 个月,加重 5 日	

初诊(2008 年 12 月 21 日):患儿 3 个月来反复感冒,咳嗽,每次均口服西药氨苄西林、琥乙红霉素等治疗,但咳嗽未彻底治愈,干咳无痰,时轻时重,持续不断,每遇感冒咳嗽加重,如此反复,以致患儿出现食少,多汗,消瘦,面色黄。现咳嗽加重 5 日,单声咳,干咳无痰,夜有低热(体温 37.8 ℃左右),乏力倦怠,前来就诊。患儿病后不喘,无胸闷、心悸,无咽痛,大小便正常,食少,多汗。体查:体温 37 ℃,体重 15 kg。望之精神软,面色萎黄无华,咽红显著(+ + +),扁桃体Ⅱ度肿大,舌质红苔黄厚腻,心、肺、腹(-),皮肤未见特殊异常,脉数。血常规检查:血红蛋白浓度 126 g/L,白细胞计数 7.9×10^9/L,中性粒细胞比率 76%,淋巴细胞比率 24%。

刻下症:干咳,无痰,低热多汗,神倦食少,消瘦面黄,易感冒,咽红显著,扁桃体肿大,舌质红苔黄厚腻,脉数。患儿反复咳嗽不愈,常服西药治疗,一则久咳耗气,二则药毒伤脾,致肺脾不足,卫外不固则多汗、易感,脾运失健则食少、倦怠,故肺脾不足是其反复感冒、难以治愈的主要原因。干咳无痰、低热、舌咽红、扁桃体肿大、舌苔黄厚腻、脉数为肺胃蕴热,熏蒸阴

液为痰,上熏咽喉之征象。本病为咳嗽,病位在肺胃,证属肺脾不足,肺热夹痰,治宜先清热化痰,宣肺止咳,再调理脾胃,以培其本。方拟清气化痰汤加减:黄芩10 g,全瓜蒌10 g,胆南星6 g,浙贝6 g,杏仁10 g,前胡10 g,陈皮10 g,茯苓10 g,枳实6 g,炙紫菀6 g,炙款冬花10 g,甘草6 g。3剂,水煎服,每次80 mL,每日4次,每日1剂。嘱:①忌食冷饮;②增加营养食物;③肺科医院行结核菌素试验,排除结核病。

二诊(2008年12月25日):咳减热退,但涕黄稠。体查:咽红(＋),扁桃体Ⅱ度肿大,舌质红苔稍黄腻,心、肺(－),脉数。结核菌素试验结果阴性。药已对证,肺热渐清,但痰热未除,治宜清热宣肺利咽。自拟方:苍耳子6 g,辛夷花6 g^(包煎),菊花10 g,蒲公英10 g,炙紫菀10 g,前胡10 g,黄芩10 g,生地10 g,玄参10 g,麦冬10 g,桔梗10 g,桑叶10 g,甘草6 g。3剂,煎服法及医嘱同初诊。

三诊(2008年12月30日):咳平涕止,有口臭,食少,汗多。体查:咽红,舌质淡红苔稍腻。肺内痰热已清,尚有余邪未尽,脾运未复,水谷停聚中焦,故有口臭,食少,舌苔稍腻,治宜扶正祛邪,清余邪,健脾助运,培补脾土。自拟方:黄芩10 g,僵蚕6 g,苍术10 g,厚朴6 g,枳实3 g,焦山楂g,麦芽6 g,白术10 g,茯苓10 g,薏苡仁10 g,扁豆6 g,法半夏6 g,砂仁6 g^(后下),甘草6 g。3剂,煎服法及医嘱同初诊。

四诊(2009年1月5日):食量增加,汗少,大便量多,成形,每日约2次,仍口臭,诉腹痛,汗出稍减。体查:咽(－),舌边尖质红苔黄厚,脉细。患儿食量增加,脾运未复,食滞中焦,肠道传导不利,故有腹痛便多,口臭。苔黄腻复起,此为脾虚夹积所致,治当以健脾除湿,消食导滞为法,配合养阴柔肝之品以实脾疏导之功。方拟运脾汤加减:苍术10 g,厚朴6 g,茯苓10 g,薏苡仁10 g,扁豆10 g,白术10 g,黄柏10 g,山药10 g,槟榔片6 g,焦山楂6 g,麦芽6 g,乌梅6 g,甘草6 g。3剂,煎服法及医嘱同初诊。

五诊(2009年1月8日):诸症悉减,大便好转,食好,无口臭、腹痛。体查:舌质淡红苔薄白。食积化,脾运复,效不更方,再进四诊方3剂。随访,咳愈,体重增长。

按:本医案是一个典型的反复呼吸道感染易感儿童,因反复慢性咳嗽,食少,汗出,家长坚持就诊1个月。黄老诊治过程中强调对慢性咳嗽、低热儿童要排除引起慢性咳嗽的相关疾病(如肺结核),因此结核菌素试验检查十分必要。本医案在治愈原有咳嗽基础上,积极调脾补虚,增进食欲,恢复食量,提高机体免疫力,应用以苍术为主药的黄老经验方"运脾散",健脾除湿助运,调理脾胃,是黄老"脾健贵在运而不在补"的具体体现。通过运脾达到补脾的目的,进而补益肺气,机体卫外功能增强,使外感发生率大大降低。这是一例通过调理脾胃功能达到肺脾同治、治本、治愈易感儿反复外感的成功验案,说明易感儿固护脾胃功能非常重要。

(整理:刘楚,施埕梁,杨见辉　　审阅:彭玉,陈竹)

20. 辨治感冒,寒热夹杂之证

小儿感冒,寒热夹杂,寒重于热之证。 治以疏风散寒,辛凉解表。

患者:罗××,女,3个月	医案编号:078Q53
中医诊断:感冒(寒热夹杂)	西医诊断:急性上呼吸道感染
治法:疏风散寒,佐以辛凉解表	方药:荆防败毒散加减
主诉:咳嗽、打喷嚏3日	

初诊(2008年12月21日):患儿接种百白破疫苗后出现咳嗽,打喷嚏,流清涕,鼻塞,多泪,无发热及吐泻,食欲尚可。病后汗少,便调。系纯母乳喂养儿。病前3日曾接种百白破疫苗。患儿生后1个月至今一直感冒不断。病后无发热、惊厥。体查:望之精神好,面色正常,发育、营养良好,咽微红,舌质淡红苔白,前囟未闭,约2 cm,心、肺(-),指纹细红。

刻下症:咳嗽,打喷嚏,流清涕,鼻塞,多泪,汗少,食欲尚可,咽微红,舌质淡红苔白,指纹细红。患儿年幼,出生后调护不当,卫外功能薄弱,受邪后肺脏首当其冲,肺气不宣,肺窍不利则鼻塞、流清涕、咳嗽。本医案舌、咽、指纹及症候均显示本病为感冒,证属外感风寒,有化热之势,治当疏风散寒,佐以辛凉解表。方拟荆防败毒散加减:防风6 g,荆芥3 g,银花6 g,黄芩6 g,竹叶3 g,神曲6 g,薄荷3 g^(后下),牛蒡子6 g,桔梗6 g,炙紫菀6 g,前胡6 g,辛夷花6 g^(包煎),杏仁6 g,甘草3 g。1剂,水煎服,每次20 mL,每日4次,2日1剂。嘱暂停添加辅食,注意有无发热。

二诊(2008年12月23日):用药后咳嗽减轻明显,涕止,仍有鼻塞,多泪,眵多黄,食量可,大便稀,每日2次。体查:右眼外眦稍充血,咽红(+),舌质淡红苔薄白,指纹紫。用药后外寒大部分得解,但入里之邪已化热,上熏眼窍则目赤,泪多,咽红,治宜疏风清热,宣肺止咳。方拟桑菊饮加减:菊花3 g,桑叶3 g,紫菀6 g,黄芩6 g,桔梗6 g,防风3 g,生地6 g,茯苓10 g,决明子6 g,青葙子6 g,野菊花6 g,甘草6 g。2剂,每日1剂,煎服法同初诊。

三诊(2008年12月29日):咳愈,时有眼角发红,眵稍多,二便调。体查:咽红(-),心、肺(-)舌质淡红苔薄白,指纹紫。风热上扰眼窍,治以清余邪,清目退翳。二诊方去生地,再进2剂,用药后病愈。

按:本医案系乳婴儿,出生后调护不当,致其反复感冒,加上疫苗接种反应,均致肺气不宣则咳,肺窍不利则鼻塞、流清涕。初诊时患儿以外感风寒症状明显,唯有咽微红,如果不细心诊察难以发现。本医案为外感风寒有化热之趋势,寒重于热,用药中辛温、辛凉之品比例要随寒热属性之轻重调整,当寒热并用治疗。黄老先以疏风散寒之荆防败毒散为主,佐以薄荷、银花、黄芩等辛凉之品,以兼制药性;后以辛凉轻剂解表。黄老强调对于小儿外感疾病,单纯风寒感冒往往少见,多为寒热夹杂,主要根据症状、体征(舌、脉、咽喉)仔细辨别疾病的寒热属性,选方用药不能过用或寒或热的药物,而应寒热并用,兼制药性,防止传变;选药以药性清轻宣上为宜。儿科感冒大多为寒热夹杂型,以咽喉是否红肿作为判断寒热的依据,是黄老在儿科疾病诊察中望诊的特色之一。

（整理：刘楚,施垧梁,杨见辉　　审阅：彭玉,陈竹）

21. 辨治风热乳蛾,热郁肺胃之证

风热乳蛾，热郁肺胃之证。　治以疏风清热，利咽解毒。

患者:顾××,女,3岁8个月	医案编号:078Q056
中医诊断:风热乳蛾(热郁肺胃)	西医诊断:急性化脓性扁桃体炎
治法:疏风清热,利咽解毒	方药:自拟方
主诉:发热、咽痛4日	

初诊(2008年12月22日):患儿4日前发热,无汗,体温最高可达40℃,服退热药(具体不详)后汗出,热可暂退,数小时后体温可再次升高,诉咽喉疼痛,恶心,欲吐,干咳,无痰,流清涕,食少,乏力。患儿平素易感冒,有多汗,食少,病后无恶寒、抽搐及腹泻,无头痛、呕吐。体查:体温37.9℃。望之精神软,神清,热性病容,全身皮肤未见皮疹及出血点,咽红明显(++),扁桃体Ⅱ度肿大,左侧可见少许脓点,舌质红苔黄腻,心、肺(-),脉数。血常规检查:血红蛋白浓度123 g/L,白细胞计数10.5×10⁹/L,中性粒细胞比率80%,淋巴细胞比率20%。

刻下症:高热无汗,咽喉疼痛,恶心欲吐,干咳无痰,流清涕,食少,乏力;咽红显著,扁桃体红肿有脓点,舌质红苔黄腻,脉数。咽喉为肺胃之门户,诸经循环交会之所。风寒之邪从口鼻入侵,寒束肌表,正邪相搏,故有高热无汗,流清涕。小儿为纯阳之体,4日高热不退,寒邪化热入侵肺、胃两经,咽喉首当其冲,邪热上攻咽喉,郁结于喉结,脉络受阻,气血壅滞,邪热烁灼而致血败肉腐成脓,故见扁桃体红肿化脓,咽痛。肺胃失和则恶心欲吐、食少。舌质红苔黄腻、咽红、脉数为肺胃郁热上攻之征象。本病西医诊断为急性化脓性扁桃体炎。中医诊断为乳蛾,证属风热上扰,肺胃郁热;治当疏风清热,利咽解毒。自拟方:黄芩6 g,桑白皮6 g,射干6 g,僵蚕6 g,蝉衣6 g,牛蒡子6 g,竹叶3 g,荆芥3 g,薄荷3 g⁽后下⁾,滑石10 g,柴胡6 g,甘草6 g。1剂,水煎服,每次100 mL,每日4次,每日1剂。其他治疗:①肌内注射青霉素G钠60万U,每日2次,继用2日;②阿司匹林苯巴比妥(退热药)0.15 g/次,必要时口服。嘱:①休息;②忌冷饮;③当体温超过38.5℃时口服退热药;④注意观察有无头痛、呕吐、惊厥。

二诊(2008年12月25日):用药后次日体温减退,咽痛好转,微汗出。现热退,汗少,食

少,唇干燥。体查:咽红(+),扁桃体 Ⅰ 度肿大,脓点消失,舌质红,舌尖可见 1 粒疱疹,苔微黄,脉平。热毒随汗出而解,故咽痛减轻,扁桃体化脓消失;热扰心经,则舌质红,舌尖疱疹;热病后津伤则唇干燥。初诊方去竹叶、滑石、柴胡,加生地、石膏、杏仁以泄肺胃之热。处方:黄芩 6 g,桑白皮 6 g,射干 6 g,僵蚕 6 g,蝉衣 6 g,牛蒡子 6 g,荆芥 3 g,薄荷 3 g^(后下),生地 6 g,石膏 10 g,杏仁 6 g,甘草 6 g。1 剂,煎服法同初诊。嘱停青霉素 G 钠肌内注射。

按:乳蛾是指以咽喉两侧喉核(即腭扁桃体)红肿疼痛,形似乳头、状如蚕蛾为主要症状的喉病,发生于一侧的称"单乳蛾",双侧的称"双乳蛾",相当于西医学所指的急性扁桃体炎。乳蛾多由外感风热,侵袭于肺,上逆搏结于喉核;或平素过食辛辣炙煿*之品,脾胃蕴热,热毒上攻喉核;或温热病后余邪未清,脏腑虚损,虚火上炎等引起。《医宗金鉴》所载"乳蛾肺经风火成,双轻单重喉旁生,状若蚕蛾红肿痛,关前易治关后凶",指出了乳蛾的成因、症候、体征及预后。《焦氏喉科枕秘》指出:"此症受风热郁怒而起,喉中紧,靠蒂疔,不甚痛,饮食有碍,若劳心,不忌口,不避风,日不治,长塞喉中,渐加气闷,以致殒命。"说明本病可因热毒攻喉出现不良预后。本医案有高热不退、咽痛、扁桃体红肿等症候特点,符合乳蛾诊断。黄老常采用中西医结合治疗,认为化脓性扁桃体炎以 A 族乙型溶血性链球菌感染为主,极易引起关节炎、心肌炎、急性肾小球肾炎等并发症,故西药首选青霉素足疗程治疗,中药选用生地、石膏清泻肺胃郁热,在退热、消肿、利咽及缩短病程方面,比单一中药或西药治疗取得了更明显的效果。

(整理:刘楚,施堉梁,杨见辉　　审阅:彭玉,陈竹)

---

22. 辨治反复呼吸道感染发作期,痰热蕴肺之咳嗽

小儿反复呼吸道感染发作期,痰热蕴肺之咳嗽。　治以清热化痰,宣肺助运。

患者:丁×,女,3 岁	医案编号:078Q058
中医诊断:①咳嗽(痰热蕴肺);②反复呼吸道感染发作期	
西医诊断:气管炎	
治法:清热化痰,宣肺助运	方药:清气化痰汤加减
主诉:反复咳嗽 1 个月,加重伴痰多 3 日	

初诊(2008 年 12 月 31 日):患儿近 1 个月感冒、咳嗽持续不断,自服西药止咳药(具体不详),效果不明显,且食量下降,多汗。近 3 日咳嗽加重,喉中痰鸣,痰多白稠,鼻塞涕稠,咽喉发痒则咳,无发热,大便正常,乏力。患儿易感冒、咳嗽 2 年,平均每个月感冒 1～2 次,每

---

* 煿(bó),异体字,现已废弃,原意为"煎炒或烤干食物"。

因季节变化易感,每次病程长,用药效果不好。多次因支气管炎、肺炎住院治疗,曾服用增强抵抗力西药(具体不详)预防感冒,但效果不佳,求助中医。患儿平素多汗,汗出身冷,食少。体查:望之精神软,面色苍白,咽红(+),扁桃体Ⅰ度肿大,舌质红苔黄厚,心(-),双肺呼吸音粗,闻及痰鸣音,脉细数。

刻下症:咳嗽,喉中痰鸣,痰多白稠,鼻塞涕稠,咽喉发痒则咳,神倦,咽红,扁桃体肿大,舌质红苔黄厚,肺部闻及痰鸣音。患儿素有多汗、食少、易感、乏力等肺脾不足之体质特征,反复上、下呼吸道感染,符合反复呼吸道感染诊断。因感邪后肺脾两虚,营卫不固,正气不足以抗邪外出,故每次病程长、缠绵难愈。现咳嗽痰多,咽喉发痒,鼻塞涕稠,反复易感,肺部闻及痰鸣音等为肺脾不足,风痰伏肺之症状;咽红、舌质红苔黄厚为风痰化热,痰热蕴肺之症状。本病为咳嗽、反复呼吸道感染发作期,证属痰热蕴肺,治当先祛邪,清热化痰,宣肺助运;待咳愈外邪祛后再扶正固本。方拟清气化痰汤加减:全瓜蒌10 g,胆南星6 g,蝉衣6 g,黄芩10 g,茯苓10 g,法半夏10 g,炙紫菀10 g,炙款冬花10 g,前胡10 g,桑白皮10 g,甘草6 g。3 剂,水煎服,每次50 mL,每日4～5次,每日1剂。嘱:①外出注意冷空气,戴口罩;②增强营养。

二诊(2009 年1 月4 日):用药后咳嗽减轻,喉中痰鸣减少,有鼻塞,咽痒。体查:咽红(+),咽后壁淋巴滤泡增生,舌质红苔黄厚腻。痰热渐化,肺气宣发,咳减痰少。余邪未解则鼻塞、咽痒、咽红,初诊方加玄参、射干清热利咽。处方:全瓜蒌10 g,胆南星6 g,蝉衣6 g,黄芩10 g,茯苓10 g,法半夏10 g,炙紫菀10 g,炙款冬花10 g,前胡10 g,桑白皮10 g,玄参10 g,射干6 g,甘草6 g。3 剂,煎服法及医嘱同初诊。此期为反复呼吸道感染迁延期,正虚邪衰,治疗要标本兼顾。

三诊(2009 年1 月14 日):患儿偶咳,鼻塞,咽痒。体查:望之精神好,咽红消退,舌质红苔黄厚腻。诸症减轻,药证相符。偶咳、鼻塞为肺气不宣。紧守二诊方,加苍耳子10 g、藏青果6 g^(打碎,入药煎),以宣肺通窍,巩固疗效。

四诊(2009 年1 月18 日):咳平,鼻塞消失。肺气宣,治疗继三诊方,加桔梗宣肺行气,麦冬滋阴清热,牛蒡子清余热。4 剂,煎服法及医嘱同初诊。

五诊(2009 年2 月1 日):复感风邪,有微咳,流清涕,饮食好。缓解期尚在调理,又复感外邪,所幸感邪较轻,宜标本同治,疏风利咽,佐以益气。处方:蝉衣6 g,玄参10 g,牛蒡子10 g,黄芩10 g,防风6 g,僵蚕6 g,银花10 g,连翘6 g,大青叶6 g,炙紫菀10 g,泡参10 g,黄芪10 g,白术10 g,甘草6 g。3 剂,煎服法及医嘱同初诊。方中蝉衣等疏风解表,炙紫菀等清热利咽止咳,泡参、黄芪、白术健脾益气。

六诊(2009 年2 月4 日):诸症愈,但咽红难以消退,拟在中药内服的基础上,配合中药喷喉外治,以促进病情恢复。内服以培土生金,益气固本为主。自拟方:黄芪10 g,白术10 g,茯苓10 g,广木香6 g,党参10 g,薏苡仁10 g,山药10 g,山楂6 g,防风6 g,蝉衣6 g,白芍10 g,黄芩10 g,神曲6 g,甘草6 g。此方作为3 个月调理用。外用喷喉剂:黄芩10 g,银花15 g,蒲公英15 g,紫花地丁15 g,薄荷10 g^(后下),冰片2 g^(另包,烊化),甘草6 g。上药用大火熬开后,小火10 min下薄荷,药熬开后即可;冰片趁药液热时放入药液融化。3 剂备用,每日2次。

按:患儿为复感儿发作期,肺脾两虚,营卫失和。长期易感、食少、多汗,易被外邪所侵发生反复呼吸道感染,虽有用药预防治疗,但未系统调理肺脾功能,以致正气不足,抗邪外出无力,病程长,缠绵难愈。患儿有复感儿基础疾病,此次感邪后加重肺脾损伤,风痰之邪伏肺,久治痰饮难消,久咳肺气更易耗伤,以致风热化痰,痰热蕴肺发生本病。古人云:"气之不清,痰之故也,能治其痰,则气清矣。""善治痰者,不治痰而治其气。"对本病黄老初诊治以清热化痰,宣肺助运,方用清气化痰汤加减,此方乃"痰火通用之方也",方中胆南星、法半夏燥痰湿,黄芩消痰热,茯苓渗痰湿,全瓜蒌下气利痰,诸药合用,共奏清热理气化痰之功,使气顺则火自降,热清则痰自消,痰消则火无所附,故经三诊治疗咳愈,痰少;四诊进入迁延期,此期是正邪交争,病情易于反复期,宜标本兼治,当正气恢复,能抵抗外邪时,则反复呼吸道感染减少,故四诊至六诊迁延期患儿出现反复呼吸道感染,但感邪轻,紧守原方,标本同治;六诊后进入缓解期,坚持内外治疗,扶正固本调理治愈。

本医案为1例典型的反复呼吸道感染,医案如实记载了黄老从发作期(痰热蕴肺咳嗽)—迁延期(风痰阻窍)—缓解期(肺脾两虚)坚持治疗的全过程,治疗3个月期间,患儿随着抵抗力增强,感冒就诊次数逐渐减少,直到应用中药调理3个月后治愈,整个治疗持续半年。黄老对复感儿坚持发作期治标、迁延期标本同治、缓解期治本的3期治疗,辨证施治,取得满意疗效。对患儿长期咽喉部局部病灶,黄老及时结合外治,有效发挥外治功效。黄老对复感儿治疗效果的判定,提出了自己思路:一是以食欲恢复为首要;二是面色好转,出汗减少,抵抗力增强;三是感冒次数逐渐减少,每次病程缩短;四是制订家长疗效目标,抓住患儿病情变化转机,提高患儿治疗依从性,增强家长信心,避免家长自己制订目标过高,当达不到目标时就放弃治疗。黄老认为本病是发作期易治,迁延期难坚持,由于此期病情最易反复,因此家长能否坚持治疗是能否进入缓解期的关键。在缓解期患儿病情平稳,疗效显著,家长对扶正调理治疗相对稳定。从本医案可看出反复呼吸道感染易发难调的特点。

(整理:刘楚,施堉梁,杨见辉　　审阅:彭玉)

23. 辨治感冒,外感风热夹湿(滞),肺胃失和之证

发热咳嗽,腹痛乏力,风热夹湿(滞),肺胃失和之证。治以疏风解表,化湿清热。

患者:刘×,女,6岁6个月　　　　　　　医案编号:078Q059

中医诊断:感冒(风夹湿邪,肺胃失和)

西医诊断:①上呼吸道感染;②轻度贫血;③肝大原因

治法:疏风解表,化湿清热　　　　　　　方药:自拟方

主诉:发热、咳嗽4日,伴腹痛、乏力1日

初诊(2009 年 3 月 16 日)：患儿 4 日前发热,微汗出,咳嗽,无痰。曾服琥乙红霉素及行静脉滴注(具体不详),发热未愈,体温波动在 38.5 ℃左右。1 日前上腹疼痛,疲乏无力,食少头昏,大便正常。病后神软,欲饮水,尿微黄,无呕吐,无厌油,无黄疸、腹泻。否认肝炎接触史。体查:体温 38.5 ℃。望之精神软,面色正常,皮肤及巩膜无黄染,咽红(＋＋),扁桃体Ⅰ度肿大,舌质淡苔白厚腻,心(－),双肺呼吸音粗,腹平软,无固定压痛点,剑突下可扪及肝脏,质软,光滑,边缘清楚,轻压痛,四肢末欠温,脉细。血常规检查:血红蛋白浓度 115 g/L,白细胞计数 5.4×10^9/L,中性粒细胞比率 46%,淋巴细胞比率 54%。

刻下症:发热微汗出,咳嗽无痰,腹痛食少,头昏乏力,尿黄便调,口干欲饮,咽红,舌质淡苔白厚腻。患儿发热时起时退,汗出,咳嗽,咽红为外感风热之征象。口服抗生素后出现的发热缠绵、腹痛食少、头昏乏力、口干欲饮、舌质淡苔白厚腻等为中焦湿困脾胃,气机不畅之征象,可能与服用西药胃肠反应有关,也与感邪后肺胃失和、脾胃运化失调密切相关,符合小儿感冒易夹滞的症候特点。本病为感冒,证属风热夹(湿)滞,肺胃失和,治当疏风清热,解表和胃化湿。自拟方:藿香 10 g,防风 10 g,荆芥 6 g,黄芩 10 g,前胡 10 g,生地 10 g,竹叶 6 g,陈皮 6 g,厚朴 6 g,杏仁 10 g,薏苡仁 10 g,茯苓 10 g,甘草 6 g。2 剂,水煎服,每次 100 mL,每日 4 次,每日 1 剂。嘱多饮水,当体温超过 39 ℃时口服退热药,查肝功能与乙肝表面抗原等。

二诊(2009 年 3 月 19 日)：用药后发热退(36.9 ℃),体温正常,咳嗽仍有,喉中有痰咯不出,恶心,上腹阵痛,大便干,每日 1 次,食少。体查:舌尖质红苔黄厚腻。肝功能检查:正常,乙肝表面抗原(－)。故排除肝炎。用药后外邪渐解,脾运未复,湿邪热化,肺胃痰积未尽,故见咳嗽有痰、恶心腹痛、食少便干、舌尖质红苔黄厚腻,治以清热化湿。方拟甘露消毒饮加减:黄柏 10 g,苍术 10 g,茯苓 10 g,薏苡仁 10 g,前胡 10 g,枳实 6 g,黄芩 10 g,生地 10 g,竹叶 6 g,法半夏 6 g,厚朴 6 g,麦芽 10 g,建曲 10 g,甘草 6 g。3 剂,煎服法及医嘱同初诊。随访,咳愈,腹痛消失,食欲恢复。

按:感冒是小儿时期常见的肺系病证之一,临床以发热恶寒、头痛、鼻塞、流涕、咳嗽、打喷嚏为特征。由于小儿有"脾常不足""肝常有余"的生理病理特点,感冒中极易出现夹痰、夹滞、夹惊等兼夹证。本医案患儿以发热不退,伴咳嗽、腹痛、乏力就诊,出现感冒发热兼脾胃不和之证,在排除肝炎后,考虑为外感风热夹湿滞,肺胃气机失和所致,出现脾胃症候多于外感症候。黄老初诊考虑外邪未尽,故用藿香、荆芥、防风疏风解表除湿,黄芩、竹叶清热。二诊热退后,恶心腹痛、食少、咳痰、舌质红苔黄厚腻等肺胃湿热之证显著,故以甘露消毒饮为主方加减,应用大剂量清热化湿药品使湿热消除。但在热退、湿热祛除后,需注意固护阴液,养阴清解余邪。

(整理:刘楚,施塇梁,杨见辉　　审阅:彭玉,陈竹)

24. 辨治喉痹,肺阴不足,风热夹痰郁结咽喉之证

咽痛声嘶,肺阴不足,风热夹痰郁结咽喉之喉痹。治以疏风清热,养阴利咽。

患者:甘××,男,13 岁	医案编号:078Q062
中医诊断:喉痹(肺阴不足,风热夹痰郁结咽喉)	西医诊断:急性咽炎
治法:疏风清热,养阴利咽	方药:增液汤加减
主诉:反复咽痛、声音嘶哑 2 周	

初诊(2008 年 12 月 4 日):患儿 2 周前感冒,治愈后出现咽喉疼痛,时轻时重,咽部不适如有异物梗阻,伴声音嘶哑,曾服贝诺酯、氨咖黄敏等缓解不明显。晨起有咳嗽,鼻塞。病后无发热、咯痰,精神好,饮食与二便正常。体查:望之精神好,面色正常,颈部浅表淋巴结无肿大,咽红(+),咽后壁淋巴滤泡增生,扁桃体Ⅰ度肿大,舌尖质红苔黄厚腻,心、肺、腹(-),脉稍滑。

刻下症:咽喉疼痛,咽梗,声音嘶哑,咳嗽,鼻塞,咽红(+),咽后壁淋巴滤泡增生,扁桃体Ⅰ度肿大,舌尖质红苔黄厚腻。咽喉乃肺胃之门户,肺气通于咽喉,患儿外感后风热未尽,肺津受损不上承濡养咽喉,痰热阻滞咽部脉络,咽部脉络失荣则反复咽痛,时轻时重,声音嘶哑。咽红(+),咽后壁淋巴滤泡增生,扁桃体Ⅰ度肿大,舌尖质红苔黄厚腻为风热夹痰郁结肺胃之征象。咳嗽、鼻塞为外邪未尽所致。热炼液为痰,黏附咽喉,加上冬季气候干燥,病后失于调养,肺津不足,咽喉失濡养,故咽梗不适。本病为喉痹,证属肺阴不足,风热夹痰郁结咽喉,治当疏风清热,养阴利咽,内外治结合。内治方拟增液汤加减:玄参 15 g,麦冬 15 g,板蓝根 15 g,射干 6 g,蝉衣 6 g,黄芩 10 g,生地 10 g,马兜铃 10 g,僵蚕 6 g,北沙参 10 g,女贞子 10 g,山豆根 6 g,甘草 6 g。6 剂,每次 100 mL,每日 4 次,每日 1 剂。喷喉外用:黄芩 15 g,银花 15 g,蝉衣 10 g,生地 10 g,薄荷 10 g(后下),冰片 3 g(另包,烊化),甘草 10 g。3 剂,煎药 15 min,用药汁喷喉,每日 1 次。嘱:①少说话,减少高声;②避免外感;③避免油烟等刺激性气味;④多饮水,勿食辛辣等刺激性食物。

二诊(2008 年 12 月 10 日):用药后咽痛减轻,声音嘶哑好转,咳愈。体查:咽红不明显,咽后壁有较多的淋巴滤泡如绿豆大小,舌尖质红苔黄不腻。用药后风热去,诸症愈,仅咽后壁淋巴滤泡增生与声嘶仍在,为肺阴不足,痰热未尽所致。理法方药同初诊,内外方继用 6 剂,煎药与服法同初诊。嘱用胖大海、甘草适量泡水喝。

三诊(2008 年 12 月 22 日):用药后咽痛、声音嘶哑愈。体查:咽不红,咽后壁增生的淋巴滤泡消失。药证相符,继二诊方再进数剂巩固,益气养阴调理即可。

按:本医案以咽痛、声音嘶哑为主诉就诊,证属风热喉痹,临床多见于大龄儿童,可以正常表述咽痛,咽部有异物感,咽部发痒则咳嗽,重者声音嘶哑。幼儿因语言表述不准,多以清

嗓子、咳痰或声音嘶哑为主要表现。此类患儿,多见于感冒后余痰未尽,黏附咽喉,故有异物感觉。肺阴不足,津液不能上承以濡养咽喉,可致咽干痒不适。传统治疗以内服中药为主,效果慢,黄老认为肺肾主喉,喉痹病程大多较长,反复易感,故常予生地、女贞子两药合用,治疗反复咽痛,同时配以养阴之品玄参、麦冬。对于大龄儿童,多配合外用喷喉剂。在喷喉剂中,冰片不可少,其芳香辛串通诸窍。外用中药喷喉剂,为急性、慢性喉痹外治提供了一个简单易行的方法。

（整理:朱未旻,施培梁,杨见辉　　审阅:彭玉）

25. 辨治肺脾气虚,反复呼吸道感染发作期,感冒发热之证

小儿肺脾气虚,反复呼吸道感染,外感风热发热之证。本虚标实,发作期治以疏风清热,宣肺益气;迁延期以扶正为主,治以益气固表。

患者:汪××,男,3岁　　　　　　　医案编号:078Q063
中医诊断:①感冒风热;②反复呼吸道感染发作期(肺脾气虚)
西医诊断:上呼吸道感染
治法:疏风清热,宣肺益气　　　　　方药:银翘汤加减、益气固表汤加减
主诉:间断发热2个月,加重3日

初诊(2009年3月15日):患儿近2个月来频繁感冒、发热,每次感冒必伴发热,服退热片后热退,治愈数日后又可出现发热,体温时高时低,最高在39℃左右。期间曾患间质性肺炎2次,住院治愈(具体不详),出院数日后又可发热。曾行结核菌素试验排除结核。近3日患儿再次发热,体温38.5℃左右,微汗出,咳嗽无痰,家长求助中医。病后无吐泻,无寒战、头痛。患儿平素易感冒,多汗,夜间明显,食少消瘦,精神软,二便正常,无腹痛,无惊厥、黄疸。体查:体重12.5 kg(体型偏瘦)。面色苍白,山根色青,头发疏黄,颌下淋巴结稍肿大,活动,无压痛,咽红(＋＋),扁桃体Ⅱ度肿大,咽后壁淋巴滤泡增生,心、肺(－),舌尖质红苔薄白,指纹紫滞。

刻下症:发热,体温37.8℃,咳嗽,多汗(盗汗甚),食少,消瘦,神软,二便调。血常规检查:血红蛋白浓度130 g/L,白细胞计数6.2×10^9/L,中性粒细胞比率46％,淋巴细胞比率54％。小儿脏腑功能薄弱,不耐邪气克伐,尤以肺脾最为明显。患儿平素有多汗、易感、食少、面色苍白、山根色青、头发疏黄等肺脾不足之体质特点,一旦感受外邪,则卫外不固,肺气失宣,正气抗邪于外,正邪交争则出现发热、咳嗽等;咽红、扁桃体红肿、舌尖质红为感受风热外邪之征象。本病为反复呼吸道感染发作期,证属肺脾气虚,外感风热,治宜先疏风清热,宣肺益气,后补肺益气固本。方拟银翘汤加减:银花6 g,连翘6 g,板蓝根6 g,黄芩10 g,竹叶

6 g,牛蒡子 6 g,射干 6 g,太子参 10 g,茯苓 10 g,神曲 6 g,防风 6 g,杏仁 6 g,前胡 6 g,蝉衣 3 g,甘草 6 g。3 剂,水煎服,每次 60 mL,每日 4 次,每日 1 剂。嘱:①忌冷饮;②体温超过 38 ℃时,服退热药;③待感冒痊愈后调理脾胃,增强机体抵抗力。

二诊(2009 年 3 月 21 日):用药后热退(36.8 ℃),咳减,仍有多汗,食少。体查:颌下淋巴结肿大消退。体查:咽红,扁桃体无红肿,咽腭弓可见 1 处溃疡,舌尖质稍红苔薄。风热祛,肺气宣,故咳减热退。咽腭弓有溃疡乃发热,热灼津伤所致;多汗食少为肺脾不足本虚所致。进入复感儿迁延期,以扶正祛邪并进。方拟益气固表汤加减:黄芪 10 g,太子参 10 g,茯苓 10 g,白术 10 g,白芍 10 g,玄参 10 g,黄芩 6 g,僵蚕 6 g,山药 15 g,杏仁 6 g,前胡 6 g,甘草 6 g。3 剂,煎服法同初诊。

三诊(2009 年 3 月 28 日):咳愈,热平,感冒治愈,病情平稳,但食少多汗症候明显,时脐周疼痛,二便正常。体查:咽红,舌尖质稍红苔白,指纹紫。患儿标实之证外感风热治愈,本虚之食少多汗,肺脾两虚症候显著,为肺脾功能未复,营卫失和所致。本病进入复感儿缓解期,继益气助运,配理气之品,二诊方去杏仁、前胡,加广木香、元胡理气止痛,神曲健脾。处方:黄芪 10 g,太子参 10 g,茯苓 10 g,白术 10 g,白芍 10 g,玄参 10 g,黄芩 6 g,僵蚕 6 g,山药 15 g,广木香 3 g,神曲 6 g,元胡 6 g,甘草 6 g。5 剂,煎服法同初诊。

四诊(2009 年 4 月 3 日):食欲、食量恢复如常,汗出稍减,腹痛止。体查:咽微红,舌尖质稍红苔白,指纹紫。患儿诸症愈,仅有咽红,除继予益气固表汤益气助运,养阴敛汗外,三诊方去木香、元胡、神曲等,加浮小麦、五味子、麻黄根等固表敛汗,加麦冬滋肺阴,防汗出过多伤肺阴。处方:黄芪 10 g,白术 10 g,泡参 10 g,茯苓 10 g,白芍 10 g,玄参 10 g,黄芩 6 g,山药 15 g,僵蚕 6 g,浮小麦 6 g,五味子 6 g,麻黄根 6 g,麦冬 10 g,甘草 6 g。4 剂,煎服法同初诊。

五诊(2009 年 4 月 11 日):调理 1 个月后,患儿食量、食欲好,长胖(体重由 12.5 kg 增至 14 kg),未再出现反复发热与感冒。体查:面色红润,咽不红,咽后壁有少许淋巴滤泡,舌质淡红苔白,心、肺(-),脉缓。患儿肺脾之气渐复,营卫调和,脾气健,气血精微充养肺气,卫表固则诸症愈。方继益气固表汤以益气健脾助运:黄芪 10 g,白术 10 g,泡参 10 g,茯苓 10 g,白芍 10 g,玄参 10 g,黄芩 6 g,山药 15 g,僵蚕 6 g,浮小麦 6 g,五味子 6 g,麻黄根 6 g,麦冬 10 g,甘草 6 g。4 剂,煎服法同初诊。方中黄芩、僵蚕为兼制药物,偏温性,有清热利咽、防治外感邪气之功。随访半年,患儿很少发生呼吸道感染,体健。

按:本医案患儿出现反复呼吸道感染,因 2 个月内频繁发作感冒、发热就诊,多次应用西药治疗,只能治其标,故病情反复,影响患儿正常生长发育,为求治本而求助中医。黄老根据患儿症候及其治疗史,认为患儿正气虚多邪少,扶正补虚贯彻治疗始终,只是用药种类与剂量多少而已。初诊用银翘汤以辛凉解表祛邪为主,少佐以太子参、茯苓益气健脾,固护脾胃。二诊外邪祛后,根据邪气轻重选择扶正或祛邪,以自拟方"益气固表汤"为主方,首先党参(或太子参)、黄芪、白术、茯苓、白芍、山药等根据伴随症状加减,其次注意:①多汗,除调和营卫外,加敛汗之浮小麦、五味子、麻黄根等;②咽红,局部病灶不易清除时,处方中一直少佐以僵蚕、黄芩等,以清利咽喉;③易发热伤阴,为固护气阴,在处方中常用玄参、麦冬、山药、白芍等;④脾运未复,气机失调之腹痛、食少,佐以神曲、麦芽、木香等消导理气之品。总之,黄老或清或补或养阴或消积等,均坚守益气固表汤治疗,患儿食欲、食量恢复,脾胃有生机,精微物质能充养肺卫,则营卫自调,机体抵抗力提高,反复感冒自然减少。这是黄老坚守病机、效不更方、随症加减的临证经验总结。

(整理:朱未旻,施埇梁,杨见辉　　审阅:彭玉)

26. 辨治肺脾气虚,反复咳喘,痰湿蕴肺之证

小儿肺脾气虚,反复咳喘,痰湿蕴肺之证。 先宣肺止咳化痰,以治标为主;后健脾益气助运,以治本为主。

患者:杨××,男,7个月	**医案编号**:078Q066
中医诊断:①咳嗽(痰湿蕴肺);②佝偻病	
西医诊断:①急性支气管炎;②佝偻病(早期);③营养不良	
治法:宣肺止咳,化痰助运	**方药**:止嗽散加减
主诉:多汗3个月,伴咳嗽气喘1周,加重1日	

初诊(2008年12月27日):近3个月患儿多汗,白天动则汗出,夜间盗汗明显,易惊,曾服用钙剂,缓解不明显。1周前受寒后咳嗽,微喘,喉中痰鸣,曾服西药(具体不详),效不显。昨晚咳嗽阵发性加剧,时有喘鸣,咳甚呕吐痰涎。病后有易惊,但无发热、惊厥,无吐泻。患儿系混合喂养,辅食添加较难,仅添加奶粉、面条、稀饭,未添加鸡蛋等蛋白类饮食。体查:神疲,面色白,呼吸稍急,喉中闻及痰鸣音,唇周无发绀,无鼻翼扇动;头发稀疏,前囟平,约1.0 cm,有枕秃,咽红(+),舌质红苔白,心(-),双肺呼吸音粗,闻及痰鸣音,指纹紫滞。血常规检查:血红蛋白浓度112.3 g/L,白细胞计数6.7×10⁹/L,中性粒细胞比率46%,淋巴细胞比率50%,单核细胞比率4%。

刻下症:阵发性咳嗽,微喘,喉中痰鸣,咳吐痰涎,食少多汗,易惊。前囟平,咽红,舌质红苔白,肺部闻及痰鸣音,皮下脂肪变薄,枕秃。患儿喂养单一,摄入不足,气血生化乏源,肺脾失于充养,故面色白,体重增长缓慢、轻度贫血,腹部皮下脂肪薄,小于0.8 cm,均提示患儿有轻度营养不良。肺气虚,卫气不固,则营阴外泄,故多汗;久汗伤阴,阴虚则盗汗;肺脾气虚,腠理(毛孔)开阖失司,外邪乘虚入侵肺,肺气不宣,发为咳嗽;脾常不足,脾失健运,水湿内生上贮于肺,痰阻塞气道,随气流升降,故喉中痰鸣,肺部闻及痰鸣音。舌尖质红、咽红、指纹紫为风热之征象,头发稀疏、枕秃、易惊、多汗、食少为佝偻病早期表现。本病为咳嗽、佝偻病,证属肺脾气虚,痰湿蕴肺,为虚实夹杂之证,治以宣肺止咳化痰。方拟止嗽散加减:杏仁6 g,

肺系病证

前胡6 g,紫菀6 g,法半夏3 g,茯苓10 g,黄芩6 g,蝉衣3 g,僵蚕3 g,百部6 g,甘草6 g。2剂,水煎服,每次10 mL,每日5次,2日1剂。其他治疗:①口服维生素AD,每日1粒;②钙片,每日1片;③指导喂养,添加蛋白类辅食。嘱注意观察体温、呼吸频率。

二诊(2009年1月3日):用药后咳减,喉中痰鸣,食少多汗,大便稀,每日4~5次,量少,夹不消化食物。体查:望之精神好,面色白,咽红,舌质淡红苔白,双肺仍闻及痰鸣音,指纹紫滞。患儿年幼,痰湿重,肺脾虚,不仅难温化痰湿,且正虚无力抗邪外出,治宜健脾消积,和胃化痰兼清余热,祛邪与扶正并进。方拟参苓白术散加减:苍术10 g,茯苓10 g,陈皮3 g,白术10 g,厚朴3 g,扁豆6 g,薏苡仁10 g,法半夏6 g,藿香6 g,炙紫菀6 g,神曲6 g,炒谷芽6 g,炒麦芽6 g,甘草6 g。2剂,煎服法同初诊。

三诊(2009年1月7日):用药后大便泻下较多不消化食物残渣3次,之后大便转正常,每日1次,痰少咳愈,多汗减少。体查:舌苔白厚,易惊。经治外感愈,但食少多汗、易惊、舌苔厚等肺脾气虚症状仍存。本病为佝偻病,营养不良,证属脾虚食积,肝旺克脾土,治以扶正为主,健脾益气,佐以养肝柔阴敛汗。处方:黄芪10 g,苍术10 g,白术10 g,薏苡仁10 g,茯苓10 g,乌梅6 g,煅龙骨15 g$^{(先煎)}$,煅牡蛎15 g$^{(先煎)}$,蝉衣6 g,桔梗6 g,前胡6 g,扁豆6 g,山楂6 g,建曲6 g,甘草6 g。2剂,煎服法同初诊。继续补充钙剂、维生素AD。嘱多晒太阳,注意添加辅食。

按:本医案为肺脾气虚,反复咳喘,痰湿蕴肺之咳嗽。患儿年幼,喂养单一,气血生化不足,致使一是正气不足抗邪外出;二是难以温化痰湿,喉中痰鸣不断;三是精微物质不足以供养筋骨、肌肉、骨骼,有佝偻病、营养不良之基础疾病,严重影响孩子生长发育。黄老初诊以外感宣肺止咳化痰为主,后以健脾益气助运为主,外感疾病治愈后,脾肾两虚,肝旺克土症候显著,加用柔肝养阴,重镇安神之药。本医案表现出肺脾气虚之小儿在感冒过程中症候变化特点,一是有易于夹痰、夹惊、夹滞等感冒夹积症候;二是喂养不当,小儿营养物质不足,伴有食少、多汗、贫血、佝偻病等,显示小儿为"稚阴稚阳""纯阳"之体,肺、脾、肾不足,心肝常有余,筋脉未健症候体质特点。本医案体现黄老诊治小儿肺系疾病过程中尤重视肺、脾两脏,多以化痰宣肺治疗为主,健脾助运治疗脾虚诸症的临床经验。所用处方均为黄老临证50余年自创经验方,如止嗽散加减为治疗小儿咳嗽常用方,自拟参苓白术散加减为治疗脾胃虚弱之主方,运脾汤为治疗脾失健运之主方。

(整理:吴筱枫,朱未旻,杨见辉　审阅:彭玉)

27. 辨治阴虚肺热，反复感冒之证

患者阴虚肺热，风热感冒之证。治以疏风解表，化湿清热。

患者：龙×，女，23岁　　　　　　医案编号：078Q067

中医诊断：体虚感冒（阴虚肺热，外感风热）　西医诊断：上呼吸道感染

治法：疏风解表，化湿清热　　　　方药：养阴清肺汤加减

主诉：盗汗、乏力3年，加重伴咽痛半个月

初诊（2009年3月16日）：3年来常感疲倦，时有低热（未测体温），夜盗汗甚，无咳嗽、咯痰，无腹泻、心悸等，形体逐渐消瘦，手足心热，乏力，口干，喜饮水。半个月前感冒，有咽干咽痛，曾用药（具体不详），效果不明显，轻咳，疲倦，盗汗加重，身热而体温正常，手足心热，怕热，大便干，2～3日1次，喜饮水，无腹痛。病后饮食一般，精神差。自诉幼年体质虚弱，易感冒怕冷，常常不能坚持工作。否认结核病病史、肝炎病史。体查：体温38.4 ℃，体瘦。望之精神软，声音低微无力，全身浅表淋巴结无肿大，颧红，唇干，咽红（＋＋），扁桃体无肿大，舌质红苔黄腻，心（－），双肺呼吸音粗，未闻及痰鸣音、啰音，脉细数。血常规检查：血红蛋白浓度125 g/L，白细胞计数4.5×10⁹/L，中性粒细胞比率58%，淋巴细胞比率39%，单核细胞比率3%。

刻下症：咽干咽痛，干咳无痰，低热盗汗，尿黄便干，手足心热，乏力。患者自幼体质虚弱，易于感邪伤肺，日久肺气阴不足，卫外不固，故长期低热、盗汗；汗血同源，汗多必伤阴血，加之脾虚食少，水谷精微不足，肺失充养，以致存在肺脾气阴虚体质。此次外感风热，灼伤肺阴，肺内虚热与外邪之风热合而上攻咽喉，故见咽痛咽干，咳嗽无痰，喜饮水，咽红。舌质红苔黄腻为肺胃中焦积热之征象。本病为感冒，证属阴虚肺热，外感风热，为虚实夹杂之证，治宜扶正与祛邪并进，疏风解表，化湿清热。方拟养阴清肺汤加减：玄参10 g，黄芩10 g，薄荷10 g⁽后下⁾，当归10 g，桑白皮10 g，牛蒡子10 g，山豆根10 g，射干6 g，蝉衣6 g，百部10 g，桔梗6 g，生地15 g，火麻仁20 g，郁李仁10 g，甘草6 g。3剂，水煎服，每次100 mL，每日4次，每日1剂。嘱休息，多饮水，清淡饮食，忌冷饮。

二诊（2009年3月20日）：服药后热退，仍咽痛咽干，乏力，轻咳，手足心热，盗汗。体查：望之精神欠佳，颧红，咽红，舌质红苔黄厚。初诊以治标为主，用黄芩、牛蒡子、山豆根、射干等清热利咽；肺与大肠相表里，用火麻仁、郁李仁、玄参润肠通便泻热。风热灼伤咽部经脉，故仍咽痛、轻咳；乏力、手足心热、盗汗为肺阴不足之症状，治以清热利咽养阴为主。处方：女贞子15 g，太子参15 g，北沙参15 g，薄荷10 g⁽后下⁾，射干6 g，紫菀10 g，款冬花10 g，黄芩10 g，生地10 g，山豆根10 g，蝉衣10 g，牛蒡子10 g，青果6 g，甘草6 g。5剂，煎服法同初诊。

三诊(2009年3月27日):咽痛减,乏力,盗汗仍在。体查:咽红(+),舌质红苔黄厚,脉细无力。外感证愈,阴虚肺热之咽痛、乏力、盗汗明显。舌苔黄厚难以化解。继用二诊方清热利咽养阴,配以局部喷喉药。处方:女贞子15 g,太子参15 g,北沙参15 g,薄荷10 g^(后下),射干6 g,紫菀10 g,款冬花10 g,黄芩10 g,生地10 g,山豆根10 g,蝉衣10 g,牛蒡子10 g,青果6 g,甘草6 g。5剂,煎服法同初诊。自拟喷喉方:黄芩15 g,银花15 g,蝉衣10 g,薄荷10 g^(后下),冰片1 g^(另包),甘草10 g。5剂,上药煎10 min后趁热取汁,再放入冰片融化,用纱布过滤后装入喷壶内备用,每日数次,每日1剂。

四诊(2009年4月10日):感冒愈,咽痛好转,大便调,手足心热、盗汗减轻。食量稍增,大便不干,已能正常上班。体查:咽不红,舌质红苔薄黄。经内服与外用联合治疗,感冒痊愈,余症减轻,治宜养阴润肺,益气固表,增强体质。处方:苍术10 g,薏苡仁10 g,白术10 g,山药12 g,砂仁6 g^(后下),牛蒡子10 g,蝉衣6 g,山楂10 g,建曲10 g,炒麦芽10 g,炒谷芽10 g,黄芩10 g,射干6 g,甘草6 g。5剂,煎服法同初诊。继外用喷喉药3日后停用。嘱避免感冒,加强体能锻炼,四诊药方可作为调理之方使用。

按:本医案为1例典型的成人体虚外感,以阴虚肺热为基础,手足心热、咽干喜饮、盗汗等肺脾气阴症候明显。因体弱多病,长期有低热、盗汗、乏力、消瘦,严重影响正常工作。诊断上要首先排除肺结核。治疗上根据正气与邪气虚实盛衰,调整治疗是标本同治还是祛邪,或以扶正为主。本医案为标本同治,黄老以养阴益气,清热利咽为法拟方,根据患者的临床表现,掌握两者扶正与祛邪用药的偏重,方拟养阴清肺汤加减。方中重用生地甘寒之品,滋阴壮水,清热凉血,为君药。玄参滋阴降火,解毒利咽;麦冬养阴清肺,共为臣药。佐以丹皮清热凉血,散瘀消肿;白芍敛阴和营泄热;贝母清热润肺,化痰散结;少量薄荷辛凉散邪,清热利咽。生甘草清热,解毒利咽,并调和诸药,为佐使。诸药配伍,共奏养阴清肺,解毒利咽之功。同时,配合外用药物喷喉,内外合用,共谋良效。

(整理:朱未旻,施墒梁,杨见辉   审阅:彭玉)

28. 辨治咳嗽,痰食中阻,肺热蕴结之证

反复咳嗽,痰食中阻,肺热蕴结之证。先治以清热宣肺,止咳化痰;痰食消后,治以养阴清热。

患者:张×,男,40岁	医案编号:078Q075
中医诊断:咳嗽(痰热蕴肺)	西医诊断:上呼吸道感染
治法:清热宣肺,止咳化痰	方药:清气化痰汤加减
主诉:咳嗽、痰多2个月,加重2日	

初诊(2009年2月26日)：近2个月反复咳嗽，时轻时重，咯痰量多色白，每次感冒后咳嗽加重。2日前复感外邪，咳嗽加重，阵咳夜甚，每次7~8声，痰多色白转黄，量多易咯，纳差，口臭，便干尿黄。病后无发热、胸痛、气喘等。否认哮喘病史。无烟酒嗜好。体查：望之精神可，面色正常，舌质淡苔白腻，心(-)，双肺呼吸音粗，闻及痰鸣音，脉细弦。

刻下症：咳嗽，痰黄稠，量多易咯，食少，口臭，大便干结，尿黄。咽红，舌质淡苔白腻，双肺部闻及痰鸣音，脉细弦。患者反复咳嗽2个月，病程长易耗伤肺气，水液输布失常，痰湿蕴肺，肺失宣降，上逆作声而咳嗽，咯痰量多色白。痰湿每因外邪诱发，气道上下滑动，故复感外邪时咳嗽加重。痰蕴久化热，壅阻中焦脾胃，脾运失健，痰食不化则致痰黄黏稠，量多易咯，纳差，口臭，便干，舌苔白腻等。本病为咳嗽，证属痰热蕴肺，治以清热宣肺，止咳化痰。方拟清气化痰汤加减：胆南星15 g，浙贝20 g，桑白皮20 g，石膏50 g^(先煎)，杏仁10 g，全瓜蒌20 g，莱菔子15 g，法半夏15 g，白花蛇舌草20 g，桔梗10 g，佩兰15 g，甘草10 g。4剂，水煎服，每次100 mL，每日1剂。嘱：①清淡饮食，少食辛辣、冰冷食品；②忌饮酒。

二诊(2009年3月2日)：用药后咳愈，口臭减少，晨起咽梗，咯黄痰，量少，大便干。体查：咽红(+)，舌质红苔黄，心(-)，双肺呼吸音粗，未闻及痰鸣音，脉细弦。肺内痰热渐清，肺气宣降则咳愈。但舌质红苔黄，便干为肠胃内热未尽之征象；病久伤阴，痰性黏稠易于附着咽喉，故痰黄，咽梗。继用初诊方，加清热养阴之品。处方：浙贝20 g，瓜蒌壳15 g，瓜蒌仁15 g，黄芩20 g，麦冬30 g，天花粉20 g，茯苓15 g，牛蒡子15 g，射干15 g，玄参10 g，酒大黄6 g，青果10 g，胖大海10 g，甘草10 g。3剂，煎服法同初诊。

三诊(2009年3月9日)：痰多，咽梗，不咳，大便正常。体查：舌质红苔薄黄，脉滑。热邪渐清，但痰多、咽梗，说明痰湿尚存，深伏肺窍，这也是病程长、病情反复的主要原因。此期为痰湿未尽，病位在脾，治宜宣肺化痰，健脾助运。处方：杏仁10 g，前胡10 g，防风15 g，荆芥15 g，胖大海10 g，青果10 g，牛蒡子10 g，瓜蒌壳15 g，瓜蒌仁15 g，法半夏10 g，陈皮10 g，射干10 g，砂仁10 g^(后下)，甘草10 g。3剂，煎服法同初诊。随访，治愈。

按：本医案患者以咳嗽、痰多为主要症状，初为痰湿蕴肺，病程较长，反复发作，病机为痰食中阻，蕴久化热阻肺。黄老自拟清气化痰汤，浙贝、胆南星、桑白皮、全瓜蒌、桔梗宣肺清热化痰；法半夏燥湿化痰；桑白皮、杏仁宣肺止咳；石膏、白花蛇舌草清热解毒；莱菔子、法半夏燥湿理气，使气顺痰消；佩兰芳香化湿。二诊咳治愈，但痰黏稠附着咽喉难以祛除，大便干，为肠胃积热，肺与大肠相表里，腑气不通，肺气不宣，故用酒大黄清热通腑，瓜蒌仁、玄参等也有润肠通便之效，用天花粉、麦冬养阴清热。黄老根据病情变化，随证加减，终治愈。本医案患者经治疗后咳嗽较快减轻，但咽梗、痰黄稠等肺胃积热难除，这是患者感冒咳嗽好转后，忽略肺内伏痰的根治，以致病情反复2个月未愈的主要原因，也是本医案不用止咳敛涩之剂，以防伏痰留滞于肺，伤及脏腑转为慢性咳嗽的原因之一。

(整理：朱未旻，陈竹，杨见辉　　审阅：彭玉)

肺系病证

29. 辨治感冒,风寒阻滞,脾胃失和之证

肝阳上亢之体,风寒阻滞,脾胃失和之感冒。治以疏风散寒解表,佐以平肝潜阳。

患者:张×,女,35岁　　　　　　　　　　医案编号:078Q076

中医诊断:感冒(风寒阻滞,脾胃失和)

西医诊断:①上呼吸道感染;②高血压?

治法:疏风散寒解表,佐以平肝潜阳　　　　方药:自拟方

主诉:头昏、恶心、腹痛半个月

初诊(2008年11月20日):近半个月无诱因出现头昏,恶心欲吐,腹痛,曾自服西药(具体不详),效果不显,病后时有怕冷,无汗,尿黄,无发热、咳嗽、腹泻。否认高血压病史,但工作压力大、紧张。体查:体温36.7 ℃,血压160/90 mmHg。望之精神可,面色无华,咽红(+),舌质红苔薄黄,心、肺、腹(-),脉细弦。

刻下症:头昏,恶心欲吐,腹痛,怕冷无汗,尿黄,咽红,舌质红苔薄黄,脉细弦,血压偏高。患者有外感风寒上犯清窍、束表之头昏、怕冷、无汗之症;恶心欲吐,腹痛为寒湿阻滞中焦、胃失和降之症状;尿黄、咽红、舌质红苔薄黄,提示感受寒邪有化热之征象。患者虽无高血压病史,但此次就诊血压偏高,结合患者体壮,脉细弦,应有肝阳上亢之病理基础,不排除高血压诊断;头昏可因血压升高而加重。本病为感冒,证属风寒阻滞,脾胃失和,体质为肝阳上亢,治以疏风散寒解表,佐以平肝潜阳。自拟方:白芷15 g,川芎20 g,法半夏10 g,防风15 g,苏叶15 g,荆芥15 g,天麻20 g,刺蒺藜15 g,泽泻20 g,黄芩20 g,薄荷10 g(后下),北柴胡15 g,葛根20 g,生姜4片,甘草10 g。3剂,水煎服,每日1剂。嘱注意休息,清淡饮食。

二诊(2008年11月27日):用药后怕冷,头昏减轻,仍恶心,食少,腹部隐痛不适,大便干。体查:血压130/90 mmHg。舌质红苔黄,脉细弦无力。用药后怕冷、头昏减轻,血压下降,风寒渐解,但湿阻中焦,脾运失健未复,肝木克土,故恶心,食少,腹部隐痛不适。舌质红苔黄为余热未尽,治以平肝潜阳,健脾助运,清解余邪。初诊方去苏叶、北柴胡、葛根、生姜等,加黄芪、泡参、炒白术、白芍、陈皮、香附、川楝子等健脾益气助运,理气止痛。处方:天麻20 g,防风15 g,白菊花15 g,蔓荆子15 g,刺蒺藜20 g,黄芪50 g,泡参20 g,炒白术15 g,白芍20 g,陈皮10 g,香附15 g,川楝子15 g,法半夏10 g,荆芥10 g,薄荷10 g(后下),甘草10 g。3剂,煎服法同初诊。嘱观察血压变化,必要时心内科就诊。

按:本医案以头昏、恶心、腹痛为主诉就诊,但有怕冷、无汗、咽红、舌质红苔薄黄等外寒化热之症。黄老考虑患者头昏与其平时工作紧张、压力大及血压短暂升高等有关,体质存在肝阳上亢,肝风易动内因。在外感风寒诱因下,内外合邪上犯清窍,引发头昏。寒阻中焦,脾

胃失和则恶心、腹痛、食少,故黄老用内外兼治之法,初诊用白芷、川芎、防风、荆芥、苏叶、薄荷等辛温散寒,疏风解表;天麻、刺蒺藜平抑肝阳。二诊因头昏、怕冷减轻,外寒渐祛,但食少恶心、腹隐痛、便干等脾虚失和,肝木克脾土症状显著,故减少疏风散寒之品,在平抑肝阳基础上,重用黄芪、泡参补脾益气,加香附、陈皮、川楝子、白芍疏肝柔肝,理气助运。诸药合用,头昏愈,血压平稳,感冒痊愈。

(整理:朱未旻,施堉梁,杨见辉　　审阅:彭玉)

30. 辨治感冒,肺脾不足,寒热夹杂之证

体虚外感,寒热夹杂之感冒。治以益气祛邪,寒温并用。

患者:肖××,女,33岁	医案编号:078Q078
中医诊断:感冒(寒热夹杂,肺脾气虚)	西医诊断:上呼吸道感染
治法:散寒解热,益气解表	方药:益气上感汤加减
主诉:咳嗽,鼻塞,流涕10日	

初诊(2008年12月25日):患者10日前受寒后,出现鼻塞,流涕,咳嗽,痰少色白清稀,自服消炎止咳药(具体不详),诸症未愈而就诊。病后气短懒言、乏力,无发热、呕吐、腹泻。平素体弱食少,近1年易感冒,每个月1~2次,次数增加,程度加重,病程延长,常使用抗生素治疗。体查:体温36.8℃。望之精神可,面色正常,双颌下淋巴结无肿大,咽红明显(++),扁桃体无肿大,舌质淡边有齿痕苔薄白,心、肺、腹(-),脉浮数。

刻下症:咳嗽,鼻塞,流涕,痰少,色白清稀,气短懒言,乏力易感,咽红,舌质淡边有齿痕苔薄白,脉浮数。患者素体虚弱,卫表不固,外邪自口鼻而入,卫表失和,不能抵御外邪,故鼻塞、流涕;外邪犯肺,致肺宣肃失司,肺气上逆,故咳嗽;肺通调水道失司,津液输布无道,故咯清稀痰;气短懒言,乏力,舌质淡有齿痕,均为肺脾气虚的表现。本病为感冒,归属"体虚感冒"范畴,证属肺脾气虚,寒热夹杂,治以散寒解热,益气解表。方拟益气上感汤加减:黄芪50 g,党参20 g,西洋参15 g,茯苓20 g,杏仁10 g,炙紫菀20 g,款冬花20 g,防风15 g,荆芥10 g,薄荷10 g[后下],当归15 g,炒白术20 g,白芷10 g,桔梗10 g,甘草10 g。4剂,水煎服,每日1剂。嘱清淡饮食。

二诊(2008年12月30日):用药后偶咳,咯少许黄痰,口干咽痒,气短懒言、乏力减轻,无身痛汗出,大便干燥。体查:舌质红苔黄,脉弦细无力。用药后外寒祛,故诸症减,但内热未尽则痰黄、口干咽痒、舌质红苔黄;气短懒言、乏力、脉细无力为气虚之外候;脉弦为痰饮内伏之征象,治以清解余邪,益气解表,宣肺止咳。处方:黄芪50 g,僵蚕15 g,射干15 g,牛蒡子15 g,青果10 g,胖大海10 g,杏仁10 g,浙贝20 g,炒白术15 g,防风15 g,薄荷10 g[后下],

黄芩 20 g,甘草 10 g。

按:本医案系体虚外感,患者有肺脾气虚之病理基础,故有易感、气短懒言、乏力、舌质淡边有齿痕等体质特点,因复感外邪,肺气失宣则咳嗽痰白,自服消炎止咳药未中病机,治疗无效。黄老考虑患者体虚易感,反复治疗,肺脾之气不足以抗外邪。治疗的关注点:一是判断正气与邪气交争的盛衰,来决定祛邪与益气孰先孰后;二是判断寒与热的发展趋势,来决定辛温与辛凉药孰轻孰重。黄老辨治本医案抓住"虚为本",初诊益气为先,重用黄芪至 50 g,配党参、西洋参、茯苓,益气为主兼以祛邪,以达益气固本之功效,体现"治病求本"的学术思想。二诊时患者气虚症状改善,黄老减少补气之品,加大祛邪清热之品等,使祛邪与益气共举,寒热并用。

(整理:朱未旻,施堉梁,杨见辉　　审核:彭玉)

---

31. 辨治感冒,风热夹痰之证

风热诱发夙积之痰,头痛咽梗,缠绵难愈。 治以清热利咽,宣肺化痰。

患者:王××,男,53 岁	医案编号:078Q082
中医诊断:感冒(风热夹痰)	西医诊断:咽炎
治法:清热利咽,宣肺化痰	方药:自拟方
主诉:头痛、咽痛、咽梗不适半个月,加重 1 日	

初诊(2009 年 5 月 14 日):半个月前受寒后出现头痛,鼻塞,咽痛,咽痒,咽梗不适,咳嗽,涕黄稠,身热(未测体温),自服消炎药(具体不详),咳嗽无明显减轻。近 1 日鼻塞、咽痛、咽痒加重,咳嗽,有痰不易咯出,无头晕、呼吸困难、呕吐、腹泻。病后饮食尚可,小便黄少。患者有 20 年吸烟史,平素有痰。否认高血压病史。体查:望之精神疲乏,颈软,面色可,咽红(＋＋),扁桃体Ⅱ度肿大,咽后壁淋巴滤泡增多,舌质红苔黄,心、肺(－),脉滑数。

刻下症:头痛鼻塞,咽痛咽痒,咽梗不适,涕黄稠,身热,咳嗽有痰难咯,咽红,舌质红苔黄,脉滑数。烟乃辛热之毒,长久吸烟者,必生内热,热灼伤津液成痰,深伏肺窍,遇外邪诱发,痰热相结,阻塞气道,肺窍不利则鼻塞涕稠、咳嗽;痰闭阻清窍则头痛;风热上扰,肺热壅滞,肺之门户不利则咽梗不适,发热,淋巴滤泡增多,扁桃体Ⅱ度肿大。咽红、舌质红苔黄为风热之征象。本病为感冒,证属风热夹痰,为诱发宿积之痰热所致,病位在肺,治以清热利咽,宣肺化痰。自拟方:僵蚕 15 g,浙贝 20 g,海蛤壳 20 g,防风 15 g,苍耳子 10 g,辛夷花 10 g[包煎],白芷 15 g,胆南星 10 g,杏仁 10 g,射干 15 g,青果 10 g,胖大海 10 g,黄芩 20 g,百部 20 g,桑白皮 20 g,板蓝根 20 g,草珊瑚 20 g,甘草 10 g。3 剂,水煎服,每次 80 mL,每日 3 次,每日 1 剂。嘱:①观察体温变化,多饮水;②必要时服用退热药;③禁食辛辣;④勿受风寒。

二诊（2009 年 5 月 18 日）：服药后鼻塞、头痛缓解，咽痛、咽梗不适减轻，热退，痰黄稠易咳。体查：望之精神可，面色如常，咽红（＋），咽后壁淋巴滤泡增生，舌质淡红苔黄，脉细。服药后痰易咳出，则痰热得化，邪热渐除，肺气得宣，故鼻塞头痛缓解、咽痛咽梗好转。咳嗽痰黄，咽后壁淋巴滤泡增生为痰热未尽之症状。调整初诊方，去苍耳子、辛夷花、白芷、百部、桑白皮等，加麦冬、桔梗、蝉衣、木蝴蝶疏风利咽养阴。处方：射干 15 g，僵蚕 15 g，胖大海 10 g，青果 10 g，蝉衣 12 g，木蝴蝶 12 g，黄芩 20 g，胆南星 10 g，浙贝 20 g，海蛤壳 20 g，杏仁 10 g，草珊瑚 20 g，麦冬 15 g，桔梗 10 g，甘草 10 g。3 剂，煎服法同初诊。

按：本医案患者为成年男性，有长期吸烟史，黄老治疗本医案与患者嗜好相结合。烟乃辛热之毒，长期吸烟可致机体火热内生，化生热毒，热毒灼津炼液成痰内伏于肺，复感风热，引发宿积之痰，痰阻清窍，壅阻咽喉。黄老治疗中详察疾病本虚标实，本证内有痰结，复感外邪，证属风热夹痰，病位在肺，故初诊方中黄老以胆南星、浙贝、海蛤壳、杏仁、草珊瑚清热宣肺，僵蚕、射干、胖大海、青果等化痰利咽，先攻邪。二诊外邪得减，加用麦冬、桔梗、蝉衣、木蝴蝶，意在加强养阴润喉之力。整个辨证施治过程，黄老牢牢抓住患者体质特点，找准药物作用靶点，药证相符，药到病除。黄老强调本证患者体内痰热需彻底根除才能治本，否则易于复发，因此劝患者尽量戒烟。

（整理：吴敏，邢凤玲，朱未旻，孙海鹏　　审阅：彭玉，陈竹）

32. 辨治咳嗽，痰热蕴肺之证

肺炎病后，痰热蕴肺，咳嗽，喉中痰鸣。治宜清热化痰，运脾泻肺；待痰热祛，再健脾益气化痰。

患者：邹××，男，3 个月	医案编号：078Q083
中医诊断：咳嗽（痰热蕴肺）	西医诊断：急性支气管炎
治法：清热化痰，宣肺止咳	方药：清气化痰汤加减
主诉：咳嗽、喉中痰鸣 6 日	

初诊（2009 年 2 月 6 日）：患儿 1 周前因咳嗽，咳时喉中有痰，鼻塞，食少，曾在外院诊为肺炎，服琥乙红霉素等药，咳嗽稍减，但喉中痰鸣音重不退。病后精神欠佳，吃奶减少，多汗，尿黄，大便正常，但无喘，无发热。患儿母亲系孕 1 次产 1 次（G1P1）＊，患儿已接种卡介苗。体查：体温 36.6 ℃，心率 125 次/min，呼吸 35 次/min。精神欠佳，面色正常，唇无发绀，无口

＊ 孕×次产×次，用以表明患儿母亲的生育情况：孕×指总怀孕次数，产×指实际生产的胎次。医学临床上通常将其称为 G×P×，如孕 1 次产 1 次，则简称为 G1P1；孕 2 次产 1 次，则简称 G2P1，以此类推。为尊重临床实际表达习惯，本书采用简称表述这一情况，下不再赘述。

吐白沫,前囟平坦,约1.5 cm,咽红(＋),扁桃体无肿大,舌质红苔白厚,心(－),双肺呼吸音粗,可闻及痰鸣音,指纹紫滞。

刻下症:咳嗽痰多,喉中痰鸣,食少多汗,神倦,尿黄,咽红,肺部闻及痰鸣音,舌质红苔白厚,指纹紫滞。患儿以咳嗽、喉中痰鸣为主要症状,属"咳嗽"范畴。小儿肺常不足,因年幼,肺炎病后肺脾功能受损,肺失通调水道,脾失健运,水湿内停则聚而为痰,阻塞气道上下滑动,故喉中痰鸣音重、舌苔白厚。小儿为纯阳之体,病程1周,体内痰郁化热,痰热互结,则咽红、舌质红、指纹紫滞。本病为咳嗽,证属肺脾气虚,痰热蕴肺,为本虚标实之证。病位在肺,治以清热化痰,宣肺止咳。方拟清气化痰汤加减:全瓜蒌6 g,黄芩6 g,胆南星3 g,枳实3 g,法半夏6 g,桑白皮3 g,陈皮3 g,茯苓6 g,杏仁4 g,炙紫菀6 g,炙款冬花6 g,甘草6 g。3剂,水煎服,每次5 mL,每日5次,2日1剂。嘱:①继用琥乙红霉素等治疗;②注意天气变化,防止感受外邪。

二诊(2009年2月13日):用药后咳嗽愈,汗出减少,眵多,大便稍溏,纳少。体查:望之精神可,面色正常,呼吸平,咽不红,舌尖质红苔稍黄,指纹紫滞。药证相符,痰热得清,肺气得宣,故诸症减轻。纳少、指纹紫滞为脾运未复,湿滞未化所致,治宜健脾益气化痰。处方:苍术6 g,厚朴3 g,黄芩6 g,茯苓6 g,黄柏3 g,法半夏3 g,陈皮3 g,竹叶3 g,薏苡仁6 g,建曲3 g,甘草6 g。3剂,煎服法同初诊。

按:本医案辨证抓住喉中痰鸣音重、舌质红苔白厚、咽红、指纹紫滞等症候特点,辨之为痰热咳嗽,治当清肺化痰益气。患儿为小婴儿,肺脾不足,肺炎治疗1周,因肺部闻及痰鸣音,非中细小湿啰音,故急性支气管炎诊断成立,现阶段尚不支持肺炎诊断,故从咳嗽辨治,为本虚标实之证。本医案特点:①黄老选用《医方考》之清气化痰汤,方中全瓜蒌、杏仁利肺气,枳实、陈皮疏脾气,法半夏、茯苓化痰湿。古人云"善治痰者,不治痰而治气""气之有余便是火",痰为津液所化,气行则痰消,故治气是肺宣发肃降功能恢复正常、消除咳嗽和痰阻的重要基础,推断治气法可能是降低气道高反应性、减轻咳嗽的一种有效方法。《明医指掌》曰:"气能发火,火能役痰。"化痰必以清气为先,对痰湿或痰热严重影响呼吸通道和睡眠者,黄老常选用胆南星、枳实、全瓜蒌来宣肺化痰清热。②"见肺之病,治肺传脾。"肺位居上焦,属金;脾居中州,属土。患儿喉中痰鸣音声重、便溏、纳差、指纹紫滞,一是子病及母,肺病及脾;二是化痰之品多有降气润肠通便之功,如杏仁等,使肺肠表里相通,肺气降则痰湿祛,咳嗽、喉中痰鸣而愈。故二诊用苍术、茯苓、法半夏、厚朴、薏苡仁等健脾燥湿助运,以绝痰源。③本医案患者年龄小,病情转归快是婴儿期的特点,黄老嘱注意观察体温、心率、神志及肺部听诊。④小儿脏气清灵,用药宜清,固护脾胃,中病即止,故咳止痰消,中期外感症去,脾虚症状显著,以健脾益气化痰为主。

(整理:朱未旻,吴敏,杨见辉   审阅:彭玉)

33. 辨治喉痹，肺阴不足，风热夹痰之证

肺阴不足，痰瘀互结，肺窍不利之喉痹。 治宜养阴润肺，清热利咽。

<table>
<tr><td>患者:康×,女,23 岁</td><td>医案编号:078Q088</td></tr>
<tr><td>中医诊断:喉痹(肺阴不足,风热夹痰)</td><td>西医诊断:慢性咽炎急性发作</td></tr>
<tr><td>治法:养阴润肺,清热利咽止咳</td><td>方药:沙参麦冬汤加减</td></tr>
<tr><td colspan="2">主诉:咽梗不适 2 年,伴声音嘶哑、咳嗽 2 日</td></tr>
</table>

初诊(2009 年 4 月 17 日):患者 2 年前因洗桑拿不慎感冒,感冒愈后出现咽梗不适,咽干,似有物堵咽部,咽之不下,吐之不出,不喜饮水,因咽梗时轻时重,未系统治疗。近 2 年在进食辛辣之物或感冒后,咽梗不适加重,常引发咳嗽,但无痰,无发热。2 日前患者无诱因咽梗不适加重,咽干咽痛,声音嘶哑,干咳无痰,无发热、恶寒、流涕。病后汗出较多,饮食、睡眠尚可,二便正常,体重无明显减轻。体查:望之精神可,面色正常,咽红显著(＋＋＋),咽后壁淋巴滤泡增生,扁桃体无肿大,心(－),双肺呼吸音粗,未闻及痰鸣音、干啰音,舌质红苔薄黄,脉细数。

刻下症:咽梗不适,咽干咽痛,声音嘶哑,干咳无痰,汗多,咽红甚,咽后壁淋巴滤泡增生,舌质红苔薄黄,脉细数。患者有咽梗不适 2 年,反复发作不愈,咽梗咽干多为肺阴不足,阴液不能上承濡养咽喉所致。阴虚水不制火,虚火上炎,熏灼咽喉,灼液成痰,痰性黏稠而易于附着咽部,故似有物堵咽部,咽之不下,吐之不出,发为喉痹。喉痹每因进食辛辣食物或感冒后加重,此次因风热,热伤肺津,灼伤咽部络脉,致咽痛加重,干咳无痰,声音嘶哑,咽红甚,咽后壁淋巴滤泡增生。本病为喉痹,证属肺阴不足,风热夹痰,治宜养阴润肺,清热利咽。方拟沙参麦冬汤加减:北沙参 20 g,麦冬 20 g,石斛 20 g,天花粉 20 g,海蛤壳 20 g,浙贝 20 g,百部 20 g,僵蚕 15 g,黄芩 20 g,薄荷 10 g^(后下),牛蒡子 12 g,射干 12 g,桔梗 10 g,甘草 10 g。3 剂,水煎服,每次 80 mL,每日 3 次,每日 1 剂。外用西瓜霜喷雾剂,每日 3 次。嘱禁食辛辣食物,少用嗓。

二诊(2009 年 4 月 20 日):咽梗咽干缓解,无咽痛,咳嗽减轻,偶咳,汗出稍多。体查:舌质红苔黄,脉数。方中北沙参、麦冬、石斛、天花粉养阴润肺,咽部络脉得以濡养,故咽干缓解;海蛤壳、浙贝、百部、僵蚕、黄芩、牛蒡子、射干清热化痰利咽,咽梗咽痛、咳嗽、咽充血及咽后壁淋巴滤泡增生较前减轻。效不更方,初诊方去麦冬、石斛、天花粉等,加百合润养肺阴,夏枯草、桑白皮清肺化痰。处方:北沙参 20 g,海蛤壳 20 g,浙贝 20 g,百部 20 g,僵蚕 15 g,牛蒡子 12 g,射干 12 g,黄芩 20 g,薄荷 10 g^(后下),百合 20 g,夏枯草 15 g,桑白皮 20 g,甘草 10 g。3 剂,煎服法同初诊。

三诊(2009 年 4 月 24 日):咽梗消失,咳愈,无咽干痛,汗出正常。体查:舌质淡红苔薄白,咽微红,咽后壁淋巴滤泡无增生。患者虚热渐除,痰热渐化,肺阴润养咽喉,故咽梗、咽干

痛消失,汗出减少,咳愈。药证相符,治以润肺养阴利咽,二诊方去夏枯草、桑白皮、百部,加麦冬、青果、胖大海、草珊瑚。处方:北沙参 20 g,海蛤壳 20 g,浙贝 20 g,僵蚕 15 g,牛蒡子 12 g,射干 12 g,黄芩 20 g,薄荷 10 g^(后下),百合 20 g,麦冬 20 g,青果 10 g,胖大海 10 g,草珊瑚 20 g,甘草 10 g。3 剂,煎服法同初诊。嘱停西瓜霜喷雾剂。

按:"喉痹"之病名首见于《黄帝内经》。《素问·阴阳别论》中指出:"一阴一阳结,谓之喉痹。"《素问·咳论》云:"心咳之状,咳则心痛,喉中介介如梗状,甚则咽肿,喉痹。"《素问·厥论》云:"手阳明少阳厥逆,发喉痹、嗌肿、痉,治主病者。"指出了喉痹的病因、病机和症状特点。喉痹为临床常见病证,咽喉为肺之门户,其发病与肺阴虚、痰阻咽喉关系密切,治疗上因养阴易碍痰湿化解,化痰又要伤阴,因此难以奏效。喉痹(西医多属"慢性咽炎"范畴)所致声带小结或声音嘶哑较多见。慢性咽炎,临证多以咽干、咽痛为主诉,中医古籍多以阴虚、虚火立论,临床上也从气虚、痰阻、瘀滞等立论。本医案患者有反复发作史,遇热或感冒加重,反复损伤肺阴,咽喉失于濡养,久则经脉瘀滞,痰凝血瘀,互结于咽喉发为喉痹,其为肺阴不足,虚热上炎,痰痹咽喉。黄老在治疗上注重养阴润肺,常用北沙参、天花粉、麦冬、石斛或百合养阴润肺,生津解渴;清热化痰散结上少用或不用苦寒清热之剂,以防伤阴,中病即止,常用海蛤壳、浙贝、僵蚕、青果、黄芩、射干等。

(整理:吴敏,朱未旲,孙海鹏,杨见辉　　审阅:彭玉)

34. 辨治肺脾气虚,反复呼吸道感染迁延期,痰热阻络之咳嗽

肺脾气虚,反复呼吸道感染迁延期,痰热阻络之咳嗽。发作期治宜疏风宣肺通络,清热化痰利咽;缓解期治宜健脾益气固表。

患者:丁×,女,3 岁　　　　　　　　医案编号:078Q092

中医诊断:①咳嗽病(痰热阻络);②反复呼吸道感染迁延期(肺脾气虚)

西医诊断:上呼吸道感染

治法:疏风宣肺通络,清热化痰止咳　　　　方药:清气化痰汤加减

主诉:间断咳嗽 2 个月,咳嗽加重伴咽痒 3 日

初诊(2009 年 5 月 22 日):患儿 2 个月前受凉后咳嗽,不发热,曾在外院诊为气管炎,予静脉滴注治疗(具体不详),咳嗽虽有好转,但一直未治愈。咳嗽时轻时重,晨起床时咳嗽较重,服用多种中成药(具体不详),效果不显。近 3 日因受寒后咳嗽加重,夜咳甚,痰少色白黏稠难咯,自觉咽痒则咳,咽不痛,无口干发热,无鼻塞、流涕,遂转诊求治于中医。病后饮食减少,精神尚可,无喘。患儿平素易感冒,每个月 1~2 次,多汗,每年有支气管炎发作 2~3 次,均用西药治疗。体查:体温 36.5 ℃,心率 110 次/min,呼吸 25 次/min。望之精神好,面色苍

白,山根青筋显露呈竖形,咽红(＋),扁桃体无肿大,舌质淡红苔黄厚,心(－),双肺呼吸音粗,未闻及啰音,指纹淡。

刻下症:咳嗽阵作,夜间尤甚,咯痰色白黏稠,咽痒则咳,食少,多汗易感,面色苍白,山根青筋显露,咽红,舌质淡红苔黄厚,指纹淡。患儿长期感冒反复,肺脾气虚,卫外不固,易感受外邪;病初因外感咳嗽经治未愈,邪热久羁,炼液为痰;病久反复,损伤肺气,肺不布津,聚而为痰,痰热互结,阻滞气道肺络,故间断咳嗽2个月不断,咽红,舌苔黄厚。咽痒则咳,咳嗽夜甚,为风痰深伏肺窍所致;面色苍白,山根青筋显露,易感冒,多汗食少,均为肺脾气虚、营卫不固之证。根据患儿易感冒,近1年上、下呼吸道感染次数符合反复呼吸道感染诊断标准,故本病为咳嗽,证属痰热阻络;反复呼吸道感染迁延期,证属肺脾气虚,为本虚标实之证。当先治标后扶正,治宜疏风宣肺通络,清热化痰止咳。方拟清气化痰汤加减:胆南星6 g,黄芩10 g,桑白皮10 g,炙紫菀10 g,炙款冬花10 g,茯苓10 g,法半夏10 g,地龙6 g,蝉衣6 g,射干6 g,玄参6 g,僵蚕6 g,甘草6 g。3剂,水煎服,每次80 mL,每日4～5次,每日1剂。嘱勿受风寒。

二诊(2009年5月25日):用药后咳减,咽痒减轻。体查:望之精神可,面色淡白,舌质淡红苔薄黄,心、肺(－)。外邪渐除,余邪未尽,肺气得宣,故咳减轻,咽痒好转。舌质淡红苔薄黄为痰热伏肺之征象。患儿易感冒,肺脾气虚,如不能化解深伏肺络之痰,即有可能发展为咳嗽变异性哮喘,继用初诊方,加牛蒡子疏风清热利咽。方中胆南星、黄芩、桑白皮为君药,清热化痰止咳以治标;茯苓、法半夏健脾助运化痰以治本;蝉衣、射干、玄参、僵蚕、牛蒡子清热利咽。处方:胆南星6 g,黄芩10 g,桑白皮10 g,炙紫菀10 g,炙款冬花10 g,茯苓10 g,法半夏10 g,地龙6 g,蝉衣6 g,射干6 g,玄参6 g,僵蚕6 g,牛蒡子6 g,甘草6 g。3剂,煎服法及医嘱同初诊。

三诊(2009年6月6日):咳平,时有汗出,饮食恢复,大便稀,每日1次。体查:望之精神可,面白,舌质淡苔薄白,心、肺(－)。患者用药后诸症除,肺气宣降有常,进入反复呼吸道感染缓解期,此期以益气固表治本为主。方拟益气固表汤加减:黄芪10 g,白术10 g,防风6 g,党参10 g,桂枝6 g,苍术10 g,茯苓10 g,薏苡仁10 g,白芍6 g,山药10 g,陈皮6 g,山楂10 g,蝉衣6 g,黄芩10 g,甘草6 g。4剂,水煎服,每次80 mL,每日4～5次,每日1剂。嘱增强患儿体质,注意调护。随访,患儿咳嗽愈,3剂后感冒痊愈。

按:患儿外感咳嗽,经久不愈,多汗易感冒,面色苍白,山根青筋显露,为肺脾气虚,营卫不固。患儿近1年除易感冒外,多次发生下呼吸道感染,现以咳嗽、咽痒为主诉,符合反复呼吸道感染诊断,证属肺脾气虚,风痰阻肺。黄老认为风痰阻肺久咳与外感咳嗽不同,其病机关键在于"风痰深伏肺窍,外邪诱发",咳嗽阵作,咽痒,治疗在于祛风通络化痰,故常用虫类药,如僵蚕、蝉衣、地龙等搜风之品。用药目的:一是引药深入肺络,二是经药理证实,地龙有缓解支气管平滑肌、解除支气管痉挛的作用,尤其是对久咳、夜间咳嗽、气喘者效果明显。方中茯苓、法半夏健脾化痰;胆南星、黄芩、桑白皮清热化痰止咳;蝉衣、射干、玄参、僵蚕、牛蒡子清热利咽。进入缓解期后应以益气固本为主。黄老认为患儿体虚,易感咳嗽日久不愈,主要与肺脾气虚,卫表不固有关,故缓解期自拟益气固表汤,以益气健脾为主治疗,方中取黄芪、白术、防风"玉屏风散"之义;桂枝配白芍酸甘化阴,辛温又能通阳,调和营卫;苍术、茯苓、薏苡仁、白芍、山药有"参苓白术散"之义。诸药合用使脾气健,以绝生痰之源,咳嗽自止。

(整理:谢莹,吴敏,杨见辉,彭玉　　审阅:陈竹)

35.辨治咳嗽变异性哮喘,风痰阻肺络之咳嗽

易感儿,肺脾气虚,久咳不已,风痰阻肺之证。治以清热宣肺,化痰止咳。

患者:刘×,男,7岁	医案编号:078Q093
中医诊断:久咳(风痰阻肺)	西医诊断:小儿咳嗽变异性哮喘
治法:清热宣肺,化痰止咳	方药:清气化痰汤加减
主诉:持续咳嗽1个月,加重1周	

初诊(2009年5月30日):患儿1个月前受寒后发热,咳嗽,打喷嚏,经治热退后,仍持续咳嗽不断,夜甚,阵作,逐渐加重。1周前夜间咳嗽突然加重,阵咳发作不能入睡,需用止喘喷雾剂暂可缓解,伴咯吐白色泡沫状痰,自诉乏力。病后曾静脉滴注和口服西药治疗(具体不详),夜咳缓解不明显。病后饮食、二便无异,无发热,不喘,无心悸胸闷。否认呼吸困难、哮喘病史。体查:望之精神尚可,面色苍白,唇无发绀,呼吸平,体瘦,咽红(+),扁桃体无肿大,舌质红苔白,心(-),双肺呼吸音粗,脉滑数。外院胸部X线检查:正常。血常规检查:白细胞计数8.7×10^9/L,中性粒细胞比率70%,淋巴细胞比率26%,单核细胞比率4%。家长诉患儿近4年易感冒、咳嗽,每年春季均有类似咳嗽发作史,平素有吃冷饮而诱发咳喘史,有皮肤过敏史。否认家族史。

刻下症:持续阵咳,夜甚,痰白泡沫状,乏力,易感,有皮肤过敏、季节性或食冷而咳喘发作史,咽红,舌质红苔白,脉滑数。本病咳嗽时间长达1个月,以夜间阵咳为主,除有少许白痰、体虚多汗、易感及咳喘发作病史外,临床症候较少,缺乏肺部阳性体征,咳喘发作时用气管扩张剂可缓解,较符合西医咳嗽变异性哮喘诊断,但有待于后期的相关肺功能检查来确诊。中医为咳嗽(久咳),证属肺脾气虚,风痰阻肺(络),为虚实夹杂之证,治以清热宣肺,化痰止咳为主。方拟清气化痰汤加减:炙麻黄10 g,胆南星6 g,竹茹6 g,黄芩10 g,桑白皮10 g,射干10 g,牛蒡子10 g,桔梗6 g,法半夏10 g,地龙6 g,蝉衣6 g,陈皮6 g,甘草6 g。4剂,水煎服,每次80 mL,每日4~5次,每日1剂。嘱:①勿受风寒;②除夜晚咳剧使用丙酸倍氯米松喷雾剂外,暂停西药。

二诊(2009年6月1日):夜晚阵咳次数明显减少,能安稳入睡,痰少色黄稠,大便稀,每日1次。体查:咽红(+),舌质淡红苔薄白。风邪从表而解,肺气得宣,故咳嗽减轻,夜眠好。

痰由色白转黄稠,提示肺热盛,治宜清热宣肺,化痰止咳,调整初诊清气化痰汤,加泡参、茯苓健脾助运化湿。处方:炙麻黄10 g,胆南星6 g,竹茹6 g,黄芩10 g,桑白皮10 g,射干10 g,牛蒡子10 g,桔梗6 g,法半夏10 g,地龙6 g,蝉衣6 g,陈皮6 g,泡参10 g,茯苓10 g,甘草6 g。3 剂,煎服法及医嘱同初诊。

三诊(2009 年 6 月 5 日):凌晨三四点阵咳时作,咳有痰,阵咳可自然缓解,夜咳时患儿熟睡未醒,无喘憋。体查:舌质淡苔白。服药后夜间发作次数较前明显减少,虽有咳嗽阵作,但不影响患儿睡眠,说明病情向痊愈方向发展。药已对证,治以清热宣肺,化痰止咳,继用清气化痰汤加全瓜蒌以宣肺清热。处方:炙麻黄10 g,胆南星6 g,竹茹6 g,黄芩10 g,桑白皮10 g,射干10 g,牛蒡子10 g,桔梗6 g,法半夏10 g,地龙6 g,蝉衣6 g,陈皮6 g,泡参10 g,茯苓10 g,全瓜蒌6 g,甘草6 g。3 剂,煎服法及医嘱同初诊。

四诊(2009 年 6 月 11 日):风痰已化,咳平,无喉中痰鸣,鼻塞,流少量脓涕,二便好,食量恢复。体查:舌质淡,咽(-)。病情平稳,食量增加,肺脾功能渐复;流少量脓涕、鼻塞为余邪未尽,治宜标本兼顾,扶正与祛邪并进,以治本为主,益气固表,兼清余邪。方拟益气固表汤加减:黄芪12 g,泡参12 g,白术10 g,薄荷6 g^(后下),藿香6 g,辛夷花10 g^(包煎),苍耳子10 g,黄芩10 g,淫羊藿10 g,生地10 g,山栀6 g,甘草6 g。4 剂,煎服法同初诊。嘱增强营养。

五诊(2009 年 6 月 18 日):鼻塞愈,食好便调,无不适感。余邪渐祛,肺气宣降,脾胃得固,故一般情况好,以治虚为主,治当补肺肾,和营卫,健脾化痰,用四诊方去泡参、生地等,加党参、山药、补骨脂、五味子、肉桂、熟地、枸杞等以温补肺、脾、肾,益气固表。方拟益气固表汤加减:黄芪15 g,党参10 g,茯苓10 g,山药15 g,白术10 g,补骨脂6 g,淫羊藿10 g,五味子6 g,肉桂6 g,法半夏10 g,熟地15 g,枸杞10 g,甘草6 g。4 剂,煎服法及医嘱同初诊。用五诊方4 剂后痊愈。

按:患儿因夜间阵咳1 个月,平喘剂吸入有效,有皮肤过敏史与季节性咳喘发作史,心、肺(-),抗生素治疗无效,符合西医咳嗽变异性哮喘诊断。因感受风寒后引动体内伏痰,日久化热,内外合邪,风夹痰热阻滞肺络,肺气失于宣降,则表现为持续咳嗽,咯痰色白。因夜晚阴气盛,阳气不足,肺气更虚,难以驱痰外出,故夜咳阵作,反复久治难愈,归属中医"久咳"范畴。黄老认为久咳反复发作难以治愈的主要病机在于风邪与伏痰,故初诊至二诊应用清气化痰汤加减,清热宣肺,化痰止咳,配炙麻黄、地龙、蝉衣祛风通络,解痉平喘。三诊患儿肺内伏痰减少,肺气得宣,故咳嗽减轻,无憋喘,但仍有痰热蕴肺,故加全瓜蒌清热化痰。四诊患儿风痰渐化,余邪未尽,当标本兼治,以益气固本,托邪外出,清余邪,方用黄芪、白术、泡参、淫羊藿健脾益气,温阳固本;辛夷花、苍耳子解表宣肺通窍;黄芩、生地、山栀清余热;藿香醒脾,补脾而不腻脾,使后天之本培固,托邪外出。

本医案为肺脾气虚易感儿,咳嗽变异性哮喘中药治愈验案。纵观整个医案,从病初正虚邪盛至后期邪祛正虚,治则从治标到治本,用药从祛风清热化痰到温补肺肾。黄老认为本医案为肺脾气虚,伴风夹痰热阻肺络之咳嗽,属中医"久咳"范畴,治疗应紧紧抓住少有兼证,审证求因,辨证论治:①重视对风邪的辨证。其风既不同于外感之风,也不同于内动之风,是因外感后,风邪日久不能祛除,阻滞于肺络。风邪阻肺络是发生本病的基本病理,故治疗上始终用祛风法,宜选祛风通络之蝉衣、僵蚕、地龙等虫类药。这类药经现代药理证实确有抗过敏的作用,又有解痉平喘、增强免疫力的作用。②重视本质虚弱。肺、脾、肾不足,肺脾气虚,痰源于脾,上贮于肺,故伏痰作为重要病理因素存在,痰蕴久化热阻滞肺络是导致本病不愈的主要机理,故治疗上清热化痰与祛风同样重要,清热化痰之品如川贝、胆南星、竹茹、法半夏等仍不可缺,正是"治嗽而不化痰,虽可稍缓一时,而痰留肺窍,痰鸣不息则久咳难已"。③重视缓解期扶正固本治疗。这关系到咳嗽变异性哮喘、反复呼吸道感染是否易复发和彻底根治。此期扶正固本,益气固表,补肺肾,和营卫,健脾化痰显得尤为重要,用扶土生金之法,自拟益气固表汤加减健脾益气,滋脾养肺补肾,营卫调和,则邪从何入? 本医案中黄老用"从脾治肺法"扶正固本以巩固疗效,减少复发次数,最终彻底根治。

(整理:谢莹,杨见辉,陈竹   审阅:彭玉)

36. 辨治反复呼吸道感染发作期,痰热蕴肺之咳嗽

小儿肺脾气虚,反复呼吸道感染发作期,痰热蕴肺之咳嗽。 发作期治以清热化痰,理气止咳;迁延期治以清热;缓解期治以健脾益气,培土生金。

> 患者:肖×,女,6 岁　　　　　　　　　　　医案编号:078Q094
>
> 中医诊断:①咳嗽病(痰热蕴肺);②反复呼吸道感染发作期(肺脾气虚)
>
> 西医诊断:急性支气管炎
>
> 治法:发作期,清热化痰,理气止咳;迁延期,清热健脾;缓解期,健脾益气,培土生金
>
> 方药:自拟方
>
> 主诉:反复咳嗽 4 个月,加重 5 日

初诊(2009 年 6 月 3 日):患儿近 4 个月来反复咳嗽,每遇感冒加重,均服用西药氨苄西林等治疗,症状有所缓解,但不能彻底治愈。近来患儿纳食渐少,神差,消瘦,多汗。5 日前受凉,咳嗽加重,阵咳频作,咳声重,痰多黏稠色微黄,服用西药无效,求助中医。病后神疲,形体消瘦,面色萎黄,多汗,夜有低热,纳呆食少,二便调。近 2 年来易感冒,多汗,食少,生长发育较慢,感冒平均每个月 1～2 次,常用西药抗生素治疗,未进行调理。有肺炎、支气管炎病史。体查:体重 20 kg,体温 37.8 ℃。望之神疲,面色萎黄无华,形瘦,咽红(＋),舌质红苔黄腻,心(－),双肺呼吸音粗糙,闻及少许散在痰鸣音。

刻下症:咳嗽频作,咳声重,痰多黏稠色微黄,多汗,低热,纳呆食少,咽红,舌质红苔黄

腻,双肺闻及痰鸣音。小儿有"肺常不足,脾常不足"的生理特点,患儿肺脾气虚,易感冒2年,易患支气管炎或肺炎,反复应用抗生素,药苦伤脾,久咳耗气,肺气虚弱则神疲多汗;脾虚失运则纳呆食少;气血生化不足则面色萎黄,形体消瘦;中焦水湿不化,酿为痰浊,上贮于肺,肺失宣降则反复咳嗽难愈。今又复感风热,发热,引动伏痰,痰热内蕴,阻塞气道。本病为反复呼吸道感染发作期,咳嗽,证属肺脾气虚,痰热蕴肺,治以清热化痰,理气止咳。方拟清气化痰汤加减:胆南星6 g,黄芪10 g,全瓜蒌6 g,炙紫菀10 g,款冬花10 g,茯苓10 g,杏仁10 g,地龙6 g,蝉衣6 g,陈皮6 g,枳实10 g,前胡6 g,浙贝6 g,甘草6 g。3剂,水煎服,每次50 mL,每日4～5次,每日1剂。嘱忌吃酸冷,增加营养。

二诊(2009年6月6日):咳嗽减轻,热退,涕黄稠。体查:望之精神可,面色萎黄无华,咽红,舌质红苔稍黄腻,心(-),肺部闻及少许散在痰鸣音。药已对证,痰热渐化,故咳减,舌苔厚腻逐渐消退,但余邪未尽,改用自拟方止嗽散加减,以清热理气止咳为主,佐以辛夷花、苍耳子宣通鼻窍。处方:黄芩10 g,菊花10 g,前胡10 g,炙紫菀10 g,桑叶10 g,桔梗10 g,蒲公英10 g,生地10 g,玄参10 g,地龙6 g,蝉衣6 g,苍耳子10 g,辛夷花10 g^(包煎),甘草6 g。2剂,煎服法及医嘱同初诊。2剂后显效。

三诊(2009年6年8日):咳愈热平,流涕止,但仍食少,多汗,口臭。体查:咽微红,舌质淡红苔稍腻,心、肺(-)。余热已清,肺气宣降故咳嗽止,热平。久病脾胃虚弱之征象已显露,运化无力,故食少,气虚不固则汗多,治以健脾益气,培土生金。方拟益气固表汤:黄芪10 g,苍术10 g,茯苓10 g,炒白术10 g,薏苡仁10 g,枳实10 g,炒扁豆10 g,砂仁6 g^(后下),麦芽6 g,焦山楂6 g,地龙6 g,蝉衣6 g,法半夏10 g,黄芩10 g,僵蚕6 g,甘草6 g。3剂,水煎服,每次100 mL,每日4～5次,每日1剂。医嘱同初诊。

四诊(2009年6月12日):咳平,仍口臭,前日饱食后大便量多,成形,每日约2次。体查:望之精神可,面色萎黄无华,咽不红,舌质淡红苔稍白腻,心、肺(-),脉沉细无力。患儿脾运未复,过食后更伤脾胃,故致大便量多。守三诊方,去僵蚕、枳实、地龙、麦芽、砂仁、黄芩等,加槟榔片、山药、厚朴、乌梅等消积助运,加黄柏兼清积热,治以健脾益气,培土生金。方拟益气固表汤加减:黄芪10 g,苍术10 g,茯苓10 g,炒白术10 g,薏苡仁10 g,炒扁豆10 g,山药10 g,焦山楂6 g,槟榔片6 g,蝉衣6 g,法半夏10 g,厚朴6 g,黄柏10 g,乌梅6 g,麦芽6 g,甘草6 g。3剂,煎服法及医嘱同三诊。服四诊方3剂后痊愈。

按:黄老将反复呼吸道感染分为3期治疗,即发作期、迁延期、缓解期。本医案为反复呼吸道感染所致咳嗽,患儿因肺脾气虚,卫外不固,痰饮易内伏,复感风热致咳嗽而诱发反复呼吸道感染,处于发作期。黄老对发作期急则治其标,祛邪为主,自拟清气化痰汤清热宣肺化痰,痰热得解;迁延期余邪未尽,以止咳化痰为主,自拟止嗽散加减外邪得解;缓解期脾胃虚弱症状显现,缓则治其本,以健脾益气,培土生金为主,自拟益气固表汤益气固表而愈。患儿如能进一步补益肺脾,效果更佳。本医案为反复呼吸道感染患儿,久病体虚,外邪与脾虚同时存在,黄老在治疗上根据疾病不同阶段病症特点,分别采用祛邪、扶正两法。前、中、后期均选用自拟方,清气化痰汤、止嗽散加减、益气固表汤三方是黄老自创治疗肺脾气虚易感儿反复呼吸道感染的常用处方。

（整理：谢莹，杨见辉，陈竹　　审阅：彭玉）

37. 辨治小儿喉喑，痰热闭肺之证

小儿喉喑痰热闭肺之证。初期治以清热利咽，益气宣肺；后期治以宣肺化痰。

患者：毕××，女，5岁6个月　　　　医案编号：078Q097

中医诊断：喉喑（痰热闭肺）　　　　西医诊断：急性喉炎？

治法：清热利咽，益气宣肺　　　　方药：清气化痰汤加减

主诉：声音嘶哑3日，伴痰多

初诊（2009年11月12日）：患儿3日前声音突然嘶哑，喉中梗塞有痰，痰多易咯，色黄量多，无咽痛。曾自服中成药（具体不详），效果不好，求助中医。病后无发热，精神尚可，眠可，但食少，多汗，大便稀溏，每日1~2次。自幼食少，多汗，饮食稍不慎则大便稀溏。近年体重增长慢，但精神好，未予以诊治。否认传染病病史。体查：体重15 kg，体温37 ℃，心率85次/min，呼吸24次/min。望之精神好，面色白，形体消瘦，咽红（＋＋），扁桃体Ⅰ度肿大，舌质淡红苔白，脉细无力。

刻下症：声音嘶哑，咯痰色黄量多，食少，多汗，大便稀溏，体重增长缓慢，咽红，扁桃体红肿。患儿自幼食少，多汗，形体消瘦，可见患儿素有体虚，卫外不固，脾虚水谷精微不能濡养机体、脏腑而消瘦，肺脾气阴两虚。现以声音嘶哑，痰多色黄就诊。咽喉为肺胃之门户，感受风热之邪，滞留肺窍，灼液为痰，阻塞气道则声音嘶哑，痰多黄。本病为本虚标实之证，因病程仅3日，为急性期，标实为主，治疗以祛邪为主，佐以益气托邪外出之品。本病为喉喑，证属痰热闭肺，治以清热利咽，益气宣肺。方拟清气化痰汤加减：射干5 g，僵蚕6 g，浙贝10 g，胆南星6 g，黄芪12 g，党参10 g，炒山楂6 g，蝉衣6 g，木蝴蝶6 g，薄荷4 g^(后下)，煅龙骨15 g^(先煎)，煅牡蛎15 g^(先煎)，砂仁4 g^(后下)，炒麦芽6 g，炒谷芽6 g，甘草6 g。3剂，水煎服，每次50 mL，每日4次，每日1剂。嘱：①多饮水；②避免用嗓过度，禁音；③忌冷饮。

二诊（2009年11月16日）：经清热利咽，宣肺开音后，咽梗有痰好转，但有咳嗽增加，涕黄稠，为咽喉部痰热未尽，肺内痰热未解。调整初诊方，加宣肺化痰之杏仁、桔梗，止咳之炙紫菀、炙款冬花，清热利咽之青果、胖大海、黄芩、牛蒡子等；因外邪未尽，暂去健脾益气之黄芪、党参、砂仁等，敛汗之煅龙骨、煅牡蛎，治以清热利咽，宣肺化痰。自拟方：杏仁4 g，射干6 g，僵蚕6 g，浙贝10 g，胆南星6 g，炙紫菀10 g，炙款冬花10 g，苍耳子4 g，板蓝根10 g，牛蒡子6 g，桔梗6 g，黄芩10 g，青果6 g，胖大海6 g，甘草6 g。3剂，煎服法及医嘱同初诊。3剂后痊愈。

按:喉喑,即声音嘶哑,指声音不扬,甚或失音的一种病证。古人认为喉喑发病有急、慢之分:急性者发病急,病程短,以风寒、风热、火热之邪外侵为多;慢性者,发病缓慢,病程长,多为阴虚、气(阳)虚、痰瘀所致。如《景岳全书》所述:"喑哑之病,当知虚实。实者,其病在标,因窍闭而喑也;虚者,其病在本,因内夺而喑也。"本医案发病 3 日,病程短,虽有食少、多汗本虚症候,但以声音嘶哑、痰黄、咽红肿为主诉,符合急性喉喑辨证,为痰热闭肺,本虚标实之证,故初诊治邪实为主,治宜清利咽喉,宣肺开音,固护肺脾,但需警惕发生急性喉水肿、窒息而死亡。黄老对儿科急性声音嘶哑、喉痹者多用木蝴蝶,其味苦、甘,性凉,归肺、肝、胃经,贵州省是其主要产地,有清肺利咽,疏肝和胃之功,主要用于肺热咳嗽、喉痹、音哑,常配射干、僵蚕、青果利咽散结,胆南星、浙贝清热化痰,宽胸宣肺。随访,经二诊治疗,患儿声音嘶哑痊愈,之后间歇予补虚调理治疗。

(整理:谢莹,吴敏,杨见辉,彭玉　　审阅:陈竹)

38. 辨治小儿咳嗽,风热夹痰之证

小儿咳嗽风热夹痰之证。　治以疏风宣肺,化痰止咳,佐以散结。

患者:肖××,男,6 岁	医案编号:078Q099
中医诊断:咳嗽(风热夹痰)	西医诊断:急性上呼吸道感染
治法:疏风宣肺,化痰止咳	方药:清气化痰汤合止嗽散加减
主诉:咳嗽、咽痛 1 周	

初诊(2009 年 5 月 18 日):患者 1 周前无明显诱因出现咳嗽,伴咽痛,无发热,无流涕,治疗效果不佳。现干咳无痰,阵发性咳嗽,夜间为甚,咽痛,自觉喉中有痰咯不出,口不干。病后饮食、睡眠可,二便正常,不喘,无发热。体查:望之精神好,面色正常,咽红(++),扁桃体Ⅱ度肿大,舌尖质红苔白腻,心(-),肺呼吸音清,无啰音。

刻下症:阵咳无痰,夜甚,咽痛喉梗,口不干,痰少不易咳出,咽红,扁桃体红肿,舌质红苔白腻。小儿肺为娇脏,肺气不足,藩篱疏松,卫外功能较差,外易为六淫所侵,邪气从口鼻或皮毛而入,侵袭肺系,影响肺气的宣肃,发为咳嗽。咽为肺之门户,邪热蕴肺灼伤肺络,故咽痛喉梗,咽红,扁桃体Ⅱ度肿大,舌尖质红。患儿现以夜咳甚、咽痛、喉有痰梗为主诉,肺部听诊阴性,无外感表证,一是从症状上看寒热属性不明显,但咽红、扁桃体肿大提示有热,舌苔白腻提示有痰湿内伏肺络;二是要警惕久咳或咳嗽变异性哮喘的发生,治疗上宜清肺、通络、化痰兼顾。本病为咳嗽,证属风热夹痰,病位在肺,治以疏风宣肺,化痰止咳。方拟清气化痰汤合止嗽散加减:黄芩 6 g,知母 6 g,浙贝 10 g,杏仁 4 g,防风 6 g,炙紫菀 10 g,炙款冬花 10 g,僵蚕 6 g,牛蒡子 6 g,射干 4 g,薄荷 4 g^(后下),青果 6 g,胖大海 4 g,蝉衣 4 g,海蛤壳 10 g,

罗汉果 6 g,板蓝根 10 g,甘草 6 g。3 剂,每次 50 mL,每日 4 次,1.5 日 1 剂。嘱注意观察夜间咳嗽时有无气喘。

二诊(2009 年 5 月 20 日):用药后风热除,痰热化,肺气得宣,故咳减。但痰黄少,舌质红苔黄,为余邪未尽,继以清解余邪,宣肺止咳。调整处方,初诊方去蝉衣、海蛤壳、知母、板蓝根,加炙枇杷叶 10 g,桔梗 4 g,宣肺止咳化痰。3 剂,煎服法及医嘱同初诊。

三诊(2009 年 5 月 25 日):咳愈,时有少许黄痰,易咯出,余无不适。体查:舌质淡红苔薄白,心、肺(−)。痰热已清,调整二诊方,去浙贝、杏仁,加玄参、茯苓。自拟方:黄芩 6 g,防风 6 g,炙紫菀 10 g,炙款冬花 10 g,僵蚕 6 g,牛蒡子 6 g,射干 4 g,薄荷 4 g^(后下),青果 6 g,胖大海 4 g,罗汉果 6 g,炙枇杷叶 10 g,桔梗 4 g,玄参 6 g,茯苓 10 g,甘草 6 g。3 剂,煎服法及医嘱同初诊。3 剂后痊愈。

按:小儿肺为娇脏,肺气不足,藩篱疏松,卫外功能较差,易被六淫所侵,邪气从口鼻或皮毛而入侵肺,肺失宣肃,肺气上逆则咳嗽。咽为肺之门户,邪热蕴肺灼伤肺络,故咽痛喉梗。小儿纯阳之体,病多从热化。肺为娇脏,不耐寒热,辛散太过则耗肺气伤阴,寒凉厚重则遏邪气。黄老取清气化痰汤如黄芩、浙贝、知母等清解肺络痰热;止嗽散加减如炙紫菀、炙款冬花等宣肺止咳,又无寒热之偏重。后期治以清解余邪。黄老治疗咽梗、咽痛,常用青果配僵蚕治疗;善用防风治疗风痰阻肺,因防风既能疏散外风,又能祛除内风,内外兼顾实为祛风之良药。此外,黄老强调小儿感冒与成人不同,小儿"肺常不足""脾常不足",感冒易夹痰,这是因小儿咳嗽反射本身弱,加上肺部气道管腔狭小,黏膜纤毛含量少,抵御功能低下,一旦有炎性分泌物渗出,极易形成痰湿,内伏气道,阻塞肺络,日久成为反复呼吸道感染的宿根,致咳嗽反复难愈。故对风痰宿肺络之反复咳嗽,常用地龙、僵蚕、蝉衣等虫类药和钩藤等宣散搜风通络之品,诸药合用辛而不燥,凉而不苦,滋而不腻,只有这样才能彻底化解肺络痰湿,治愈咳嗽。

(整理:谢莹,吴敏,杨见辉　　审阅:彭玉)

---

39. 辨治反复咳嗽,风热夹痰,阻滞肺络之久咳

反复咳嗽,风热夹痰,阻滞肺络之久咳。　治以清热利咽,止咳化痰,佐以祛风。

患者:李×,女,49 岁	医案编号:078Q103
中医诊断:久咳(风热夹痰,阻滞肺络)	西医诊断:慢性气管炎
治法:清热利咽,止咳化痰	方药:自拟方
主诉:反复咳嗽 3 个月,加重 3 日	

初诊(2009 年 11 月 16 日):患者 3 个月前受凉后出现咳嗽,咽痒,无痰,无发热、恶寒。

曾间断自服药治疗(具体不详),咳嗽时好时重,未彻底治愈。近3日咳嗽加重,咽痒即咳,能咯出少量黄色黏痰,口渴喜饮水,无发热,无胸闷心慌,无咽痛,病后饮食可,二便正常。体重无明显减轻,无盗汗。外院胸部X线检查:气管炎。近1年月经紊乱,月经1个月或3个月1次,量少,色暗,经行1周干净,末次月经2009年11月1日。有高血压病史。体查:血压140/64 mmHg。望之精神好,咽红(+),咽后壁淋巴滤泡增生,扁桃体Ⅰ度肿大,舌质红苔黄,心(−),双肺呼吸音清,无啰音,脉细弦无力。

刻下症:咳嗽,咽痒即咳,痰少色黄,口渴喜饮,咽红,咽后壁淋巴滤泡增生,扁桃体红肿,舌质红苔黄,脉细弦。患者咳嗽因外感余邪未尽,肺气失宣而反复发作。日久,外邪入里化热,灼津为痰,痰贮于肺,咽为肺之门户,痰热阻滞络脉,则舌质红苔黄,咽红(+),咽后壁淋巴滤泡增生,扁桃体红肿。风邪未解,时引动伏痰,故咽痒即咳,痰少色黄;本病为咳嗽,属"久咳"范畴,证属风热夹痰,阻滞肺络,治以清热利咽,止咳化痰。自拟方:射干15 g,僵蚕15 g,蝉衣12 g,罂粟壳10 g,板蓝根20 g,黄芩20 g,杏仁10 g,炙枇杷叶20 g,炙紫菀20 g,炙款冬花20 g,胖大海10 g,青果10 g,浙贝20 g,海蛤壳20 g,麦冬20 g,天花粉20 g,薄荷10 g(后下),甘草10 g。3剂,水煎服,每次50 mL,每日4次,每日1剂。嘱忌冷饮,注意防寒。

二诊(2009年11月19日):咳嗽大减,遇风时偶咳,伴头痛,全身酸软紧。体查:望之精神好,咽稍红,咽后壁淋巴滤泡增生及扁桃体红肿减轻,舌质红苔薄黄,心、肺(−),脉细弦。血压:110/60 mmHg。用药后风邪得解,肺络痰热渐除,肺气得宣,药证相符。但久病肺气不足,卫外不固,风为阳邪,易袭阳位,头为诸阳之会,故遇风时则头痛;肌表受袭,腠理郁闭,则感全身酸软。紧守初诊方加减,宜祛邪扶正,表里兼治,初诊方去杏仁、炙紫菀、炙款冬花、天花粉、薄荷等,加羌活、独活、白芷以疏风,加川芎、当归以调经活血,加女贞子以补肾养阴,治以清热化痰,佐以祛风养血调经。自拟方:射干15 g,僵蚕15 g,蝉衣12 g,罂粟壳10 g,黄芩20 g,炙枇杷叶20 g,浙贝20 g,海蛤壳20 g,白芷15 g,麦冬20 g,胖大海10 g,青果10 g,女贞子30 g,羌活12 g,独活12 g,川芎15 g,当归15 g,甘草10 g。3剂,煎服法及医嘱同初诊。3剂后咳愈。

按:患者为外感后余邪未尽,风热夹痰,阻滞肺络所致之久咳。黄老认为风邪未尽,风与痰邪黏滞肺络,郁而化热,痰热壅阻肺络是导致久咳不愈的主要原因。与外感所致之咳嗽不同,该类病人肺部无阳性体征,一般情况好,除仅有的咳嗽症状外,少有临床症状,体征仅有咽红、咽后壁淋巴滤泡增生,故辨证中往往抓住仅有的1~2个症状、体征进行辨治。用药方面:一选用疏风通络之僵蚕、蝉衣、薄荷(或地龙);二选用清热利咽散结之射干、胖大海、青果、浙贝、海蛤壳、黄芩,尤其僵蚕与青果常配伍使用;三选用宣肺止咳之杏仁、炙枇杷叶、炙紫菀、炙款冬花。对久咳不已、痰热不盛者可佐以收敛肺气之品,以防久咳耗气过多难愈,如选用五味子或罂粟壳。本医案初诊用药中可见上述特点。二诊因久咳肺气耗散,肺气不足,虽余邪尽,痰热除,咳嗽大减,针对遇风即发,卫外不固,配用羌活、独活、白芷、川芎行气通络止痛,祛表及头部之风邪。因患者处于更年期,月经紊乱,故配用当归、女贞子补肝肾,养血活血。但罂粟壳要"中病即止",以免成瘾。患者经调理而愈。

(整理:谢莹,吴敏,杨见辉,陈竹　　审阅:彭玉)

40. 辨治气阴两虚,寒热夹杂之感冒

素体气阴两虚,感冒寒热夹杂之证。初期治以疏风散寒,解表清热;后期治以温阳通窍,养阴生津。

患者:陈××,女,55 岁　　　　　　医案编号:078Q108

中医诊断:感冒(气阴两虚,寒热夹杂)

西医诊断:①上呼吸道感染;②植物神经功能紊乱?

治法:疏风散寒,解表清热　　　　　方药:上感汤加减

主诉:口干、怕冷半年,鼻塞 2 日

初诊(2009 年 4 月 6 日):近半年自觉口干,夜间明显,饮水后可缓解,时有怕冷,大便干结,2 ~ 3 日 1 次。长时间自服清火中成药,不能缓解,上症时轻时重。近 2 日因受寒出现鼻塞,流清涕,无汗,口干、怕冷、便干加重,但无发热、出汗、身痛及咳嗽。病后饮食、精神尚可。平素易感冒,多用西药及中成药治疗,难以治愈。否认糖尿病、高血压等病史。体查:体温36.8 ℃。望之精神尚可,面色白,咽红(＋),扁桃体无肿大,舌质红苔薄黄,心、肺、腹(－),脉沉弦。

刻下症:鼻塞,流清涕,恶寒,无汗,口干,怕冷,大便干结,易感冒,面色白,咽红,舌质红苔薄黄,脉沉弦。患者既有鼻塞、流清涕、恶寒、无汗外寒未解之症候,又有口干、大便干结、咽红、舌质红苔薄黄内热渐盛之症候,此为寒热夹杂之证。同时因脾气通于口,口干半年有余,考虑为脾胃阴液不足,不能上承于口所致;不能下濡养肠道,则大便干结。因阴液不足,故服清火中成药无效。患者平素易感冒,怕冷,为肺脾气虚,卫阳不足,卫外不固所致。患者口干,怕冷,体质虚实、寒热夹杂,阴阳失衡;因复感风寒,加重了阴阳不平衡,故口干、怕冷有增无减。本病为感冒,证属气阴两虚,寒热夹杂,宜以治标为主,治以疏风散寒,解表清热。待外寒祛后再治本,调节阴阳平衡。方拟上感汤加减:苍耳子10 g,辛夷花10 g^(包煎),鹅不食草10 g,细辛4 g,白芷12 g,防风15 g,荆芥15 g,板蓝根20 g,黄芩20 g,牛蒡子12 g,射干12 g,僵蚕15 g,浙贝20 g,杏仁10 g,甘草10 g。3 剂,每日 1 剂,水煎服。忌食生冷、辛燥食品,注意保暖,注意观察体温。

二诊(2009 年 6 月 1 日):初诊用药后鼻塞减轻,口干好转。因病情好转,1 个月未坚持复诊。现出现鼻塞、流清涕、口干复发,伴大便不成形,每日 1 行。体查:望之神疲,面色白,咽红(＋),舌质红边有齿痕苔薄黄,心、肺(－),脉弦滑。患者初诊后外寒得解,卫外固,气

阴上承则感冒愈,口干、怕冷好转,因患者未及时就诊,尚未来得及温阳固表,养阴生津,调节阴阳平衡。现因复感风邪,鼻塞、流清涕、口干复发就诊,但感冒较上次轻,宜祛邪与养阴并进,佐以健脾,治以温阳通窍,养阴生津。自拟方:苍耳子 10 g,辛夷花 10 g^(包煎),鹅不食草12 g,细辛 4 g,白芷 10 g,石菖蒲 10 g,天花粉 20 g,石斛 20 g,泡参 20 g,生白术 20 g,山药30 g,黄芩 20 g,地骨皮 20 g,乌梅 10 g,蝉衣 10 g,甘草 10 g。3 剂,煎服法及医嘱同初诊。2剂后显效。

按:本医案患者病程长,且正值更年期,有口干、大便干结、怕冷、易感冒症状,呈现出气阴两虚,阴阳失衡的体质特点。现因复感风寒,形成外寒与内热之寒热虚实夹杂证。特点:一是体质虚弱,阴阳失衡。阳虚表现为肺气虚,卫阳不足,怕冷、易感冒;阴虚表现为脾阴虚,无以濡养引起的口干、大便干结,治宜益气固表,养阴生津。因外邪未解,恐闭门留寇,碍邪外出,故以治标为先。二则外感风寒,以鼻窍不利(鼻塞、流清涕)为主要症状,治以辛温之品疏风散寒解表,但用药过于辛散必耗伤阴液,加重气阴不足,用药过程中需谨慎把握其剂量。总结本医案,黄老用药有 4 个特点:①选用宣肺开窍止痛的药物,如苍耳子、辛夷花、鹅不食草等治疗患者风寒头痛、鼻塞不通。上述药物也是黄老常用于治疗鼻炎药物的对药。②选清热利咽之品,如黄芩、牛蒡子、射干、僵蚕、浙贝、蝉衣等,以清解利咽,不宜过于苦寒。③选细辛,味辛性温,既能散寒祛风止痛,又能温肺化饮通窍。④取"理脾阴正方"(天花粉、石斛、山药)之义,以养脾胃之阴。此方乃黄老治疗脾胃阴虚的常用方,有补益脾胃阴液之功,再配泡参、白术益气固表,地骨皮、乌梅清解虚热。患者二诊后口干、大便干结与怕冷消失,嘱巩固疗效。

(整理:谢莹,吴敏,杨见辉　　审阅:彭玉)

41. 辨治肺气虚之易感儿,外寒内热之感冒

小儿肺气虚,易感儿,感冒外寒内热之证。治以疏风清热,宣肺止咳。

患者:黎××,女,3 岁 2 个月	医案编号:078Q109
中医诊断:①感冒(寒热夹杂);②易感儿(肺气虚)	
西医诊断:上呼吸道感染	
治法:疏风清热,宣肺止咳	方药:自拟方
主诉:咳嗽 1 周	

初诊(2009 年 11 月 6 日):患儿 1 周前外出受寒,咳嗽,夜甚阵作,鼻塞涕浊,无痰,无发热恶寒,无胸闷心慌,无呼吸困难,在家自服感冒药治疗(具体不详),效果不明显。病后多汗,饮食尚可,二便正常。患儿近 1 年入幼儿园后,易感冒,平均每个月感冒 1~2 次,多汗,

因感冒频繁,家长不敢送孩子去幼儿园。体查:望之精神好,面色白,咽红,舌质红苔白,心、肺(－),指纹细紫。

刻下症:咳嗽,夜甚,阵作,鼻塞涕浊,多汗易感,咽红,舌质红苔白,指纹细紫。患儿1年来在幼儿园集体环境中,出现反复感冒,为肺气虚,不能宣发卫气于肌表,腠理不固,防御功能低下,易受外邪侵袭,加之患儿不知随冷热加减衣服,故易感冒。本次病证为外感风寒未尽,入里化热,故有鼻塞涕浊;肺气失宣则咳嗽。本病患儿为易感儿,证属肺气虚,为寒热夹杂之证。其虚实夹杂,以邪实为主,治以祛邪宣肺为主,待外邪祛除后扶正固本,再治以疏风清热,宣肺止咳。自拟方:杏仁4 g,浙贝10 g,苍耳子4 g,辛夷花4 g$^{(包煎)}$,黄芩10 g,射干4 g,青果6 g,胖大海6 g,僵蚕6 g,炙紫菀6 g,炙款冬花6 g,黄芪10 g,板蓝根10 g,金果榄6 g,甘草6 g。3剂,水煎服,每次50 mL,每日4次,1.5日1剂。嘱:①忌冷饮;②药液趁热饮,少量多次。

二诊(2009年11月16日):咳减,但动则咳,流涕,出汗减少。体查:咽(＋),色暗红,扁桃体无肿大,舌质红苔稍黄厚,指纹紫滞。咳减,药证相符。咽充血呈暗红色,为外邪入里化热蕴肺,炼液为痰。流涕为外在寒邪未尽。调整前方,去黄芪等以防滞邪不易外出,加鹅不食草、薄荷疏风散表之寒,治以清热化痰,疏风宣肺。自拟方:苍耳子4 g,杏仁4 g,炙紫菀10 g,炙款冬花10 g,射干4 g,炙枇杷叶10 g,胖大海6 g,浙贝10 g,辛夷花4 g$^{(包煎)}$,鹅不食草6 g,僵蚕6 g,黄芩10 g,薄荷4 g$^{(后下)}$,甘草6 g。3剂,煎服法及医嘱同初诊。3剂后显效。

三诊(2009年11月19日):用药后咳嗽基本痊愈。昨日咳嗽、打喷嚏、鼻塞、流涕复现,呕吐3次,非喷射性,为清水及胃内容物,无泄泻,不发热。体查:咽红仍存,扁桃体无肿大,舌质淡苔白,指纹红紫。体虚卫外不固,外寒未尽,又复感风寒,故咳嗽、打喷嚏、鼻塞、流涕复现。患儿受寒后胃气失和,上逆为呕吐,此为小儿感冒常见的易夹滞之症状特点,在外治以疏风散寒,在内治以清热化痰,佐以健脾助运。方拟上感汤加减:防风4 g,荆芥4 g,薄荷4 g$^{(后下)}$,黄芩8 g,炙紫菀6 g,炙款冬花6 g,射干4 g,僵蚕6 g,苍耳子4 g,辛夷花4 g$^{(包煎)}$,板蓝根10 g,浙贝10 g,杏仁4 g,法半夏6 g,陈皮6 g,苍术10 g,甘草6 g。3剂,煎服法及医嘱同初诊。3剂药后痊愈。

按:黄老将临床经常反复感冒、咳嗽、多汗体虚、面色苍白等,又因每年呼吸道感染次数尚不能达到"反复呼吸道感染"诊断标准的儿童,归属于"易感儿"辨治,认为这类患儿多有肺脾两虚,脾肾不足,营卫失和等病理基础,是临床即将发展为"反复呼吸道感染"的重要人群,故临床要及早预防。本医案为易感儿,病程长,易反复,为本虚标实证。肺气虚弱,卫外不固,故易感邪反复感冒。初诊因寒邪未解,里热渐盛,痰热内蕴,标实为主,黄老治以清热化痰止咳为主,佐以黄芪益气,托邪外出。二诊后咳减,但鼻塞涕多,肺窍不利,余邪未尽,守初诊方治疗时又复感风寒,符合体虚感冒之寒热夹杂证。三诊外寒、内热并存,故辛温、辛凉之药并用,但偏于辛凉,如用辛温疏风通窍之苍耳子、辛夷花,配鹅不食草或薄荷;浙贝、射干、黄芩、僵蚕、炙紫菀、炙款冬花清热利咽,宣肺化痰止咳。黄老对咽红难消、咽梗者常用鹅不食草。《本草纲目》云:鹅不食草,上达头脑,而治顶痛目病,通鼻气而落息肉;内达肺经而治齁蛤、痰疟,散疮肿;其除翳之功,尤显神妙。黄老取其上通肺窍,与苍耳子、辛夷花配伍治鼻塞涕多,又取其内达肺经宣肺化痰止咳。针对易于夹滞的特点,加苍术、法半夏、陈皮,既助运消滞,又健脾燥湿化痰。之后本医案患儿经调理肺脾,抓紧缓解期的治疗后,感冒逐渐减少,体质增强。

(整理:吴敏,谢莹,杨见辉,陈竹 审阅:彭玉)

42.辨治肺脾气虚,反复呼吸道感染发作期,寒热夹痰之咳嗽

咳嗽喘促,寒热夹痰;肺脾气虚,反复呼吸道感染发作期。初期治以疏风解表,宣肺止咳;后期治以清热宣肺,健脾助运。

患者:黄××,女,3岁8个月 　　　医案编号:078Q117

中医诊断:反复呼吸道感染发作期(肺脾气虚,寒热夹痰)

西医诊断:急性支气管炎

治法:疏风解表,宣肺止咳 　　　　　方药:自拟方

主诉:咳嗽5日,伴流涕,微喘

初诊(2009年1月16日):5日前因受凉后出现咳嗽,鼻塞,流清涕,夜间微喘,痰色白难咯,喉中痰鸣,时有鼻衄,量少色红。病后无发热恶寒,无胸闷、呼吸困难。病后饮食、睡眠可,二便正常,无发热、盗汗。近1年容易反复感冒,每个月有1~2次,时有咳喘发作,曾患肺炎1次、支气管炎2次,均口服西药抗生素或予静脉滴注治愈。体查:体温36.9 ℃,呼吸23次/min。望之精神好,面色白,咽红,扁桃体Ⅱ度红肿,舌质淡苔白,心(-),双肺呼吸音粗,可闻及痰鸣音,指纹紫。

刻下症:咳嗽微喘,喉中痰鸣,鼻塞,流清涕,鼻衄,易感冒,咽红,扁桃体红肿,舌质淡苔白,肺部闻及痰鸣音,指纹紫。患儿平素易患感冒或肺炎,体质虚弱,卫外不固。今复感风寒之邪,肺气被束不得宣发,逆而为咳。鼻为肺窍,肺气失宣,故鼻塞、流清涕。小儿为纯阳之体,邪气极易化热,寒邪入里化热,灼津为痰,故喉中痰鸣。邪热壅于肺,肺热上蒸,循行肺窍,迫血妄行,故鼻衄。本病为反复呼吸道感染发作期,咳嗽,证属肺脾不足,外寒未解,入里化热,为本虚标实之证,宜以治标为主,治以疏风解表,宣肺止咳。自拟方:防风6 g,荆芥6 g,薄荷6 g^(后下),黄芩10 g,牛蒡子6 g,浙贝10 g,苍耳子6 g,辛夷花6 g^(包煎),白茅根10 g,藕节10 g,杏仁4 g,炙枇杷叶10 g,僵蚕6 g,射干6 g,甘草6 g。3剂,水煎服,每次50 mL,每日4次,1.5日1剂。3剂后咳嗽治愈。嘱其多饮水,注意保暖。

二诊(2009年1月19日):咳减,仍有痰鸣,流清涕,打喷嚏。体查:望之精神可,咽红,

肺系病证

扁桃体无肿大,心、肺(－),舌质淡苔白厚。经疏风解表宣肺后咳嗽减轻,药证相符,肺气得宣,故咳嗽减轻;痰湿未尽,故仍痰鸣、流涕。本病肺脾气虚,外邪伤脾,脾运化无力,水湿内停,故舌苔白厚,为感冒夹积之征象,治以清热宣肺,健脾助运。自拟方:防风6 g,荆芥6 g,苍耳子6 g,浙贝10 g,法半夏6 g,茯苓10 g,僵蚕6 g,杏仁4 g,辛夷花6 g^(包煎),黄芩10 g,牛蒡子4 g,桔梗4 g,甘草6 g。3 剂,水煎服。煎服法同初诊。嘱:①多饮水;②注意保暖;③3 剂后咳嗽自愈,应继续调养。

按:本医案发生在呼吸道感染发作期,因每个月感染1～2次,复感率高,符合反复呼吸道感染诊断标准,其病程长,患儿本质为肺脾气虚。本次发病为外感风寒入里化热所致,治疗分两步走:一是现阶段以治标(咳嗽)为主,治以疏风解表,宣肺止咳,药性上要选择偏于辛凉之品;二是待咳嗽痊愈后,以治本为主,以调理肺脾,益气固表养阴为主。初诊方中用防风、荆芥、薄荷、黄芩、牛蒡子、浙贝疏风清热,苍耳子、辛夷花宣通鼻窍,白茅根清热凉血止血。

（整理:吴敏,谢莹,杨见辉　　审阅:彭玉）

43. 辨治小儿气阴不足汗证,咳嗽,外寒里热夹痰之证

气阴不足之汗证,复感外邪,外寒里热夹痰之咳嗽。初期疏风清热,宣肺化痰止咳;中期清热化痰止咳;后期养阴敛汗,补益肝肾。

患者:骆××,女,5 岁	医案编号:078Q124
中医诊断:①咳嗽(外寒里热夹痰);②汗证(阴虚)	西医诊断:上呼吸道感染
治法:疏风清热,化痰止咳	方药:止嗽散加减
主诉:多汗半年,咳嗽5 日	

初诊(2010 年5 月11 日):患儿近半年夜晚汗出多,盗汗甚,每晚汗湿衣被,需勤换衣被,汗出身冷。曾多次就诊,服用中成药(具体不详)效果不显,汗出动则甚,因多汗易感冒。5 日前受凉后,晨起咳嗽逐渐加重,转为阵咳,有痰难咯,痰少色黄而黏,自诉咳则咽痛,时流清涕,饮食减少。病后精神尚可,无呕吐,无低热,二便可。平素易感冒,常服用西药,身高、体重增长均较同龄儿童生长缓慢。否认结核病、传染病病史。体查:望之精神尚可,面色白,咽红,扁桃体Ⅰ度肿大,舌尖质红苔薄黄,心、肺(－),脉细数。

刻下症:咳嗽阵作,痰少黄稠难咯,咽痛,流清涕,食少,多汗,盗汗甚,汗湿衣被。咽红,扁桃体Ⅰ度肿大,舌尖质红苔薄黄,脉细数。患儿多汗半年,汗血同源,必耗伤阴血,汗多阴伤内热则盗汗明显。因多汗,腠理疏松,卫外不固,营阴不内守,故易感冒。患儿有肺气不足,气阴不足之本虚,易复感外邪,风寒束肺,肺气失宣,上逆发为咳嗽、流清涕。外寒入里化热,炼液为痰,上熏咽喉,故见痰少黄稠、咽痛、舌尖质红、咽红、扁桃体肿大。本病以气阴不

足之汗证为本虚,复感外邪,寒热夹杂之咳嗽为标实,为本虚标实之证。急则治标,现以治咳为主,待邪祛后养阴敛汗,治以疏风清热,化痰止咳。方拟止嗽散加减:炙紫菀10 g,炙枇杷叶10 g,黄芩10 g,射干4 g,僵蚕6 g,胖大海6 g,青果6 g,杏仁4 g,防风6 g,薄荷4 g^(后下),板蓝根10 g,茯苓10 g,炒山楂6 g,川贝粉4 g^(吞服),甘草6 g。3剂,水煎服,1.5日1剂。嘱清淡饮食,忌冷饮。

二诊(2010年5月18日):咳嗽、咽痛减轻,咯黄痰,仍有多汗。体查:望之精神尚可,咽红,舌尖质红苔白,心、肺(-),脉细数。外邪得解,肺气宣则咳嗽、咽痛减轻,扁桃体肿大缩小。饮食好转,但仍痰黄、咽红、舌尖质红,为痰热内蕴,此期阴虚夹痰热蕴肺,治宜清热化痰,宣肺止咳,守初诊方加减,去疏风解表之防风、薄荷,去清咽之胖大海、青果、炒山楂等,加炙款冬花润肺止咳、胆南星清热化痰、北沙参养阴清肺。处方:炙紫菀10 g,炙枇杷叶10 g,黄芩10 g,射干6 g,僵蚕6 g,杏仁6 g,胆南星4 g,炙款冬花10 g,板蓝根10 g,桔梗6 g,北沙参10 g,川贝粉4 g^(吞服),甘草6 g。3剂,煎服法及医嘱同初诊。

三诊(2010年6月22日):咳愈食好。现盗汗明显,二便正常。体查:望之精神尚可,唇红,舌质红苔少,脉细数。用药后外邪去,肺气宣,脾运复,故咳愈食好。但素体气阴不足证显,盗汗明显。此期外邪尽,病为汗证,证属气阴不足,阴虚内热迫液外出,宜养阴敛汗,补益肝肾。自拟方加减:山药12 g,煅龙骨15 g^(先煎),煅牡蛎15 g^(先煎),倒提壶6 g,浮小麦6 g,麻黄根6 g,知母6 g,白芍6 g,炒白术10 g,生地6 g,熟地6 g,石斛10 g,百合10 g,女贞子10 g,乌梅4 g,地骨皮6 g,甘草6 g。4剂,煎服法同初诊。嘱避风寒,多饮水。

按:本医案患儿为气阴不足,阴虚内热之证。因感受外邪热化,与痰交结于肺系咽喉,为本虚标实之证。本虚为汗证,标实为咳嗽。证属寒热夹痰犯肺,上熏咽喉,肺气不宣,发为咳嗽、咽痛。治疗分为3个阶段:①早期,初诊以宣肺止咳治标为主,治以疏风清热,宣肺化痰止咳,自拟止嗽散加减主之,用防风、薄荷疏散风邪,射干、僵蚕、胖大海、青果、板蓝根清利咽喉;②中期,二诊痰热重,咳减痰黄,且阴虚盗汗之症状显现,宜标本兼治,以清热化痰止咳,佐以养阴,用黄芩、胆南星、杏仁、川贝粉清热宣肺化痰;③后期,三诊外邪尽,以治本为主,宜养阴清热,重用山药,配石斛、熟地、百合、女贞子益气养阴;配煅龙骨、煅牡蛎、倒提壶、浮小麦、麻黄根敛汗止汗,配乌梅、白芍酸甘化阴以柔肝,息风敛汗。三诊而愈。黄老对小儿盗汗者,强调临床尚须注意排除结核病。

(整理:吴筱枫,张嫱,杨见辉,彭玉   审阅:彭玉)

44. 辨治感冒,外寒里热之证

老年阳气不足感冒,外感风寒,内有肺胃积热。 治宜疏风解表,清热利咽。

患者:李××,女,66 岁	医案编号:078Q138
中医诊断:感冒(外寒里热)	西医诊断:上呼吸道感染
治法:疏风解表,清热利咽	方药:自拟方
主诉:鼻塞、打喷嚏 4 日,加重伴咳嗽、咽痛 1 日	

初诊(2009 年 4 月 13 日):4 日前受寒,出现鼻塞,打喷嚏,身热(未测体温),自服感冒药,效果不明显。1 日前上症加重,伴咳嗽,咯白色泡沫痰,咽痛,口苦,喜饮凉水,口臭,尿黄,大便干,每日 1 次。病后饮食一般,精神差,疲乏,无腹痛。患者平素体质较弱,易感冒怕冷。**体查:**体温 37 ℃。望之精神差,面色白,咽红(＋＋),舌质红苔黄,心(－),双肺呼吸音粗,未闻及啰音,脉细弦。

刻下症:鼻塞,打喷嚏,咳嗽,痰白如泡沫状,身热咽痛,喜饮凉水,口苦口臭,尿黄便干。精神差,面色白,咽红(＋＋),舌质红苔黄,脉细弦。患者年过六旬,平素体弱易感风寒,风寒束表,上侵肺窍,正邪交争,故病初打喷嚏、鼻塞、身热;外寒不解入里化热,循经上攻咽喉,故咽痛,咽红(＋＋);肺气失宣,上逆作声则咳;肺失宣肃,水液输布失常,聚而为痰,故咯痰色白。肺胃痰热蕴结,则口苦口臭,喜饮凉水,尿黄便干,舌质红苔黄。本病为感冒,证属寒热夹杂,外寒未解,内热已盛,治宜表里双解,疏风解表,清热利咽。自拟方加减:牛蒡子 12 g,杏仁 10 g,射干 12 g,僵蚕 15 g,板蓝根 20 g,草珊瑚 20 g,浙贝 20 g,胖大海 10 g,青果 10 g,黄芩 20 g,炙紫菀 20 g,炙款冬花 20 g,桔梗 10 g,荆芥 10 g,薄荷 10 g$^{(后下)}$,甘草 10 g。3 剂,水煎服,每次 50 mL,每日 4 次,每日 1 剂。嘱:①清淡饮食,少食辛辣、冰冷食品;②忌酒;③多饮温开水;④注意休息。

二诊(2009 年 4 月 17 日):用药后咳嗽、咽痛减轻,身热退,但咽梗,似咽中有物难于咯出,咯出痰白,鼻塞,大便偏干。体查:望之精神可,面色正常,咽红,舌质红苔白厚稍黄,心(－),肺部听诊呼吸音稍粗,脉弦滑。肺内痰热渐清,咳嗽、咽痛减轻,但咽梗,痰白,鼻塞,大便偏干,舌质红苔白厚稍黄,为痰热蕴阻肺窍所致。守初诊方加减,去炙款冬花、桔梗、荆芥、草珊瑚、胖大海疏风止咳之品,加防风疏解内外之风,罗汉果、炙枇杷叶敛肺止咳,白花蛇舌草清咽解毒,北沙参养阴利咽。处方:牛蒡子 12 g,杏仁 10 g,射干 12 g,僵蚕 15 g,板蓝根 20 g,浙贝 20 g,青果 10 g,黄芩 20 g,炙紫菀 20 g,薄荷 10 g$^{(后下)}$,防风 15 g,罗汉果 15 g,白花蛇舌草 20 g,北沙参 20 g,炙枇杷叶 15 g,甘草 10 g。3 剂,煎服法及医嘱同初诊。

三诊(2009 年 4 月 27 日):咽痛减轻,仅夜间咳,咽痒。体查:咽红,舌质红苔黄,脉弦滑稍数。肺胃痰热渐化,肺气宣降,故咽痛减轻;夜咳咽痒为病后气阴已伤,阴液不足,难以上承涵养所致,继用二诊方加减以清热利咽养阴。处方:杏仁10 g,海蛤壳20 g,射干12 g,僵蚕15 g,青果10 g,浙贝20 g,黄芩20 g,蝉衣10 g,炙紫菀20 g,胖大海10 g,罗汉果15 g,白果15 g,麦冬20 g,竹叶6 g,炙枇杷叶20 g,甘草10 g。3剂,煎服法及医嘱同初诊。

按:本医案以打喷嚏、鼻塞、咳嗽为主诉,病属"感冒"范畴,为寒热夹杂之证。本医案患者为典型感冒病人,外寒入里化热(寒包火),临床不少见。老年人阳气渐衰,内有痰热蕴结肺胃,治疗有一定难度,寒热药性、剂量的改变,均随症候的改变而加减应用。黄老治疗感冒寒热夹杂有特色,治则表里双解,用药寒热并举——即辛凉、辛温并用,用药上稍偏辛凉清热,如薄荷、荆芥、防风辛温解表之品,透邪外出。本医案治疗分两个阶段:初期阶段以邪实为主,采用表里双解,疏风解表,清热利咽的治法。主要特点有:①辛凉、辛温并用,即寒热并举。因患者病程4日,外邪已开始入里热化,故总体药性偏于辛凉。如射干、板蓝根、牛蒡子、薄荷等辛凉解表之品,配杏仁、荆芥、炙紫菀、炙款冬花等辛温解表之品。药物的剂量及其性味总体上偏于辛凉。②配黄芩、白花蛇舌草,以表里双解。③配青果、胖大海、草珊瑚、板蓝根、桔梗,以清热利咽。后期以正虚为主。黄老主张这个阶段气阴两伤,津液不足,宜以清热、利咽、养阴为主,配竹叶、北沙参、麦冬等。此外,对于咽梗,黄老擅长使用对药,如治疗咽喉梗塞的僵蚕、青果、胖大海,治疗扁桃体肥大、清热化痰散结的浙贝、海蛤壳。

(整理:杨红梅,张嫱,杨见辉　　审阅:彭玉)

45. 辨治鼻渊,风热夹痰,内蕴肺窍之证

风热夹痰,内蕴肺窍之鼻渊。 治宜清热化痰,宣肺通窍。

患者:丁××,男,13岁	医案编号:078Q140
中医诊断:鼻渊(风热夹痰,内蕴肺窍)	西医诊断:慢性鼻窦炎
治法:清热化痰,宣肺通窍	方药:自拟方
主诉:鼻塞、涕浊黄稠2年,加重半个月	

初诊(2009年7月17日):2年前感冒痊愈后,鼻塞未彻底治愈,反复出现,伴流涕,时清稀时黄稠。涕多时返流入咽部,出现痰多色黄易咯。鼻塞、涕黄稠时好时坏,反反复复。鼻塞因感冒有加重,间断自服药物(具体不详),鼻塞涕黄时有好转。嗅觉正常。未系统诊治。半个月前因感冒咳嗽,鼻塞加重,涕黄稠,量少,感冒治愈后仍鼻塞,伴头痛,睡眠中有鼻鼾音,故求助中医。病后饮食好,精神好,二便调,不咳,无发热。平素易于感冒。体查:望之精神好,面色正常,双外鼻道可见黄色分泌物与结痂,咽稍红,扁桃体无肿大,舌质红苔白,心、肺(-),脉细。

刻下症：鼻塞，涕浊黄稠，涕少痰黄，头痛，眠中有鼻鼾音，双外鼻道有脓性黄色黏液，有结痂，咽红，舌质红苔白，脉细。鼻为肺之外窍，鼻塞首先责之于肺气不利。患儿鼻塞、涕浊黄稠、痰黄，病程长达2年，为痰热内伏肺窍之症候。期间因感冒肺窍失宣而加重。本次因外感鼻塞加重，伴有头痛、夜眠打鼾，前来就诊，此为外感风热邪毒，与体内痰热胶结，邪热循经上蒸，犯及鼻窍，灼伤鼻窦肌膜，肌膜败坏，致鼻塞涕浊加重。因肺窍不利，气道流通不畅，气机阻滞，故有头痛、眠中鼾音。《素问·气厥论》中载有"鼻渊者，浊涕下不止也"，故本病符合"鼻渊"诊断，证属风热夹痰，内蕴肺窍，为实证，治宜清热化痰，宣肺通窍。自拟方加减：细辛3 g，苍耳子6 g，辛夷花6 g^(包煎)，黄芩10 g，薄荷10 g^(后下)，生地15 g，防风15 g，黄芪20 g，鹅不食草10 g，白芷6 g，藿香6 g，苏叶6 g，石菖蒲6 g，荆芥10 g，蝉衣6 g，川芎10 g，甘草10 g。3剂，水煎服，每次50 mL，每日4次，每日1剂。嘱：①注意清洁鼻腔，去除积留的鼻涕，保持鼻道通畅；②饮食清淡。其他治疗：金霉素软膏外用，涂擦鼻腔，每日3次。

二诊（2009年7月23日）：用药后鼻塞、流黄涕减轻，余无不适。体查：望之精神好，外鼻道无分泌物，咽红，舌质红苔黄，脉细数。经寒温并用，宣肺通窍，鼻塞、涕浊黄稠减轻，痰少，药证相符，病情转归较好。但咽红加重，舌苔黄，调整初诊方，去苏叶、荆芥、藿香偏温之品，以防过于温燥伤阴；加青果、胖大海、射干、僵蚕清咽消肿。处方：细辛3 g，苍耳子6 g，辛夷花6 g^(包煎)，黄芩10 g，薄荷10 g^(后下)，防风10 g，鹅不食草6 g，白芷6 g，蝉衣6 g，石菖蒲10 g，青果10 g，胖大海10 g，射干10 g，僵蚕10 g，甘草10 g。3剂，煎服法及医嘱同初诊。经二诊治疗，鼻塞、涕黄基本消失，因患儿上课，未继续坚持调理。

按：鼻渊是以鼻流浊涕，量多不止，鼻塞、嗅觉减退、头痛为主要特征的鼻病，是五官科常见多发病。临床上常见，多发于儿童，以青少年多见，西医学称之为"鼻窦炎"，有急性、慢性（慢性化脓性鼻窦炎）两种类型，后者更为常见。鼻窦炎是鼻窦黏膜的非特异性炎症，往往病程迁延，反复不愈。西医常采用西替利嗪、鼻喷激素或白三烯受体拮抗剂进行治疗，远期疗效欠佳。中医称之为"鼻渊"，与西医"慢性鼻窦炎"相似，病程较长，需注意辨别虚实之不同，本医案经四诊合参辨为寒热夹杂，痰热内伏，为实证，病位在肺。黄老治疗本病以宣肺通窍为原则，方中以细辛为君药。《本草正义》云："细辛，芳香最烈，故善开结气，宣泄郁滞，而能上达巅顶，通利耳目，旁达百骸，无微不至，内之宣络脉而疏通百节，外之行孔窍而直透肌肤。"细辛性芳香，黄老常用其与白芷相配以祛风散寒，开窍止痛，善治风冷头痛、鼻渊等，但需注意剂量上"亦不可过五分，以其气味俱厚而性过烈耳"，一般常用剂量在1~3 g。以苍耳子、辛夷花、鹅不食草为臣药，善通鼻窍，治疗鼻渊效果好。《本草纲目》载：鹅不食草，上达头脑，而治顶痛目病，通鼻气而落息肉。《名医别录》说：辛夷花"温中，解肌，利九窍，通鼻塞，涕出"。《滇南本草》中记载辛夷花能"治脑漏鼻渊，祛风"。方中黄芩、生地清热化痰；薄荷、石菖蒲、苏叶、藿香辛温解表，防寒凉太过；荆芥、防风、蝉衣、黄芪疏散风邪，益气固表；鹅不食草宣通鼻窍；川芎引药上行。黄老用药一是选用芳香、温性的宣肺通窍之品，二是根据伴随症状佐以疏风、清热、利咽之药。之后继续宣肺通窍、扶正与祛邪并进，治疗而愈。黄老临证治疗小儿反复鼻塞涕浊不止，或有过敏性鼻炎患儿，常用苍耳子、辛夷花、鹅不食草治疗。

如兼有头痛,常使用对药细辛配白芷,以芳香行气,通窍止痛。

(整理:邢凤玲,吴敏,张嫱,杨见辉,彭玉　　审阅:彭玉)

46. 辨治哮喘,肺脾气虚,痰阻肺郁之证

肺脾气虚,痰阻肺郁之哮喘。治宜宣肺平喘,清热化痰。

患者:陈××,女,12 岁	医案编号:078Q148
中医诊断:哮喘发作期(肺脾气虚,痰阻肺郁)	西医诊断:哮喘(发作期)
治法:宣肺平喘,清热化痰	方药:麻杏石甘汤加减
主诉:咳喘、痰多4 日	

初诊(2009 年 8 月 10 日):患儿自幼易发咳喘,5 岁时曾在外院诊为哮喘,服中西药等治疗。每次咳喘发作需在门诊行静脉滴注治疗(具体不详)。天冷及受凉后易发,平均 2~3 个月复发 1 次,随年龄增长,发作次数有所减少。4 日前食冷饮后咳喘再次发作,痰白带泡,量多,有咽部不适,多汗、鼻塞、流清涕,已服西药 3 日效果不明显,求助中医。病后无发热、发绀,饮食可,二便正常。有哮喘病史 7 年,自幼体弱,易于感冒、咳嗽。体查:体温 36.9 ℃,心率 90 次/min,呼吸 22 次/min。望之精神尚可,面色白,呼吸平,无发绀,无三凹征,咽红,扁桃体Ⅱ度肿大,舌质红苔黄花剥,喉中痰鸣,心(-),双肺呼吸音粗,有大量喘鸣音、粗湿啰音,脉细弦。血常规检查:白细胞计数 8.8×10^9/L,中性粒细胞比率 65%,淋巴细胞比率38%,单核细胞比率7%。

刻下症:咳喘,痰多色白带泡,咽部不适,多汗,鼻塞,流清涕。自幼易发咳喘、感冒,病程长,反复难愈,存在肺气虚、肺内伏痰的病理基础。痰源于脾,贮于肺,而伏痰是本病易反复发作的主要因素。本次因受寒引动肺内伏痰,痰阻气道,肺气郁闭失宣降则咳喘;痰随气流上下滑动,故痰多色白带泡,肺内闻及痰鸣音、喘鸣音;鼻塞、流清涕为寒邪在表未解之症。咽部不适、咽红、舌质红苔黄为寒邪入里化热之征象,舌苔花剥提示有阴液不足之征象。本病为哮喘(发作期),证属肺脾气虚,痰阻肺郁。小儿为纯阳之体,本次哮喘复发虽有外感风寒之症候,但咽红、舌质红苔黄提示入里化热,为寒热、虚实夹杂。治疗寒温并用,以治标为主,宣肺化痰,平喘止咳。药物上黄老选择清热化痰之品重于温肺化痰之品。方拟麻杏石甘汤加减:麻黄10 g,石膏40 g^(先煎),杏仁10 g,浙贝15 g,法半夏10 g,细辛 3 g,黄芩15 g,桑白皮 15 g,防风10 g,薄荷10 g^(后下),僵蚕10 g,牛蒡子10 g,炙紫菀15 g,炙款冬花15 g,苍耳子10 g,甘草10 g。3 剂,水煎服,每次 50 mL,每日 4 次,每日 1 剂。嘱休息,清淡饮食,忌冷饮。其他治疗:夜晚喘重时服氨茶碱1/4 片,或临时用止喘喷雾剂。

二诊(2009 年 8 月 13 日):用药后白天咳喘减轻,夜咳阵作加剧,痰黄或白,带泡沫,无

鼻塞、流清涕,食好,二便可。体查:望之精神可,咽红,扁桃体Ⅱ度红肿,心(－),双肺呼吸音粗,未闻及痰鸣音,舌质嫩红苔花剥,脉弦滑数。外邪已解,咳喘减轻,由全天转为夜晚咳剧,痰黄或白,咽红,扁桃体Ⅱ度肿大,脉弦滑数,为肺内痰湿化热,痰热蕴肺所致。药已对证,守初诊方去辛温之法半夏、苍耳子、薄荷,加胆南星清肺化痰,青果、胖大海等清热利咽。处方:麻黄 10 g,石膏 40 g^(先煎),杏仁 10 g,浙贝 15 g,细辛 4 g,黄芩 20 g,桑白皮 15 g,防风 10 g,胆南星 10 g,茯苓 15 g,射干 10 g,罗汉果 10 g,青果 10 g,胖大海 10 g,荆芥 10 g,板蓝根 10 g,甘草 10 g。3 剂,煎服法及医嘱同初诊。3 剂药后哮喘缓解,转入缓解期调理。

按:本医案患儿有哮喘病史,以咳喘为主诉,肺部闻及喘鸣音、粗湿啰音,符合"哮喘发作期"诊断。中医认为哮喘发病是因内有壅塞之气,膈有胶固之痰,外有非时之感,闭拒气道,搏击有声,发为哮喘。《诸病源候论》云"肺主于气,邪乘于肺则肺胀,胀则肺管不利,不利则气道涩,故气上喘逆,鸣息不通",指出外邪犯肺,气道阻塞,肺闭咳喘的病机。《丹溪心法》对哮喘提出了"未发宜扶正气为主,已发用攻邪为主"的治疗原则。黄老认为本病咳喘反复发作的关键在于肺、脾、肾功能不足,痰内伏于肺络,成为哮喘易发的"夙根",因此无论是发作期还是缓解期,宣肺化痰是主要治则。本医案患儿哮喘病程长,肺脾气虚,因复感寒邪发病,痰热蕴肺,此为发作期,为虚实、寒热夹杂之证。根据急则治标,小儿为纯阳之体,黄老初诊在哮喘初发,有寒热夹杂之表证时即用麻杏石甘汤加减治疗,但用药必须把握清热与温肺孰轻孰重。黄老用药上取麻黄辛甘温,宣肺解表而平喘;石膏辛甘大寒,清泄肺胃之热以生津,两药为君,石膏量大于麻黄 3 倍,可兼制麻黄过于辛散。杏仁苦降肺气,止咳平喘,既助石膏沉降下行,又助麻黄泻肺热。配细辛、防风、薄荷疏风散寒,黄芩、桑白皮、浙贝清热泄肺,化痰止咳。用药后咳喘减轻,但肺内痰热渐甚,故二诊加苦凉之胆南星,甘凉之罗汉果入肺经,清肺热,化痰热;青果、胖大海、板蓝根清热解毒利咽。二诊后患儿咳喘平,喉中仍有少许痰难以咯出,转为迁延期,嘱继续服用健脾助运化湿中药,以巩固疗效。

(整理:邢凤玲,张嫱,庞平,杨见辉　　审核:彭玉)

47. 辨治小儿咳嗽,风热夹痰之证

感受寒邪,入里化热,咳嗽之风热夹痰证。治以疏风清热解表,宣肺化痰止咳。

患者:付××,男,6 岁	医案编号:078Q151
中医诊断:咳嗽(风热夹痰)	西医诊断:急性上呼吸道感染
治法:疏风清热解表,宣肺化痰止咳	方药:止嗽散加减
主诉:咳嗽 1 周,痰多 3 日	

初诊(2009 年 3 月 19 日):1 周前患儿起居不慎,感受风寒后出现咳嗽,鼻塞,流浊涕,无

发热,无吐泻。自服小儿咽扁颗粒、阿莫西林颗粒等药后,咳嗽、鼻塞治疗效果欠佳。近3日咳嗽痰多,喉中痰鸣,咯黄稠痰,流涕止,自觉咽痒鼻塞,食少,便干尿黄,病来无发热、恶寒,无吐泻、盗汗,睡眠可。体查:望之精神好,咽红,扁桃体Ⅱ度肿大,舌质红苔白滑,心、肺(-),脉浮。

刻下症:咳嗽,鼻塞,喉中痰鸣,咯黄稠痰,咽痒,食少,便干尿黄,咽红,扁桃体肿大。患儿感邪正值春分前2日,受寒后,肺气失宣则咳嗽;寒邪热化,炼液为痰,风热夹痰,阻滞咽喉则喉中痰鸣,咯黄稠痰,咽痒咽红,扁桃体Ⅱ度肿大。便干尿黄,舌质红,为风热之征象。食少,舌苔白滑,乃子病及母,病损及脾,运化失司所致。本病为咳嗽,证属风热夹痰,肺气失宣,病性属实,病位在肺脾,治当疏风清热解表,宣肺化痰止咳。方拟止嗽散加减:防风6 g,荆芥6 g,草珊瑚6 g,板蓝根10 g,茯苓10 g,杏仁6 g,前胡6 g,法半夏6 g,浙贝10 g,炙紫菀10 g,炙款冬花10 g,僵蚕6 g,胖大海6 g,甘草6 g。3剂,水煎服,每次50 mL,每日3次,每日1剂。嘱避风寒,忌生冷,随天气变化增减衣物,进食清淡、易消化食物。

二诊(2009年3月23日):用药后咳嗽、咯痰愈,仍鼻塞。体查:咽红,扁桃体Ⅱ度肿大,舌质红苔白滑。初诊后痰热得除,肺气渐复,脾气渐运,但外邪未尽,前方去辛温解表之品,治以疏风清热解表,宣通鼻窍。自拟方:防风6 g,银花10 g,草珊瑚10 g,板蓝根10 g,连翘10 g,牛蒡子6 g,苍耳子6 g,辛夷花6 g^(包煎),浙贝10 g,桔梗6 g,海蛤壳10 g,甘草6 g。煎服法及医嘱同初诊。随访,用二诊方3剂后痊愈。

按:小儿为纯阳之体,寒邪袭肺易热化,故小儿感冒、咳嗽以热证为多。本证以咳嗽、鼻塞、流浊涕、咯黄痰、咽痒、便干尿黄、舌质红等风热症状为主要特征,亦有苔白滑等寒湿兼夹症状。黄老以疏风清热解表,宣肺化痰止咳为法,治疗风热夹痰之外感咳嗽。初诊因寒热无偏颇,故黄老用自拟方止嗽散加减以宣肺解表止咳,投药3剂;二诊咳愈痰消,仅有鼻塞,故以苍耳子、辛夷花辛温解表,宣通鼻窍,银花、连翘、牛蒡子辛凉清解余邪,浙贝清热化痰;桔梗引药上行。继予3剂,用药后诸症除。《医学源流论》曰"小儿纯阳之体,最宜清凉",小儿生长发育旺盛,其阳气当发,生机蓬勃,与体内属阴的物质相比,处于相对优势。黄老治疗本证辛温、辛凉并用,或偏辛凉,既可防止寒凉损伤脾胃,亦可避免辛温助热化火。

(整理:彭玉,詹伟,庞平,杨见辉　　审阅:陈竹)

48.辨治肺脾两虚,反复呼吸道感染发作期,风热夹痰之咳嗽

早产儿禀赋不足,肺脾两虚,反复呼吸道感染发作期,咳嗽,风热夹痰之证。治疗分3期,发作期疏风清热,宣肺化痰;迁延期祛邪扶正;缓解期扶正益气固本。

患者:陈××,男,2岁8个月　　　　　医案编号:078Q153

中医诊断:反复呼吸道感染发作期(肺脾两虚,风热夹痰)

西医诊断:上呼吸道感染

治法:疏风清热,宣肺化痰　　　　　方药:止嗽散加减

主诉:易感冒1年,加重伴持续咳嗽1个月

初诊(2010年4月13日):患儿近1年易感冒、咳喘、发热,已发生咳喘3次,均住院用西药治疗。之后每个月易感冒1~2次,每次需治疗1~2周好转。病程较长,常旧疾未愈,又复感新邪,经常因病往返医院治疗,不能到幼儿园上学,严重影响患儿生活。近1个月反复因感冒后咳嗽未治愈,早晚明显,单声咳,有痰不易咯出,多汗,一直用西药效果不佳,故求助中医。病后精神尚可,饮食不好,二便调,面色白,无发热。患儿1岁至2岁半患毛细支气管炎1次、喘息性支气管炎2次,平素易感冒、咳喘、发热。否认肺结核及其他传染病病史。体查:望之精神尚可,面色苍白,眼眶下青紫,山根青筋显露呈紫色,头发黄少,咽红,扁桃体Ⅱ度红肿,舌质淡红苔白,心(-),双肺呼吸音清楚,闻及少许痰鸣音,指纹紫滞。

刻下症:咳嗽,单声咳,早晚甚,有痰不易咯出,多汗,饮食少,易感冒,常发咳喘。面色苍白,肉轮与山根青紫,头发黄少,咽红,扁桃体红肿,双肺闻及少许痰鸣音,指纹紫滞。患儿系早产儿,先天不足,易感冒、咳喘,病程长,又耗伤正气,故肺脾两虚,卫外不固,腠理疏松,多汗易受邪侵。病久则子病及母,肺病及脾,脾失健运,水湿内停,内伏于肺,成为患儿反复咳嗽、喘息的宿根及反复呼吸道感染的主要因素之一。患儿正气不足,无力抗邪外出,痰湿内蕴,故咳嗽1个月未愈,痰不易咯出,伴食少多汗,面色苍白,山根与肉轮青紫等为肺脾两虚之征象。此次因外感风邪,引动宿痰,导致肺气失宣,发为咳嗽;新痰内生,邪郁化热则咳声重浊,咽红、扁桃体肿大、肺部痰鸣音、指纹紫滞等为痰热阻肺之征象。本病为咳嗽、反复呼吸道感染发作期,证属肺脾两虚,风热夹痰。黄老先治咳嗽,疏风清热,宣肺化痰,待邪祛后调养肺脾,扶助正气,益气固表。方拟止嗽散加减:杏仁6g,前胡6g,炙紫菀6g,川贝粉3g$^{(吞服)}$,炙款冬花6g,桔梗6g,防风6g,板蓝根8g,牛蒡子6g,玄参6g,胖大海6g,法半夏6g,甘草6g。3剂,水煎服,3日2剂。嘱天气骤然变化之时注意增减衣物。

二诊(2010年4月20日):服药后咳嗽缓解,喉有痰不易咯,咽梗,仍多汗。体查:咽红,扁桃体Ⅱ度肿大,舌质淡红苔薄白,肺部听诊,痰鸣音消失,指纹青滞。此为风热渐祛,但痰热未解,结于咽喉,进入反复呼吸道感染迁延期,宜标本同治,益气养阴,清解余邪,化痰散

结。方拟益气固表汤加减:黄芪 10 g,僵蚕 6 g,蝉衣 6 g,浙贝 10 g,海蛤壳 10 g,炒白术 10 g,党参10 g,茯苓 10 g,白芍 6 g,北沙参 10 g,麦冬 10 g,黄芩 10 g,薄荷 6 g^(后下),桔梗 6 g,甘草 6 g。4 剂,服法同初诊。

三诊(2010 年 4 月 27 日):服药后咳止,现夜间偶咳,打喷嚏。体查:望之精神可,面色转红润,咽红,扁桃体Ⅱ度肿大,舌质淡红苔微黄,心、肺(-),指纹紫。咳愈,进入反复呼吸道感染缓解期。此期患儿虽不咳无痰,但肺脾两虚,痰饮内伏,易成为下次咳喘发作诱因,治宜益气托邪,健脾助运,以绝痰源,佐以清利咽喉,宣通鼻窍,以防外邪。方拟益气上感汤加减:黄芪 12 g,僵蚕 6 g,杏仁 6 g,川贝粉 3 g^(吞服),党参 10 g,桑叶 6 g,桔梗 6 g,防风 6 g,射干 6 g,黄芩 10 g,薄荷 6 g^(后下),辛夷花 4 g^(包煎),苍耳子 6 g,甘草 6 g。4 剂,煎服法及医嘱同初诊。随访,用三诊方 4 剂后痊愈。嘱其继续调养,预防感冒。

按:本医案为典型反复呼吸道感染分发作期、迁延期、缓解期 3 期治疗。反复呼吸道感染发作期表现各异,有感冒发热、咳嗽、支气管炎、哮喘、肺炎等不同形式。本病发作期表现为咳嗽,正虚邪实。反复呼吸道感染多见于先天禀赋不足、后天调护失宜的患儿,是儿科临床常见病,发病率达 20% 左右,也是儿科重点防治的疾病。古籍无此病名,多记载为"体虚感冒"。

本医案患儿为早产儿,近 1 年易感冒,每个月上呼吸道感染 2~3 次,发生支气管炎等下呼吸道感染 3 次,符合反复呼吸道感染的诊断。其为先天不足,肺脾两虚,卫外不固,痰湿内蕴,"邪之所凑,其气必虚",故患儿反复感冒不已,常久疾未愈,又复感迁延不愈。本病为正虚(肺脾两虚)邪实(风、湿、痰),所幸此次哮喘尚未发作,故应速去外邪,止咳化痰,待邪去后再谋补益正气。黄老对于反复呼吸道感染的调治具有丰富的临床经验,该医案主要体现黄老以下学术思想:①将反复呼吸道感染分 3 期治疗:发作期,实邪(风、痰、湿)为主,以祛邪为主,但寒热偏性不甚,故初诊用止嗽散加减,疏风宣肺,止咳化痰,佐以利咽;迁延期,正虚(肺脾气虚)邪未尽,正气未复,宜扶正祛邪并举,故二诊用益气固表汤加减,益气养阴,健脾助运;缓解期,三诊正虚为主,扶正佐以祛邪。黄老 3 次诊断使用处方均为自拟经验方,体现了标本缓急的辨证特色。此外,咽喉红、扁桃体肿大难以消退,也是本病易于反复的潜在诱因,因为咽喉乃肺系的门户。黄老在辨治儿童疾病时非常重视诊察小儿咽喉、扁桃体的变化,以"咽喉部是否充血作为判断病性热寒的标准"。②注重对家长科学育儿知识的宣传教育与指导,指导家长如何在天气骤然冷热时给孩子增减衣物,出汗后如何护理,平时应注意的问题,以及疾病过程中如何科学地选用药物进行治疗,增强患儿诊疗依从性,避免病急乱投医的现象出现。

(整理:彭玉,詹伟,庞平,杨见辉   审阅:陈竹)

49. 辨治小儿哮喘, 肺脾虚弱, 痰瘀闭肺之证

先天禀赋不足, 先天性心脏病 (以下简称"先心病") 痰瘀内阻, 肺脾虚弱, 哮喘痰湿闭肺之证。 初期治以温肺化痰, 宣肺平喘; 后期佐以疏风清热, 扶正祛邪。

> 患者:刘××,女,9个月　　　　　　　医案编号:078Q155
> 中医诊断:①哮喘发作期(脾肺虚弱,痰湿闭肺);②佝偻病
> 西医诊断:①急性喘息性支气管炎;②佝偻病;③先天性房间隔缺损
> 治法:温肺化痰,宣肺平喘　　　　　　方药:三子养亲汤加减
> 主诉:反复咳喘半年,加重伴喉中痰鸣半个月,大便稀2日

初诊(2009年12月9日):患者近半年无明显原因发生咳嗽、气喘、发热,就诊于贵阳市儿童医院,确诊患有先天性房间隔缺损、毛细支气管炎,经住院治疗3周后咳喘治愈出院。不久因反复咳嗽、喘息,分别于外院诊断肺炎、毛细支气管炎、喘息性支气管炎等4次住院治疗,使用甲泼尼龙、头孢哌酮舒巴坦、利巴韦林等西药静脉滴注,沙丁胺醇雾化及氧疗。之后患儿咳嗽、痰多未彻底治愈。半个月前咳喘加重住院7日,用药同上,但咳喘、痰多、喉鸣症状缓解不明显。2日前出现大便黄稀,2~3次/日,带颗粒,少许黏液,咳喘加重,伴喉中痰鸣如拉锯,但无发热、呕吐、发绀、惊厥、脓血便,仍咳喘、大便稀。患者自行出院求助中医。病后患儿饮食、精神尚可,多汗,时有烦躁、哭吵。现仍吸入沙丁胺醇治疗。患儿母亲系G2P2,患儿系平产,出生体重2.6 kg,无窒息。生后系混合喂养,添加辅食较少。有佝偻病病史。已接种卡介苗、乙肝疫苗第1针,之后因体弱多病未按时接种。患儿生后3个月(即首次发生急性喘息性支气管炎时)即确诊为先天性房间隔缺损,建议1岁后修补,平时哭吵时无发绀。其姐3岁,否认先天性疾病病史。体查:体温36.8 ℃,心率126次/min,呼吸30次/min。望之精神尚可,反应好,面色苍白,唇周无发绀,呼吸稍急,三凹征(+),喉中痰鸣,微喘;双眼裂间距较宽,头发黄疏少,枕秃,前囟平坦,约1 cm;咽红明显(++),扁桃体无肿大,舌质淡红苔白中厚,心率126次/min,律齐,心尖区可闻及收缩期Ⅱ级吹风样杂音,双肺呼吸音粗,痰鸣音满布,有少许喘鸣音;腹平软,肝于肋下2 cm扪及,质软,脾未及;指纹紫滞达气关。超声心电图检查:①先心病,房间隔连续性中断约6.4 mm;②轻度三尖瓣返流。

刻下症:咳喘,喉中痰鸣如拉锯,气促,大便黄稀2~3次/日,带颗粒,少许黏液。多汗,烦躁哭吵,食可。面色苍白,咽红,呼吸稍急,三凹征(+),喉中痰鸣,微喘,舌质淡红苔白中厚,心尖区有收缩期Ⅱ级吹风样杂音,双肺满布粗湿啰音,少许喘鸣音。有先心病、佝偻病病史。患儿先天禀赋不足,先天缺陷,因先心病心气无力推动血液运行,心脉郁阻,瘀血内生,血为气之帅,血瘀则气滞,气滞加重血瘀,故出生后半年内反复5次发生重症肺部感染,均用西医抢救治疗。抗生素的大量使用,又可加重脾胃功能损伤,使痰湿内蕴脾肺更甚,以致每

次发作时喉中痰鸣难以根除,故心肺痰瘀内阻是本病复发的根本原因。本次发病时间长,咳喘,喉中痰鸣如拉锯,气促,双肺粗湿啰音满布,少许喘鸣音,为痰湿闭肺之证,以致气道阻塞,呼吸不利。大便黄稀、黏液带颗粒、舌苔白中厚、指纹滞为脾虚失运;头发黄疏少、枕秃、多汗、烦躁、哭吵为肝肾失养,肝肾阴虚,筋骨失养之征。本病中医诊断:①哮喘(发作期);②佝偻病;③先心病。证属肺脾虚弱,痰瘀内阻闭肺,为虚实夹杂之证。本病也符合现代医学对于急性喘息性支气管炎、佝偻病、先天性房间隔缺损的诊断。此期属哮喘发作期,脾肺虚弱,痰瘀闭肺,急则治标,治当以温肺化痰,宣肺平喘为主。方拟三子养亲汤加减:炙麻黄3 g,葶苈子3 g,莱菔子1 g,苏子1 g,黄芩6 g,枳实3 g,陈皮3 g,地龙6 g,茯苓6 g,法半夏3 g,太子参6 g,瓜蒌壳3 g,瓜蒌仁3 g,蝉衣3 g,桔梗6 g,桑白皮3 g,甘草3 g。2 剂,水煎服,每次10~20 mL,每日4~5 次,2 日1 剂。继用吸入西药沙丁胺醇,每次1 喷,每日3 次。嘱:①勿受风寒;②清淡饮食;③喂奶过程中防止乳汁误吸引起窒息;④注意观察体温、呼吸、脸色、精神状态、吃奶情况,不适随诊。

二诊(2009 年12 月12 日):咳喘好转,呼吸较前平稳,喉中痰鸣明显减少,拉锯声消失。每日清晨5 点开始大便稀,夹不消化食物,量少,每日约3 次,尿量不减,饮食好,精神好,无泻前哭吵。体查:望之精神可,面色白,无气促,呼吸25 次/min,三四征(-),呼吸平稳,咽(+),舌质淡红苔白;心率110 次/min,律齐,心脏杂音听诊同初诊,双肺闻及痰鸣音与干、湿啰音较前减少,指纹紫滞达风关。根据“以消为补”的原则,黄老用苏子降气行痰,使气降而痰不逆;莱菔子消食导滞,使气行则痰行;葶苈子泻肺除痰,止咳定喘;麻黄、瓜蒌壳、瓜蒌仁宣肺平喘;蝉衣、地龙疏风解痉,诸药合用温肺化痰,降逆平喘,咳喘、喉中痰鸣好转,呼吸较前平稳,药证相符。而清晨大便稀提示患儿脾阳虚损,水谷停聚;咽红,指纹紫滞为痰热之征象。仍守初诊方葶苈子、莱菔子、苏子等行水涤痰之品,加僵蚕、车前子清热利咽化痰,槟榔片消积除痰,配当归活血通络。治疗原则同初诊,但用槟榔片替代“三子”以防破气伤阴,佐以清热宣肺化痰之品,既兼制药性过于辛热,又防痰湿化热。方拟清气化痰汤加减:炙麻黄3 g,全瓜蒌6 g,黄芩6 g,桔梗6 g,枳实3 g,地龙6 g,槟榔片3 g,车前子3 g^(包煎),僵蚕6 g,当归3 g,法半夏3 g,炙紫菀6 g,甘草3 g。2 剂,煎服法及医嘱同初诊。沙丁胺醇减量,每次1 喷,每日2 次,继续吸入。

三诊(2009 年12 月15 日):咳喘、喉中痰鸣明显减轻,哭吵减少,大便渐成形,每日1~2 次,呈糊状,色黄。体查:望之精神可,面色淡白,山根青筋显露呈横形,咽红(+),舌质淡苔根黄厚,心率120 次/min,心脏杂音听诊同初诊,双肺部听诊有少许干啰音,指纹青紫。治疗显效,痰瘀渐化,但根苔黄厚、指纹青紫、咽红为痰热之征已显,此期证属痰热蕴肺,治宜清热化痰,宣肺止咳。自拟清气化痰汤加减,加胆南星、浙贝、桑白皮、白花蛇舌草等清热宣肺化痰。处方:桑白皮6 g,胆南星4 g,陈皮4 g,法半夏4 g,浙贝6 g,瓜蒌壳6 g,黄芩10 g,茯苓10 g,僵蚕6 g,防风6 g,枳壳4 g,白花蛇舌草10 g,杏仁4 g,甘草6 g。3 剂,煎服法及医嘱同初诊。西药因患者哮喘病情缓解,吸入沙丁胺醇减量为每次1 喷,每日1 次。

四诊(2009 年12 月22 日):咳嗽大有好转,不喘,呼吸平稳,喉中偶有痰鸣,流涕,食欲好,大便调。体查:望之精神可,面色苍白,山根青,咽红,舌质淡根苔厚,心率 110 次/min,心脏杂音听诊同初诊,双肺部闻及呼吸音粗,未闻及干、湿啰音,指纹淡红。此期患儿病情趋于平稳,症状、体征好转明显,喘平咳轻,肺部啰音消失,食欲恢复,仅有流清涕,咽红,进入哮喘迁延期。黄老认为此期极为关键,患儿正虚邪祛,宜标本同治,疏风宣肺,健脾助运。故用自拟方,方中茯苓、法半夏、陈皮、杏仁健脾助运,燥湿化痰;防风、荆芥、黄芩、薄荷、板蓝根、蝉衣等疏风清解余热,防止复感外邪,保证患儿顺利进入缓解期。处方:防风 4 g,荆芥 3 g,黄芩 6 g,薄荷 3 g^(后下),板蓝根 6 g,蝉衣 4 g,桑白皮 6 g,杏仁 3 g,苍耳子 3 g,辛夷花 3 g^(包煎),茯苓 6 g,法半夏 4 g,陈皮 4 g,甘草 6 g。煎服法同初诊。西药停用沙丁胺醇。嘱增强营养,避免感冒。

五诊(2009 年 12 月 29 日):患儿微咳,无喉中痰鸣,流涕,时清时稠,多汗,无发热。体查:咽红,扁桃体Ⅱ度红肿,舌质淡红苔厚稍黄,心脏听诊同初诊,肺部(-),指纹紫。患儿咽红,扁桃体红肿,舌苔厚稍黄,提示体内余邪(痰热)未清,有复发之势,且痰热难以清除,宜标本同治,疏风清热宣肺,益气托邪。故自拟益气上感汤加减,方中黄芪、白术、防风取"玉屏风散"之义,益气固表,托邪外出;僵蚕配青果清热利咽;炙麻黄、杏仁、浙贝宣肺化痰清热;炒山楂、炒麦芽、炒谷芽消食助运。诸药合用扶正与祛邪并进,辛开苦降,消补兼施。处方:炙麻黄 3 g,杏仁 3 g,浙贝 6 g,防风 4 g,苍耳子 3 g,炙紫菀 6 g,炙枇杷叶 8 g,射干 4 g,僵蚕 6 g,青果 4 g,黄芪 10 g,白术 6 g,黄芩 10 g,薄荷 4 g^(后下),炒山楂 6 g,炒麦芽 6 g,炒谷芽 6 g,甘草 6 g。3 剂,煎服法同初诊。嘱:①加服钙片,每日 1 次,每次 1 片;②其余同四诊。

六诊(2010 年 2 月 2 日):咳喘已愈 1 个月,近 1 周食少,夜吵,眠少,多汗,大便调。体查:望之精神好,活泼,面色苍白,山根青,咽(-),舌质淡苔白厚,心脏听诊同初诊,肺(-),指纹青细。本病进入哮喘缓解期。此期患儿以食少、夜吵、眠少、多汗为主诉就诊。诊断:①佝偻病(肝肾不足);②反复呼吸道感染缓解期。证属脏腑气阴不足,营卫不和,肝木克脾土,筋脉失养,治以扶正为主,补气健脾,养阴敛汗。自拟益气固表汤加减,重用益气之品。处方:西洋参 4 g,太子参 10 g,茯苓 10 g,苍术 6 g,白术 6 g,当归 6 g,川芎 6 g,莲子肉 10 g,黄芪 10 g,蝉衣 4 g,浮小麦 6 g,煅龙骨 10 g^(先煎),煅牡蛎 10 g^(先煎),甘草 6 g。4 剂,煎服法同初诊。嘱加强含蛋白质高的辅食,补充维生素 D 及钙剂,暂停沙丁胺醇吸入(已使用半年)。随访,经治疗后患儿痊愈。

按:哮喘的发生,为宿痰内伏于肺,每因外感、饮食、情志、劳倦等诱因而触发,以致痰阻气道,肺失肃降,肺气上逆,痰气搏击而发出痰鸣气喘声。内因责之为体质虚弱,先天禀赋不足,后天失养,肺、脾、肾不足,但也有因家族禀赋而病哮者,如《临证指南医案》指出有"幼稚天哮"。本医案为典型哮喘发作期中西医结合治疗的验案。本病因先天缺陷,气血运行不畅,后天失养,痰湿壅塞上焦,肺气闭塞发为咳喘,为本虚标实之证,治疗的关键是要温化痰湿。《金匮要略》"病痰饮者当以温药和之",痰饮产生其本在于脾肾虚寒,其标是指饮邪充斥肺胃而出现的胸腹胀满、咳喘等症。患儿出生后反复出现较重的下呼吸道感染,与单纯的哮喘不同,其症状重,病情变化快,死亡率高,且经多次西医抢救治疗,机体损伤严重,稍一不慎病情即加重,反复感染,而患儿营养又跟不上,水谷精微转输失调,又会加重疾病的发生,以致机体出现恶性循环,故患儿屡感外邪而反复发病。治疗上必须根据症状辨证,分清标与本、虚与实孰轻孰重？治标还是治本或标本同治？治疗的目的是尽快缓解哮喘发作期气促、咳喘症状,避免心力衰竭的发生。纵观本医案治疗过程,黄老从"温化痰湿"之法涤痰宣肺,开闭平喘(三子养亲汤加减)开始,到清热宣肺,化痰平喘(清气化痰汤加减)的治标,以及迁延期疏风宣肺,益气托邪外出(益气上感汤加减)的标本同治,最后到缓解期的扶正固本(益气固表汤加减)治疗,黄老认为缓解期的调理尤为重要,此期患儿脏腑虚弱(肺、脾、肾为主),气阴不足,营卫不固,筋脉不坚,体质虚弱,以佝偻病为表现形式,故用自拟的益气固表汤加减,益气固表,扶正固本,取"玉屏风散""黄芪桂枝五物汤""参苓白术散"三方之义合而成方。六诊方中用西洋参、太子参、黄芪、茯苓、苍术、白术、莲子肉补肾益肺健脾,补气生血,提高机体免疫力,使气行则血行,脾运则湿化痰少;当归、川芎活血通络,减轻心肺气血瘀阻;煅龙骨、煅牡蛎、浮小麦壮骨敛汗,减少哮喘发作的次数,使心脏房间隔缺陷逐步愈合或等待手术时机。之后该患儿经 3 个月的调理治疗,期间只发生过 1 次咳喘发作,经中西医结合治疗 1 周后缓解,病程明显缩短,仅有咳喘,无喘憋,未静脉用药而愈,相比以前的每次抢救治疗,症状较轻,缓解快。目前仍在固肾补脾益肺及佝偻病治疗调理之中。

本例是哮喘发作期、缓解期中西医结合治疗的验案,以中医为主。西药对症治疗,仅在咳喘严重时予以激素治疗,口服或静脉用药;吸入沙丁胺醇止喘剂要根据哮喘病情的轻重减量,以缓解支气管痉挛,减轻心脏负担。

（整理：吴敏,詹伟,庞平,杨见辉　　审阅：彭玉）

50. 辨治小儿暑湿发热,湿热内蕴之证

外受暑湿病邪, 阻滞中焦之暑湿证。 治以清暑化湿。

患者:蔡××,男,7 岁	医案编号:078Q157
中医诊断:暑湿发热(湿热内蕴)	西医诊断:发热原因?
治法:清暑化湿	方药:三仁汤加减
主诉:发热、汗出 10 日	

初诊(2009 年 9 月 27 日):患儿 10 日前突然高热,体温 39～40 ℃,汗出后热不退,但无咳嗽,无吐泻,曾在外院住院,诊为沙门菌感染,经青霉素、氨苄西林等静脉滴注 1 周,体温从 40 ℃降至 38 ℃,之后体温持续不退,多汗,汗出黏手不爽,口干不欲饮水,疲乏无力,食量减少,尿黄少。病后精神软,大便干,不咳,无头痛、呕吐、腹泻,无皮疹、紫癜。否认传染病病史及接触史。体查:体温 38 ℃。望之精神疲软,面色黄,颈软,全身浅表淋巴结无肿大,全身皮肤未

见皮疹，唇干红，咽微红，舌质红苔黄厚，心、肺（－），腹平软，肝脾未扪及，脉细数。血常规检查：血红蛋白浓度 135 g/L，白细胞计数 9.2×10^9/L，中性粒细胞比率 67%，淋巴细胞比率 33%。

刻下症：发热持续不退（体温 38 ℃左右），疲乏无力，多汗，汗出黏手不爽，口干不欲饮水，食量减少，尿黄少。唇干红，咽微红，舌质红苔黄厚，脉细数。患儿发病时正值当地天气炎热，其起病突然，高热不退，汗出，经大量抗生素治疗后，体温由高热降为中度发热，之后持续不退，伴多汗、口干、唇干红、尿黄少等，为热病耗液伤津，气阴不足之证；汗出黏手不爽，不欲饮水，疲乏无力，精神困倦，体温持续不退，舌质红苔黄厚，均为湿热中阻脾胃，湿邪黏滞之征象；加上抗生素苦寒，易损伤脾胃，脾运失健，水湿内蕴，内外湿邪与热胶着，黏滞热毒难以祛除，故发热缠绵，汗出不退，食少。虽有咽微红，但无咳嗽、流清涕等外表之症，故不考虑感冒发热。本病为暑湿发热，证属湿热内蕴，治当清暑化湿。方拟三仁汤加减：藿香 10 g，薏苡仁 10 g，厚朴 6 g，蔻仁 6 g^(后下)，草果 6 g，茯苓 10 g，黄芩 10 g，板蓝根 12 g，地骨皮 10 g，滑石 12 g，竹叶 6 g，知母 12 g，银花 10 g，连翘 6 g，甘草 6 g。2 剂，水煎服，每次 80 mL，每日 4 次，每日 1 剂。嘱体温超过 38.5 ℃时服退热药，多饮糖盐水，饮食清淡，停用西药。

二诊（2009 年 9 月 30 日）：发热渐退，精神好转，但出汗多，浸湿衣被，夜间需换衣 2 次，夜尿多，饮食恢复，大便正常。体查：体温 37 ℃。望之精神好，面色黄，咽（－），舌质淡根苔稍黄，心、肺（－），脉细。暑湿清，中焦湿热渐化，故热退，食增，精神好转，但湿热仍熏蒸迫津外泄，故汗出多。继守初诊方加减，去地骨皮、藿香、滑石，加石膏清阳明热、苍术燥湿健脾。处方：蔻仁 6 g^(后下)，薏苡仁 10 g，厚朴 6 g，草果 6 g，茯苓 10 g，黄芩 10 g，板蓝根 12 g，竹叶 6 g，知母 12 g，银花 10 g，连翘 6 g，石膏 12 g，苍术 10 g，甘草 6 g。煎服法及医嘱同初诊。方中草果气味芳香，化湿和中；薏苡仁、厚朴、茯苓健脾和胃助运；黄芩、竹叶清热除湿。患儿服方后，症状明显改善。

三诊（2009 年 10 月 11 日）：服药后二诊症状已愈。1 周前又突发高热，咽痛，哈欠连连，静脉滴注青霉素、氨苄西林，口服螺旋霉素、双黄连等药后，仍有发热，哈欠不断，无咳嗽、吐泻。体查：体温 38.2 ℃。望之精神好，咽红（＋＋），扁桃体Ⅱ度红肿，可见少许脓点，舌尖质红苔薄稍黄，心、肺（－），皮肤（－）。血常规检查：白细胞计数 6.2×10^9/L，中性粒细胞比率 70%，淋巴细胞比率 28%，单核细胞比率 2%。患儿继上症愈后，复感风热邪毒，故发热；热毒袭肺，循经上扰，灼伤（咽）则咽红，扁桃体红肿化脓。西医诊断为急性化脓性扁桃体炎。本病为风热乳蛾，证属外感风热，热毒炽盛，治宜清热解毒，利咽消肿，佐以疏风。自拟方：防风 10 g，荆芥 6 g，银花 10 g，连翘 10 g，板蓝根 15 g，黄芩 15 g，蝉衣 6 g，石膏 20 g^(先煎)，泡参 15 g，茯苓 10 g，苍耳子 10 g，辛夷花 10 g^(包煎)，甘草 6 g。2 剂，煎服法及医嘱同初诊。

四诊（2009 年 10 月 13 日）：服药后患儿热退，腹胀，大便 2 日未解，食少，偶流清涕。体温 36.7 ℃。体查：望之精神好，咽红，扁桃体Ⅰ度红肿，脓点消失，舌质红稍干苔黄。风热邪毒渐去，故热退，咽红减轻，扁桃体脓点消失。但大便干结，舌质红稍干苔黄，咽红为热病伤阴之征象；而湿热久蕴，脾运受阻，腑气不通，则腹胀、食少、大便 2 日未解。调整前方，加番泻叶泡服以通腑泄热，但需中病即止，治以清热化湿，清余邪。自拟方：法半夏 6 g，陈皮 6 g，茯苓 10 g,全瓜蒌 10 g,玄参 12 g,僵蚕 6 g,黄芩 10 g,辛夷花 6 g^(包煎),生地 10 g,防风 6 g,甘草 6 g,番泻叶 6 g^(另包,泡服,便通即停)。3 剂,水煎服,服用法同初诊。嘱清淡饮食,增加营养,忌冷饮。随访,服药后患儿痊愈。

按: 暑湿多发生于夏令暑湿俱盛之时,尤以南方为多见。临床以胸脘痞闷、心烦、身热、舌苔黄腻为主要症状。本医案患儿于长夏起病,因高热持续不退,西医考虑为沙门菌感染所致发热,予以抗生素治疗 1 周后,体温持续在 38 ℃不退,汗多,求助中医。黄老观其症候、体征,结合病史,虽发病季节不在夏季暑天,但结合本地气候炎热、干燥,热病后又汗多津伤,以致体内气阴不足,加之抗生素苦寒伤脾,出现"暑湿"之发热症候。黄老按照暑湿发热论治,清暑化湿,初诊三仁汤加减治疗,暑湿经气味芳香,化湿和中之品而宣清,发热而愈。黄老方中用知母不仅清热泻火,还可滋阴生津,防黄芩、板蓝根、蔻仁、草果、藿香等过于苦寒辛燥伤阴;苍术、草果性温香燥,为防止过于燥湿,故重用石膏兼制。二诊湿热未尽,湿热熏蒸,黄老继续清热燥湿,方中使用石膏配知母,石膏辛甘大寒,善清胃家湿热;知母苦寒质润多液,偏于滋养,一清一滋,清中焦湿热余邪。治疗后余邪未尽,气阴未复,未来得及调养,患儿又复感风热邪毒,致肺热盛,风热乳蛾,后经清热解毒,利咽消肿而愈。可见小儿因体质弱,病后如不及时调养,又可患生他病。

(整理:詹伟,庞平,杨见辉　　审阅:彭玉)

51. 辨治感冒外寒束表,痰热蕴肺之证

风寒邪克肺卫, 外寒束表, 痰热蕴肺之感冒。 治以温经散寒止痛, 清热利咽化痰。

患者:夏××,男,69 岁	医案编号:078Q160
中医诊断:感冒(外寒束表,痰热蕴肺)	西医诊断:急性上呼吸道感染
治法:温经散寒止痛,清热利咽化痰	方药:自拟方
主诉:咳嗽 10 日,伴身痛	

初诊(2009 年 6 月 18 日):10 日前因受寒出现咳嗽,以晨起和夜间为重,时有咳喘,咽部不适,喉中有痰,质黏不易咯出,伴身痛,腰痛,无汗,无恶寒、发热、鼻塞、流涕等,患者自服消炎止咳药,诸症未减,转求中医治疗。病后无发热,无尿少、尿痛,饮食尚可,小便黄,大便干燥,2 日 1 次。否认高血压病史。体查:体温 37 ℃,血压 145/80 mmHg,心率 80 次/min,呼吸 20 次/min。望之精神尚可,面色黄,形体偏胖。咽红(＋＋),咽后壁淋巴滤泡增生,舌质红苔黄,心(－),双肺呼吸音清晰,脉弦滑。

刻下症: 咳嗽夜甚,咽部不适,痰黏难咯,时有咳喘,身痛,腰痛,无汗,尿黄便干,咽红,咽后壁淋巴滤泡增生,舌质红苔黄,脉弦滑。寒为阴邪,主收引,风寒袭表,卫阳被遏,寒滞经脉

不利则身痛,腰痛,无汗;寒邪入里化热,炼液为痰,风热夹痰阻肺,肺气失宣则发为咳嗽,痰难咯,咽红(++),咽后壁淋巴滤泡增生,小便黄,舌质红苔黄。痰热蕴肺久而未化,气道受阻,故夜间咳甚时可伴有气喘。本病为感冒,证属外寒束表,痰热蕴肺,为寒热夹杂之证,治宜温经散寒止痛与清热利咽化痰并进。患者腰痛不排除与其年事已高,肾精亏虚有关,佐以补肾益精。自拟方:石膏50 g$^{(先煎)}$,桑白皮15 g,杏仁10 g,独活12 g,羌活12 g,续断20 g,杜仲20 g,川芎15 g,浙贝20 g,桔梗10 g,瓜蒌壳15 g,瓜蒌仁15 g,苏子10 g,竹叶6 g,荷叶10 g,牛蒡子15 g,青果10 g,板蓝根20 g,甘草10 g。3剂,水煎服,每次50 mL,每日4次,每日1剂。嘱:①身痛明显时可服双氯芬酸钠1片,饭后口服;②慎起居,注意休息,避免复感外邪;③注意血压有无波动,避免剧烈运动。

二诊(2009年6月22日):服药后咳减,仍感腰胀,身痛,尿黄。体查:望之精神好,面色稍晦暗,形体偏胖,咽红(+),咽后壁淋巴滤泡增生较前好转,舌质红苔黄腻。外寒渐散,痰热渐清,肺气宣降之机渐复,故咳嗽、咯痰、咽部红肿减轻,但表里寒热余邪未尽,肺内痰热未清,故仍感身痛,尿黄,舌质红苔黄腻。调整初诊方,寒热并进,佐以补肝肾,强筋骨,活血通络之品,治以宣肺止咳化痰,散寒通络止痛。自拟方:牛蒡子15 g,射干12 g,僵蚕15 g,杏仁10 g,紫菀20 g,炙款冬花20 g,杜仲20 g,续断20 g,浙贝20 g,白芷15 g,川芎15 g,独活15 g,海蛤壳20 g,桑白皮20 g,黄芩20 g,薄荷10 g$^{(后下)}$,甘草10 g。4剂,煎服法及医嘱同初诊。随访,服药后患者痊愈。

按:本医案以咳嗽、身痛为主诉,病属"感冒"范畴。但与一般风寒感冒不同,患者年近七旬,肺、脾、肾均不足,外感寒邪后:一方面阳气不足,难以抗邪外出,寒邪易于滞留体表经脉,卫阳受阻,经脉不利发为身痛、腰痛、无汗;另一方面寒邪入里化热犯肺,循经蕴结咽喉,肺气不宣,则咳嗽,痰少,黏附咽喉难以咯出。感冒为寒热夹杂,虚实并见,黄老以温经散寒与清热利咽宣肺并进,孰轻孰重根据寒、热症状偏重而定。初诊以石膏为君药,重用以清泄肺热,配桑白皮、杏仁、浙贝、海蛤壳、桔梗、瓜蒌壳、瓜蒌仁清热宣肺散结,化痰止咳;配独活、羌活、川芎、苏子疏风散寒,通经止痛;用杜仲、续断强腰壮骨。杜仲,《神农本草经》中谓其"主腰脊痛,补中,益精气,坚筋骨,强志除阴下痒湿,小便余沥。久服轻身耐老"。续断,《滇南本草》中曰"补肝,强筋骨,走经络,止经中酸痛,安胎,治妇人白带,生新血,破瘀血,落死胎,止咳嗽咳血,治赤白便浊"。二诊时咳嗽减轻,外寒渐祛,痰热渐清,故去石膏、瓜蒌壳、瓜蒌仁等。但腰胀、身痛仍存,黄老考虑患者年近七旬,与阳气不足,肾精空虚有关,用白芷、独活温经通络,散寒止痛,杜仲、续断补肝肾,强腰壮骨。之后患者因他证就诊时诉其咳嗽、身痛已愈数月。

(整理:詹伟,庞平,杨见辉　　审阅:彭玉)

52. 辨治小儿乳蛾,肺胃阴虚,痰热蕴结之证

复感儿,肺胃阴虚,痰热蕴结于咽喉之乳蛾。 初期治以清热解毒,利咽消肿;后期益气养阴。

患者:何××,男,8岁半	医案编号:078Q162
中医诊断:乳蛾(肺胃阴虚,痰热蕴结)	西医诊断:急性扁桃体炎
治法:清热解毒,利咽消肿	方药:清咽汤加减
主诉:咽喉疼痛5日	

初诊(2009年12月11日):5日前无诱因出现咽喉疼痛,齿龈红肿,曾服西药抗生素(具体不详),效果不佳。患儿平素易患扁桃体炎,每次发作均出现流涕、发热、咽部充血、扁桃体肿大,均选择西药治疗。家长诉"已出现耐药现象"。本次病后自服中西药(具体不详)较多,但咽喉疼痛、齿龈红肿未减轻,尿黄,食少。病后无发热、咳嗽,无清涕,精神尚可,大便调。平素体质较弱,常患急性扁桃体炎,经常用抗生素治疗。体查:望之精神好,咽红显著(+++),扁桃体Ⅱ度至Ⅲ度红肿,齿龈红肿,口腔黏膜充血,无红疹、溃疡,舌质红苔黄厚,心、肺(-),脉细弦。

刻下症:咽喉疼痛,齿龈红肿,饮食减少,尿黄,咽红显著,扁桃体红肿明显。齿龈红肿,口腔黏膜充血,舌质红苔黄厚,脉细弦。患儿既往易感冒,常患急性扁桃体炎,经常自服抗生素,正气受损,肺脾气虚,故易于感受风热邪毒,循经熏蒸灼伤咽喉,发生扁桃体(喉核)反复红肿。咽为呼吸之门,属肺系,邪郁日久,热必炼液为痰,损伤阴液,以致肺胃阴虚,痰热内结咽喉,成为扁桃体反复发生红肿的病理基础。此次外感风热,风热与体内痰热搏结于咽部,热毒熏蒸咽喉,则咽喉疼痛明显,齿龈红肿,舌质红苔黄厚。西医诊断为急性扁桃体炎。本病为乳蛾,证属肺胃阴虚,痰热蕴结,治宜清热解毒,利咽消肿。自拟清咽汤加减:浙贝15 g,海蛤壳15 g,僵蚕10 g,石膏20 g(先煎),黄芩15 g,薄荷6 g(后下),玄参12 g,地骨皮12 g,射干10 g,青果10 g,胖大海6 g,草珊瑚15 g,板蓝根15 g,甘草10 g。6剂,水煎服,每次50 mL,每日4次,每日1次。嘱忌辛辣、冷饮,忌用嗓。

二诊(2009年12月18日):服药后齿龈肿痛减,咽喉疼痛大减,时流涕。体查:望之精神好,咽红较前消退(+),扁桃体Ⅰ度至Ⅱ度红肿,齿龈红肿已消退,口腔黏膜无充血,舌质红苔黄,脉弦滑。痰热已化,故齿龈红肿疼痛、咽痛明显减轻;肺气不利则时流涕。此期需注意阴液不足,无以上承濡养咽喉也可致虚火上炎,熏蒸喉核,致其肥大。本证属痰热内蕴,气阴两虚,治以清热化痰利咽,益气养阴。药已对证,紧守初诊方加减,去青果、草珊瑚、板蓝根等以免苦寒伤阴,加桔梗祛痰利咽,再用生地、太子参、北沙参、麦冬益气养阴,知母增强清解虚热之效,加苍耳子宣通鼻窍。处方:射干10 g,胖大海10 g,玄参10 g,石膏30 g(先煎),知母

15 g,黄芩10 g,薄荷6 g^(后下),僵蚕10 g,生地15 g,太子参15 g,北沙参15 g,麦冬15 g,浙贝15 g,海蛤壳15 g,桔梗6 g,苍耳子8 g,甘草10 g。4剂,水煎服,每次50 mL,每日4次,1.5日1剂。医嘱同初诊。随访,服药后患者痊愈。

按:乳蛾是以咽喉两侧喉核红肿疼痛,形似乳头,状如蚕蛾为主要症状的喉病。发生于一侧的称"单乳蛾",双侧的称"双乳蛾"。多由外感风热,侵袭于肺,上逆搏结于喉核;或平素过食辛辣炙煿之品,脾胃蕴热,热毒上攻喉核;或温热病后余邪未清,脏腑虚损,虚火上炎等引起。本医案患儿因反复外感,余邪难尽,郁而化热,久之炼液为痰,加之气阴虚,导致痰热内结喉核。咽为呼吸之门,属肺系,痰热结于咽部,每遇外感,邪气循经熏蒸咽喉,致咽喉肿痛。黄老治疗本病特点有三:一是清热化痰利咽,用浙贝、青果、胖大海、草珊瑚、板蓝根、桔梗等药;二是软坚散结化痰,僵蚕、海蛤壳为黄老治疗反复扁桃体炎的常用对药;三是益气养阴清虚热,用玄参、地骨皮、知母、生地、太子参、北沙参、麦冬等药。经治疗,患儿咽痛解除,扁桃体Ⅲ度红肿减轻为Ⅰ度左右。嘱进一步养肺阴,散痰结,彻底治愈。

(整理:詹伟,庞平,杨见辉　　审阅:陈竹,彭玉)

53. 辨治小儿咳嗽,风痰阻肺之证

小儿久咳,风寒犯肺,肺失宣降,风痰阻肺之证。　治以清热宣肺,健脾助运。

患者:谭××,男,4岁3个月	医案编号:078Q163
中医诊断:咳嗽(风痰阻络)	西医诊断:上呼吸道感染
治法:清热宣肺,健脾助运	方药:自拟方
主诉:反复咳嗽,咽梗1个月	

初诊(2009年6月4日):1个月前因受凉后出现咳嗽、流清涕,无发热、恶寒,无喘息、气促,口服西药和感冒药(具体不详)治疗,咳嗽稍好转,但时重时轻,似咽部有痰。家长反复予患儿口服抗生素(具体不详),未彻底治愈,伴食少、恶心,故求助于中医。病后无发热、盗汗,无呕吐,无腹痛腹泻,时感恶心,饮食减少,精神好,睡眠可,二便正常,体重无明显减轻。否认传染病病史。体查:望之精神可,面色白,咽红(+),舌质淡红苔白厚,心、肺(-),指纹淡。

刻下症:咳嗽,有痰难咯,咽梗有物,食少,恶心。咽红,舌质淡红苔白厚,指纹淡。本医案以反复咳嗽为主要症状,病程长,当属中医"咳嗽"范畴。新近咳嗽多为外感风寒所致,久咳多责之脏腑,本病病程1个月,按久咳论治。病初因感受风寒之邪,肺气失于宣发,上逆而咳;而病后咳嗽时重时轻,似咽部有痰,虽有一时的好转,但一直余邪未尽,以致痰伏肺络。肺脾为子母之脏,久病子病及母,脾失健运,故除咳嗽外,有食少、恶心、舌苔白厚等脾失运化之症状。咳嗽失治,邪郁化热,肺热上蒸,故咽红。本病为久咳,证属风痰阻肺,肺失宣降,治

宜清热宣肺,健脾助运。自拟方:杏仁6g,牛蒡子6g,山药12g,射干6g,僵蚕6g,胖大海6g,青果6g,黄芩10g,槟榔片6g,焦山楂6g,鸡内金6g,砂仁6g^(后下),法半夏6g,薄荷6g^(后下),陈皮6g,天花粉10g,甘草10g。3剂,水煎服,每次50 mL,每日4次,每日1剂。嘱避免感冒。

二诊(2009年6月12日):服药后咳减、食增,咽梗好转,有少许喉中痰鸣。体查:望之精神好,咽稍红,舌质嫩红苔白,脉细弦无力。余邪渐解,肺气得宣,故咳减,经健脾消积助运后,有喉中痰鸣出现,为痰湿在肺络有松动之机,紧守初诊方加减。舌质嫩红、脉细弦为阴虚之征象。自拟方:杏仁4g,前胡6g,浙贝10g,胖大海6g,青果6g,射干4g,僵蚕6g,薄荷6g^(后下),罗汉果6g,天花粉10g,麦冬10g,炙紫菀10g,炙枇杷叶6g,甘草6g。4剂,水煎服,每次50 mL,每日4次,1.5日1剂。医嘱同初诊。随访,服药后患者痊愈。

按:本医案为一单纯久咳患者,病程反复,咳不甚,未影响小儿睡眠和生长发育。伴食少、恶心、舌苔白厚,久咳耗气,病位与肺脾关系密切。黄老抓住少有的症候辨证论治,病初以祛邪为主,待邪去后调理。故初诊时以清热宣肺为主,佐以健脾消食化滞之品,方中杏仁、胖大海、青果宣肺行气,牛蒡子、射干、黄芩清肺热,同时予山药、焦山楂、鸡内金等健脾消食之品,祛除中焦积滞;二诊咳嗽减轻,因邪热久郁,肺阴受损,出现肺阴不足之征象,故方中用天花粉、麦冬润肺养阴止咳。本医案体现了黄老时时不忘固护脾胃的用药特点。

(整理:詹伟,庞平,杨见辉　　审阅:陈竹,彭玉)

---

54. 辨治肺脾两虚,小儿反复呼吸道感染迁延期,复感外邪之感冒

早产先天禀赋不足,肺脾两虚,反复呼吸道感染迁延期,复感外邪之感冒。治以益气健脾,清热利咽。

患者:刘××,男,3岁1个月	医案编号:078Q165
中医诊断:反复呼吸道感染迁延期(肺脾两虚,复感外邪)	
西医诊断:反复呼吸道感染	
治法:益气健脾,清热利咽	方药:自拟方
主诉:易反复感冒2年,伴打喷嚏1周	

初诊(2010年1月5日):患儿近2年汗多怕风,体质虚弱,喜暖喜抱,易感冒,且缠绵难愈。常因汗多汗出吹风后感冒,每次感冒痊愈数日或接近尾声时又再次复感外邪发生感冒,平均每个月感冒1~2次,常用西药治疗,严重影响患儿的日常生活。近1周患儿因受凉,出现微咳,打喷嚏,鼻塞,无痰,家长给患儿服用消炎止咳药(具体不详)及外院静脉滴注青霉素等药物,未奏效而求助中医。2年来患儿多汗,食少,怕冷,大便不调,体重及身高增长缓慢,

精神尚可。近1年曾患肺炎、支气管炎2次。患儿为早产儿(33周),体重2.5 kg。按期完成预防接种。婴儿期辅食较难添加,喜吃面食,挑食。自幼体弱,易于感冒。否认传染病病史。体查:体重13.5 kg,身高85 cm,体温37 ℃,心率88次/min,呼吸24次/min。望之精神尚可,面色苍白,山根青筋显露,咽微红,扁桃体Ⅱ度肿大,舌质红苔稍黄,心(-),双肺呼吸音粗,未闻及干、湿啰音,脉细。

刻下症:微咳,打喷嚏,鼻塞,易感冒,缠绵难愈,自汗畏风,喜暖怕冷,食少,大便不调,体重及身高增长缓慢,面色苍白,山根青筋显露,咽微红,舌质红根苔稍黄,脉细。患儿为早产儿,先天不足,生后半年易于感冒,每个月1~2次,且缠绵难愈,有下呼吸道感染病史,符合反复呼吸道感染诊断。患儿久病肺脾虚弱,腠理不密,卫外不固,外邪极易乘虚而入,加之经常使用西药抗生素治疗,药物的副作用又加重对脾胃的损害,致肺脾不足更甚,以致感冒难愈,面色苍白,山根青筋显露,扁桃体肿大。脾胃虚弱,生化不足,无以濡养机体,致生长发育缓慢,多汗食少,自汗畏风,喜暖怕冷。本病为反复呼吸道感染迁延期,证属肺脾两虚,风邪犯肺,为本虚标实之证,但因寒热偏向不甚,寒热症候表现不重,治以益气健脾为主,佐以疏风解表,待外邪祛后益气固表。本医案患儿为早产儿,先天禀赋不足,肺脾两虚,若要彻底治愈反复呼吸道感染,除发作期的辨证论治外,关键在于能否坚持缓解期的扶正固本治疗。处方:黄芪10 g,泡参6 g,黄芩10 g,射干4 g,僵蚕4 g,苍术6 g,白术6 g,玄参4 g,浙贝6 g,海蛤壳6 g,法半夏6 g,桔梗6 g,苍耳子4 g。4剂,水煎服,每次50 mL,每日4次,1.5日1剂。嘱清淡饮食,观察体温。

二诊(2010年1月12日):打喷嚏愈,畏风怕冷消失,仍咳嗽无痰,便干如羊屎,每日1次,食少。体查:望之精神好,面色苍白,山根青,咽红,扁桃体Ⅱ度肿大,舌质红苔稍黄,心、肺(-),脉细。外寒祛则喷嚏止,畏风怕冷消失。外邪入里化热,熏蒸肺窍,故咳嗽无痰;移热于大肠,则便干如羊屎;子病及母,故食少。证属风热犯肺,治宜宣肺化痰,利咽止咳。自拟方:僵蚕6 g,射干4 g,板蓝根10 g,黄芩10 g,牛蒡子6 g,玄参4 g,蝉衣4 g,炙紫菀10 g,炙款冬花10 g,桑白皮10 g,青果6 g,胖大海6 g,桔梗6 g,党参10 g,甘草6 g。4剂,煎服法及医嘱同初诊。随访,服药后患者症状明显改善。

三诊(2010年1月19日):服药后咳嗽减轻,无痰,便干好转。体查:咽红,扁桃体Ⅱ度肿大,舌质平。药证相符,二诊方去清热止咳化痰之炙紫菀、炙款冬花、桑白皮、青果、胖大海、桔梗等,加百部、海蛤壳、浙贝、薄荷、黄芪、防风、苍耳子,以益气固表,宣通肺窍,化痰散结。自拟方:僵蚕6 g,射干6 g,板蓝根10 g,黄芩10 g,牛蒡子6 g,玄参6 g,百部10 g,海蛤壳10 g,浙贝10 g,薄荷6 g^(后下),黄芪15 g,防风6 g,苍耳子6 g,甘草6 g。4剂,水煎服,每次50 mL,每日4次,1.5日1剂。医嘱同初诊。黄老用黄芪配防风正是取"玉屏风散"之义;然扁桃体Ⅱ度肿大,难以在短时期内消散,加海蛤壳、浙贝清利咽喉散结。随访,患者服用4剂后,症状得到明显改善。

四诊(2010年1月26日):微咳,大便先干后稀,饮食好,余无不适。体查:望之精神好,面色转红,活泼,唇色红,山根青,咽微红,扁桃体Ⅱ度肿大。舌尖质红根苔厚。服药后诸症大减,患儿精神、面色好转,病情平稳,唯有微咽红,扁桃体Ⅱ度肿大尚未消散。此期进入反复呼吸道感染缓解期,当以扶正治本虚为主,宜益气固表健脾,佐以清利咽喉。自拟方益气固表汤加减:黄芪15 g,炒白术10 g,党参10 g,射干6 g,僵蚕6 g,黄芩10 g,薄荷6 g$^{(后下)}$,胖大海4 g,板蓝根10 g,浙贝10 g,海蛤壳10 g,甘草6 g。4剂,煎服法同三诊。嘱:①适当开窗通风,少到公共场所;②增加营养食物;③适当锻炼体质。经4次诊疗后,患者症状消失,病情得以控制。之后经2个月缓解期的肺脾调养,复感率下降。随访,治愈。

按: 反复呼吸道感染属中医"虚证"范畴,多因小儿禀赋不足,肺脾两虚,肺气虚弱则表卫不固,脾胃虚弱则化源不足,五脏皆虚,故易受外邪侵袭。现代医学对小儿反复呼吸道感染的防治手段尚不多,远期疗效有待观察。黄老治疗本病分发作期、迁延期、缓解期3期辨治,黄老认为反复呼吸道感染的发生与机理"不在邪多,而在正气不足",故治愈本病的关键在于缓解期能否坚持较长时间的调养。发作期以祛邪为主,按照发生的感冒辨治;迁延期扶正与祛邪并进;缓解期以扶正为主,注重培土生金,健脾益气,固表,常选用自拟方益气固表汤、黄芪人参五味子汤、玉屏风散、参苓白术散等。

本医案患者为反复呼吸道感染儿,因肺脾气虚,卫外不固,加之长期服用西药,对其身体和脾胃造成一定的伤害,因此表现为汗多畏风、怕冷、喜暖喜抱等全身机体免疫功能低下状态,且患儿胃肠功能薄弱,怕风吹,易于受寒,患病后又难以恢复,以致几乎不能去幼儿园上学,严重影响生长发育和生活质量。本医案记载黄老应用"培土生金"之法,对反复呼吸道感染患儿近1个月治疗历程,患儿对中药的反应好,感冒较快治愈,较快进入缓解期的调养。之后经过约2个月的调养,患儿体重增加,身高增长,面色转为红润,活泼好动,感冒次数明显减少,2～3个月1次,且感冒后服用中药即可治愈,病程缩短,较少服用西药,已重返幼儿园上学。儿科反复呼吸道感染有逐年上升趋势,类似病例不少,关键是较多家长难以坚持缓解期治疗。目前大多通过中药进行调养,黄老多应用"培土生金""从脾治肺",收效满意。

(整理:詹伟,庞平,杨见辉　审阅:陈竹,彭玉)

55.辨治肺脾气虚易感儿,寒热夹痰之感冒

肺脾气虚易感儿,感受外邪,寒热夹痰之感冒。治以疏风解表,清热利咽。

患者:张××,男,6岁	医案编号:078Q167
中医诊断:①感冒病(寒热夹杂);②易感儿(肺脾气虚)	
西医诊断:上呼吸道感染	
治法:疏风解表,清热利咽	方药:止嗽散加减
主诉:易感冒1年,咳嗽1周,加重1日	

初诊(2010年1月19日)：患儿近1年反复感冒，平均每个月1~2次，病程长，均用抗生素治疗，多汗食少。1周前患儿无明显诱因出现咳嗽，早晚明显，自服西药(具体不详)后，症状无明显缓解。昨夜受凉后，咳嗽加剧，夜间咳甚，阵咳为主，每次7~8声，有痰难咯，痰黄白色，量少黏稠，鼻塞，打喷嚏，流清涕，多汗食少。病后无发热、咽痛及吐泻，二便正常，精神尚可。否认肝炎等传染病病史。体查：望之精神可，面色白，咽红(＋)，咽后壁淋巴滤泡增生，扁桃体无肿大，舌尖质红苔薄白，心、肺(－)，脉细。

刻下症：咳嗽阵作，夜甚，痰少黄稠，鼻塞，打喷嚏，流清涕，多汗，食少，咽红，舌尖质红苔薄白。患儿1年来反复感冒，肺脾功能受损，故有多汗食少、易感冒等肺脾气虚之征，且每次感冒均用抗生素治疗，抗生素苦寒易损伤脾胃，加之病程长且难愈，加重肺脾功能损害，患儿肺脾气虚成为易感的重要内因。因下呼吸道感染次数未达到"反复呼吸道感染"诊断标准，故黄老按照"易感儿"进行辨治。患儿咳嗽虽症候不重，但用药不对证，一直未愈，又复感风寒之邪，引动肺内伏痰，肺气失宣，致咳嗽加重，痰少黄稠难咯，鼻塞，打喷嚏，流清涕。咽红、咽后壁淋巴滤泡增生、舌尖质红为外寒入里化热之征象。本病为感冒病证属寒热夹痰。因为易感儿，肺脾气虚，外邪犯肺，为本虚标实之证，拟先祛邪再扶正，治宜疏风解表，清热利咽。方拟止嗽散加减：杏仁6 g，浙贝10 g，黄芩10 g，僵蚕6 g，射干6 g，板蓝根10 g，薄荷6 g^(后下)，牛蒡子6 g，炙款冬花10 g，荆芥6 g，桔梗6 g，苍耳子6 g，甘草6 g。5剂，水煎服，每次50 mL，每日4次，每日1剂。嘱清淡饮食，多饮水。

二诊(2010年1月26日)：服药后咳愈，仅跑动时有痰稍咳，咳声重，夹痰，偶有鼻塞、打喷嚏。体查：望之精神好，面色正常，咽稍红，咽后壁淋巴滤泡增生减轻，舌尖质红苔薄黄。经疏散风寒、清热利咽，外寒已祛，里热渐清，故咳愈，但深伏肺窍之痰未尽，跑动时痰随气(呼吸)升降，阻遏气道而咳，此痰也是导致患儿反复感冒难愈的主要原因之一。治疗关键在于化痰宣肺，故守初诊方，去疏风之品荆芥、薄荷、牛蒡子、僵蚕等，加桑白皮、炙紫菀、前胡、百部等以助化痰宣肺之功，待外邪祛除后再以补虚。处方：杏仁6 g，前胡6 g，黄芩10 g，炙款冬花10 g，炙紫菀10 g，胖大海6 g，青果6 g，桑白皮10 g，防风6 g，百部10 g，苍耳子4 g，桔梗6 g，甘草6 g。4剂，煎服法及医嘱同初诊。

三诊(2010年2月2日)：咳平，鼻塞，饮食尚可，大便稀，每日2次。体查：舌质淡红苔白，咽微红。经疏风宣肺，利咽化痰后，咳嗽愈，现大便稀为脾运未复之症状显现。本期证属肺脾气虚，当以扶正治本为主，治以健脾益气，扶正固表。自拟方益气固表汤加减：黄芪10 g，党参6 g，板蓝根6 g，苍术6 g，白术6 g，茯苓10 g，苍耳子4 g，辛夷花4 g^(包煎)，山药10 g，莲子肉10 g，扁豆6 g，砂仁4 g^(后下)，甘草6 g。每日1剂，每次150 mL。医嘱同初诊。随访，患者服药后痊愈。

按：本医案为易感儿，有肺脾气虚基础，虽疾病诊断达不到反复呼吸道感染，但如不及早干预，有可能发展成为反复呼吸道感染。黄老治疗易感儿，除治疗标病外，重点是对肺脾气虚的调理。本医案患儿正值学龄前期，有多汗食少，反复感冒1年，肺脾不足，卫外不固的特点。初诊以咳嗽、鼻塞、咯痰等标实之症为主，且外寒未解，里热渐盛，寒热症候俱有，肺内有伏痰,黄老治疗上寒温并用,辛温解表散寒,辛凉清热,故初诊重在祛除外邪。二诊寒热之邪已解,当以宣肺化痰为主,疗效显著,印证了《景岳全书》所说的"小儿之病……其脏气清灵,随拨随应,但能确得其本而撮取之,则一药可愈,非若男妇损伤,积痼疾顽者之比",说明小儿的纯阳之体在康复上优于成人。三诊肺脾气虚证显,故黄老用自拟方益气固表汤健脾益气,培土固本,从脾治肺,积极调整患儿肺脾功能,促进痊愈。患儿咽后壁淋巴滤泡增生,黄老认为,咽部滤泡乃痰所致,因此在治疗时予浙贝清热化痰。《本草纲目拾遗》云:(浙贝)解毒利痰,开宣肺气,凡肺家夹风火有痰者宜此。为此,黄老常用浙贝配僵蚕或胖大海、青果,从痰论治,消除咽后壁淋巴滤泡增生,取得了明显的疗效。同时针对鼻塞、打喷嚏,黄老喜用苍耳子、辛夷花疏风通窍。

(整理:彭玉,詹伟,庞平,杨见辉   审阅:彭玉)

56. 辨治小儿咳嗽(久咳),痰热蕴肺之证

余邪未尽,复感风热之久咳,痰热蕴肺之证。 治以清热利咽,化痰止咳。

患者:舒××,男,6岁	医案编号:078Q168
中医诊断:久咳(痰热蕴肺)	西医诊断:急性支气管炎
治法:清热利咽,化痰止咳	方药:自拟方
主诉:干咳1个月	

初诊(2010年3月2日):患者1个月前受凉后出现咳嗽,干咳无痰,经治好转。但仍有夜晚咳嗽阵作,夜间咳剧难以入睡,或时有咳醒,伴咽痒,痰不易咯出,多汗食少。病后无胸闷心慌、呼吸困难、喘憋,无发热恶寒、吐泻,二便正常,精神好。患儿平素食少,否认结核病、哮喘、过敏等病史。体查:望之精神好,面色黄,山根青,咽红,扁桃体Ⅱ度肿大,舌尖质红根苔黄厚,心、肺(-),脉细无力。

刻下症:干咳,夜甚阵作,咽痒,有痰不易咯出,多汗食少,面色黄,山根青,咽红,扁桃体Ⅱ度肿大,舌尖质红根苔黄厚,脉细无力。患儿感受外邪后,邪入肺卫,肺气不宣,故咳嗽。虽经治外邪祛除,但肺热未清,炼液为痰,痰阻气道,夜卧时因体位改变,痰阻肺气上逆,故夜咳阵作;痰热蕴结咽喉不化,络脉阻滞,故咽痒、痰不易咯出。咽红,扁桃体肿大,舌尖质红根苔黄厚为痰热之征象;汗多食少,脉细无力为肺脾不足之征象。患儿肺脾不足,现久咳肺气耗伤,痰伏肺窍,正气无力抗邪外出,故久咳难愈。本病为咳嗽(久咳),证属痰热蕴肺,为虚实夹杂之证,治以清热利咽,化痰止咳。自拟方:射干6 g,僵蚕6 g,浙贝10 g,海蛤壳10 g,天冬10 g,麦冬10 g,炙款冬花10 g,杏仁6 g,胖大海6 g,青果6 g,桑白皮10 g,黄芩10 g,薄荷6 g(后下),甘草6 g。5剂,水煎服,每日1剂,每日4次,每次50 mL。嘱忌冷饮,少食辛辣之品。

二诊(2010 年 3 月 7 日):服药后咳减,仍多汗食少,痰不易咯出。家长诉患儿服药后 3 日手臂皮肤曾出现少许疱疹,色红抓痒,继服中药后疱疹逐渐消退,无新发疱疹,无发热。体查:望之精神好,面色黄,山根青,咽红,扁桃体Ⅱ度至Ⅲ度肿大。右上肢前臂皮肤有 3～4 个疱疹,色暗红,已结痂,未见斑丘疹、紫癜,舌质淡红根苔白厚。经清热化痰利咽,痰热渐除,肺气得宣,故咳嗽减轻。但气阴两伤未复,脾之运化功能较弱,故多汗食少。扁桃体Ⅱ度至Ⅲ度肿大,皮肤出现一过性疱疹,为痰热蕴结咽喉,热毒外泄之征象,治宜祛邪与扶正并进,益气养阴,清热化痰。方拟益气固表汤加减:黄芪 15 g,党参 10 g,炒白术 10 g,防风 6 g,板蓝根 10 g,银花 10 g,浙贝 10 g,海蛤壳 10 g,青果 6 g,蝉衣 6 g,杏仁 6 g,北沙参 10 g,炙紫菀 10 g,胖大海 6 g,射干 6 g,乌梅 4 g,大枣 4 枚,甘草 6 g。4 剂,煎服法及医嘱同初诊。

三诊(2010 年 3 月 12 日):微咳,常清嗓,诉咽梗,痰难咯出,食少。体查:咽微红,扁桃体Ⅲ度肿大,充血减轻,舌质淡红根苔白厚,脉细。外邪祛,痰热除,故诸症减。咽为肺之门户,痰热未尽,壅阻经脉,加之肺气阴受损未复,无以濡养咽喉,故常清嗓子、咽梗,痰难咯出,微咳,扁桃体Ⅲ度肿大。食少,舌根苔白厚为脾运未复,痰阻中焦,胃气上熏之征象,治当清热化痰散结,健脾燥湿。自拟方:浙贝 10 g,海蛤壳 10 g,法半夏 6 g,射干 6 g,板蓝根 10 g,黄芩 10 g,薄荷 6 g^(后下),僵蚕 6 g,党参 10 g,苍术 10 g,白术 10 g,杏仁 6 g,炙款冬花 10 g,桔梗 6 g,甘草 6 g。4 剂,水煎服,每次 50 mL,每日 4 次,1.5 日 1 剂。医嘱同二诊。随访,服用 4 剂后患者痊愈。

按:本医案为小儿感冒咳嗽后余邪未尽,兼夹痰湿或痰热,痰伏肺络。一般病程在 1～3 个月较多,甚或更长,往往成为小儿咳嗽变异性哮喘发生的因素之一,常因遇外邪而诱发,故久咳小儿亦不少见。因久咳常致肺气虚损,使痰更难以祛除。本医案患儿平素表现面色白、山根青、食少多汗等肺脾不足之征象,外感后余邪未尽,痰伏肺窍,遇风热复发。黄老认为痰伏肺窍难祛是本病反复难愈的原因之一,故初诊以清热利咽,化痰止咳为主。二诊时咳嗽咽痒等诸症缓解,但本虚证显,故祛邪与扶正并进,方中黄芪为君药,佐以党参、炒白术健脾益气,配防风取"玉屏风散"益气固表之义;北沙参、乌梅养阴;板蓝根、银花、浙贝、海蛤壳、青果、蝉衣、杏仁、射干清热化痰散结,宣肺止咳。三诊以辨治咽喉不适、扁桃体显著肿大难消为主,消除隐患,故黄老治疗仍以清热利咽散结为主,佐以党参、苍术、白术健脾燥湿,从痰之源入手。黄老对因反复感冒、咽炎、咽梗所致扁桃体肿大患儿治疗时多从"痰"入手,常用浙贝、海蛤壳、僵蚕、法半夏清热化痰散结。黄老指出,扁桃体肿大难以消退是小儿反复外感的常见原因,一旦感邪,则扁桃体易于红肿充血,其病情相对重于扁桃体无红肿的小儿。本病病程较长,复感外邪入里化热,邪热与痰互结不除则咳嗽不止,初诊治疗以清热宣肺止咳为主;风热祛后以祛痰与健脾益气共进,因本有肺脾不足,加之痰湿难化,故佐以健脾助运;三诊后愈,但扁桃体Ⅱ度肿大未完全消退。

(整理:彭玉,詹伟,杨见辉,庞平   审阅:彭玉)

57. 辨治小儿肺脾气虚，复感风热之咳嗽

病后正虚，肺脾气虚，咳嗽，复感风热之证。 治以清热利咽，宣肺止咳。

患者:高××,男,6岁	医案编号:078Q169
中医诊断:咳嗽(肺脾气虚,复感风热)	西医诊断:急性上呼吸道感染
治法:清热利咽,宣肺止咳	方药:止嗽散加减
主诉:咳嗽1周,痰少	

初诊(2010年1月2日):1周前无诱因出现咳嗽,家长自用多种抗生素和止咳药(具体不详),疗效欠佳。患儿咳嗽逐渐加重,晨起及夜间较重,阵咳剧烈,每次持续阵咳10余声,连续数次咳嗽,每次咳嗽均持续数分钟可缓解,或咳剧时伴呕吐痰液后缓解,咯痰色白量少。病后饮食、睡眠尚可,精神好,大便干,小便正常,无发热、盗汗,无哮喘、胸闷。2岁时曾患肺炎。之后经常感冒、反复发作咳嗽,每个月至少发病1次,冬、春季节尤为频繁,均用西药治疗。否认结核病、百日咳病史及接触史。定期接种疫苗。体查:体温36 ℃,心率90次/min,呼吸25次/min。望之精神尚可,面白,山根青筋显露,咽红,咽后壁淋巴滤泡增生,扁桃体Ⅱ度肿大,舌质红边有齿痕苔薄黄滑,心(-),双肺呼吸音粗,未闻及干、湿啰音,脉浮数。血常规检查:血红蛋白浓度125 g/L,白细胞计数40×10^9/L,中性粒细胞比率57%,淋巴细胞比率43%。

刻下症:咳嗽阵作,晨起及夜甚,每次阵咳10余声,数分钟可缓解或咳剧时伴呕吐痰液后缓解,痰少色白,大便干。山根青筋显露。咽红,咽后壁淋巴滤泡增生,扁桃体肿大,舌质红边有齿痕苔薄黄滑。患儿因病后失调,肺脾气虚,卫外不固,故在肺炎后出现反复感冒、咳嗽,均用西药治疗,脾胃极易受损。之后又未及时调养,以致感冒迁延难愈,每个月1次,日久肺气虚损。痰湿易于内伏,又加重肺气损伤,形成恶性循环,故患儿面白,山根青筋显露,舌边有齿痕,咳吐白痰,咳嗽难愈。小儿肺常不足,娇脏易伤难调,每当天气骤变,小儿衣着不慎时,外邪从口鼻入侵,肺为华盖,首当其冲,外邪与伏痰搏结,阻滞气道,肺气失宣降,气逆于上发为咳嗽。患儿咽部充血,咽后壁淋巴滤泡增生,扁桃体Ⅱ度肿大,舌质红苔薄黄滑为风热夹痰之征象。本病咳嗽,证属肺脾气虚,复感风热,为本虚标实之证,病位在肺,病机为肺气不足,肺气失宣。本病表现以频繁阵咳、咽红、扁桃体红肿为主,无肺卫表证与肺部体征,宜祛邪与扶正并进,以益气托邪外出,治以清热利咽,宣肺止咳。方拟止嗽散加减:僵蚕6 g,青果6 g,射干6 g,黄芩10 g,胖大海6 g,白果6 g,炙紫菀10 g,款冬花10 g,杏仁6 g,栗壳4 g,百部6 g,黄芪15 g,茯苓10 g,甘草6 g。4剂,水煎服,每次50 mL,每日4次,1.5日1剂。用生姜做药引,兑入煎好的药汁中服用。嘱多饮水,多休息,清淡饮食,停用自服西药。

二诊(2010年1月9日):咳减,咯痰色黄,量多,二便正常。体查:望之精神好,面白,山根青,咽红,扁桃体红肿减轻,舌质红边有齿痕苔薄黄。经清热利咽,宣肺止咳后,咳减,但肺

内痰湿化热,故咯痰色黄。因肺气宣通功能渐复,痰从气道易于排出,故痰量较前增多。本期为痰热蕴肺之证,治宜清热化痰宣肺。自拟方:射干 6 g,僵蚕 6 g,浙贝 10 g,海蛤壳 10 g,杏仁 6 g,前胡 10 g,桑白皮 10 g,炙紫菀 10 g,炙款冬花 10 g,诃子 6 g,白果 6 g,黄芩 10 g,薄荷 4 g^(后下),甘草 6 g。4 剂,煎服法及医嘱同初诊。

三诊(2010 年 1 月 16 日):咳大减,痰量减少,偶有口渴。药证相符,痰热渐化,余邪未尽,但肺气阴耗伤,故口干。紧守二诊方,去前胡、桑白皮,加麦冬、玄参养阴清热。处方:射干 6 g,僵蚕 6 g,浙贝 10 g,海蛤壳 10 g,杏仁 6 g,炙紫菀 10 g,炙款冬花 10 g,诃子 6 g,白果 6 g,黄芩 10 g,麦冬 10 g,玄参 10 g,薄荷 6 g^(后下),蝉衣 6 g,甘草 6 g。4 剂,煎服法同初诊。嘱多饮水,注意休息。随访,患者服药后痊愈。

按:本医案系肺脾气虚,复感风热犯肺之咳嗽。患者因发肺炎后反复咳嗽 4 年,久咳伤肺,痰易于内伏,故反复咳嗽难愈。本虚是发病的基础,因此严格意义上来说本案属于"久咳"范围,为易感儿。但本次患病,除咳嗽阵作、咽喉红肿外,无表证,肺部体征阴性,故频繁的阵咳与肺部体征阴性有不相符合之处。单从症候来看,病之属性寒热偏向不明显,故黄老将《医学心悟》之"止嗽散"化裁,本方温润和平,不寒不热,既无攻击过当之虞,又有启门驱贼之势,配用清热利咽,宣肺止咳之品治疗。初诊因患儿舌苔薄黄滑,说明中焦水湿壅盛,黄老用生姜汁作为引药,取其辛温之性以散水湿。因久咳不愈,易于耗气,导致肺气不足,肾气不固,二诊方中用诃子以敛肺,涩肠,下气,利咽。三诊方中的白果味甘、苦、涩,性平,能敛肺定喘,如《本草便读》说白果:"上敛肺金除咳逆……下行湿浊化痰涎"。本医案的特点:不同于外感咳嗽,也不同于内伤久咳,患者肺脾气虚、难以恢复已成为本病治愈的障碍,故黄老取诃子、白果敛肺纳气之效,以防耗伤肾气。

(整理:彭玉,詹伟,庞平,杨见辉　　审阅:彭玉)

---

58. 辨治小儿鼻渊,肺脾气虚,痰湿内蕴之证

肺脾气虚,鼻渊,风热之邪壅肺,痰湿内蕴之证。治以健脾益气,消积化痰,宣肺通窍。

患者:何××,男,5 岁	医案编号:078Q179
中医诊断:鼻渊(肺脾气虚,痰湿内蕴)	西医诊断:慢性鼻炎
治法:肺脾气虚,痰湿内蕴,余邪未尽	方药:运脾汤加减
主诉:鼻流白浊涕 1 个月	

初诊(2010 年 3 月 9 日):1 个月前患儿咳嗽、流清涕,经治疗后咳减,但流涕不止,自用西药治疗无缓解,继而转为鼻流浊涕,色不黄,时轻时重,重时涕中带有血丝。曾因头昏到外

院检查,提示有颈动脉痉挛。现患儿涕白浓浊,量多,鼻塞,偶有头昏,喜饮水,平素食少,挑食,口臭。病后二便正常,精神尚可,眠可,无发热、咳嗽、头痛、吐泻。否认传染病病史及接触史。体查:望之精神尚可,面色黄,体瘦,山根青,咽微红,扁桃体无肿大,舌质淡红苔白腻,双外鼻道可见较多白色分泌物,黏稠,心、肺(-),脉细。

刻下症:鼻流浊涕色白,黏稠量多,时涕中带血,鼻塞,鼻中不适,头昏,喜饮水,食少口臭,面黄体瘦,山根青筋显露,咽微红,舌质淡红苔白腻。患儿病初感受风寒之邪,壅遏肺经,肺失清肃,故见流清涕、咳嗽。经治咳愈,但余邪未尽,与痰湿结滞鼻窍,日久灼伤肌膜故见鼻流浊涕不断,时涕中带血丝。患儿平素食少、挑食,口臭,观其面黄体瘦,山根青,舌苔白腻,为脾虚夹积,水湿(食)停聚中焦,气血生化不足之征象。而脾虚失运,营气难以上布鼻窍,易致痰浊滞留鼻窍,凝聚于鼻窦,使鼻塞、流浊涕加重。本病为鼻渊,证属肺脾气虚,痰湿内蕴,病位在肺脾,治宜健脾益气,消积化痰,宣肺通窍。自拟方运脾汤加减:苍术10 g,白术10 g,黄芪15 g,苍耳子4 g,辛夷花4 g^(包煎),茯苓10 g,莲子肉10 g,山药10 g,胖大海6 g,僵蚕6 g,佩兰6 g,砂仁6 g^(后下),枳实4 g,炒山楂6 g,莱菔子6 g,甘草6 g。3剂,每次50 mL,每日4次,1.5日1剂。外用复方薄荷油,每日数次少量涂搽鼻腔。嘱多饮水,清淡饮食,避免感冒,适当增加室外活动。

二诊(2010年3月16日):服药后诸症减轻,流浊涕与口臭减轻,仍食少。体查:望之精神尚可,面色黄,体瘦,山根青,咽微红,舌质红根苔白厚,脉细数。药证相符,其食少、舌质红根苔白厚为中焦水湿有化热之征象。调整初诊方,治以清化湿热,健脾消积。自拟方运脾散加减,方中藿香、佩兰、砂仁芳香化湿,石膏、知母、黄芩清泻中焦湿热,苍术、白术、枳实、炒山楂、槟榔片健脾消积,乌梅、天花粉益气养阴生津。处方:石膏15 g,天花粉6 g,藿香4 g,佩兰4 g,苍术10 g,白术10 g,枳实4 g,炒山楂6 g,砂仁4 g^(后下),乌梅4 g,知母6 g,黄芩10 g,槟榔片4 g,甘草6 g。4剂,煎服法及医嘱同初诊。嘱停外用复方薄荷油。随访,患者服药后痊愈。

按:《素问·气厥论》云"鼻渊者,浊涕流不止也",故鼻渊是以鼻流浊涕、量多不止为主要特征的鼻病,古籍亦有"脑漏""脑砂""脑崩""脑渊"之称。临证常伴头痛、鼻塞、嗅觉减退等,是临床的常见病、多发病,男女老幼均可患病,以青少年多见,多见于感冒、急性鼻炎之后。常因外感风热邪毒,或风寒侵袭,久而化热,邪热循经上蒸,犯及鼻窍;或胆经炎热,随经上犯,蒸灼鼻窍;或脾胃湿热,循胃经上扰等引起。

本医案符合中医鼻渊诊断。患儿平素食少、面黄体瘦,山根色青,常口臭,舌苔白厚等,有脾虚食积之本病,加之感冒后余邪未尽,肺气失宣,体内湿与余热搏结,循经上犯,结滞鼻窍,灼伤肌膜发为鼻渊。黄老抓住鼻流浊涕,病位在肺,辨浊涕不止、山根色青面黄、食少口臭、舌苔白厚,病位在脾,用运脾汤加减从脾入手,健脾消积,用苍耳子、辛夷花宣肺通窍,胖大海、僵蚕利咽解余邪,莱菔子、枳实、山楂消积化滞,砂仁、佩兰、茯苓、莲子肉、山药、黄芪健脾益气助运。初诊服药后流涕、口臭虽有减轻,但中焦湿热内蕴,故二诊调整治则,以清化湿热,健脾消积为主,除运脾汤中苍术、白术、枳实、砂仁、佩兰等药性温燥,健脾助运,配炒山楂、槟榔片消积化滞以治本外,取"白虎汤"之义,加用石膏、知母、黄芩清泻实热以治标,温清并用,消补兼施,经治病愈。

因小儿肺脾功能薄弱,自理能力较差,不会清理鼻腔分泌物,感冒后又易于夹湿、夹痰、痰较难在短时间内化解,故鼻中分泌物较多,鼻流浊涕难止,长时间不愈可继发感染,发生鼻炎、鼻窦炎。因此,感冒后应加强对小儿鼻腔的护理,尤其是鼻流浊涕难止时应积极治疗。临床上黄老对小儿鼻塞、鼻流浊涕难止者,常配用苍耳子、辛夷花、藿香、佩兰、鹅不食草或细辛,选用气味芳香、药性温的药物,同时配辛凉或清热之品兼制药性过于温燥。对于伴有脾虚症候者,从脾论治,以绝痰源。必要时配合外用药。

（整理:彭玉,詹伟,庞平,杨见辉　　审阅:彭玉）

59. 辨治小儿感冒,寒热夹杂之证

头颈项痛,发热,寒热夹杂之感冒。　治以疏风散寒,清热利咽。

患者:聂××,女,4岁8个月	医案编号:078Q180
中医诊断:感冒(寒热夹杂)	西医诊断:上呼吸道感染
治法:疏风散寒,清热利咽	方药:柴葛解肌汤加减
主诉:头颈项痛1日,发热半日	

初诊(2010年1月5日):患儿昨日下午从幼儿园返家后,突然诉头颈项痛,伴有微咳,喉中痰鸣,恶心欲吐,鼻塞,流涕,但无发热、吐泻,自服感冒药(具体不详),症状缓解不明显。今凌晨3点发现患儿发热,测体温38.5 ℃,诉咽喉不适,无腹痛、呕吐,二便可。否认传染病接触史,按时接种疫苗,有鼻塞反复发作史半年,时有鼻衄,量少。体查:体温38.3 ℃。望之精神软,神清,颈软,面红,唇红干,咽红明显(＋＋),扁桃体Ⅱ度肿大,舌质红苔薄黄,心(－),双肺呼吸音粗,闻及少许痰鸣音,腹(－),脉浮数,皮肤未见皮疹。

刻下症:头颈项痛,发热咳嗽,喉中痰鸣,恶心欲吐,鼻塞,流清涕,咽喉不适;面红,唇红干,咽红显著,扁桃体肿大,舌质红苔薄黄,双肺闻及痰鸣音,脉浮数。患儿急性起病,以头颈项痛、发热为主要症状,伴咳嗽,喉中痰鸣,鼻塞,流清涕,为风寒犯肺,寒滞足太阳膀胱经,正邪交争之征象。小儿为纯阳之体,寒邪入里热化,故虽以风寒表证为主,但咽喉不适、咽红显著、扁桃体肿大、舌苔薄黄等,均显示寒邪入里热化,为阳明胃经热盛,循经上熏所致。故本病为感冒发热,证属寒热夹杂,外寒未解,肺胃郁热盛,病位在肺胃,治宜清胃泻热,散寒解表,应寒热并重,辛温与辛凉解表并进。方拟柴葛解肌汤加减:石膏15 g,知母6 g,黄芩10 g,葛根6 g,板蓝根10 g,牛蒡子6 g,射干6 g,僵蚕6 g,杏仁4 g,法半夏6 g,白芷6 g,茯苓10 g,陈皮6 g,苍耳子4 g,荆芥4 g,甘草6 g。3剂,水煎服,每日1剂。对乙酰氨基酚混悬剂,3 mL/次,体温超过38.5 ℃时服用。嘱:①多喝水,进食易消化食物;②注意观察有无呕吐、腹泻。

二诊(2010年1月12日):服药后热退,体温38.3 ℃,头颈项痛好转,但阵咳,流涕,食少,无鼻塞、恶心。体查:望之精神可,面色正常,咽红,扁桃体Ⅱ度肿大,舌质红苔花剥、薄

黄,肺部痰鸣音消失,脉浮数。外寒从肌腠而解,肺胃热渐清,肺窍通,正盛邪祛,故热退、头痛好转。但余邪未尽,故流涕、阵咳,治宜清热利咽,宣肺化痰。调整初诊方,加苍术、白术、茯苓健脾燥湿,以绝痰源。处方:杏仁4 g,浙贝10 g,黄芩10 g,射干4 g,僵蚕6 g,海蛤壳10 g,炒山楂6 g,茯苓10 g,苍术10 g,白术10 g,青果6 g,胖大海6 g,炙紫菀10 g,苍耳子4 g,炙款冬花10 g,甘草6 g。3剂,煎服法及医嘱同初诊。

三诊(2010年1月19日):咳愈,仍鼻塞、食少,偶有鼻衄,量少。体查:望之精神可,咽红,扁桃体Ⅰ度肿大,舌质红苔花剥、根苔黄厚稍腻,脉细数。寒祛热清,肺气宣,故咳平、感冒愈。鼻塞、食少、舌苔黄厚稍腻,为痰热阻窍,中焦脾运未复之征象。时有鼻衄,舌苔花剥为热病后阴伤,气阴不足所致。此期气阴不足,脾虚夹积,余邪未尽,治宜益气健脾,宣肺通窍。用黄芪、党参、炒白术益气健脾助运,配槟榔片、炒山楂消积健脾;生地、白茅根、黄芩清余热,凉血;苍耳子、辛夷花、鹅不食草温肺通窍。处方:黄芪15 g,党参10 g,炒白术10 g,苍耳子6 g,辛夷花6 g^(包煎),鹅不食草4 g,生地6 g,黄芩6 g,白芷4 g,白茅根6 g,槟榔片4 g,炒山楂6 g,甘草6 g。4剂,煎服法及医嘱同初诊。

四诊(2010年1月26日):食增,夜有鼻塞影响睡眠,时有气粗。体查:咽微红,扁桃体Ⅱ度肿大,舌边尖质红苔花剥白不厚,脉细。本期为鼻渊,证属肺脾气虚,痰湿未尽,治宜清余邪,健脾助运。为巩固疗效,三诊方去鹅不食草等,加山药、茯苓、莲肉、乌梅等益气养阴之品。处方:黄芪15 g,党参10 g,炒白术10 g,僵蚕6 g,射干6 g,苍耳子4 g,辛夷花4 g^(包煎),黄芩10 g,山药10 g,茯苓10 g,莲子肉10 g,乌梅6 g,炒山楂6 g,甘草6 g。继服5剂,每次50 mL,每日4次,1.5日1剂。随访,患者治疗后痊愈。

按:本医案起病急,以头颈项痛、发热为主要症状,诊断为小儿感冒。其临床表现与普通小儿感冒发热有所不同。小儿为纯阳之体,与成人感冒不同,临证变化快,热病多于寒病,易夹积、夹痰、惊风。《伤寒论》曰:"病有发热恶寒者,发于阳也;无热恶寒者,发于阴也。"本医案发热即因阳热所致,病初虽以寒滞足太阳膀胱经之头颈项痛、鼻塞、流涕等表寒症状为主,但咽红显著、扁桃体红肿、唇红干等提示为阳明胃经热盛之实证,故初诊黄老选用石膏,味辛、甘,性大寒,无毒,有"发汗,止消渴、烦逆"(《名医别录》)和透表解肌之功,为清阳明实热之圣药,配知母、黄芩清肺泻胃热,取"白虎汤"之义;白芷亦入阳明,与苍耳子、荆芥、葛根解肌散寒止痛;加板蓝根、牛蒡子、射干疏风清热利咽。诸药相合,疏外风,清郁热,使热从肌腠而解。二诊热退,但热已炼液为痰,灼伤阴液,此期余邪未尽,痰热阻窍,脾虚夹积。正如《幼科释谜》曰:"当其感冒,浅在肌肤,表之则散,发之则祛,病斯痊矣。"若兼有夹痰、夹积、惊风,则分别佐以化痰、消导、镇惊之法。黄老治以清热利咽,宣肺化痰,主要投以苍术、白术、炒山楂、槟榔片等健脾助运,消积化痰。三诊感冒愈,但肺脾气虚,痰积未尽,以治本为主,益气健脾助运,佐以宣肺通窍。四诊中焦痰积消,鼻塞时作,辨为肺脾气虚,寒湿阻窍之鼻渊,予以清余邪,益气宣肺,助运开窍调养后愈。可见小儿感冒虽单一,但证有各异,临证当随证辨治。而黄老治疗小儿病,时时固护脾胃,在本医案中得到充分体现。

(整理:彭玉,詹伟,庞平,杨见辉　　审阅:彭玉)

60. 辨治小儿咳嗽与腹泻, 肺脾气虚, 痰湿内蕴之证

肺脾气虚, 痰湿内蕴, 脾失健运之咳嗽、腹泻。 治以健脾化湿助运, 宣肺止咳。

患者:徐××,女,4个月	医案编号:078Q185
中医诊断:①咳嗽;②泄泻(肺脾气虚)	西医诊断:①急性气管炎;②腹泻
治法:健脾化湿助运,宣肺止咳	方药:自拟运脾汤加减
主诉:反复咳嗽1个月,伴大便稀2周	

初诊(2010年3月23日):患者1个月前因咳嗽、流涕,在外院住院治疗,诊断为急性支气管炎,予青霉素、头孢菌素等静脉滴注治疗,咳嗽稍有缓解,有痰难咯。治疗1周后大便稀,每日2~3次,予蒙脱石散、双歧杆菌等口服效果不佳。2周前大便稀突然加重,增加至每日5~7次,水样便,时夹有黏液,不吐。大便常规检查:有脂肪球,白细胞1~2个/HP。又加用西药抗生素(具体不详)静脉滴注治疗,大便仍呈水样便,色黄带奶瓣,每日6~7次,咳嗽,喉中痰鸣,家长要求自行出院后求治中医。病后饮食少,精神软,爱哭吵,尿少。无发热、腹痛,无喘促、发绀、惊厥。大便常规检查:黄稀便,显微镜检查未见异常。体查:体温36.8℃。望之精神尚可,面色正常,唇无发绀,皮肤弹性好,前囟平坦约0.3 cm,眼眶无凹陷,咽(-),舌质淡苔白厚,心(-),双肺呼吸音粗糙,闻及大量粗湿啰音,腹平软,指纹青滞。

刻下症:咳嗽痰多,大便水样,色黄带奶瓣,每日6~7次,爱哭吵,精神软,食少,尿少。无脱水征。舌质淡苔白厚,双肺闻及大量粗湿啰音,指纹青滞。患儿病初外感风寒犯肺,肺气失宣,故病初流涕、咳嗽。痰阻气道,肺气郁闭,肺气上逆发为咳喘(急性支气管炎)、喉中痰鸣。西医应用抗生素治疗,咳嗽虽有缓解,但抗生素多为苦寒之品,易伤脾损胃,易致肠道菌群紊乱,出现消化系统不良反应,如大便稀等。加上患儿反复咳嗽病程已有1个月,肺气耗伤,肺脾不足,肺不能通调水道,脾运失健,水液输布失常,痰湿上贮于肺,阻气道则咳嗽痰多不愈,肺部闻及大量粗湿啰音。痰湿阻滞中焦,脾胃升降失常,水谷不化,清浊不分,肠腑传导失司故见大便稀,日益加重,伴大便水样带黏液或奶瓣,舌苔白腻,指纹青滞;因患儿年幼不会言语,爱哭吵,提示腹部不适或腹痛,为中焦气机不畅所致。久泻伤阳,脾虚不足,津液耗伤,故有神倦、食少、尿少。所幸尚未出现阴液耗伤之脱水。本病一是咳嗽(支气管炎),二是小儿腹泻病,证属肺脾气虚,脾运失健,痰湿内蕴,为本虚标实之证,治宜肺脾同治,以健脾化湿助运,宣肺止咳,治泻为主。自拟运脾汤加减:苍术6 g,白术6 g,山药10 g,白芍10 g,厚朴4 g,茯苓10 g,藿香3 g,炒麦芽4 g,炒谷芽4 g,炒山楂4 g,炙紫菀6 g,炙枇杷叶6 g,防风3 g,蝉衣3 g,砂仁3 g^(后下),甘草4 g。4剂。水煎服,每次50 mL,每日4次,2日1剂。嘱:①多饮水,指导家长自行配制糖盐水;②暂停添加辅食,指导喂养;③密切观察体温、大小便,注意有无体温升高、腹泻加重,尿量减少等;④停用抗生素。

二诊(2010年3月27日)：服药后泻止,大便成形,每日1次,仍食少,咳嗽有痰,早晚咳甚,汗出。体查：望之精神好,呼吸平稳,咽稍红,舌质红苔白,双肺呼吸音粗,闻及痰鸣音与少许粗湿啰音,指纹紫。大便常规复查：黄软便,未见异常。服药后泻止,脾运渐复,水湿渐化,故大便逐渐成形。但咳嗽、喉中痰鸣、肺部粗湿啰音未完全消失,为肺内痰湿未化所致。舌质红、咽稍红、指纹紫提示痰有化热之征象。此期腹泻愈,故为咳嗽,证属痰湿内蕴,治宜祛邪与扶正并进,宣肺化痰,健脾和胃,佐以清热。处方：黄芩4 g,车前子3 g,苏子2 g,葶苈子2 g,细辛1 g,法半夏2 g,胆南星2 g,桑白皮2 g,地龙3 g,蝉衣2 g,茯苓6 g,葛根6 g,神曲3 g,甘草3 g。2剂,煎服法同初诊。嘱观察咳嗽有无加重情况,清淡饮食。

三诊(2010年3月31日)：服药后能咳吐较多白痰,现痰少咳减,食增,大便成形。昨因受寒流清涕、打喷嚏,咳嗽阵作加重,大便稀,每日1次,夹颗粒,汗少,无呕吐、发热、喘促。体查：望之精神好,呼吸平稳,无发绀,颜面有少许红疹,咽红,舌质淡红苔薄白,双肺呼吸音粗,无啰音,指纹紫滞。服药后诸症减轻,肺脾痰湿渐化,故痰少咳减。因不慎复感风寒,流清涕、打喷嚏等外寒表证明显;咽红提示外寒有化热之征象。大便稀、夹有颗粒,需注意脾虚未复,食增后食积的发生。本期为咳嗽,复感风寒,证属寒热夹杂,以治标为主,疏风解表,宣肺止咳,佐健脾助运,温凉并用。处方：防风3 g,荆芥3 g,薄荷3 g^(后下),前胡4 g,炙紫菀3 g,葛根6 g,百部3 g,杏仁4 g,法半夏3 g,茯苓6 g,桑叶4 g,地龙3 g,银花6 g,板蓝根6 g,神曲3 g,甘草3 g。2剂,煎服法同初诊。嘱避免受寒,饮食宜易消化食物,指导喂养。随访,用方2剂后痊愈。

按： 本医案患儿因肺脾本虚,外感邪气后,痰湿内蕴肺脾,故咳嗽与腹泻并存。按"异病同治""急则治标"原则,因腹泻较咳嗽急,故黄老初诊以运脾汤加减治泻为主,健脾化湿助运。服药后泻止,但咳嗽、痰多仍存,肺部痰鸣音难以化解,为肺内痰湿未化所致,故二诊以宣肺化痰治咳为主,因病程长,黄老祛邪与扶正并进,温清并用,消补并举。方中苏子、葶苈子、细辛温肺化痰止咳;黄芩、车前子、胆南星、桑白皮清肺化痰,兼制药性,防止过于温燥;地龙、蝉衣疏风解痉止咳;法半夏、茯苓、葛根、神曲健脾和胃。服药后咳减痰少,泻止咳平,因复感外寒,食增脾运受阻,故咳嗽加重,大便稀复现,三诊证属寒热夹杂,宜温凉并用。随访中对患儿家长进行指导喂养,辅食添加顺利。嘱让患儿多晒太阳,患儿未再出现腹泻。本医案体现了黄老"异病同治"的学术思想。

(整理：彭玉,李春,庞平,杨见辉　　审阅：陈竹)

61. 辨治小儿感冒发热,风热夹积,脾胃阻滞之证

小儿外感发热,风热夹积,脾胃阻滞之感冒。治以辛凉解表,醒脾和胃。

患者:任××,男,2岁9个月	医案编号:078Q187
中医诊断:感冒(风热夹积)	西医诊断:上呼吸道感染
治法:辛凉解表,醒脾和胃	方药:自拟方
主诉:发热1日	

初诊(2009年12月23日):患儿昨夜受寒后出现发热,体温在37.8~38.5℃之间,但无恶寒汗出、鼻塞、流涕、咳嗽等,伴恶心口臭,腹部阵痛,不思食,时打喷嚏,睡眠不安,大便偏干,每日1次,眠差尿黄。病后无惊厥、呕吐、腹泻,无皮疹,精神尚可,否认传染病接触史。家长诉病前饮食过于杂乱。体查:体温36.5℃,心率90次/min,呼吸25次/min。望之精神可,面色红,咽稍红,扁桃体Ⅰ度肿大,舌质红苔中黄腻,双肺呼吸音清,未闻及干、湿啰音,心率90次/min,各瓣膜区未闻及异常杂音,腹软,无压痛,指纹紫滞。

刻下症:发热,口臭,恶心,腹痛纳呆,打喷嚏,尿黄便干,无汗。咽红,舌质红苔中黄腻,指纹紫滞。本病以发热为主诉,起病急,虽发热但体温不高,打喷嚏、咽微红等肺卫表证轻;而口臭恶心、腹痛纳呆、便干尿黄、舌质红苔黄腻、指纹紫滞等脾胃积热症状显著,加之有饮食不节史,故本病为感冒夹积所致发热,证属外感风热,食滞胃肠,为实证,宜祛风与消积结合,治宜辛凉解表,醒脾和胃。处方:防风6 g,香薷6 g,藿香6 g,蝉衣6 g,桑叶9 g,菊花9 g,薄荷6 g(后下),柴胡10 g,藁本3 g,葛根9 g,竹茹4 g,生地6 g,焦山楂6 g,甘草6 g。2剂,水煎服,每次100 mL,每日4次,每日1剂。嘱:①体温超过38.5℃时,予对乙酰氨基酚混悬滴剂3 mL口服退热;②避风寒,多饮水;③清淡饮食,忌冷饮及不消化食物;④注意有无咳嗽、呕吐、腹泻、皮疹、抽搐等。

二诊(2009年12月26日):服第1剂药后汗出热退,体温下降为正常,之后热平。现流浊涕,喉中有痰难咯,偶打喷嚏,食少口臭,食后恶心反酸,二便调。体查:望之精神好,面色红,咽稍红,舌质淡红根苔黄厚,双肺闻及少许痰鸣音,指纹紫滞。患儿服药后汗出,邪随汗出则热退。但中焦脾胃积热未化,脾运未复,故食少口臭,食后恶心反酸症候仍存。喉中有痰难咯,肺部少许痰鸣音,为痰湿内蕴之征象。此期以脾胃积滞化热为主,治宜清热宣肺化痰,佐健脾消积。处方:车前子6 g(包煎),浙贝6 g,竹茹6 g,藿香6 g,桑白皮6 g,法半夏6 g,茯苓10 g,僵蚕6 g,生地10 g,防风6 g,薄荷6 g(后下),竹叶6 g,玄参6 g,焦山楂6 g,甘草6 g。3剂,煎服法同初诊。嘱清淡饮食,多饮水。二诊后随访,治愈。

按:本医案为外感风热夹滞的典型医案。患儿病前有饮食不节史,脾胃积热,故有发热、纳呆、口臭等,为内外合邪之感冒夹积。感冒夹积发热与单纯感冒发热有所不同,一是体温

大多在 38.5 ℃左右,较少超过 39 ℃;二是伴有胃肠食积之症,如恶心、不思食、口臭、腹痛等。外感风热夹积发热治疗与单纯外感发热不同,除疏风解表外,尚需健脾消积助运,故初诊时以疏风退热为主,多用芳香化湿,轻清宣上之品,如防风、薄荷、蝉衣、香薷等,以疏风发汗解表。二诊以清解余热,健脾消积为主,用法半夏、茯苓、焦山楂等健脾和胃;车前子、竹茹、藿香清理肠积热,降逆止呕;桑白皮、浙贝泄肺化痰,以达痰与食积消则病除之目的。本医案辨证中尤需注意发热的辨别,有似外感,但外感症状不重,时腹痛,不思食,舌中苔黄腻,则可知为内伤饮食,病机为脾胃升降枢机不利,病邪在表在里,病位在胃在肺,其治则不同于单纯外感发热,应重在消积导滞,健脾和胃,调理肠胃而诸症悉平。

(整理:彭玉,李春,杜丽,杨见辉　审阅:陈竹)

62. 辨治小儿感冒伴肠蛔虫病,寒热夹杂之证

小儿寒热夹杂,感冒伴肠蛔虫病。 初期治以疏风解表,宣肺止咳;后期佐以健脾杀虫。

患者:陈××,男,5 岁　　　　　　　　医案编号:078Q188

中医诊断:小儿感冒(寒热夹杂);肠蛔虫病(虫踞肠腑,脾失健运)

西医诊断:上呼吸道感染;肠蛔虫病

治法:疏风解表,宣肺止咳;健脾杀虫　　　方药:自拟方

主诉:咳嗽 5 日,伴腹痛

初诊(2009 年 5 月 4 日):5 日前受寒后出现咳嗽,伴打喷嚏、流清涕,痰少不易咯出,自服止咳糖浆等效果不显,仍有咳嗽、打喷嚏、流清涕,现伴腹痛,脐周围明显,时作时止。病后无吐泻、发热,饮食减少,二便可。患儿平素多汗,消瘦,易感冒,常有脐部疼痛,时作时止,但从未驱蛔,平素食少。体查:体重 14.5 kg。望之精神可,面色苍黄,形体消瘦,咽红,心、肺(-),腹平软,无压痛,舌质淡苔白,脉平。

刻下症:咳嗽痰少难咯,打喷嚏,流清涕,微汗,腹痛阵作,食少,咽红,舌质淡苔白。患儿平素食少,汗多消瘦,脐周阵痛,面色苍黄,又未驱蛔,为肺脾虚弱,脾胃气机不畅所致。今感受寒邪,阻滞肺窍,肺气失宣则打喷嚏、流清涕、咳嗽;寒凝气滞,肠道蛔虫频频扰动,肠腑不宁,气机不利,运化无力,气机不调则脐周腹痛阵作、食少、面色苍黄。故本病为小儿感冒(寒热夹杂)肠蛔虫病(寒凝中焦,虫踞肠腑),治以疏风宣肺为主,待外邪祛后再驱蛔理气止痛。处方:防风 6 g,荆芥 6 g,杏仁 6 g,薄荷 4 g^(后下),僵蚕 4 g,炙紫菀 6 g,炒山楂 6 g,白芍 6 g,山药 10 g,浙贝 6 g,炙枇杷叶 6 g,砂仁 4 g^(后下),甘草 6 g。3 剂,水煎服,每次 80 mL,每日 4 次,每日 1 剂。嘱腹痛剧烈时饮醋 50～100 mL,忌食生冷厚腻,饭前便后勤洗手,注意个人卫生。

二诊(2009年5月11日):服药后咳止,仍食少,多汗,常有脐周阵痛,大便调。体查:望之精神可,消瘦,面色黄,咽(-),舌质淡苔白,脉细。外寒内热已清,肺气宣则咳止。但脾运功能未复,中焦气机阻滞,仍有食少、脐周阵痛,为虫寄居肠内,虫扰动则痛,虫静则痛缓,故为腹痛阵作。虫劫取水谷精微,损伤脾胃,日久使患儿消瘦、面黄。本病咳嗽愈,此期为肠蛔虫病,证属虫踞肠腑,脾失健运,治宜健脾杀虫,理气止痛。处方:苍术10 g,槟榔片4 g,仙鹤草6 g,使君子5枚^(打碎),胡黄连6 g,乌梅6 g,川楝子6 g,砂仁6 g^(后下),山药10 g,泡参10 g,茯苓10 g,白芍10 g,甘草6 g。使君子需炒黄,打碎后去壳入药。服药后忌饮茶。3剂,煎服法及医嘱同初诊。随访,服药3剂后患儿排虫数条,腹痛痊愈。

按:本医案中患儿素有脾胃虚弱,蛔虫寄居肠内,因外感风寒引动体内蛔虫,扰动肠胃气机,发为感冒和蛔虫病。黄老治疗中分清标本缓急,感冒为标,蛔虫病为本,故治疗以治标为先,待标证愈后治本。初诊以疏风解表,宣肺止咳之品治之,少佐以健脾之砂仁、山药固护正气;二诊感冒愈,脾虚虫积证显,故以健脾杀虫治之。蛔虫病是儿童最常见的肠道寄生虫病,一般处于安静状态,但受到各种刺激(如高热、消化不良、驱虫不当等)后易使蛔虫骚动及钻孔,根据蛔虫"得酸则安,得辛则伏,得苦则下"的特性,常予以酸、辛、苦等药味,以安蛔、驱蛔止痛,但需注意蛔虫有钻孔习性,杀虫时需注意是否发生剧烈的腹痛,以防发生蛔虫钻胆囊。本病用槟榔片、仙鹤草、使君子、乌梅、川楝子驱虫杀虫;胡黄连清热燥湿;苍术、砂仁、山药、泡参、茯苓、白芍健脾助运,益气养阴,全方补虚与祛邪兼顾,使邪祛正安。黄老在用药过程中特别注意药物的炮制和煎煮方法,如在本案使用使君子时,尤其叮嘱要将使君子炒黄,打碎后去壳入药,这样药物的药效才会更好。二诊药后患儿排虫数条,诸症消失。

(整理:邢凤玲,李春,杜丽,杨见辉　　审阅:彭玉)

---

63. 辨治暑湿——暑湿弥漫三焦之证

暑湿弥漫三焦之证。　治以清暑化湿,宣泄三焦。

患者:孙××,男,11岁　　　　　　　　医案编号:078Q191

中医诊断:暑湿(暑湿弥漫三焦)

西医诊断:①急性支气管炎;②急性腹泻伴轻度脱水

治法:清暑化湿,宣泄三焦

方药:三仁汤加减、运脾散加减、参苓白术散加减

主诉:咳嗽10日,伴腹痛、大便稀5日

初诊(2009年5月8日):患儿10日前突发高热,体温最高达39.1 ℃,伴头昏头痛、咳嗽,无呕吐、皮疹,曾在外院诊断为:①上呼吸道感染;②沙门氏菌感染待排?③肺部感染?

予肌内注射青霉素、小诺霉素(用量不详)等药物治疗后热退,但咳嗽加重,由单声咳嗽转为阵咳,痰多易咯,色白黏稠。5日前诉腹痛阵作,痛则欲便,每日5~8次,大便呈稀或水样便,色黄褐,量多,食不下,每日只能饮少量水,伴头昏,少气懒言,多汗,尿黄少。病后精神软,不吐,无惊厥,无气喘、胸闷。因咳嗽、腹泻,自服西药较多(具体不详),效果不佳,求助中医。否认传染病病史,否认食物过敏史。平素体质尚可,近日学校有较多同学出现类似症候。体查:体温36.8℃。望之精神疲软,神清,面色苍白无华,体瘦,皮肤干燥,弹性欠佳,手心湿润,唇干,咽红明显(++),舌质红少津苔黄厚腻微灰,心率约120次/min,律齐,双肺呼吸音粗,未闻及啰音;腹平软,压痛点不明显,麦氏点压痛(-),肝脏未扪及,肠音活跃,脉滑数。外院2009年4月30日血常规检查:血红蛋白浓度110 g/L,白细胞计数9.0×10⁹/L,中性粒细胞比率73%,淋巴细胞比率27%。胸部X线透视检查:支气管炎样改变。2009年5月8日血常规检查:血红蛋白浓度125 g/L,白细胞计数5.2×10⁹/L,中性粒细胞比率51%,淋巴细胞比率48%,单核细胞比率1%。大便常规检查:无标本。

刻下症:腹痛腹泻,水样便,色黄量多,每日5~8次,泻前腹痛阵作,泻后缓解,食不下,咳嗽痰多色白,头昏乏力,少气懒言,多汗,尿黄少。唇干,咽红,舌质红少津苔黄厚腻微灰,脉滑数。贵阳气候潮湿,5月时雨水多,气候潮湿闷热,为"暑湿"当值。人体处于地湿上蒸,暑热下迫之环境中,极易感受暑湿之邪,出现高热无汗,少气懒言或发热缠绵不退,恶心食少等症候。本医案患儿因外感暑湿,病初表现为暑湿郁遏卫分肌表之高热、无汗、头痛等症。暑湿之邪从口鼻而入,壅滞上焦肺络则咳嗽痰多;暑湿困扰中焦胃肠气机,脾运失健,则口干不欲饮水、食不下、倦怠、舌苔黄厚腻、脉滑数。暑湿下迫大肠,湿胜则泻,则腹痛腹泻,泻后邪有出路,故腹痛泻后减轻,便黄。暑为阳邪,易化热动风,化燥伤阴;湿为阴邪,其性黏滞,故泻下阴液丢失较多,耗气伤阴则见皮肤干燥、尿黄少、唇舌少津之征象(有轻度脱水征象)。本病为暑湿,证属外感暑湿,弥漫三焦,湿重于热,治宜清暑化湿,宣泄三焦。方拟三仁汤加减:杏仁6 g,车前草10 g,藿香6 g,薏苡仁15 g,蔻仁6 g^(后下),法半夏6 g,前胡6 g,黄芩10 g,桑叶10 g,炙紫菀10 g,浙贝10 g,麦芽10 g,竹叶6 g,黄连6 g,甘草6 g。3剂,水煎服,每次150 mL,每日3次,每日1剂。嘱:①多饮水,口服补液盐,每日500~800 mL;②暂停用西药;③注意观察腹泻次数、性状、颜色,留标本复查大便常规;④如多汗、头昏明显、乏力加重,请速到附近医院就诊,以防虚脱;⑤无渣饮食。

二诊(2009年5月12日):口服第1剂药后咳嗽减轻,精神明显好转。3剂药后,腹痛缓解,大便色黄,成形,每日1~2次,每餐能进一小碗米饭,唯偶有头昏、腹胀。体查:望之精神显著好转,面色白,皮肤不干燥,咽微红,舌尖质红苔腻消失,仅中苔稍呈灰色,心、肺、腹(-),脉滑数。此期体温36.9℃,咳缓痰少,轻度脱水纠正。本病以大便稀为主,为小儿腹泻,湿困中焦。守初诊方,治以清暑利湿,健脾助运,原方加减,去法半夏、前胡、炙紫菀、浙贝,加泡参、茯苓健脾助运。处方:杏仁6 g,车前草10 g,藿香6 g,薏苡仁15 g,蔻仁6 g^(后下),黄芩10 g,桑叶10 g,麦芽10 g,竹叶6 g,黄连6 g,泡参10 g,茯苓10 g,甘草10 g。3剂,煎服法同初诊。嘱:①多饮水;②注意控制食量,进食易消化食物。

三诊(2009年5月19日):咳平,泻愈,食好。近2日上腹脘闷胀疼痛,拒按,痛无规律性,多汗,不吐泻。体查:望之面色红润,咽(-),舌质红苔黄厚腻,心率120次/min,律齐,肺(-),腹平软,剑突下压痛,肝脾未扪及,脉滑数。暑湿祛则咳平泻止;中焦暑湿未尽,胃纳运未完全恢复,进食增加后,脾胃负担加重,食湿停聚,气机斡旋不畅,湿热复增,故上腹部闷胀疼痛,拒按,舌质红根苔黄厚腻,脉滑数。本病为痞证,证属湿热内蕴,治以健脾理气,清热利湿。自拟运脾汤加减:苍术10 g,厚朴6 g,黄芩10 g,茯苓10 g,蔻仁6 g^(后下),陈皮6 g,滑石10 g,竹叶6 g,薏苡仁10 g,广木香6 g,白芍10 g,黄连6 g,甘草6 g。3剂,煎服法同初诊。腹痛剧烈时,必要时口服颠茄片5 mg,每日1次。嘱:①检查肝功能、乙肝表面抗原,排除肝脏疾患;②注意控制食量,进食易消化食物。

四诊(2009年5月22日):服药后腹胀痛逐日消失,现腹不痛,纳好,每餐2碗饭,大便正常,不咳,不发热,汗减少。体查:舌质淡红根苔微黄不腻,脉稍滑数。肝功能检查:正常,乙肝表面抗原(-)。诸症减轻,舌苔厚腻已化,湿热除,脾运已恢复,仅舌根苔微黄、脉滑数表明余热未清,故治以清余热,益气养阴,以调理机体。参苓白术散加减:太子参10 g,生白术10 g,茯苓10 g,麦冬10 g,石斛10 g,生地10 g,黄芩10 g,山药15 g,麦芽10 g,乌梅6 g,白芍10 g,甘草6 g。3剂,煎服法同初诊。嘱饮食调理。随访,用四诊方3剂后痊愈。

按:本病案为一例较长时间暑湿发热患儿,就诊前于西医医院治疗,使用多种抗生素治疗无效,病情逐渐加重,无奈求助中医。初诊症见:背入诊室,消瘦,面白无华,少气懒言,疲乏无力,全身汗出,咳嗽痰多,腹痛腹泻,食不下,全身极度虚弱。黄老综观病史、症候,因时因地制宜,考虑患儿乃因感受暑湿之邪三焦受困所致。暑为阳邪,易化火化燥伤阴,易夹湿耗气;湿为阴邪,其性重浊黏滞,上蒙清窍,郁遏肌表则头昏,少气懒言,乏力、口干不欲饮水;暑邪化热化火则身热面赤,尿黄短赤,炼液为痰,壅滞肺络,肺气不宣,则咳嗽痰多;湿热困阻中焦,脾运失健,水反为湿,谷反为滞,阻滞中焦,气机壅滞则胸脘痞闷、腹痛、食不下、舌苔黄厚腻微灰;湿胜则大便稀溏;热耗津,泻伤阴,故见皮肤干燥、唇舌少津、尿少。可见本病为暑湿,证属暑湿弥漫三焦,湿重于热。黄老应用清暑化湿,宣泄三焦之法,首选三仁汤加减,方中杏仁苦辛,宣利上焦肺气,气化则湿化;蔻仁芳香化湿,行气调中;薏苡仁甘淡,渗利下焦湿热,健脾:"三仁"为君,合用能宣上、畅中、渗下而具清利湿热,宣畅三焦气机之功。配藿香可助芳香化湿和胃之力;法半夏、蔻仁化湿行气,散满消痞;黄连、竹叶、车前草利湿清热。桑叶、前胡、炙紫菀、浙贝宣肺清热化痰以止咳。诸药合用,咳减,腹痛缓,腹泻减轻,精神恢复,食增,药证相符,暑湿祛,三焦气机宣畅。故二诊紧守初诊方,去清热宣肺之品,佐以泡参、茯苓健脾助运。黄老应用清、宣、化三法宣泄三焦暑湿,诸症悉减。后因患儿饮食增加,但脾运未复,脾胃湿热复增,困阻中焦,致出现上腹脘胀痛不适之痞证,故三诊治疗以健脾理气,助运、清化湿热为主,自拟运脾汤加减,服药后中焦气机调畅,水湿化,食积消,诸症愈。四诊再进参苓白术散加减,调理脾胃,益气养阴,同时对患儿家长进行饮食调理指导。

暑湿多发生于夏令暑湿俱盛的季节,南方多见于5—10月,因贵州为喀斯特地貌,森林覆盖率大,故气候潮湿,因此暑湿在贵州地区出现时间早、持续时间长。暑湿之邪致病,既有暑为阳邪、发病急、变化快的特点，又有湿邪黏滞之特性，起病即有高热、头痛身重、口渴、脘痞等暑湿郁遏卫分肌表的症候特点，常病及三焦，加上小儿为纯阳之体，暑邪更易化火化燥伤阴，甚至入营入血，出现闭窍动风之昏迷、惊厥及津气欲脱等。本医案所及病变部位、脏腑，主要是卫分肌表、肺、三焦、胃肠等，未入营动血，疾病初期按照暑湿弥漫三焦，湿重于热之暑湿辨治，疾病中期按痞证论治，病之后期则以清余热，益气阴为主，先后运用三仁汤、运脾汤、参苓白术散，整个治疗过程充分体现了黄老独特的思辨特点和临证经验。患儿经黄老四诊辨治而愈，疗效明显，返校上学。

（整理：彭玉，李春，庞平，杨见辉　　审阅：彭玉）

64. 辨治痰证，痰多胸闷，痰湿壅肺之证

痰多胸闷，咳嗽咽梗，痰湿壅肺之证。　初期治以温肺化痰为主；后期佐以益气化痰，行气宽胸化痰。

患者：朱××，男，55 岁	医案编号：078Q193
中医诊断：痰证（痰阻于肺）	西医诊断：上呼吸道感染
治法：温肺化痰	方药：自拟方
主诉：痰多咳嗽，胸闷 3 个月，伴咽梗 2 日	

初诊（2009 年 6 月 18 日）：患者 3 个月前感冒愈后咳嗽，痰多难化，不易咯出，间断口服消炎止咳药（具体不详），咳嗽稍减，但仍痰多难咯，自感痰阻胸闷，伴大便稀，每日 2 次，曾间断就医未治愈。2 日前因受寒上症加重，自觉喉中有痰难咯，痰多胸闷，咳嗽，咽梗甚，伴阵热后汗出（未测体温），但无心悸、胸痛、呕吐。病后食少，精神尚好。既往体健。有 30 余年吸烟、饮酒史，否认肺结核、冠状动脉粥样硬化性心脏病（以下简称"冠心病"）、高血压病史。体查：望之精神可，面色正常，常不自觉发出"清嗓"声，咽红（＋），扁桃体无肿大，舌质胖嫩边有瘀块苔白滑，心（－），双肺呼吸音粗，未闻及干、湿啰音，腹平软，无压痛、包块，肝脾未扪及，脉弦滑。胸部 X 线检查：双肺纹理稍粗。

刻下症：胸闷，咽梗，痰多难咯，微咳，身热汗出，食少，大便稀。咽红，舌质胖嫩边有瘀块苔白滑，脉弦滑。本病发病时正值夏至，患者有 30 余年吸烟、饮酒史，因感冒后烟酒不断，外邪留恋难以彻底清除，余邪与痰胶结，上贮胸肺，阻滞气道，故有痰多咳嗽、胸闷痰阻；痰随呼吸升降，时感痰涌难咯；痰湿不化，停聚中焦，脾运失健，大肠传导失职，则大便稀日久。脾为湿土之脏，主司运化水湿，脾气散精充养脏腑；反之脾土薄弱，运化失司，水谷难化反为滞，水湿停聚反为痰饮，以致水谷精微"化失其正"；清者难以上升，浊者难以下降，留于中焦，停滞膈间，内积为饮，凝聚为痰，痰饮停聚上中焦，故舌质淡胖嫩苔白滑，脉弦滑；复感外邪与痰饮

搏结,上渍肺窍,阻于喉,肺气失宣,则痰在喉中梗塞之感明显,咳嗽。此外,痰湿日久不化,阻滞气血运行,则舌有瘀块。发热汗出为正邪交争之征象。本病为痰证,证属痰湿壅肺,治以温肺化痰。自拟方:法半夏15 g,浙贝20 g,礞石10 g,苍术15 g,白术15 g,牛蒡子10 g,射干10 g,青果10 g,茯苓20 g,陈皮10 g,炒白术15 g,白芥子10 g,桔梗10 g,生姜6 g,甘草10 g。3剂,水煎服,每次100 mL,每日3次,每日1剂。嘱忌食辛辣,忌酒。

二诊(2009年6月25日):服药后痰易咳出,咳减痰少,仍有胸闷。体查:望之精神可,咽(+),舌质晦暗苔白,心、肺(-),脉细弦。药证相符,痰湿渐化,痰有松动之机,则痰易咳出,咳减痰少,水滑苔消失;但痰湿阻肺,气机不宣,故胸闷未减轻。舌质晦暗提示病久有痰瘀胶结之征象。守初诊方加减,加胆南星、竹茹增强宣肺化痰之功,加瓜蒌壳宽胸化痰,加厚朴行气宽中。如此,一则促进痰液排出,二则运脾,以杜绝生痰之源。处方:法半夏15 g,浙贝20 g,礞石10 g,胆南星10 g,陈皮15 g,苍术20 g,白术20 g,瓜蒌壳20 g,厚朴15 g,茯苓20 g,竹茹10 g,生姜6 g,细辛4 g,甘草10 g。3剂,煎服法及医嘱同初诊。

三诊(2009年7月16日):服药后咳愈痰少,胸闷、咽梗消失。1周前因再次饮酒、吸烟后咯痰增多,时有胸闷。体查:望之精神可,咽稍红,舌质淡晦苔白滑,心、肺(-),脉细弦。胸部X线复查:肺纹理稍增。此期以胸闷痰多为主要症状,故病为胸闷,证属痰湿痹阻。患者经温肺化痰,宽胸理气治疗后,咳嗽、咽梗、痰多、胸闷愈,因自行停药,肺内伏痰未尽,加之饮酒、吸烟等诱因,胸闷痰多复现,咽稍红,舌质淡晦苔白滑,治以益气化痰,行气宽胸,继守二诊方加减。处方:法半夏15 g,浙贝20 g,礞石10 g,胆南星10 g,陈皮10 g,瓜蒌仁15 g,瓜蒌壳15 g,厚朴15 g,茯苓20 g,泡参20 g,苍术15 g,杏仁10 g,桔梗10 g,甘草10 g。5剂,煎服法同初诊。嘱禁酒,忌食辛辣,少吸烟。随访,5剂药后痊愈。

按:本医案为痰饮之痰证。痰饮指体内水液不得输化,停留或渗注于体内某一部位而发生的病证。因痰饮停聚和侵袭部位不同,有痰证和饮证之分。本病为痰证,痰生于脾,流注全身;痰阻于肺,肺失宣降,故痰多胸闷,咳嗽咽梗,舌边质胖嫩有瘀块苔白水滑。痰饮为阴邪,遇寒而凝,得温而行。黄老认为肺主治节,若肺失宣肃,津液不化,则可凝聚成痰;脾主运化,脾胃受伤,运化无权,水湿内停,则可凝聚成痰。本病因外感后余邪未尽,肺脾失调,痰饮内生,痰气凝结咽喉,故咽中梗阻,吞之不下,吐之不出;内外合邪,郁而化热。

黄老治疗本病以健脾为主,杜绝生痰之源为目的,用药上由三大类组成:一为温化寒痰之细辛、白芥子等;二为健脾燥湿助运之苍术;三为随证加减之疏风辛凉药。其中礞石在用药中贯穿始终,具有坠痰,消食,下气,平肝之功。追古溯今,喻嘉言云:"脾气者,人身健运之阳气,如天之有日也。阴凝四塞者,日失其所……理脾则如烈日当空。"痰饮为阴邪,遇寒而凝,得温而行。又《金匮要略》指出:"病痰饮者,当以温药和之。"

纵观本病案,黄老初诊寒温并进,用法半夏、礞石、白芥子温化寒饮,陈皮、茯苓、苍术、白术健脾燥湿,桔梗宽胸理气宣肺,浙贝、胆南星、竹茹、牛蒡子、射干、青果清热化痰利咽。二诊痰少,以胸闷为主,加胆南星、竹茹增强宣肺化痰,瓜蒌壳宽胸化痰,厚朴行气宽中,共奏健脾助运之功,助痰排出,以杜绝生痰之源。三诊复发,守二诊方,胸闷消失,咳平,诸症愈。治疗中黄老非常强调饮食习惯的重要性,尤其关注烟、酒在本病中所起的不良作用。因此,对慢性咳嗽、痰多患者,适当控制烟、酒及高糖、油腻等食物的摄入,有益于化痰助运、缩短病程,以期早日康复。

(整理:彭玉,李春,庞平,杨见辉　审阅:彭玉)

65. 辨治咳嗽,痰热阻肺,风热未尽之证

久咳痰多,痰热阻肺,风热未尽之证。治以疏风清热,化痰宣肺,后期佐以清热利咽。

患者:王××,女,69 岁	医案编号:078Q198
中医诊断:咳嗽(风热夹痰)	西医诊断:慢性气管炎
治法:疏风清热,化痰宣肺	方药:清气化痰汤加减
主诉:咳嗽、痰多 1 个月	

初诊(2009 年 5 月 8 日):患者 1 个月前因感冒后咳嗽,痰多,痰呈泡沫样,量多易咯,伴流清涕,不喘,外院口服消炎止咳药(具体不详)后咳减未愈。现晨起咳嗽明显,痰多黄稠,不易咯出,求助中医。病后食可,二便调,无发热、盗汗、胸痛等不适。既往无特殊,否认高血压、哮喘等病史。有 30 年吸烟史,现未戒烟。体查:望之精神可,面色正常,皮肤(-),咽红,双肺呼吸音粗,未闻及干、湿啰音,舌质淡苔黄滑,脉细弦。

刻下症:咳嗽,痰黄量多,黏稠不易咯出,咽部不适,咽红,舌质淡苔黄滑,脉细弦。患者有长期吸烟史,体内痰热较盛,感受外邪后,引动伏痰,肺气失宣则咳嗽、痰多加重;久服药不愈,余邪未尽化热,与痰互结阻于肺窍,痰为阴邪,其性黏滞,与热互结,阻滞气道,故咳嗽、痰黄黏稠不易咯出,舌苔黄滑;晨起因体位改变,痰在气道重新分布,气流不畅故晨咳甚,痰咯出后则咳减。咽红提示外感风热未尽。本病为咳嗽,证属痰热阻肺,风热未尽,治当疏风清热,化痰宣肺。方拟清气化痰汤加减:杏仁 10 g,浙贝 20 g,胆南星 10 g,陈皮 10 g,百部 20 g,炙紫菀 20 g,炙款冬花 20 g,射干 12 g,僵蚕 15 g,青果 10 g,瓜蒌壳 15 g,罗汉果 15 g,炙枇杷叶 20 g,防风 15 g,荆芥 10 g,苏叶 10 g,黄芩 20 g,甘草 10 g。3 剂,水煎服,每次 50 mL,每日 4 次,每日 1 剂。嘱注意休息。

二诊(2009 年 5 月 14 日):服药后咳减痰少,胸部皮肤发现有少许红疹,略痒。望之精神可,面色正常,胸部皮肤可见少许米粒大小分散皮疹,色红,高出皮肤,余皮肤未见皮疹与出血点。体查:咽红,舌质红苔黄稍腻,双肺呼吸音略粗,脉沉弦。经疏风清热后,风热从肌表而发,故见胸部皮肤少许红色分散细小皮疹;热清痰化,故咳减,痰少。效不更方,初诊方减去清热化痰止咳之胆南星、黄芩、陈皮、百部、瓜蒌壳、炙枇杷叶、苏叶,以防苦寒伤脾;加胖大

海、银花、板蓝根、蝉衣,增强清解余热利咽之效。处方:杏仁 10 g,浙贝 20 g,炙紫菀 20 g,炙款冬花 20 g,射干 12 g,僵蚕 15 g,青果 10 g,胖大海 10 g,银花 20 g,板蓝根 20 g,罗汉果 15 g,荆芥 10 g,蝉衣 10 g,防风 10 g,甘草 10 g。3 剂,煎服法及医嘱同初诊。随访,服药 3 剂后愈。

按:咳嗽是肺系疾患主要症状之一,也是常见疾病。咳嗽有外感与内伤咳嗽之分,与肺密切相关,如《黄帝内经》云:"五脏六腑皆令人咳,非独肺也。"本医案为老年女性患者,肺气本虚,位居上焦,不耐寒热,外感六淫之邪易从口鼻或皮毛而入犯肺。加上患者有吸烟史,长达 30 年,体内积痰较重,痰蕴久化热,故其较常人不同,体内痰热较盛,一旦感受外邪,易引动体内伏痰,故以痰热咳嗽多见。本病病程 1 个月,临床首辨应分清外感与内伤咳嗽、虚实与寒热的不同,方能为用药提供依据。本医案以咳嗽痰多,黄稠难咯为主诉,有舌苔黄滑,症候不多,以痰热内伏肺窍为主。而咽红、咽部不适提示风热未尽。舌质淡为本虚之征象。本病按内伤痰热咳嗽辨治,清气化痰汤主之,佐以疏风清热之苏叶、荆芥、防风、银花、蝉衣等清解余邪,诸药合用而愈。之后嘱其有时间继续调理,少吸烟,以增强体质,减少痰热。

(整理:杜丽,杨见辉   审阅:彭玉)

66. 辨治肺脾气虚,感冒伴皮疹,复感风邪,肝胆湿热寒热夹杂之证

肺脾气虚,肝胆湿热,复感风邪,寒热夹杂之感冒。 治以疏风解表,宣肺通窍。

患者:秦××,女,57 岁   医案编号:078Q200

中医诊断:感冒(肺脾气虚,肝胆湿热,复感风邪,寒热夹杂)

西医诊断:上呼吸道感染

治法:疏风解表,宣肺通窍   方药:自拟方

主诉:鼻塞伴皮肤瘙痒 10 日

初诊(2009 年 6 月 18 日):10 日前受寒后出现鼻塞、流涕,自服感冒药后缓解不明显,鼻塞、流涕清晨较重,伴全身皮肤瘙痒,搔抓皮肤后出现红色条形抓痕,口苦,食少。病后睡眠和精神尚可,二便调,无发热、呕吐、黄疸、腹泻。近半年全身皮肤瘙痒,搔痒后皮肤呈现红色抓痕,服中药后可有缓解,但时有反复。近 1 年来反复感冒,常有口苦。否认传染病、高血压、肝胆疾病病史。体查:体温 36.7 ℃,血压 110/60 mmHg。望之精神好,面色正常,全身皮肤未见皮疹及抓痕,咽红(+),舌质淡苔薄黄,心、肺(-),脉弦滑。

刻下症:鼻塞、流涕晨起重,皮肤瘙痒,口苦,食少,咽红(+),舌质淡苔薄黄,脉弦滑。患者有反复感冒 1 年、皮肤瘙痒半年病史,结合患者感冒病程长、缠绵不愈、食少、舌质淡,说明其肺脾气虚。《素问·痿论》云"肝气热,则胆泄口苦",患者口苦、皮肤瘙痒反复发作、脉弦滑多责之为体内肝胆经湿热内伏。现因外感风寒,寒袭肺窍则鼻塞、流涕;咽红、舌苔薄黄则

为寒邪化热,风热上熏咽喉所致;肝胆湿热与风热互结,郁于肌表不能透达,故皮肤瘙痒,时有抓痕。本病为咳嗽,证属寒热夹杂,病机为肺脾气虚,肝胆湿热内伏,外感风邪所致,以疏风解表,宣肺通窍治标为先,待邪祛后清泻肝胆湿热治本。自拟方:苍耳子10 g,辛夷花10 g^(包煎),徐长卿12 g,石菖蒲10 g,牛蒡子10 g,黄芩20 g,白芷10 g,细辛4 g,防风15 g,薄荷10 g^(后下),连翘10 g,乌梅10 g,白花蛇舌草20 g,大枣5枚,蝉衣10 g,地骨皮20 g,鹅不食草12 g,甘草10 g。3剂,水煎服,每次100 mL,每日4次,每日1剂。嘱:①多饮水;②清淡饮食,忌辛辣食物;③身痒时忌用手抓。

二诊(2009年6月22日):服药后鼻塞晨起减轻,清涕少,身痒,搔抓起红条。体查:望之精神可,面色正常,全身皮肤可见红色条状皮疹及抓痕,咽红(+),舌质淡有齿痕苔白滑,脉细弦。经辛温疏风解表,宣肺通窍,鼻塞减轻,涕少,在表之寒已解,但邪热仍郁于肌表不能透达,仍有身痒。本病外邪渐清,湿热未尽,治宜疏风止痒,清热凉血。守初诊方,加荆芥以增解表散风透疹之力,加黄柏清热燥湿,加生地、赤芍清热凉血。处方:苍耳子10 g,辛夷花10 g^(后下),徐长卿15 g,防风15 g,乌梅10 g,蝉衣15 g,地骨皮20 g,大枣5枚,黄柏15 g,荆芥15 g,生地15 g,赤芍10 g,甘草10 g。3剂,煎服法及医嘱同初诊。

三诊(2009年6月26日):鼻塞、流涕消失,现皮肤痒,搔起红痕,时有头闷胀。体查:望之精神可,面色正常,全身皮肤红色条状皮疹及抓痕,咽红(+),舌质晦苔白,脉弦细,心、肺(-)。外寒祛,但风热之邪夹湿郁于肌表未解,仍有皮肤痒、搔起红痕;湿蒙清窍则头闷胀,治以疏风止痒,清热利湿为主,佐以行气活血。处方:苍耳子10 g,徐长卿12 g,防风15 g,地骨皮20 g,乌梅10 g,大枣5枚,蝉衣15 g,黄连6 g,黄芩20 g,蛇蜕15 g,麦冬20 g,川芎15 g,白芷12 g,甘草10 g。3剂,煎服法及医嘱同初诊。随访,服药3剂后痊愈。

按:本医案虽以鼻塞、流涕为主要症状,但易感冒、口苦,说明患者有肺脾气虚,肝胆湿热内伏之病理基础。观其症候,在外有肺窍不利,宣降失职之鼻塞、流涕,在内有身痒、口苦、咽红、舌苔薄黄等,故本病为虚实夹杂、寒热夹杂之感冒。黄老初诊以治标为主,重在祛除外邪,以疏风解表为主,薄荷、防风、白芷、细辛疏风散寒,苍耳子、辛夷花、鹅不食草辛温通窍,徐长卿、白花蛇舌草、牛蒡子、黄芩、蝉衣、连翘疏风清热利湿。药证相符则诸症好转,仅有身痒仍存,故二诊以疏风止痒,清热凉血为主,配赤芍等行气活血以治风,达到"治风先治血,血行风自灭"的目的(《医宗必读》)。黄老根据不同的主证,治疗偏重点不同,三诊而愈。之后嘱调养气血,少食辛辣燥热之品。

(整理:杜丽,杨见辉　　审阅:彭玉)

【脾胃病证】

67. 辨治小儿厌食,气阴不足,脾虚肝旺之证

厌食,皮肤干燥,气阴不足,脾虚肝旺之证。治以健脾益气,养阴柔肝。

患者:谢××,男,2岁6个月	医案编号:078H004
中医诊断:小儿厌食(气阴两虚)	西医诊断:营养不良
治法:健脾益气,养阴柔肝	方药:参苓白术散加减
主诉:食少1年,伴皮肤干燥半年	

初诊(1998年7月9日):1年来食欲不振,食量减少,每餐数口,甚或不饥不食,挑食,喜素食,不吃鸡蛋、肉、鱼等;口干喜饮水,大便干结,2~3日1次,曾不间断治疗未愈。近半年发现患儿全身皮肤干燥,时时抓痒,夜眠不宁,易惊哭吵,汗多,尿黄,曾服药(具体不详)未改善。病后体重增长缓慢,精神可,无发热、低热、咳嗽及乏力,无皮疹、皮下出血。体查:望之精神可,面黄体瘦,全身皮肤干燥有细小脱屑,抚之粗糙,咽不红,舌质淡红苔薄白,心、肺(-),腹平软,指纹淡。

刻下症:食少挑食,食欲不振,皮肤干燥,抓痒脱屑,口干喜饮,尿黄便结,眠差易惊,哭吵,汗多,面黄消瘦,舌质淡红苔薄白,指纹淡。患儿病程1年,食少,挑食,喜素食,摄入食物单一,水谷精微物质不足,致脾胃气血生化乏源,脾胃气阴不足则多汗、口干喜饮、尿黄便结。久病未调理,气血无以灌溉营养全身肌肤,故面黄体瘦,皮肤干燥,抓痒脱屑,体重增长较慢;脾阴不足,不能养肝涵木,肝失濡养,虚风内动,故见脾虚肝旺之眠差易惊、哭吵等症。本病为厌食,证属脾胃气阴不足,脾虚肝旺,治以健脾益气,养阴柔肝。方拟参苓白术散加减:黄芪10 g,白术10 g,苍术10 g,薏苡仁10 g,白芍10 g,乌梅6 g,茯苓10 g,山药10 g,建曲6 g,麦芽6 g,谷芽6 g,山楂6 g,连翘3 g。4剂,水煎服,每次50~80 mL,每日4次,每日1剂。嘱:①加服补钙剂、补锌剂;②多食水果、蔬菜;③带药返家,定期门诊。

二诊(1998年8月12日):皮肤干燥,瘙痒较前明显减轻,哭吵减少,仍有食少,无食欲,大便干,每日1次,喜食冷饮及凉物,汗多。体查:望之全身皮肤干燥,粗糙稍有好转,脱屑减少,咽不红,舌质淡红根苔稍白厚,指纹淡。脾胃之阴有渐复之趋,皮肤干燥、抓痒脱屑好转。但脾运未复,阴虚内热之势较甚,故食少、便干症状仍存,且喜食冷饮及凉物,舌根苔稍白厚。调整初诊方,增加益气养阴之太子参、北沙参、泡参,清虚热之胡黄连、生地,祛风止痒之蝉

衣。处方:太子参10 g,北沙参10 g,泡参10 g,苍术10 g,白术10 g,薏苡仁10 g,连翘6 g,白芍10 g,乌梅6 g,蝉衣6 g,胡黄连6 g,生地6 g,建曲6 g,山楂6 g,甘草6 g。5剂,煎服法及医嘱同初诊。

三诊(1998年9月10日):食增,能吃少量鸡蛋、肉末,有饥饿感,皮肤干燥好转,仅背部干痒,口干,眠差易惊偶有,无夜吵。体查:望之精神好,皮肤干燥、粗糙消失,无脱屑,舌质淡红苔薄白,指纹淡。药证相符,诸症悉减,守二诊方巩固疗效。处方:太子参10 g,北沙参10 g,泡参10 g,白术10 g,苍术10 g,薏苡仁10 g,连翘6 g,胡黄连6 g,生地6 g,乌梅6 g,白芍10 g,蝉衣6 g,山楂6 g,神曲6 g,甘草6 g。5剂,煎服法同初诊。随访,继用前方5剂后痊愈。

按:本医案是儿科常见病厌食。因长期水谷摄入不足,气血生化乏源,以致体重不增、面黄体瘦,严重影响孩子正常生长发育;脾虚食少病久,气血生化不足,不能濡养五脏,病及他脏,必生他病。故本医案出现厌食伴皮肤干燥瘙痒,眠差易惊,哭吵,口干喜饮,便结尿黄等脾胃气阴不足,虚热上扰,肝风内动之症状,黄老治疗以健脾益气,养阴柔肝为主,但病久难补,用药后除皮肤干燥、瘙痒稍有减轻外,余症无减轻,内热之症状渐显,口干便结,喜冷食(饮),故调整辨治思路,以养阴柔肝,清虚热为主,佐以健脾助运,加用太子参、北沙参、白芍、乌梅、连翘、胡黄连、生地等。三诊药证相符,辨证思路正确,选用药物恰当,虚热除,肝脾调和,气阴渐复,故诸症愈。黄老治疗厌食经验丰富,指出因病程长,兼症较多,要分清主次,当症有改善时应紧守病机,守原方治疗,巩固疗效后痊愈。该患儿因长期厌食,皮肤干燥,厌食,消瘦,临床应考虑微量元素缺乏,故配合补充锌剂治疗。

(整理:江雪,刘楚,谢莹,李春,卢庆玲,冷丽   审阅:彭玉)

68. 辨治小儿胃脘痛,肝脾不和之证

上腹饱满胀痛,胃脘痛,肝脾不和之证。 治以疏肝理气,和胃健脾。

患者:杨××,女,12岁	医案编号:078H006
中医诊断:胃脘痛(肝脾不和)	西医诊断:胃炎
治法:疏肝理气,和胃健脾	方药:自拟方加减
主诉:上腹饱满,阵发疼痛1个月	

初诊(1998年3月16日):1个月前出现阵发性上腹疼痛,疼痛持续时间短,可自行缓解,食后痛剧,伴恶心呃逆,上腹胀满不适,食欲不振,腹中雷鸣,大便正常。多次外院诊断为慢性胃炎等。腹部B超检查:肝、胆、脾、胰正常。钡餐X线检查:食道、胃、十二指肠正常。曾服西药治疗(具体不详),疼痛未减轻,特求助中医治疗。病后大便正常。体查:望之精神

软,面色白,体瘦,咽不红,舌尖质红苔黄厚,心、肺(-),腹平软,剑突下有轻压痛,麦氏点(-),皮肤未见异常,脉细弦。患儿系体操运动员,平时训练强度大,近2个月有过度疲劳、饮食无规律史。

刻下症:脘腹疼痛阵作,食后痛剧伴恶心,上腹胀满不适,食欲不振,呃逆,腹中雷鸣,舌尖质红苔黄厚,脉细弦。损伤脾胃,胃不纳,脾不运,胃气失和,气机阻滞,则胃脘痛。脾胃与肝,相互为用,患儿因学习、训练压力大,精神过于紧张,致使肝气不舒,肝气横逆犯胃则见胃痛、腹胀、食少、呃逆、脉细弦等肝脾不和症状。本病为"胃脘痛",证属肝胃不和,治以疏肝理气止痛,和胃健脾。自拟方:香附6 g,柴胡10 g,苍术10 g,白芍15 g,九香虫6 g,香橼皮6 g,枳实6 g,茯苓10 g,砂仁6 g,法半夏6 g,良姜6 g,甘草6 g。3剂,水煎服,每次100 mL,每日4次,每日1剂。嘱注意饮食,宜清淡饮食,停用西药,调整情绪,暂停训练。

二诊(1998年5月11日):诸症减轻,腹痛缓解。但今日胃痛复作,口干欲饮水,大便稀溏,每日1次,无呃逆,食少。体查:望之精神好,咽红(++),舌质红苔薄而少,脉弦细。肝气条畅,不横逆犯胃则胃痛减,但脾运未复则有大便稀,气阴不足则口干。但见咽红,恐复感外邪,故治以养阴益胃,理气止痛为主,少佐以清热解表之连翘、生地。自拟方:北沙参15 g,生地6 g,川楝子10 g,山药10 g,太子参10 g,白芍10 g,九香虫6 g,香橼皮6 g,元胡10 g,茯苓10 g,连翘6 g,法半夏6 g,甘草6 g。3剂,煎服法及医嘱同初诊。

三诊(1998年5月18日):胃脘痛愈,饮食恢复,大便正常。今感咽痛,不咳,无发热,脉象同二诊。体查:咽红(++),舌质嫩红苔花剥。患儿感受风热,热循经上扰故咽痛,咽红明显;胃痛未见复发,饮食正常,但舌质嫩红苔花剥仍明显,为阴液不足所致,需益气养阴。本期为风热感冒,当先治标实;脾气阴两虚为本,待外邪祛后益气养阴,健脾助运,治以清热利咽,健脾益气养阴。自拟方:玄参15 g,蝉衣6 g,僵蚕6 g,浙贝10 g,黄芩10 g,法半夏6 g,泡参10 g,麦冬10 g,山药10 g,白芷10 g,神曲6 g,青果6 g,甘草6 g。3剂,煎服法及医嘱同初诊。

按:胃脘痛在儿科中较呼吸道感染少,以年长儿多见,这与儿童语言表达有关,其发生与饮食、情绪及胃气虚弱有关。患儿为运动员,训练压力大,学习紧张,加之饮食无规律,肝胃失和,气失调畅则发生胃痛。传统认为小儿少有"七情六欲之苦",但在现代社会压力竞争激烈下,儿科也出现部分的"情志致病"医案,本医案即是。黄老善用香附、香橼皮、九香虫调理气机止痛;苍术、茯苓、枳实、砂仁、法半夏、白芍健脾养阴,和胃助运;柴胡疏肝和胃,佐以良姜温胃止痛,诸药合用养阴益胃,理气缓急止痛。本医案提示对年长儿童胃痛的发生不可忽视情绪的影响,应加强饮食指导,以心理治疗为宜。

(整理:江雪,刘楚,谢莹,李春,卢庆玲,冷丽　　审阅:彭玉)

69. 辨治小儿厌食，脾虚失运，湿热内蕴之证

脾虚失运，湿热内蕴之厌食。治以益气健脾助运，佐以清热利湿。

患者:杨××,男,5岁 医案编号:078H008
中医诊断:小儿厌食(脾虚失运,湿热内蕴) 西医诊断:营养不良(中度)
治法:益气健脾助运,佐以清热化湿 方药:运脾散加减
主诉:食少,多汗2年

初诊(1997年6月16日):2年前患儿因过食肥甘(1餐吃2碗肥肉)后,食量逐渐减少,不吃肉食,喜素食,每餐均用开水泡饭或加醋、酱油后才能勉强吃少量饭菜,且无饥饿感,伴全身出汗明显,以头汗为主,逐日增多,夜晚尤甚,汗湿床单、枕头,汗湿黏手。家长发现患儿逐日消瘦,曾服用多种开胃药(具体不详),食欲一直没有恢复,厌恶进食。近日精神欠佳,食少、出汗逐渐加重,体重增长缓慢,故求助中医。病后无吐泻、黄疸。否认肝炎等传染病病史。体查:体重15 kg。望之精神尚可,面黄无华,体瘦,头发黄少稀疏,咽不红,舌质淡红苔白,心、肺(－),腹平软,腹壁皮下脂肪厚度0.4 cm,肝脾未扪及,脉平。

刻下症:纳呆挑食,食欲不振,汗多黏手,夜晚明显,面黄体瘦,发黄稀少,腹壁皮下脂肪变薄,舌质淡红苔白,脉平。本医案患儿因过食肥甘厚腻之品后损伤脾胃功能,脾运失健则厌恶进食,食欲不振;病后又未及时调理,积滞宿积中焦则纳呆,无饥饿感。久之摄入不足,气血生化乏源,脏腑、肌肉失养,故患儿逐日消瘦,腹壁皮下脂肪变薄,有向疳证发展之趋势。中焦积滞蕴结化热,湿热内生,迫液外出致多汗,亦可因虚汗液不内守而外泄出汗,汗多黏手湿衣。本医案病因病机明确,病位在脾胃中焦,病程长,如不及时治疗将会发展为疳证。本病为小儿厌食,证属脾虚失运,湿热内蕴,治以益气健脾助运,佐以清热化湿。方拟运脾散加减:黄芪6 g,白术6 g,泡参6 g,黄柏6 g,地骨皮6 g,苍术10 g,山楂6 g,建曲6 g,法半夏6 g,乌梅3 g,煅龙骨10 g,煅牡蛎10 g,甘草6 g。3剂,水煎服,每次80 mL,每日5次,每日1剂。嘱:①逐渐改善进食不良习惯;②服药后如有食欲,说明脾胃之气有转枢之机,应避免一次性大量进食,以免脾胃受损;③指导喂养。

二诊(1997年6月23日):服药后食欲逐渐恢复,时有饥饿感。患儿不良的进餐饮食习惯逐渐改变,不用水泡饭,能进食少量肉食,食量增加,每餐已能吃1碗饭,出汗大减。体查:望之精神好,舌质淡红根苔白厚。运脾散加清化湿热之品黄柏、地骨皮、苍术、山楂等使中焦脾胃湿热、积滞渐除;加黄芪、泡参等健脾助运,使脾气得健,湿热渐除,积滞渐消,故服药后汗出减少,食量增加。虽食增汗少,但湿热仍蕴结中焦脾胃,故仍守初诊方,自拟方运脾散和参苓白术散加减。处方:黄芪6 g,白术6 g,泡参6 g,黄柏6 g,地骨皮6 g,苍术10 g,山楂6 g,建曲6 g,茯苓10 g,乌梅3 g,煅龙骨10 g,煅牡蛎10 g,甘草6 g。3剂,煎服法及医嘱同初诊。

三诊(1997年6月26日):食量增加,食欲恢复,未再挑食,饮食习惯改变,汗少。体查:望之精神好,舌质淡根苔白稍厚。诸症悉减,药已对证,故继用二诊方加山药健脾养阴益气。处方:黄芪6 g,白术6 g,泡参6 g,黄柏6 g,地骨皮6 g,苍术10 g,山楂6 g,建曲6 g,乌梅3 g,茯苓10 g,山药6 g,煅龙骨10 g,煅牡蛎10 g,甘草6 g。3剂,煎服法及医嘱同初诊。因他病再次就诊时,言厌食已愈。

按:小儿厌食为儿科常见疾病,且有上升趋势,本病病因病机明确,只因家长未予重视,以致脾失运化而发生厌食,且长达2年之久。黄老认为患儿过食肥甘积滞可生湿热,且脾胃阴虚,虚热内生,多汗正是由于中焦积滞不化,湿热蒸发津液而致,故患儿表现为汗多黏手。喜吃水泡饭、忌食肉类等为脾运失健,湿热内蕴,胃阴不足之症。初诊在自拟方运脾散加减基础上,配黄柏、地骨皮内清湿热;用白术、苍术、法半夏健脾除湿;黄芪、泡参益气健脾;山楂、建曲消食化积;乌梅柔肝养肝,助脾之疏导;煅龙骨、煅牡蛎敛汗,诸药合用,内热渐除,脾运渐复,水湿、食积渐化,症状明显改善。二诊再进茯苓等健脾益气之品,脾运化功能恢复,积滞、水湿自然清除。三诊用运脾散和参苓白术散加减,益气健脾助运,养阴清热柔肝而治愈。通过本医案总结,体会到黄老对厌食,证属脾运失健的夹湿、夹滞、夹虚(日久)的病机转变的精辟认识,值得我们在今后的临床中加以体验。另外,小儿"脾常不足""肝常有余",长期厌食进一步发展会出现脾虚肝旺如脾气急躁、眠差易哭等症,为此,黄老常在症候未显之初善用乌梅养肝柔肝,以预防土虚易被木乘,实有增加脾运之功。

(整理:江雪,刘楚,谢莹,李春,卢庆玲,冷丽　　　审阅:彭玉)

70. 辨治小儿泄泻,脾虚夹积,复感外邪之证

脾虚夹积,复感外邪,久泄咳嗽,小儿泄泻之证。　治以健脾助运,佐以宣肺止咳。

患者:曾××,男,6个月	医案编号:078H009
中医诊断:小儿泄泻(脾虚夹积,复感外邪)	西医诊断:小儿腹泻
治法:健脾助运,佐以宣肺止咳	方药:运脾散加减
主诉:反复大便稀5个月,伴咳嗽1日	

初诊(1997年8月13日):患儿自出生后大便稀糊不成形,每日6~7次或数十次,量少,严重时因矢气会带出少许大便,甚则不能计数,大便为黄色蛋花样便,时带黏液,无脓血,无呕吐、发热与哭吵。患儿大便稀一直未治愈,其间因体重增长缓慢,曾多次在西医院就诊,多次大便常规检查提示正常,服多种西药(具体不详),效果不佳。患儿昨日开始咳嗽,无鼻塞、流清涕,但精神软,故求助中医。患儿系母乳喂养,偶加以米糊为主的"健儿粉",未加其他辅食。病后多汗,纳可,尿量减少,不吐,不热,饮水不多。体查:望之精神软,面色白,眼眶无凹

陷,前囟平坦,2.0 cm,皮肤有弹性,无脱水征,咽(−),舌质淡苔白厚,心、肺(−),腹平软,肝脾未扪及,指纹紫而不滞。大便常规检查:黄黏便,脂肪球 4~7 个/HP。

刻下症:大便黄色稀薄或蛋花样便,时带黏液,次频量少,每日数次或数十次,尿少汗多,舌质淡苔白厚,指纹紫而不滞。本医案为半岁小婴儿,生后 1 个月患病,正值生长发育高峰,病程 5 个月,以大便次数增多、粪质稀薄为症候特点,大便次频量少,粪质清稀或有黏液,符合中医"泄泻"与西医"小儿腹泻"的诊断。小儿脾常不足,脾胃薄弱,半岁为辅食添加最好时机,因久泄调护失宜,辅食添加滞后,以致脾虚失运,不运水谷,水反为湿,谷反为滞,清阳不升,合污而下,成为泄泻。正如《景岳全书·泄泻》曰:"泄泻之本,无不由于脾胃。"久泄伤阳,脾阳受损,水谷输布、转运失于温煦,脾虚不运,精微不布,病久生化无源,故面白,体重增长慢,精神软,久泄不止;加之病后一直服用西药,也有药毒伤脾,损害肠道黏膜屏障之害,以致腹泻 5 个月未愈,所幸阴亏等脱水症状未显(如囟门凹陷、眼眶凹陷、皮肤干燥等)。肺脾乃母子之脏,脾虚及肺,则肺失充养,肺气虚致卫外不固,故易复感外邪致肺卫失调,肺失宣肃而见咳嗽,卫外不固致营阴外泄而见多汗。本病为泄泻,证属脾虚夹积,复感风邪,病位在脾,因外感症候不重,故以治泻为主,治宜健脾助运,佐以宣肺止咳。自拟运脾散加减:苍术 6 g,茯苓 6 g,枳壳 3 g,法半夏 3 g,前胡 6 g,炙紫菀 6 g,炙款冬花 6 g,黄芩 6 g,山楂 3 g,建曲 6 g,白芍 6 g,甘草 3 g。2 剂,水煎服,每次 50 mL,每日 5 次;2 日 1 剂。嘱:①多饮水(糖盐水),以防脱水;②暂停添加辅食,母乳喂养。

二诊(1997 年 8 月 20 日):大便稀次数减少明显,每日 2 次,黄绿色带黏液或泡沫,量少,不吐,偶咳,流清涕。体查:望之精神好,面色白,舌质淡苔白厚,指纹紫。患儿大便次数减少明显,粪质较稠,说明脾运有恢复之势,但苔厚、指纹紫,显示水湿内停,湿困脾土之症状未缓解,治以健脾助运为主。守初诊方加减:苍术 6 g,陈皮 3 g,厚朴 3 g,槟榔片 3 g,麦芽 6 g,谷芽 6 g,山楂 3 g,防风 3 g,白芍 6 g,白芷 3 g,辛夷花 3 g[^包煎],炙枇杷叶 6 g,炙紫菀 6 g,黄芩 6 g,甘草 3 g。3 剂,煎服法及医嘱同初诊。

三诊(1997 年 8 月 25 日):咳嗽愈,大便成形,每日 1~2 次,无黏液,尿量增多,能添加少许鸡蛋黄,汗出减少。体查:舌质淡苔薄白,指纹淡紫。脾运已复,诸症愈,继续调理,巩固疗效。运脾散合参苓白术散加减:泡参 6 g,茯苓 6 g,苍术 6 g,白术 6 g,陈皮 3 g,法半夏 6 g,槟榔片 3 g,山药 6 g,薏苡仁 6 g,山楂 3 g,麦芽 6 g,谷芽 6 g,甘草 6 g。3 剂,煎服法同初诊。嘱缓慢添加辅食,由单一过渡到多样。

按:本医案为泄泻(久泄),生后 1 个月发生,较长时间未愈,患儿辅食不能添加,摄入不足,丢失过多,故体重增长缓慢,体虚易病,多汗。家长十分焦急,多方求医服药不愈,求助中医。所幸患儿就诊时伤阴脱水症候不明显,因为纯阳之体,故辨证正确施治后脾运恢复较快,腹泻治愈。小儿泄泻,脾胃受累。如《幼幼集成》所言:"夫泄泻之本,无不由于脾胃。盖胃为水谷之海,而脾主运化,使脾健胃和,则水谷腐化,而为气血以行荣卫。若饮食失节,寒温不调,以致脾胃受伤,则水反为湿,谷反为滞,精华之气不能输化,乃致合污下降,而泄泻作矣。"小儿泄泻有寒热、虚实之分,病因的多样性在临床表现相对各异,但大便次数、性状改变是诊断泄泻的首要条件。泄泻主要责之于"脾虚""湿盛",本医案患儿治疗以运脾祛湿为原则,黄老针对患儿年龄、病程及脾胃虚弱,宿积未尽,久泻阴阳两伤,复感外邪,故前两诊以运脾为主,佐以疏风散寒,以苍术为主药,健脾理气燥湿;加麦芽、谷芽、山楂健运脾胃;加陈皮、厚朴行气,以助脾行气;加白芷、辛夷花、炙枇杷叶、炙紫菀解表散寒。三诊外邪祛,脾胃功能恢复,水湿得除,泄泻即止,但患儿因久泻肺脾虚弱,故以运脾散合参苓白术散加减,益气健脾,助运和胃。本医案黄老以运脾为主,以苍术为君药,"以运为补",健脾理气恢复脾胃转枢之功以燥湿,这正是"运脾散"组方之义;配甘草等酸甘化阴,养肝柔肝以增脾运。对该患儿黄老强调:一是治疗中要时时注意固护阴液,先后予白芍、山药、南沙参、甘草;二是需对患儿长期进行饮食起居护理,饮食稍有不慎,仍可复发。

（整理：江雪,刘楚,谢莹,李春,卢庆玲,冷丽　　审阅：彭玉）

---

71. 辨治小儿疳证及泄泻,脾肾两虚,气阴不足之证

食少消瘦,脾肾两虚,气阴不足之疳证（疳积）。　治以益气养阴,健脾补肾。

患者:颜××,女,3岁6个月　　　　　　医案编号:078H0011

中医诊断:①泄泻（脾虚夹积泻）;②疳证（疳积）（脾肾两虚,气阴不足）

西医诊断:①急性肠炎;②营养不良（中度）

治法:健脾益气,化食消积　　　　　　方药:运脾汤加减

主诉:食少消瘦2年,大便稀2日

初诊(1997年11月17日):患儿自1岁后食少,食量约为同龄孩子的1/2,且进食时间长,进食时常诉腹痛,喜汤水泡饭吃。自幼不贪食,无饥饿感,食欲不振,家长曾让其服用开胃消化药,效果不显。因食少,体重增长缓慢。近2日大便稀,每日2～3次,色白,量多而臭,无黏液、脓血,不吐,口服乳酶生后大便次数仍多,尿量多。病后精神可,食少,无发热、呕吐。体查:望之精神可,面色青黄,山根色青,身体瘦小,脱水征(－),咽不红,舌质淡苔白稍厚,心、肺、腹(－),腹平软,腹壁皮下脂肪0.6 cm,指纹紫。大便常规检查:水样便,白细胞0～1个/HP。

刻下症:食少腹痛,食欲不振,大便稀,色白量多便臭,面色青黄,山根色青,体瘦,舌质淡苔白稍厚,指纹紫。患儿自幼食少,不贪食,无饥饿感,为脾虚失运,水湿、饮食停聚不化,脾虚湿困所致;长时间进食不足、挑食,则水谷乏源,气血生化不足,无以营养全身,充养脏腑,故面色黄,山根色青,体重增长缓慢、消瘦。因脾虚运化不足,又易被饮食所伤,谷反为滞,水反为湿,合污而下致大便稀,量多而臭,舌苔白厚。本病为泄泻、疳证,证属脾肾两虚,气阴两虚,病位在脾,按照"异病同治",治以健脾益气,化食消积。方拟运脾汤加减:苍术6 g,厚朴

3 g,陈皮 3 g,茯苓 10 g,枳壳 6 g,山楂 6 g,槟榔片 6 g,白芍 10 g,神曲 6 g,麦芽 6 g,莱菔子 6 g,甘草 6 g。2 剂,水煎服,每次 50 mL,每日 4~5 次,每日 1 剂。嘱:①家长改变患儿用汤水泡饭吃的习惯;②用药后若食量增加,要控制食量。用药后大便次数会有增加。

二诊(1997 年 11 月 20 日):食欲食量稍增,腹痛缓解,但大便次数增加,约 5 次,量少,家长急服止泻药(具体不详)未愈。现大便黄稀,夹不消化食物残渣,每日 1~2 次,稍臭,尿多,无发热。体查:望之面色较红润,舌质淡红根苔白厚,指纹紫。患儿食欲改善,食量增加,但因脾运未复,食积停聚中焦,故大便稀,次频量多,夹不化食渣。但食积下泻,邪有去路,脾运渐复,故仍守初诊方,加薏苡仁、白术以助脾运,去莱菔子、槟榔片恐破气伤脾。处方:苍术 6 g,厚朴 3 g,陈皮 3 g,茯苓 10 g,枳壳 6 g,山楂 6 g,白芍 10 g,神曲 6 g,麦芽 6 g,薏苡仁 6 g,白术 6 g,甘草 6 g。3 剂,煎服法及医嘱同初诊。

三诊(1997 年 11 月 24 日):诸症减轻,大便每日 1 次,基本成形,仍食少,眠差,唇红。体查:望之精神好,山根青筋颜色变浅,唇红,舌质淡红根苔白厚,指纹紫。食积化,脾运复,故大便正常。食少,唇红,舌苔白厚,为脾气阴不足症候,继续健脾益气,助运开胃,养阴清热,以恢复脾胃转枢之功。方拟运脾散加减:苍术 6 g,白术 6 g,太子参 6 g,山药 10 g,白芍 10 g,茯苓 10 g,莲子肉 6 g,枳壳 3 g,麦芽 6 g,山楂 6 g,连翘 6 g,藿香 6 g,甘草 6 g。3 剂,水煎服,每次 50 mL,每日 4~5 次,2 日 1 剂。医嘱同初诊。

四诊(1997 年 12 月 1 日):大便正常,食欲时好时坏,已改变汤水泡饭习惯,进食长,汗出。体查:双眼睑下(肉轮)与山根色青,舌尖质红苔白,指纹紫。脾主肉轮,患儿病久脾胃虚弱,故肉轮与山根色青,有土虚木乘之征象。汗出食少,唇红,舌尖质红,指纹紫,为脾胃气阴不足,虚热上扰之征象。仍守三诊方,加乌梅、麦冬以养肝柔肝。处方:苍术 6 g,白术 6 g,太子参 6 g,山药 10 g,白芍 10 g,茯苓 10 g,莲子肉 6 g,枳壳 3 g,麦芽 6 g,山楂 6 g,连翘 6 g,麦冬 6 g,乌梅 3 g,甘草 6 g。5 剂,水煎服,每次 50 mL,每日 4~5 次,每日 1 剂。嘱暂不强求饮食中的营养,投其所好,有食欲就好。

五诊(1997 年 12 月 8 日):食欲增加,进食少许米饭、鸡蛋,饭量从小半碗增至半碗,进食时间缩短,有饥饿感,睡眠好转。体查:肉轮青紫及山根色青变浅,唇红,舌尖质红苔白,指纹紫。患儿食欲、食量增加,胃气有回复之机,药已对证,紧守四诊方,去白芍,加薏苡仁以养阴益气助运。处方:苍术 6 g,白术 6 g,太子参 6 g,茯苓 10 g,山药 10 g,莲子肉 6 g,枳壳 3 g,麦芽 6 g,山楂 6 g,乌梅 3 g,麦冬 6 g,连翘 6 g,薏苡仁 6 g,甘草 6 g。5 剂,水煎服,每次 50 mL,每日 4~5 次,每日 1 剂。嘱食量增加时注意控制总食量,以易消化、有营养的食物为好。

六诊(1997 年 12 月 22 日):食欲、食量恢复,每餐大半碗饭,无挑食、偏食,睡眠、精神好,体重、身高有增长。现尿频,夜尿多,每晚 5~6 次,稍不慎即遗尿,无尿痛。追诉病史,患儿曾有遗尿病史。体查:望之活泼好动,睑下青紫及山根色青大减,面色转红润,舌质红苔白,指纹紫。患儿脾胃运化功能逐渐恢复,故食增便调。但病程长,必累及肾,脾肾不足,水液代谢转布失调,故在缓解期肾虚(本虚)之夜尿、遗尿征象显现,宜健脾温肾摄尿,五诊方调整加温肾固摄之品。处方:苍术10 g,白术10 g,太子参10 g,补骨脂6 g,山药10 g,莲子肉10 g,莲须6 g,麦芽6 g,山楂6 g,芡实10 g,神曲6 g,桑螵蛸6 g,乌药6 g,甘草6 g。3剂,水煎服,每次50 mL,每日4~5次,每日1剂。嘱注意晚上少饮水。

按:疳证是指由喂养不当或罹患他病,损伤脾胃,气液耗伤而形成的一种慢性病证。临床以形体消瘦,面色无华,毛发干枯,精神萎靡不振或烦躁,饮食异常,大便不调为特征。疳证常见病因有积滞日久,或厌食、久吐、久泻,或过用苦寒攻伐、峻下药物。《证治准绳》曰:"积是疳之母,所以有积不治,乃成疳候。"由此可见,积久不消可转化为疳证。本病为疳证(疳积阶段),为脾肾两虚,气阴不足,本虚标实之证;病理基础是厌食。黄老诊治患儿2个月中,紧紧抓住标本虚实缓急,遵循"脾肾两虚,缓则治本"原则,扶正与消积兼顾并用。初诊以腹泻为主诉就诊,黄老辨为脾虚夹积,用经验方运脾散加减(组成:苍术、白术、茯苓、陈皮、枳壳、山药、神曲、甘草),结合益气法(黄老"理脾七法"之一),坚持守方随证加减,症状因积消而减轻。中期食积化,脾阴不足之症显现(唇红、眠差、烦躁)之厌食,用参苓白术散加减,随证加乌梅、麦冬、白芍、太子参、山药等,养脾阴,柔肝养肝后厌食好转。后期脾虚渐复,而肾虚症状突出(如遗尿、尿频等),故在健脾基础上加温肾摄尿之品芡实、桑螵蛸、补骨脂、乌药、莲须等,获得较好疗效。黄老在治疗本病中始终贯穿"益气养阴,健脾补肾"的指导思想,随证灵活配用消食化滞,理气,养阴柔肝,健脾燥湿,温肾固涩之法治愈本病。本医案记录了黄老对腹泻、厌食、遗尿等不同疾病的辨治,虽有"病"的不同表现,但"证"的变化不离"脾胃虚弱";病变脏腑涉及脾、胃、肝、肾,以"脾"为主,黄老紧守病机、病位主要矛盾,辨证思路正确,紧守主方,随证加减,理法方药恰当,故取得满意疗效。本医案是黄老中医"辨病"与"辨证"灵活应用的最好实例。

(整理:江雪,刘楚,谢莹,李春,卢庆玲,冷丽　　审阅:彭玉)

72. 辨治小儿厌食,脾运失健之证

食少苔厚,脾运失健之小儿厌食。治以消积化滞,和胃健脾。

患者:林××,女,6个月	医案编号:078H012
中医诊断:小儿厌食(脾失健运)	西医诊断:厌食
治法:健脾和胃,化积消滞	方药:消乳丸加减
主诉:食少2个月,加重3日	

初诊(1997年11月17日):患儿出生后2个月因添加辅食,喂养食品过于零乱,吃奶量减少,家长发现患儿舌苔呈灰色、增厚,自服乳酶生,效果不佳,之后停止辅食添加。患儿系母乳喂养,近3日来突然不愿吃母乳,甚拒食,大便糊状,夹不消化食物残渣,每日2~3次,

不吐,病后睡眠尚可,精神好,无发热。有喂养不当史。体查:面色正常,前囟平坦,咽部(-),舌尖质红,苔白厚腻,布满呈灰黄色,心、肺(-),腹平软,指纹紫滞。

刻下症:食少,甚拒食,大便稀糊夹不化食渣,每日2~3次,舌尖质红,苔白厚腻,布满呈灰黄色,指纹紫滞。患儿因喂养不当,超越脾胃功能,水谷停聚中焦不化,脾胃受困,转枢失职,大便稀夹不消化食物残渣。家长未予重视,继续添加辅食,致脾胃功能一损再损,脾运化功能失调,食(湿)内聚中焦不化,熏蒸水湿,故舌苔满布厚腻,拒食,大便稀,指纹紫滞。食积郁久化热,则指纹紫、舌尖质红。本病为"厌食",证属脾运失健夹积,病位在脾胃,治以健脾和胃,消积化滞。方拟消乳丸加减:苍术6 g,陈皮3 g,茯苓6 g,扁豆3 g,山楂6 g,枳实3 g,白芍6 g,黄芩6 g,麦芽6 g,谷芽6 g,甘草6 g,连翘6 g。2剂,水煎服,每次10 mL,每日5~6次,2日1剂。嘱:①停止添加辅食;②以母乳喂养为主,宜少量多餐;③补充水分;④指导喂养。

二诊(1997年12月8日):能吸吮少量母乳与水,但大便量多,夹颗粒,每日4~5次,尿多,无咳嗽、发热。体查:望之精神好,舌质淡苔黄灰,厚腻已退,指纹细紫不滞。药证相符,脾胃运化之力增强,食积从大便而出,故见大便量增多,表现为食积随大便泻下,积消则脾运有转枢之机,故能进少许母乳与水。患儿年幼,脾胃虚弱,恐过于温燥伤阴或过于耗气,初诊方去枳实、山楂、连翘,加山药、莲子肉、白术以助脾运,恢复脾功能。处方:麦芽6 g,谷芽6 g,陈皮3 g,茯苓6 g,苍术6 g,扁豆3 g,黄芩6 g,山药6 g,莲子肉6 g,白术6 g,甘草6 g。3剂,煎服法及医嘱同初诊。

三诊(1997年12月11日):食量增加明显,仍以母乳为主,未添辅食,但大便稀溏,量多,无颗粒及残渣,每日约3次,指纹紫。近日有打喷嚏、流涕,不发热,不咳嗽。体查:咽红,舌质红苔黄腻。食量虽增,但脾运未复,水湿运化无力,故仍大便稀量多;因复感外邪,打喷嚏、流涕,又加重脾胃负担,故舌苔厚腻。本病脾虚失运,水湿停滞,兼有外邪,属脾胃虚弱之泄泻、外感风热之感冒,治宜益气助运化湿,佐以疏风。消乳丸加减:苍术6 g,白芍6 g,山药10 g,薏苡仁10 g,蔻仁3 g^(后下),苏梗3 g,防风6 g,茯苓10 g,泡参6 g,麦芽6 g,神曲6 g,甘草6 g。3剂,水煎服,每次10 mL,每日5~6次,2日1剂。医嘱同初诊。

四诊(1997年12月15日):腹泻止,打喷嚏、流清涕愈。大便成形,每日1~2次,除母乳外,已能进食少量米汤。体查:舌质淡苔黄灰稍厚,指纹紫。水谷化,水湿运,脾运解困,故泻止、食欲恢复,外感已解,添加少量辅食后大便正常。现治疗以固本为主,予以健脾益气助运,用初诊方加减。同时指导加用少量辅食,保证患儿营养。处方:苍术6 g,白芍6 g,山药10 g,薏苡仁10 g,蔻仁3 g^(后下),苏梗3 g,防风6 g,茯苓10 g,泡参6 g,麦芽6 g,神曲6 g,甘草6 g。4剂,水煎服,每次10 mL,每日5~6次,每日1剂。嘱:①添加辅食,如少量淡牛奶、米汤;②注意观察大便。

五诊(1997年12月22日):一般情况好,食量恢复如初,能进少量辅食,大便成形,每日1次。体查:望之精神好,活泼,面色红润,舌质平苔稍厚。诸症已愈,为防止复发,四诊方去防风再进4剂,以调理脾胃功能,同时指导家长添加辅食。处方:苍术6 g,白芍6 g,山药10 g,薏苡仁10 g,蔻仁3 g^(后下),苏梗3 g,茯苓10 g,泡参6 g,麦芽6 g,神曲6 g,甘草6 g。4

剂,水煎服,每次 10 mL,每日 5~6 次,每日 1 剂。嘱注意添加辅食。五诊食量恢复如初,能进少量辅食,大便成形,诸症已愈。

按:本医案为 1 例典型的因辅食添加、喂养不当所致的厌食。医案记载了黄老治疗该疾病,从食积—厌食—泄泻—痊愈的转归过程。家长视患儿的舌苔厚腻灰黄为病态,而患儿的食少、拒食和大便稀溏夹不消化食物残渣则不视为病态,患儿脾胃功能损伤严重,化热和食积较重,表现为舌苔难以化解、泄泻难止、饮食难以恢复。治疗过程中虽有食量的缓慢恢复,但大便稀溏量多,舌苔厚腻满布,难以恢复,加之复感外邪,使病程延长,病情反复,所幸脾运能复。黄老抓住病机关键"湿"与"食",辨清虚实转换,始终贯穿"健脾助运"治则,治疗上经 2 个月的调理,健脾化湿,助运消积,脾胃功能基本恢复正常,这体现了患儿"随拨随应"的病理特点和"脾常不足易受损"的生理特点。疾病的治愈也有赖于家长的积极配合,加上黄老正确的喂养指导。从这医案可以看到,加强对婴幼儿母亲的育儿知识指导,可以大大减少脾胃疾病的发生。

(整理:江雪,刘楚,谢莹,李春,卢庆玲,冷丽   审阅:彭玉)

73.辨治小儿黄疸,湿热邪毒内蕴,脾运失健之证

呕吐腹痛, 纳呆厌油, 脾运失健, 湿热内蕴之阳黄。 治以清热利湿,疏肝利胆。

患者:张××,女,8 岁　　　　　　　　医案编号:078H013
中医诊断:黄疸(阳黄——湿热熏蒸)　　西医诊断:急性黄疸型肝炎
治法:清热利湿,疏肝利胆　　　　　　　方药:茵陈蒿汤加减
主诉:呕吐腹痛、纳呆、目黄尿赤、皮肤黄染 1 日

初诊(1998 年 8 月 18 日):患儿昨日无明显诱因出现恶心呕吐 1 次,呕吐物为胃内容物,非喷射状,伴厌油,食不下,偶有上腹部疼痛,夜晚身热,未测体温,尿少深黄如浓茶,家长发现患儿双目出现黄染,前来就诊。病后精神疲软,大便色黄成形,无神昏、烦躁、皮疹。否认肝炎接触史,既往无类似症状,未曾接种甲型病毒性肝炎(以下简称"甲肝")疫苗,有外出饮食不洁史。体查:体温 37.3 ℃。望之精神疲软,面色黄,颈软,浅表淋巴结无肿大,全身皮肤轻度黄染,双眼巩膜黄染,颜色鲜明,咽部无充血,舌质淡红苔薄白,心、肺(-),腹平软,无压痛与包块,脉细。尿三胆检查:尿胆元(+),尿胆红素(+)。血常规检查:白细胞计数 6.8 × 10^9/L,中性粒细胞比率 64%,淋巴细胞比率 34%,单核细胞比率 2%。

刻下症:目黄尿赤,全身皮肤黄染,黄色鲜明,恶心呕吐,厌油,食不下,上腹部阵痛,夜晚身热,精神疲软,双眼巩膜黄染,舌质淡红苔薄白,脉细。患儿发病正值夏季酷暑,起病急,以目黄尿赤、皮肤黄染、腹痛呕吐、厌油纳呆为主诉就诊,加上患儿有外出贪食生冷瓜果、冷饮

史,考虑患儿为湿热邪毒等不洁之物从口而入,郁结阻滞中焦,脾胃失和,气机不畅,胃气上逆则恶心呕吐,腹痛纳呆;湿热邪毒熏蒸肝胆,肝胆疏泄失常,胆汁外泄,侵入面目,故目黄身热、皮肤黄染;湿热下注膀胱则尿赤便黄;观其黄染颜色鲜明,属阳黄。本病发病急骤、病程短,故舌象尚无明显变化。本病为黄疸,属阳黄,为湿热内蕴,病位在肝胆,治以清热利湿,疏肝利胆。方拟茵陈蒿汤加减:茵陈10 g、山栀6 g、黄柏6 g、败酱草10 g、郁金6 g、滑石10 g、苍术10 g、茯苓10 g、法半夏6 g、枳壳6 g、广木香6 g、柴胡10 g、甘草6 g。3 剂,水煎服,每次100 mL,每日4 次,每日1 剂。嘱:①注意休息,清淡饮食;②检查肝功能与乙肝两对半;③消化道隔离,单独用餐。

二诊(1998 年8 月21 日):腹痛、厌油缓解,身热退,呕吐止,但皮肤黄染未退,尿少黄赤,食少,不吐泻,精神欠佳。体查:望之精神尚可,全身皮肤、巩膜黄染明显,色鲜黄如橘皮,咽不红,舌质红根苔黄厚,脉细数。肝功能检查:乙肝表面抗原(-),谷丙转氨酶200 U,麝香草酚浊度试验(以下简称"麝浊")12 U,麝香草酚絮状试验(以下简称"麝絮")(+++),总胆红素43.32 μmol/L,1 分钟胆红素21.7 μmol/L。本期黄疸病程第5 日,肝功能报告显示肝脏功能受损,胆红素升高,故急性黄疸型肝炎诊断成立。服药后黄染消退不明显,尿少黄赤,食少,舌质红苔黄厚等中焦、肝胆湿热壅盛,且有加重之势。西医确诊为急性黄疸型肝炎。本病阳黄,标实为重,热重于湿,治以祛邪为主,重用清热解毒利湿之品,守初诊方加白芍、金钱草、泽泻以清热利湿。处方:茵陈10 g、山栀6 g、黄柏6 g、败酱草10 g、郁金6 g、滑石10 g、苍术10 g、茯苓10 g、枳壳6 g、柴胡10 g、白芍10 g、泽泻10 g、金钱草10 g、甘草6 g。5 剂,煎服法同初诊。嘱注意卧床休息,清淡高蛋白、低脂饮食,注意消化道隔离。

三诊(1998 年9 月1 日):皮肤黄染明显减退,目赤尿黄大减,仍食少,大便稀,每日2 次。无腹痛呕吐,无乏力。体查:望之精神好转,皮肤黄染、目黄较前明显减轻,舌尖质红苔薄黄。药证相符,湿热之邪渐除,黄疸减退明显。现肝胆湿热未尽,中焦脾运未复,湿邪困阻中焦,故见食少,大便稀,治以健脾助运为主,清热利湿。继续初诊方加减:苍术10 g、薏苡仁10 g、厚朴6 g、黄芩10 g、黄柏10 g、滑石15 g、茯苓10 g、山楂10 g、丹参15 g、麦芽10 g、泡参15 g、甘草6 g。5 剂,煎服法同初诊。

四诊(1998 年9 月12 日):皮肤巩膜黄染退尽,尿清长,大便成形,仅食少,运动后乏力。体查:望之皮肤、巩膜无黄染,舌质平苔薄白。肝胆湿热已除,效不更方,三诊方去黄芩、黄柏,加白术、砂仁、五味子。本期为黄疸后急性黄疸型肝炎缓解期,此时气阴两伤,脾胃运化水谷功能尚未恢复。处方:苍术10 g、薏苡仁10 g、厚朴6 g、白术10 g、砂仁6 g、滑石15 g、茯苓10 g、山楂10 g、丹参15 g、麦芽10 g、泡参15 g、五味子6 g、甘草6 g。3 剂,煎服法同初诊。随访,患儿服药后治愈。

按:该医案为1 例典型的中药辨治的急性黄疸型肝炎,属中医黄疸,为阳黄。本病起病急,1 日发病,以呕吐腹痛、纳呆、目黄尿赤、黄疸就诊,尿三胆、肝功能检查支持急性黄疸型肝炎诊断,病属中医黄疸,为阳黄。病因为不洁饮食、湿热邪毒从口而入,病理为湿热邪毒停聚中焦,阻滞气机,熏蒸肝胆之经,使胆汁外泄。初诊在起病第2 日,湿热邪毒壅盛,虽以茵陈蒿汤加减治之,但邪盛正气不虚,正邪交争,故黄疸未减轻;二诊重用败酱草、黄柏、金钱草等清热解毒利湿之品,黄疸消退,诸症减轻,经治疗半个月,继续调理脾胃1个月后康复,疗效好。黄老治疗本病,病初用清热利湿之法;中期湿热壅盛,重用清热解毒利湿之法;后期湿热邪毒已祛,但脾胃运化失健,以健脾助运,养阴益气为主。用药中苍术贯穿始终,可见无论是阳黄、阴黄,黄老始终重视健脾燥湿运脾之法。观医案,看立法方药,黄老思路清晰,对病情分析到位,实有临床指导意义。

(整理:江雪,刘楚,谢莹,李春,卢庆玲,冷丽　　审阅:彭玉)

74. 辨治小儿厌食,脾虚肝旺之证

食少吵夜,脾虚肝旺,脾失健运之厌食。治以消积化滞,和胃健脾。

患者:童××,女,2岁4个月	医案编号:078H014
中医诊断:小儿厌食(气阴两虚)	西医诊断:营养不良(轻度)
治法:健脾益气养阴	方药:参苓白术散加减
主诉:食少1个月,烦躁易惊1周	

初诊(1997年8月27日):近1个月来患儿无诱因出现纳食减少,无食欲,无饥饿感,时有反复身热(未测体温),喜饮水,但稍多食即吐,大便不调,稀溏夹不消化食物残渣,每日1~2次,曾服用多种西药(具体不详),食少未治愈。近1周患儿夜眠易惊醒哭吵,白天有烦躁,故求助中医。病后精神尚可。平素多汗,体重、身高增长较缓慢。否认传染病病史。体查:体温37.0℃,体重11 kg。望之精神好,面白,体瘦,咽不红、无充血,舌质平,心、肺(-),腹平软,肝脾未扪及,腹壁皮下脂肪厚度为0.4 cm,指纹紫。

刻下症:食少,多食即吐,食欲不振,大便不调或夹不消化食物残渣,眠差易惊,身热烦躁,喜饮水,腹壁皮下脂肪变薄,舌质平,指纹紫。本病病程1个月,无诱因出现食少、食欲不振、大便不调、多食即吐等脾胃失和症候,小儿"脾常不足",因饮食不慎或不节,均可致脾运失健,如能及时调理,可很快恢复。本病患儿平素食少多汗,体重、身高增长较缓慢,为肺脾两虚之征象。虽服用多种药物,但未治愈食少。脾运失健,水谷停聚不化,故有食少、多食即吐、食欲不振、大便不调或夹不消化食物残渣。食积化热,故有身热、喜饮水、烦躁。脾虚肝木横逆犯脾土,故有眠差易惊等脾虚肝旺之兆。本病为厌食,证属脾虚肝旺,气阴不足,病位在肝脾,治以健脾益气,养阴柔肝。方拟参苓白术散加减:太子参6 g,白术6 g,茯苓10 g,扁豆6 g,山药10 g,黄芪6 g,砂仁6 g,陈皮6 g,山楂6 g,建曲6 g,煅龙骨10 g,煅牡蛎10 g,蝉衣6 g,甘草6 g。3剂,水煎服,每次30 mL,每日4次,2日1剂。嘱:①进食易消化食物;②服药后食量增加时,注意控制食量,不宜进食过多。

二诊(1997 年 9 月 3 日):诸症均减轻,身热退,有食欲与饥饿感,渴饮减轻,烦躁减少,大便调。体查:望之精神好,舌质平苔白,指纹平。药证相符,食积渐化,有进食欲望则有胃气生,脾运复苏,仍紧守初诊方。处方:太子参 6 g,白术 6 g,茯苓 10 g,扁豆 6 g,山药 10 g,黄芪 6 g,砂仁 6 g,陈皮 6 g,山楂 6 g,建曲 6 g,煅龙骨 10 g,煅牡蛎 10 g,蝉衣 6 g,甘草 6 g。3 剂,煎服法及医嘱同初诊。

三诊(1997 年 9 月 10 日):食量增加明显,大便调,每日 1 次,夜眠安静,口不渴。体查:望之精神好,活泼,面色转红,舌质平。脾胃气阴渐复,运化功能日趋恢复,肝旺渐平,故食量增加明显,便调,夜眠安静。继用二诊方去砂仁,再进 4 剂以巩固疗效。处方:太子参 6 g,白术 6 g,茯苓 10 g,扁豆 6 g,陈皮 6 g,山药 6 g,黄芪 6 g,山楂 6 g,煅龙骨 10 g,煅牡蛎 10 g,建曲 6 g,蝉衣 6 g,甘草 6 g。4 剂,煎服法同初诊。嘱进食宜规律,不可多食。

按:厌食是指小儿较长时间食欲不振,食量减少,厌恶进食,甚则拒食的一种常见脾胃病证。《诸病源候论·脾胃病诸侯》曰:"脾气磨而消之,则能食。今脾胃二气俱虚弱,故不能饮食也……胃受谷而脾磨之,二气平调,则谷化而能食。若虚实不等,水谷不消,故令腹内虚胀,或泻,不能饮食,所以谓之脾胃气不和不能饮食也。"参苓白术散是治疗小儿厌食(脾胃虚弱型)常用方剂,黄老临床常将其化裁,治疗脾虚气阴不足之厌食。因阴阳互根,阴液不足者多伴有气虚症状,故益脾气和养脾阴共同治疗脾气阴不足,效果优于单纯养脾阴。用参苓白术散加重山药、太子参用量,必要时使用白芍或乌梅酸甘化阴柔肝,或天花粉、石斛等养阴,临证中治疗脾阴不足效果较好。本医案除脾气阴不足,脾虚失健,食积化热与脾虚肝旺等症状出现外,还可见脾虚肝旺之兆,治疗上一方面以健脾助运为主,脾运复,食积消,则热退;另一方面土虚木乘,宜养阴柔肝镇静以解肝木横逆犯脾之苦,故用煅龙骨、煅牡蛎镇静敛汗,蝉衣疏风,起扶土抑木之效。

(整理:江雪,刘楚,谢莹,李春,卢庆玲,冷丽   审阅:彭玉)

75. 辨治小儿泄泻,肠毒湿热未尽之证

痢疾病后,肠毒湿热未尽,反复大便稀,小儿湿热泻。治以健脾除湿,清余邪。

患者:汪×,男,8 岁	医案编号:078H015
中医诊断:小儿泄泻(湿热泻,余邪未尽)	西医诊断:小儿腹泻
治法:健脾除湿,清余邪	方药:参苓白术散加减
主诉:腹痛,大便稀 1 周	

初诊(1998 年 5 月 21 日):1 周前患儿大便次数增多,每日 2~3 次,不成形,为稀糊状,无黏液、脓血,伴腹部阵性疼痛,便前尤甚,泻后腹痛缓解,平时每日晨起头昏,恶心欲吐,食

欲不振,尿量一般,精神软,家长予其服黄连素等,效果不明显,前来就诊。病后无发热,无呕吐。1个月前曾因有脓血便,诊为痢疾,经治疗(具体不详)后脓血便消失,服药3日后即停药,之后大便稀,每日1次。体查:体重23 kg,体温36.8 ℃。望之精神软,面色白,体瘦,皮肤无黄疸,无脱水征,皮肤弹性好,咽不红,舌质淡红苔薄白,脉细,腹平软,肝脾未扪及,无压痛点。血常规检查:血红蛋白浓度117 g/L,白细胞计数9.2×10⁹/L,中性粒细胞比率58%,淋巴细胞比率32%。大便常规检查:无异常发现。

刻下症:大便稀,每日2~3次,腹部阵作,泻前痛甚,泻后痛减;头昏乏力,恶心欲吐,食欲不振,舌质淡红苔薄白,脉细。患儿病前曾感染肠毒湿热,经治痢疾好转,虽大便稀但未再继续治疗。本次发病为肠毒湿热未尽,脾胃运化功能失健,气阴不足,水谷不化,故食少恶心;脾虚失运,水湿内停,并走大肠,脾胃气机升降失调,则大便稀;脾胃失运,水湿内停,气血生化不足,故头昏乏力。泻前因肠毒湿热壅堵,气机不通则腹痛阵作。泻后邪有去处则泻后痛减。本病为小儿泄泻,属湿热内壅,脾失健运,水湿内停,治以健脾除湿,清余邪。方拟健脾散加减:苍术10 g,厚朴6 g,茯苓10 g,法半夏6 g,白芍10 g,枳壳6 g,槟榔片6 g,陈皮6 g,藿梗6 g,黄柏10 g,苦参10 g,元胡6 g,广木香6 g,甘草6 g。2剂,水煎服,每次100 mL,每日4次,每日1剂。嘱食用易消化、清淡之品,暂停西药,查肝功能、乙肝表面抗原。

二诊(1998年5月25日):大便成形,每日1次,腹痛止,无恶心,食量稍增,但晨起仍有头昏、疲乏。体查:望之精神好,舌质淡苔薄白,脉细。肝功能检查结果为正常,乙肝表面抗原(-)。服药后脾胃运化功能逐步恢复,热毒祛,故泻减痛止;头昏、疲乏乃久泄伤气。继续健脾益气助运。方拟参苓白术散加减:党参10 g,苍术10 g,白术10 g,茯苓10 g,山楂6 g,乌梅6 g,白芍15 g,连翘6 g,神曲6 g,谷芽10 g,麦芽10 g,甘草6 g。3剂,煎服法同初诊。肝功能检查正常,排除甲肝、乙肝。注意半流质饮食。

三诊(1998年6月1日):饮食恢复,大便调,时有头昏。昨吃冷饮后,今大便稀1次,无黏液,无腹痛、发热。体查:舌质平根苔白厚。患儿在病后恢复中,因贪食冷饮,寒邪直中脾胃,脾运失健则大便稀。继续健脾助运,二诊方加山药、莲子、薏苡仁,去连翘。处方:党参10 g,苍术10 g,白术10 g,茯苓10 g,山楂6 g,乌梅6 g,白芍15 g,神曲6 g,谷芽10 g,麦芽10 g,甘草6 g,山药10 g,莲子10 g,薏苡仁15 g。3剂,煎服法及医嘱同初诊。

四诊(1998年6月8日):食好,但晨起稀便,量稍多,每日1次,有汗出。体查:望之精神好,舌质淡根苔白厚。此为中焦寒邪未尽,三诊方加炮姜、蔻仁温中散寒助运。处方:党参10 g,苍术10 g,白术10 g,茯苓10 g,山楂6 g,乌梅6 g,白芍15 g,神曲6 g,谷芽10 g,麦芽10 g,山药10 g,薏苡仁15 g,莲子10 g,炮姜6 g,蔻仁6 g^(后下),甘草6 g。5剂,煎服法同初诊。嘱其忌冷饮。

五诊(1998年6月18日):大便正常,偶可因饮食不慎大便稀,未治疗可自愈。汗出少,头昏愈,食量恢复正常。舌质淡根苔厚腻已化,药证相符,守四诊方继进5剂,以温中和胃,健脾助运。处方:党参10 g,苍术10 g,白术10 g,茯苓10 g,山楂6 g,乌梅6 g,白芍15 g,神曲6 g,谷芽10 g,麦芽10 g,山药10 g,薏苡仁15 g,莲子10 g,炮姜6 g,蔻仁6 g^(后下),甘草

6 g。5 剂,煎服法同初诊。嘱其注意食量,忌冷饮。

按:该医案为痢疾病后肠毒湿热未尽,脾运失健所致。本病若不及时治疗,恐发展为休息痢。本病病因明确,病机清楚,因病程较长,受损脾胃功能很难立即恢复。黄老在初诊时抓住肠毒湿热余邪未尽,水湿为患,选用燥湿运脾之品,如苍术、厚朴、槟榔片、苦参等,使余邪渐除,故三诊时大便、饮食恢复正常,仅舌根苔白厚难于化解。但在贪食冷饮后出现反复大便稀,寒邪使刚复苏的脾胃再度受损,故治疗充分考虑"脾虚寒困"因素,加炮姜、蔻仁等温中和胃而治愈。

本医案中患儿病后表现最为突出的是食少,饮食稍有不慎即出现大便稀、舌苔白厚,说明脾胃一旦受损,不仅婴幼儿难以恢复,大龄儿童也难以调理和恢复,充分体现了小儿"脾常不足"的生理病理特点。基于此,黄老在整个治疗过程中时时不忘固护脾胃之气,以健脾助运为主导,用参苓白术散益气养阴,并针对不同的兼证加减运用。

（整理:江雪,刘楚,谢莹,李春,卢庆玲,冷丽　　审阅:彭玉）

76. 辨治小儿弄舌,心脾积热之证

心脾积热之弄舌。　治以清心泻火,除湿利尿。

患者:杨××,女,3 岁 7 个月	医案编号:078H018
中医诊断:小儿弄舌(心脾积热)	西医诊断:舌炎
治法:清心泻火,除湿利尿	方药:泻黄散加减
主诉:舌痛伸舌 4 日,加重 1 日	

初诊(1997 年 11 月 20 日):4 日前患儿无明显诱因自诉舌尖疼痛,感觉舌不适、舌体增大,家长发现其舌体上有少许白色小疱疹,舌痛剧烈时患儿伸舌在口腔外感觉痛减,故经常将舌体伸出口腔外。曾在外院就诊,予以利巴韦林肌内注射 2 日后,舌体上白色疱疹消失,痛减。1 日前无诱因患儿诉舌尖部疼痛,有少许红色疱疹,舌尖部疼痛明显,因较长时间伸舌在口腔外,舌体肿胀,流涎,伸舌不收,影响进食。病后大便 2 日未解,尿黄,伴微咳,精神尚可,无发热及呕吐。体查:望之精神可,痛苦面容,舌体伸出口腔,暴露口腔外,涎多,舌体充血肿胀明显,舌乳头显露,色红,似杨梅舌,口腔黏膜光滑充血,咽红,无黏膜疹,舌质红苔花剥白厚,心、肺(－),脉细。

刻下症:舌体红肿疼痛,流涎,似杨梅舌,伸舌不收,影响进食,伴微咳,大便 2 日未解,尿黄,舌质红苔花剥白厚,脉细。舌为心之苗,脾开窍于口,心脾积热,热邪上扰故见舌体反复肿胀,疱疹,流涎,疼痛,似杨梅舌。大便干结、舌质红为内热炽盛,腑气不通;涎多伤阴,加之热耗伤阴液,故见舌苔花剥。患儿咳嗽、舌苔白厚为感受外邪夹湿之症候。本病为弄舌,证

属心脾积热,病位心脾积热,病机为心脾,治以清心泻火,除湿利尿。方拟泻黄散加减:黄连3 g,黄芩6 g,山栀6 g,石膏10 g$^{(先下)}$,竹叶3 g,泽泻6 g,木通6 g,生地6 g,天花粉10 g,防风6 g,生大黄6 g$^{(另包,后下)}$,甘草6 g。2 剂,水煎服,每次50 mL,每日3~4 次,每日1 剂。嘱第1剂生大黄另包后下,大便通后即停药大黄;进食宜凉,注意舌体有无溃烂。

二诊(1997 年11 月24 日):舌体红肿疼痛,舌疱疹大减,舌体已回缩至口腔内,无伸舌,无哭吵,饮食好转。体查:望之精神好,舌质红苔花剥白,脉细。心脾积热,因通腑泻热,随大便排出而缓解,腑气通,积热随大便而泄,故诸症减轻。由于热病伤阴,舌苔花剥未复,仍守初诊方,去生大黄、黄连、防风,加石斛、北沙参、玄参、茯苓。处方:黄芩6 g,山栀6 g,石膏10 g$^{(先下)}$,竹叶3 g,泽泻6 g,木通6 g,生地6 g,天花粉6 g,石斛6 g,北沙参6 g,玄参6 g,茯苓10 g,甘草6 g。2 剂,煎服法及医嘱同初诊。随访,愈而未发。

按:本医案为少见的小儿弄舌,小儿"心常有余",舌为心之苗,脾开窍于口,故唇舌病变责之于心、脾两脏。弄舌,又名"吐舌""舒舌"。心脾积热引起者,症见时时舒舌于口外,旋伸旋缩,左右吐弄,舌红胀满,口舌生疮,渴而喜冷,治之勿用冷药及下之,当少予泻黄散,渐服之。本病例患儿以热证为主要表现,舌质红、舌体红色疱疹、肿胀、疼痛、流涎、似杨梅舌等。涎多伤阴,加之热耗伤阴液,故见舌苔花剥。患儿咳嗽、舌苔白厚为感受外邪夹湿之症候。本病病位在心脾。病机为心脾积热夹湿伤阴。治疗中过于苦寒清热伤脾胃,利湿恐伤阴,养阴又碍湿,黄老采用"通腑泻热"之法,常用泻黄散加减清心脾积热。本案在病初以清热泻火为主,应用生大黄、黄连。中期热退、大便通畅后,及时停用生大黄、黄连,而用石斛、北沙参、玄参加强养阴清热之力,既清解积热,又养阴利湿。本医案治愈的关键在于黄老灵活地辨证施治,正确地把握苦寒泻火与养阴药应用时机及其使用剂量。本案能较好地体现黄老的学术思想和用药特点。

(整理:江雪,刘楚,谢莹,李春,卢庆玲,冷丽   审阅:彭玉)

---

77. 辨治小儿疳证,脾虚夹积,气阴不足之疳积

食少消瘦,乏力,大便不调,小儿疳证,脾虚夹积,气阴不足之疳积。 治以健脾助运消积,益气养阴。

患者:方××,女,6 岁6 个月	医案编号:078H022
中医诊断:疳证(疳积——脾虚夹积,气阴不足)	
西医诊断:①营养不良(中度);②贫血(轻度);③类风湿性关节炎	
治法:健脾益气,助运开胃	方药:参苓白术散加减
主诉:食少、乏力、消瘦半年	

初诊(1997年8月21日):患儿半年来食量减少,食欲不振,均勉强进食,每餐数口至小半碗饭菜,进食时间长,不贪食,不吃零食,喜素食,无饥饿感,大便每日1~2次,时干时稀,患儿常感疲乏,不愿运动,因家长发现患儿面色发黄,身体逐日消瘦,前来就诊。病后无发热,无恶心呕吐,无腹痛腹胀,患儿食少乏力未予以任何治疗。患儿有类风湿性关节炎病史2年,类风湿因子检查一直为阳性,坚持在外院服用止痛药与除湿等中药治疗(具体不详),现无关节疼痛。否认结核病病史。体查:体重16 kg。望之精神尚可,面色萎黄无华,体瘦,咽不红,舌质淡红苔薄白,心、肺(-),腹平软,皮下脂肪约0.4 cm,肝脾未扪及,关节无红肿、变形,活动自如,脉细。血常规检查:血红蛋白浓度10.8 g/L,白细胞计数5.6×10⁹/L,中性粒细胞比率56%,淋巴细胞比率44%。类风湿因子检测:阳性。

刻下症:食少消瘦,食欲不振,神倦乏力,大便不调,面色萎黄无华,腹壁皮下脂肪变薄,舌质淡红苔薄白,脉细。患儿因有2年类风湿性关节炎病史,一直服用祛风除湿止痛之药,日久必损脾胃功能,致脾胃虚弱,脾运失健,故有食少、食欲不振、不贪食等症。因较长时间摄入不足,气血生化乏源,脏腑失水谷精微充养,故有消瘦、体重减轻达正常值的20%、皮下脂肪变薄、面黄无华。脾气不足,脾虚失运,水湿内生,湿困脾土则倦怠乏力;不能分清泌浊,故大便不调。西医诊断:①营养不良(中度);②贫血(轻度);③类风湿性关节炎。患儿有食少、消瘦、大便不调、体重与皮下脂肪减少、精神倦怠,故病属小儿疳证,为疳积阶段,证属脾虚夹积,气阴不足,病位在脾,治以健脾益气,助运开胃。方拟参苓白术散加减:泡参10 g,太子参10 g,苍术6 g,茯苓10 g,山药10 g,砂仁6 g(后下),槟榔片6 g,谷芽6 g,麦芽6 g,焦山楂6 g,甘草6 g。5剂,水煎服,每次60 mL,每日5次,每日1剂。嘱:①宜清淡易消化软食,注意不可多食;②如关节疼痛缓解,建议暂停止痛药;③避免感冒。

二诊(1997年8月28日):大便成形,每日约2次,食量增加,有饥饿感。体查:望之精神尚可,面色萎黄,咽不红,舌质淡根苔白腻,脉平,关节无红肿、变形,活动自如。患儿食量明显增加,说明脾运恢复有转机;因舌根苔白腻,大便不调,说明脾运转枢之机尚未完全恢复,此期需避免过食再度损伤脾胃,故嘱其控制食量,治以健脾益气,佐以助运消积,继用初诊方,加白术、鸡内金,以助运脾化湿之力。处方:泡参10 g,太子参10 g,苍术6 g,茯苓10 g,山药10 g,砂仁6 g(后下),槟榔片6 g,谷芽6 g,麦芽6 g,焦山楂6 g,白术6 g,鸡内金6 g(另包),甘草6 g。3剂,鸡内金炒黄研末,饭后吞服,每次2 g,每日3次。煎服法及医嘱同初诊。

三诊(1997年9月8日):食量时增时减,稍多食则大便次数增加,稀便量多。体查:精神较前好转,面色黄,咽不红,舌质淡红苔白腻,脉平。患儿食欲逐渐恢复,喜食,因食量渐增,家长急于添加过多高蛋白质、高糖等食物。患儿胃纳开始复苏,但纳入的水谷因脾运尚未恢复,水谷不能转化成精微被吸收,多食即停聚中焦脾胃,困阻脾运,表现为大便稀、次频量多及食量时增时减、舌苔白腻等。此期需巩固脾运功能,嘱家长对患儿食量增加不能操之过急,应逐步适应。方拟运脾散加减:苍术10 g,陈皮6 g,薏苡仁10 g,茯苓10 g,山药10 g,山楂6 g,建曲6 g,麦芽6 g,槟榔片6 g,乌梅6 g,鸡内金6 g(另包),甘草6 g。4剂,水煎服,每次60 mL,每日5次,每日1剂。嘱其注意控制食量。

四诊(1997 年 9 月 15 日):食量增加,保持每餐 1 碗,食量恒定,饥饿感明显,挑食好转,能进食肉类等蛋白质食物,大便成形,每日 1 次,患儿精神好转,表情喜悦。体查:面部皮肤可见白色环形虫斑,舌质淡红苔白稍厚,脉平。药证相符,脾运胃纳转枢之机已恢复,故患儿病情稳定,一般情况食欲好,食量恒定,大便调和。黄老认为患儿面部皮肤白色环形虫斑,多与虫积有关,现患儿脾运恢复,故原方加鹤虱、使君子以驱蛔,治以调理脾胃,佐以驱蛔杀虫。方拟运脾散加减:苍术 10 g,薏苡仁 10 g,茯苓 10 g,鹤虱 6 g,山药 10 g,山楂 6 g,建曲 6 g,麦芽 6 g,槟榔片 6 g,乌梅 6 g,甘草 6 g,鸡内金 6 g^(另包),使君子 6 g^(另包,打碎后入药煎)。5 剂,煎服法及医嘱同初诊。

五诊(1997 年 9 月 22 日):服药后未见大便排虫。经 1 个月中药益气养阴,健脾助运消积治疗,患儿饮食、大便恢复如常,现已长胖,体重增长至 18 kg。体查:望之精神好,活泼,面色红润,舌质淡苔白,脉平。疳证基本痊愈,守三诊方继续调理,嘱家长增加有营养、易消化饮食。方拟运脾散加减:苍术 10 g,薏苡仁 10 g,茯苓 10 g,山药 10 g,建曲 6 g,麦芽 6 g,槟榔片 6 g,乌梅 6 g,甘草 6 g,鸡内金 6 g^(另包)。5 剂,煎服法及医嘱同初诊。

按:疳证是指由喂养不当或罹患他病,损伤脾胃,气液耗伤而形成的一种慢性病证。临床以形体消瘦,面色无华,毛发干枯,精神萎靡不振或烦躁,饮食异常,大便不调为特征。陈飞霞所撰《幼幼集成》云:"凡病疳而形不魁者,气衰也;色不华者,血弱也。气衰血弱,知其脾胃必伤。"本医案患儿因药物损伤脾胃,脾虚失运,气血生化乏源,以致形体消瘦、精神和饮食改变、大便不调,病因明确,病位在脾胃,病程长,符合小儿疳证诊断。其病情处于疳积阶段,有向干疳发展趋势,其脾胃气液耗伤,气阴不足,所幸治疗及时,患儿对药物反应灵敏,疗效显著。黄老指出本病为:脾虚而致水湿内停,水谷不化,气血生化无源,脾虚为病之本而湿(滞)邪为病之标,治宜标本兼顾,除湿(消积)与益气孰先孰后,孰重孰轻,应以辨证为依据。凡壅滞症状重者,宜于除湿(消积)为先,反之以益气健脾为重。本病为疳证,进入干疳初期,因本虚重于标实(湿、积),故病初初诊以健脾益气,助运开胃为主,用参苓白术散加减合香砂六君子汤,此期以恢复患儿食欲为主要目的,先使胃气复苏。中期二诊脾胃转枢之机刚刚复苏,健脾助运功能尚未健全,需注意预防因食增导致积滞的发生,故在初诊方的基础上加白术健脾、鸡内金助运消积,体现了标本兼顾的特点。三诊食欲恢复,食量增加,但大便不调、食多便亦多。黄老认为此期脾气虚转输水谷功能较弱,水湿、水谷易于停聚,标实(湿、积)重于本虚,脾虚夹食(湿)积明显,应遵循"健脾旨在运脾",用运脾散补中寓消,扶正不碍湿(滞),以燥湿(消积)运脾为主,以苍术为主药,燥湿运脾;配薏苡仁、茯苓、山药健脾助运;佐以山楂、建曲、麦芽、鸡内金消积化滞,陈皮、槟榔片行气消积;乌梅配甘草酸甘化阴,以养阴柔肝,助脾运化。全方标本兼顾,补而不滞。四诊后患儿脾运胃纳转枢功能恢复,故饮食、大便如常人,患儿面色红润,精神好转,活泼好动,体重增长,诸症消,疳证治愈。

纵观整个医案,黄老紧守病机,随证灵活应用益气,理气,消导,杀虫等法,调升降,养肝柔肝之法,其中无不配用调气之品,既不一味蛮补,亦不一味除湿,扶正与祛邪并进,以调理脾胃气机升降、培补后天之本,充分反映黄老重视"辨证论治"的学术思想,灵活应用"理脾七法"的临证经验,坚持用药而病愈。

(整理:江雪,刘楚,谢莹,李春,卢庆玲,冷丽　　审阅:彭玉)

78.辨治小儿泄泻,湿热内蕴,脾虚夹积之证

便稀腹胀,小儿泄泻,湿热内蕴,脾虚夹积之证。治以清热利湿,佐健脾理气消积。

患者:黄××,男,7岁	医案编号:078H024
中医诊断:泄泻(湿热内蕴,脾虚夹积)	西医诊断:慢性腹泻
治法:清热利湿,佐健脾理气	方药:运脾散加减
主诉:反复大便稀1个月,腹胀欲便半日	

初诊(1997年10月16日):患儿1个月前患痢疾,外院治疗1周后,大便稀次数减少,黏液脓血便消失,但自病后身体稍受寒或吃生冷水果,大便稀即可发作,每次大便呈黄色稀糊状,量多便臭,偶带黏液,每日约3次,时有腹部不适,未曾就医及用药。今晨患儿感觉腹胀难忍,矢气多,欲便不能,前来就诊。病后饮食尚好,精神好,尿黄,无发热呕吐。病前1个月患痢疾,曾肌内注射庆大霉素、氨苄西林3日(用量不详),口服黄连素4日等。否认肝炎病史。体查:体温36.5 ℃。望之精神好,面色正常,痛苦病容,无脱水征,咽无充血,舌尖质红根苔黄,心、肺(一),肠鸣音活跃,腹软,胀气明显,无压痛及包块,肝脾未扪及,脉细。大便常规检查:无标本。

刻下症:大便黄稀,夹有黏液,每日约3次,腹胀难忍,肠鸣矢气,欲便不能,舌尖质红根苔黄,脉细。患儿痢疾病后,肠毒湿热邪毒未尽,滞留肠道,大肠传导失职,气机阻滞,故大便黄稀黏液状,腹胀,欲便不能。因慢性久泄损伤胃肠,故有病情反复,饮食不慎则大便稀。本病为小儿泄泻,证属湿热内蕴,脾虚夹积之湿热泻,为本虚标实之证,标实为主,治以清热利湿,佐以健脾理气。方拟运脾散加减:苍术10 g,黄柏10 g,苦参10 g,茯苓10 g,薏苡仁10 g,泡参10 g,白芍10 g,广木香6 g,厚朴6 g,山楂6 g,麦芽6 g,防风6 g,甘草6 g。3剂,水煎服,每次100 mL,每日1剂。嘱食易消化食物,避免腹部受寒,注意休息。

二诊(1997年10月20日):服药后大便日渐成形,每日1~2次,黏液便消失,量多秽臭,腹胀缓解,饮食尚好,精神好转。体查:望之精神好,面色正常,痛苦病容消失,咽微红,舌尖质红根苔黄,心、肺(一),肠鸣音正常。腹软,无胀气,无压痛,无包块,脉平。大便常规检查:(一)。脾胃肠道湿热已除,气机通畅,故大便成形,泻止,腹胀愈,但脾胃转枢运化功能未恢复,水谷转输缓慢,当患儿饮食增加超越脾运化能力时则易发生食积,表现为大便量多而臭。脾虚食(湿)积未尽,治以健脾助运为主,佐以清解余邪。方拟运脾散加减:苍术10 g,白术10 g,山药10 g,茯苓10 g,扁豆10 g,陈皮6 g,砂仁6 g^(后下),白芍10 g,苦参10 g,黄芩10 g,

脾胃病证

焦山楂 10 g，炒麦芽 10 g，防风 6 g，甘草 6 g。3 剂，煎服法同初诊。随访，治愈未复发。

按：本医案由小儿急性泄泻转为慢性泄泻，由寒湿泻转为湿热泻，因湿热邪毒蕴结肠道未尽，当脾运未恢复，饮食又增加时，水谷易于停聚胃肠，与湿热邪毒互结，灼伤肠道筋膜，且湿邪黏滞，易阻滞气机，故而发生大便黄稀如黏液状，虽有矢气，仍腹胀难忍，欲便不能。因久泻脾阳受损，故有反复大便稀，遇寒而发之症状。舌质红苔黄为湿热内蕴，脾失健运之征象。治疗中黄老抓住湿热邪毒，脾失健运之病机，初诊热重于湿，重在清热利湿，用黄柏、苦参清肠道湿热；用苍术、茯苓、薏苡仁、泡参健脾燥湿助运；用白芍、广木香、厚朴理气；用山楂、麦芽健胃消食。二诊湿热邪毒祛，黏液便消失，腹胀缓解，泻止，但脾虚运化未复，故加用砂仁、扁豆、山药健脾助运而治愈。黄老认为，小儿急性细菌性痢疾与卫生习惯及饮食不洁有明显关系，一旦确诊为急性细菌性痢疾，不仅要做好粪便的处理，还要隔离患儿，减少传播。同时要治疗彻底，不可因症候缓解而缩短疗程，否则有可能埋下慢性细菌性痢疾急性发作的隐患。

（整理：江雪，刘楚，谢莹，李春，卢庆玲，冷丽　　审阅：彭玉）

79. 辨治小儿积滞，食积中焦，脾运失健之证

　　不思食，腹痛腹胀，饮食停聚，食积中焦，脾运失健之积滞。治以消积化滞，佐疏风清热。

患者：张×，男，10 岁	医案编号：078H027
中医诊断：积滞（食积中焦，脾运失健）	西医诊断：消化不良
治法：消积化滞，佐疏风清热	方药：运脾散加减
主诉：不思食，伴腹胀痛 3 日	

初诊（1997 年 10 月 27 日）：3 日前因进食杂乱、过食，近 3 日出现不思饮食，自诉全身不适，恶心，腹部胀痛不适，大便成形但黏稠难解，时欲便不能，伴微咳，曾服助消化药及感冒药（具体不详），效果不显。今因食不下，大便稀夹不消化食物残渣，腹胀痛，尿微黄前来就诊。病后精神软，无发热、呕吐。大便常规检查：黄稀，显微镜检查无异常。体查：望之精神软，痛苦病容，面色黄，巩膜无黄染，咽微红，咽后壁淋巴滤泡增生，舌尖质红根苔黄厚微灰，心、肺（－），腹平软，剑突下及右肋缘下轻压痛，肝脾未扪及，脉平。

刻下症：不思食，恶心，腹胀痛不适，大便稀夹不消化食渣，欲便不能，微咳，全身不适，精神疲软，尿微黄，舌尖质红根苔黄厚微灰，脉平。本病患者有明确的饮食不节史，过度饮食超越脾胃运化功能，食物停聚中焦不化，阻塞脾胃气机升降，运化失司，故不思饮食，恶心，腹胀痛，大便稀夹不消化食物残渣，欲便不能。食积化热，内蕴脾胃，故舌根苔黄厚微灰。全身不

适、微咳、舌尖质红、咽红为复感风热之症状。本病为积滞,证属食积中焦,脾运失健,病位在脾胃,为实证,治以消积化滞,佐以疏风清热。自拟方加减:藿香6 g,厚朴6 g,黄芩10 g,陈皮6 g,枳实6 g,山楂6 g,神曲6 g,麦芽6 g,竹茹6 g,法半夏6 g,甘草6 g。4剂,水煎服,每次100 mL,每日3~4次,每日1剂。嘱宜食易消化食物,注意观察大便次数有无增减,有无呕吐,皮肤有无黄染及发热等。

二诊(1997年11月3日):服药后腹胀痛及全身不适逐渐减轻而缓解,咳止,食欲逐渐恢复。昨因进食不慎,过食后出现上腹阵发性胀痛,夜晚痛剧时恶心、欲吐,伴不思食,大便黄稀,每日1次,秽臭,无发热。体查:望之精神好,无痛苦病容,面色黄,咽不红,未见咽后壁淋巴滤泡增生,舌质红根苔白厚稍腻,心、肺(-),腹软无压痛,脉平。患儿食积后脾胃转枢运化刚刚恢复正常,又因饮食不慎,过食损伤脾胃,饮食停滞,郁而不化,气机不畅则腹痛、欲吐、食不下、大便臭、舌苔厚腻。此时为腹痛,证属食积不化,阻滞气机,病位仍在脾胃,治以消食导滞,和胃止痛。方拟运脾加减:苍术10 g,厚朴6 g,枳实6 g,槟榔片6 g,藿香6 g,白芍10 g,广木香3 g,元胡6 g,山楂6 g,神曲6 g,黄芩6 g,黄连6 g,甘草6 g。4剂,煎服法同初诊。嘱适量控制患儿进食量与种类,宜少吃多餐,进食易消化食物。

按:本医案为典型的饮食不节所致的食积。小儿饥饱不知自节,过度饮食必超越脾胃对水谷的转输,水谷停聚不化,气机阻滞中焦,脾土受困,则可出现纳呆腹胀,或恶心呕吐,或大便稀夹未消化食渣,或食积发热等多种疾病,其病因、病理基本相同,证型相同,治疗一致,为异病同治。黄老治疗以运为主,随证施治,配用清积热或疏风解表或消食下气之品。如初诊食积兼夹外邪,故以藿香正气散加减疏风解表,健脾消积,黄芩清积热。二诊因过食,病情反复,病机以食积为主,故以香燥之品苍术运脾除湿为先,配以厚朴、枳实、槟榔片、广木香、山楂行气消食化积。初诊、二诊中均以消食导滞,和胃止痛为治则,使邪祛正安,本医案充分体现了黄老"理脾""运脾"之学术思想与临证辨治的特点。

(整理:江雪,刘楚,谢莹,李春,卢庆玲,冷丽   审阅:彭玉)

80. 辨治小儿疳证,脾虚失运,虚火上炎之外疳证

小儿疳证,脾虚失运,虚火上炎之外疳证。 治以健脾益气,养阴消积。

患者:杨××,男,3岁	医案编号:078H028
中医诊断:小儿疳证(外疳——脾虚失运,虚火上炎)	西医诊断:营养不良(中度)
治法:健脾益气,养阴消积	方药:参苓白术散加减
主诉:食少1年,五官皮肤反复溃烂1个月	

初诊(1997年11月24日):近1年食少挑食,消瘦,体重增加缓慢,汗多,家长未予重视

与治疗。近1个月来无明显诱因身上皮肤会反复出现皮肤黏膜溃烂,始从口角开始,逐步蔓延至五官所在部位。如口角有疱疹,逐步发展至鼻道黏膜,继而延及双眼、外耳道皮肤,皮肤溃烂处红肿,流水结痂,多次用药,反复未愈,此起彼伏。夜间全身皮肤时有大片斑丘疹出现,疼痛,时隐时现。近日流清涕。病后精神好,无发热。血常规检查:白细胞计数 5.2×10^9/L,中性粒细胞比率62%,淋巴细胞比率38%。近1年来生长发育缓慢,体重减轻,身高不增加。体查:体重12 kg。望之精神好,面色黄,双侧口角、外鼻道、鼻旁、眼外眦、外耳道、耳后皮肤及黏膜可见溃烂面,有红肿、渗出、结痂,咽红充血(+),舌质淡红苔白花剥,心、肺、腹(-),全身皮肤未见皮疹,指纹紫。

刻下症:口、鼻、眼、耳皮肤黏膜多处溃烂,红肿疼痛,流水与结痂交替出现,多饮便干,食少消瘦,多汗,流清涕,舌质淡红苔白花剥,指纹紫。患儿自幼食少挑食,喂养不当,未曾调养,以致水谷生化乏源,气血不足无以充养肌肉、筋脉,出现多汗、消瘦,现体重减轻达正常均值约30%,为脾虚气血生化乏源,而致五脏失于濡养,阴虚内热从五脏所主外窍(口、眼、鼻、耳、舌)而发,加之复感风邪,内外合邪相搏,致口、眼、耳、鼻皮肤反复溃烂不愈。本病疳证,证属脾阴不足,虚火上扰,虚热与外邪搏结,灼伤肌肤筋膜,发为外疳,为本虚标实,本虚为主,治以健脾益气,养阴消积。方拟参苓白术散加减:黄芪10 g,白术10 g,苍术10 g,薏苡仁10 g,白芍10 g,扁豆6 g,茯苓10 g,麦冬10 g,建曲6 g,谷芽6 g,麦芽6 g,广木香6 g,甘草6 g。4剂,水煎服,每次50 mL,每日4次,1.5日1剂。嘱:①指导喂养,暂时停食不消化食物;②用药后食量增加时,控制饮食量。

二诊(1998年12月6日):用药后患儿口、鼻、眼、耳皮肤反复溃烂逐渐减轻,逐日愈合未发外疳。现出汗止,虽有食欲,食量逐日增加,但食量仍不足,偶多汗,大便量多,基本成形,每日1~2次,脾气急,动则哭吵不安。体查:望之精神好,口、鼻、眼角、耳郭、皮肤黏膜之溃烂逐日愈合,未见新的复发,咽(-),舌质淡红边有裂痕苔白,指纹紫滞。用药后患儿各处黏膜溃烂愈合,食欲、食量增加,药证相符,气阴得补,虚热渐退,但患儿出汗多,大便量多,舌边有裂痕,为肺脾两虚,脾胃气阴未复之征象,此期本虚为主,治以健脾养阴。守初诊方加太子参健脾益气,养阴,加乌梅配甘草酸甘以化阴。处方:黄芪10 g,白术10 g,苍术10 g,薏苡仁10 g,白芍10 g,扁豆6 g,茯苓10 g,麦冬10 g,建曲6 g,谷芽6 g,麦芽6 g,广木香6 g,乌梅6 g,太子参10 g,甘草6 g。4剂,煎服法及医嘱同初诊。

三诊(1998年1月12日):食量一般,每餐小半碗饭,能添加鸡蛋及少量肉类,大便每日1次,眠可,仍有汗出。体查:望之精神好,咽不红,舌质淡红苔白,指纹紫,脉平。脾胃功能渐复,水湿、食积已化,故食欲恢复,食量增加。守二诊方加煅龙骨、煅牡蛎敛汗。处方:黄芪10 g,白术10 g,苍术10 g,薏苡仁10 g,白芍10 g,扁豆6 g,茯苓10 g,麦冬10 g,建曲6 g,谷芽6 g,麦芽6 g,广木香6 g,乌梅6 g,太子参10 g,煅龙骨15 g,煅牡蛎15 g,甘草6 g。4剂,煎服法同初诊。嘱注意进食易消化饮食。

四诊(1998年1月27日):汗减便调,食量渐复,安静不烦躁,体重较前增加1 kg,活泼。体查:望之精神好,面色转为红润,舌质红少津苔薄白。患儿经治疗后,精神好转,面色红润,体重增长,药证相符,效不更方,继用三诊方巩固治疗。处方:黄芪 10 g,白术 10 g,苍术 10 g,薏苡仁 10 g,白芍 10 g,扁豆 6 g,茯苓 10 g,麦冬 10 g,建曲 6 g,广木香 6 g,谷芽 6 g,麦芽 6 g,乌梅 6 g,太子参 10 g,煅龙骨 15 g,煅牡蛎 15 g,甘草 6 g。煎服法同初诊。嘱注意控制饮食量,逐渐增加易消化、高蛋白饮食。随访,患儿食量恢复,大便正常,长胖长高,精神好转。

按:本医案为疳证较重时期,属干疳阶段,为脾虚阴液不足五脏失养,病及五脏,正如《诸病源候论》记载:"蒸盛过,伤内则变为疳,食入五脏……久蒸不除,多变成疳。"《颅囟经》言:"小儿,一,眼青揉痒是肝疳;二,齿焦是骨疳;三,肉白鼻中干是肺疳;四,皮干肉裂是筋疳;五,发焦黄是血疳;六,舌上生疮是心疳;七,爱吃泥土是脾疳。"本医案发生的是口疳、眼疳、鼻疳、耳疳,是心、肝、肺、肾之脏受损在外窍上的具体表现,也是"病及于内,必形于外"的具体表现。"诸疳皆脾胃病",无论内疳、外疳,均为脾病所致,故治疗抓住"五脏气阴不足脾阴不足,虚火上扰从脾论治",以脾为主,用健脾益气养阴之法,使气阴得补,虚热渐退,脾转枢之机恢复。经约 1 个月治疗,患儿体重增加,食欲食量恢复如常,诸症治愈。

(整理:江雪,刘楚,谢莹,李春,卢庆玲,冷丽　　审阅:彭玉)

81. 辨治小儿疳证,脾虚夹积,肝木克脾土之疳气证

食少久泄,烦躁易惊,疳证,脾虚夹积,肝木克脾土之疳气证。治以健脾益气,养阴柔肝,佐以止惊。

患者:徐××,男,9 个月　　　　　　　医案编号:078H031

中医诊断:小儿疳证(疳气——脾虚夹积,肝木克土)

西医诊断:①贫血(轻度);②佝偻病

治法:健脾益气,养阴柔肝,佐以止惊　　　方药:参苓白术散加减

主诉:食少、反复大便稀 3 个月

初诊(1998 年 2 月 21 日):3 个月前因感冒发热治愈后,出现食量减少,多汗,夜烦易惊,眠差;后因添加辅食不慎,发生大便稀,每日 2~4 次,反复不愈,食多则泻多,每日仅能进食少量母乳、奶糕、面条,尚未添加鸡蛋、肝、鱼等辅食。病后烦躁,爱哭吵,尿量少,无呕吐,无发热。体查:体重 8 kg。望之精神尚可,面白无华,发黄稀疏,前囟增大,平坦,约 3.0 cm,方颅枕秃,胸廓肋缘外翻,舌质淡苔白,咽不红,心、肺(-),腹软,腹壁皮下脂肪 0.9 cm,指纹淡紫细。血常规检查:血红蛋白浓度 90 g/L,白细胞计数 5.3×10^9/L,中性粒细胞比率 67%,淋巴细胞比率 33%。大便常规检查:无异常发现。

刻下症:食少,大便不调,烦躁易惊,眠差多汗,尿少,面白,发黄稀疏,前囟增大约

3.0 cm,方颅枕秃,胸廓肋缘外翻,舌质淡苔白,指纹淡紫细。患儿因久泻后失于调养,脾虚失运,食欲不振,加上添加辅食不当,加重脾胃受损,使脾虚肝旺,致脾清阳不升,运化失职,患儿出现食少—腹泻—生长缓慢—营养缺乏的恶性循环。患儿正处于生长发育迅速阶段,营养摄入减少和身体需求增多的矛盾,必导致疳证、贫血、佝偻病的发生。患儿因脾胃虚则运纳无权,故食少,食多则泻多。患儿较长时间的摄入不足,脾虚气血生化乏源,脏腑失养,以致面白、贫血、体重增长缓慢、佝偻病。心肝失于气血之濡养,致心火浮越,肝木旺反乘脾土,故患儿爱哭吵,夜烦易惊。本例有食欲不振、大便不调、体重增长缓慢、贫血、精神改变等临床特征,符合疳证诊断。本病为小儿疳证,为脾虚肝旺夹积,本虚标实之疳气证,治以健脾益气,养阴柔肝,佐以止惊。方拟参苓白术散加减:太子参 6 g,白术 6 g,茯苓 6 g,薏苡仁 10 g,白芍 6 g,五味子 6 g,扁豆 6 g,山药 10 g,莲子心 6 g,竹叶 3 g,蝉衣 3 g,煅龙骨 10 g,煅牡蛎 10 g,山楂 6 g,神曲 6 g,甘草 6 g。4 剂,水煎服,每次 20 mL,每日 5 次,2 日 1 剂。嘱:①暂停添加辅食,予以清淡、易消化食物;②服药后有食欲时,家长要控制食物种类,宜少量、单一品种,逐步加量;③考虑母乳不足,添加牛奶;④注意大便性状、次数。

二诊(1998 年 3 月 12 日):服药后食欲增加,精神好转。近 3 日因添加辅食过于杂乱,出现大便稀溏,色黄绿,量一般,每日 4～5 次,食少,吵夜,多汗,时有低热。体查:望之精神欠佳,咽不红,舌质淡苔白,心、肺(-),指纹淡紫细。大便常规检查:黄稀,白细胞 2～4 个/HP。本例积滞较轻,经治胃纳脾运恢复较好,但因家长对患儿食欲增加期望值过高,操之过急,再次添加辅食过多、过杂,使刚复苏的胃纳脾运功能再度受损,出现便溏、食少不解,食积化热则低热,夜眠不宁。此期标实(食积)重于本虚(脾虚),治宜健脾助运,消食导滞。方拟运脾汤加减:苍术 6 g,建曲 6 g,茯苓 6 g,陈皮 3 g,厚朴 3 g,薏苡仁 6 g,山楂 6 g,麦芽 6 g,蝉衣 3 g,白芍 6 g,乌梅 3 g,连翘 6 g,甘草 6 g。2 剂,煎服法同初诊。嘱:①暂停添加辅食,多饮水;②指导喂养。

三诊(1998 年 3 月 14 日):大便次数减少,每日 2～3 次,先干后稀,色黄,有食欲,能进食少许牛奶、米糕。仍多汗易惊,无发热,无呕吐。体查:面色白,山根色青,舌质淡苔白,咽不红,心、肺(-),指纹淡紫细。服药后大便较前好转,食欲增强,仍多汗易惊,有佝偻病早期表现,配合肌内注射维生素 D_3,30 万 U/次,突击疗法治疗佝偻病。中药紧守二诊方,加用白术、煅龙骨、煅牡蛎健脾益气,敛汗镇惊。方拟运脾汤加减:苍术 6 g,建曲 6 g,茯苓 6 g,陈皮 3 g,白术 6 g,薏苡仁 6 g,山楂 6 g,麦芽 6 g,蝉衣 3 g,白芍 6 g,乌梅 3 g,煅龙骨 10 g,煅牡蛎 10 g,甘草 6 g。3 剂,煎服法同初诊。嘱:①逐一添加易消化、高蛋白辅食(如蛋、鱼、肝);②减少母乳,按照拟定的辅食喂养计划喂养。

四诊(1998 年 3 月 23 日):前症悉减,大便成形,每日 1～2 次。现已断乳,每日能食牛奶 2 份,鸡蛋 1 个及鱼汤、排骨汤、猪肝等,汗少,夜晚偶有吵夜。体查:精神好转,面色转红润,舌质淡苔白,咽不红,肺(-),指纹淡紫细。患儿食积已化,食欲、食量增加,本期以本虚为主,属疳证(缓解期),治宜益气养阴,健脾助运。方拟参苓白术散加减:太子参 10 g,党参 10 g,白术 10 g,茯苓 10 g,白芍 6 g,黄芪 10 g,煅龙骨 10 g,煅牡蛎 10 g,麦芽 6 g,神曲 6 g,薏苡仁 10 g,乌梅 3 g,甘草 6 g。3 剂,煎服法及医嘱同初诊。

五诊(1998 年 4 月 1 日):患儿未再服药,现精神好,食增,泻止,长高长胖。体查:体重 10 kg。望之精神好,面色红润,舌质淡苔薄白,心、肺(－),指纹淡紫。患儿胃纳脾运功能恢复,气血生化有源,充养五脏、肌肤,故精神好,体重增长,效不更方,再进 3 剂调理可停药。方拟参苓白术散加减:太子参 10 g,党参 10 g,白术 10 g,茯苓 10 g,白芍 6 g,黄芪 10 g,煅龙骨 10 g,煅牡蛎 10 g,麦芽 6 g,神曲 6 g,薏苡仁 10 g,乌梅 3 g,甘草 6 g。3 剂,煎服法及医嘱同初诊。嘱辅食添加要循序渐进,不可操之过急。

按:本病案为小儿疳证之疳气阶段,为脾虚夹积,肝木克脾土之证。如不及时干预治疗,可进一步向疳证的重症发展。观其发生原因较为简单,病后失养,因家长缺乏必要的喂养知识,添加辅食不当,进食杂乱,后因担心给孩子喂养会再度发生上症,产生害怕给患儿进食的心理,以致患儿出现食少—腹泻—生长缓慢—营养缺乏的恶性循环。患儿正处于生长发育迅速的阶段,营养摄入减少和身体需求增多的矛盾导致疳证、贫血、佝偻病的发生。黄老针对患儿的病情,因久泻反复不愈,导致脾虚失运,肝木横逆克脾土,为本虚标实之证,按照疳证之疳气治疗。初期因本虚明显,以健脾开胃助运为主,首先恢复食欲;中期因水湿、饮食停聚,标实明显,以健脾消积为主,同时制订辅食添加计划,指导家长喂养;后期针对脾气阴不足,以调理为主。

纵观整个治疗过程,黄老辨证施治,灵活运用理脾七法,标本兼顾,攻补兼施。对阴虚致虚火上浮,予养心清热的竹叶、莲子心,养肝的五味子、山药、白芍,止惊的蝉衣、煅龙骨、煅牡蛎等;对脾虚夹积应用消导法。当食积、虚热消除,脾运功能开始恢复时,再助脾运以补其本。黄老对理脾七法或相互配合或单用,根据辨证,紧守病机而治愈。另外,治疗中关键的环节是饮食调理,黄老合理指导家长进行喂养,择时添加辅食,体现了整体观念,为病情的恢复奠定了基础。

(整理:江雪,刘楚,谢莹,李春,卢庆玲,冷丽   审阅:彭玉)

82. 辨治小儿厌食,脾气阴不足,脾虚肝旺之证

食少多汗,烦躁哭吵,厌食,脾胃气阴不足,脾虚肝旺之证。 治以健脾益气,养阴柔肝。

患者:何××,男,2 岁 6 个月	医案编号:078H035
中医诊断:厌食(脾胃气阴不足,脾虚肝旺)	西医诊断:营养不良(轻度)
治法:健脾益气养阴,佐以调肝	方药:参苓白术散加减
主诉:食少 1 年,伴多汗、烦躁 1 个月	

初诊(1998年5月6日)：患儿自1岁断乳后食欲不振，加之喂养不当，近1年来食少逐渐加重，无食欲，有时甚则整日不吃，但喜零食，烦渴饮水，家长曾喂服开胃药(具体不详)等，效果不佳，仍食少，且日渐加重。近1个月患儿脾气急躁，心烦爱哭吵，多汗，体重不增长前来就诊。病后二便正常，精神好，眠少好动，活动量大，无发热、吐泻。体查：体重11.5 kg。望之精神好，面色萎黄，体瘦，咽不红，舌质淡苔花剥薄白，心、肺(-)，腹软稍胀，皮下脂肪0.5 cm，肝脾未扪及，指纹淡。

刻下症：食少，食欲不振，烦躁易哭，性急好动，口干喜饮，体瘦，眠少多汗，舌质淡苔薄白花剥，指纹淡。本病以食少为主诉，病程1年，属"厌食"范畴。本病病因为断乳后辅食添加不当，喂养失调，致脾胃受损而食少，加之零食不断，使脾胃一损再损，运化失司，水谷停聚不化，故厌恶进食，甚则可以整日不食。因脾虚失运，水谷精微转输不足，脏腑、肌肉失于濡养，故有面黄体瘦、多汗、体重不增。土虚木旺，肝木横逆犯脾土，肝风内动，扰乱心神，则患儿好动、烦躁、哭闹；胃为阳土，喜润而恶燥，以阴为用，患儿口干喜饮，舌苔花剥为病及脾阴所致。本病为厌食，证属脾气阴两虚，脾虚肝旺，治以健脾益气养阴，佐以柔肝调肝。方拟参苓白术散加减：太子参10 g，白术6 g，苍术6 g，扁豆6 g，陈皮6 g，山药6 g，山楂6 g，莲子肉6 g，乌梅3 g，建曲6 g，枳壳3 g，麦芽6 g，甘草6 g。4剂，水煎服，每次30 mL，每日4次，1.5日1剂。口服钙片，1片/次，每日1次。嘱减少零食，宜少吃多餐，以清淡食物为宜。

二诊(1998年5月11日)：食量稍增，有食欲，口干减轻，仍烦躁、多汗。体查：望之精神好，面色萎黄，体瘦，咽不红，舌质淡苔薄白花剥，指纹淡。药证相符，仍守初诊方。方拟参苓白术散加减：太子参10 g，白术6 g，苍术6 g，扁豆6 g，陈皮6 g，山药6 g，山楂6 g，莲子肉6 g，乌梅3 g，建曲6 g，枳壳3 g，麦芽6 g，甘草6 g。4剂，煎服法及医嘱同初诊。

三诊(1998年5月18日)：食量增加，每餐进食1碗饭，进食稍有规律，无挑食，零食减少。精神好，夜眠安稳，汗少。今有微咳，流涕，喉中有痰，无发热。体查：望之精神好，咽红(+)，舌质淡红苔剥，心、肺(-)，指纹淡。脾虚渐复，肝木内敛，故烦少眠好，食欲增加。因体虚复感风热外邪，以治标为主，治宜疏风宣肺解表，佐以益气固表。方拟益气固表汤：泡参6 g，白术6 g，杏仁6 g，前胡6 g，炙紫菀6 g，建曲6 g，炙款冬花6 g，麦芽6 g，防风3 g，蝉衣3 g，甘草6 g。3剂，煎服法及医嘱同初诊。随访，用三诊方3剂后痊愈。

按：本医案为典型小儿喂养不当所致厌食。患儿断乳后，因添加辅食不当，食积中焦，出现食少；虽时间长，但因患儿一直精神好，家长未予以重视和治疗，直至出现不食、体重不增加、烦躁等症候、体征时，才发现孩子生长一直落后于同龄儿童，但此时患儿脾胃气阴受损严重，脾虚肝旺横逆，出现肝木乘脾土之烦躁、好动、性急。本病如不治疗，将有向疳证发展的趋势。黄老治疗脾气阴两虚之厌食和疳证时，一是多化裁参苓白术散加减主之，配以白芍、乌梅调肝柔肝，枳壳、陈皮理气，神曲、麦芽开胃助运，诸药合用，益气养阴助运，使厌食逐渐恢复；二是指导喂养，改变患儿吃零食的不良习惯。在随后的门诊中患儿多次以反复呼吸道感染就诊，其厌食已愈。

(整理：江雪，刘楚，谢莹，李春，卢庆玲，冷丽　　审阅：彭玉)

83. 辨治小儿泄泻,湿热邪毒壅滞之证

腹痛腹泻,黏液脓便,湿热邪毒壅滞肠道,灼伤筋膜之湿热泻。初期治以清热化湿,调达气机为主;后期清解余热。

患者:陈×,女,5岁6个月	医案编号:078H039
中医诊断:小儿泄泻(湿热内蕴)	西医诊断:急性肠炎
治法:清热化湿,调达气机	方药:葛根芩连汤加减
主诉:腹痛伴大便稀1日	

初诊(1998年8月17日):患儿1日前吃西瓜后,自诉腹痛,随之伴大便稀,每日3~4次,带黏液、脓血,腹痛即泻,泻后痛缓,无发热、呕吐,家长给患儿口服乳酶生等,腹泻未止,前来就诊。患儿精神尚可,食少,尿黄,无发热、口渴,无尿少,无昏迷、惊厥。体查:体温36.8 ℃。望之精神尚可,面色稍白,神清,皮肤弹性好,无脱水征,咽不红,舌质红苔白腻,心、肺(-),腹平软,无固定压痛点,肠鸣音活跃,脉平。大便常规检查:黄软,红细胞(+++),白细胞0~2个/HP。

刻下症:腹痛,腹泻,带黏液、脓血,腹痛即泻,每日3~4次,饮食减少,舌质红苔白腻,脉平。患儿发病为夏天,正值暑当值,患儿起病急,大便稀夹黏液、脓血,腹痛食少,呕吐,首先排除肠道传染病,其次排除神经系统感染。大便常规检查提示为急性肠炎,归属中医"泄泻"范畴。该病因为进食不洁之物,疫毒伤脾胃所致。疫毒与肠道气血相搏,并走肠间,损伤肠道络脉,腐蚀黏膜,故腹泻、脓血便、舌质红苔白腻等;湿热蕴结,肠道气机不畅则腹痛即泻,泻后气机畅通则痛减。大便常规检查中发现大量红细胞,少许白细胞,未见脓细胞,故西医诊断为急性肠炎。本病为小儿泄泻,证属湿热泻,为湿热邪毒壅滞肠道,灼伤筋膜,病程短,患儿正气不弱,故未出现明显的阴液损伤症候(脱水征),如口渴、尿少等,但如若本病治疗不及时,很快会伤阴耗液或发展为疫毒痢,治以清热化湿,调达气机。方拟葛根芩连汤加减:葛根10 g,黄连3 g,黄芩6 g,地榆10 g,苍术10 g,厚朴6 g,白芍10 g,茯苓10 g,苏梗6 g,大腹皮6 g,焦山楂6 g,陈皮6 g,甘草6 g。2剂,水煎服,每次80 mL,每日4~5次,每日1剂。嘱:①多饮水,饮食宜清淡;②注意有无发热、呕吐、昏迷。

二诊(1998年8月19日):大便次数减少,每日1~2次,基本成形,偶带黏液,无血,腹痛止,食少不吐,无发热,今有轻咳。体查:望之精神可,面色红润,神清,舌质红苔黄厚腻,心、肺(-),脉平。大便常规复查:黄稀,白细胞0~3个/HP。肠间热毒渐清,腐蚀黏膜之力减弱,故脓血便消失,少许黏液便,腹痛缓解,大便常规红细胞消失。但胃肠湿热仍存,故大便稀、舌苔黄厚腻等。药证相符,继用初诊方加减,去葛根、苏梗,加藿香、槟榔片芳香化湿,行气去滞,治以清热化湿,行气消食。方拟葛根芩连汤加减:藿香6 g,黄连3 g,黄芩6 g,地榆

10 g,苍术 10 g,厚朴 6 g,白芍 10 g,茯苓 10 g,槟榔片 6 g,大腹皮 6 g,焦山楂 6 g,陈皮 6 g,甘草 6 g。3 剂,煎服法及医嘱同初诊。

三诊(1998 年 8 月 24 日):泻止,大便成形,每日 1 次,偶有腹痛,食量增加,今日微咳,时恶心。体查:望之精神好,咽红(＋),舌质红苔黄腻,心、肺(－)。大便常规复查:正常。肠间湿热邪毒已清,脾胃功能渐复,故泻止,舌苔消退。此期大便常规正常,但余邪未清,又复感外邪,宜疏风解表,清余邪。方拟葛根芩连汤加减:藿香 6 g,防风 6 g,黄连 6 g,葛根 6 g,苍术 10 g,黄芩 6 g,地榆 10 g,苦参 10 g,苏叶 6 g,杏仁 10 g,前胡 10 g,甘草 6 g。4 剂,煎服法同初诊。嘱服药后注意避免受寒,调理饮食。随访,用三诊方 4 剂后痊愈。

按:夏、秋季节,患儿喜食冷饮瓜果,常易被不洁之物及疫毒所伤,致胃肠湿热蕴结,气机升降失司,故小儿腹泻在夏、秋季节高发,且以湿热泻为多(西医多见急性胃肠炎等),临床辨证中应首辨寒热属性,二辨正邪虚实,三辨疾病进展。同时分清急性、慢性腹泻,急性者常有暴泻易伤阴,慢性者常因久泄易伤阳。本医案患儿有食入不洁之物史,急性起病,所幸就诊及时,未出现伤阴之症。本医案以腹痛腹泻、大便带有脓血为主诉,腹痛即泻,病程短,属实证。主要为感受疫毒,胃肠湿热内蕴,下迫大肠,毒热灼伤肠络所致,故大便常规有红细胞、白细胞,且以红细胞增多明显,可见邪毒炽盛灼伤肠道脉络,引起出血,但临床尤需注意本病与其他脓血便疾病或痢疾等的区别。《古今医统大全》云:"小肠泄者,溲而便脓血,小腹痛……必先分利,后实脾土,益元气,无不万全。"故初诊按照湿热泻辨治,葛根芩连汤主之。葛根解肌清热又使内蕴之邪热外达,黄连清热燥湿解毒,葛根、黄芩、黄连清热利湿,佐以苍术、厚朴、茯苓、陈皮燥湿运脾,配地榆凉血止血,苏梗、大腹皮、焦山楂行气消食,白芍配甘草酸甘化阴,缓急止痛,兼顾养阴以防泻后阴伤,这正是黄老固护阴液用药的巧妙之处。二诊加槟榔片行气消食宽中,顺应脾之习性,辅助苍术燥湿运脾之力,共奏清热利湿,消食助运之功。方中黄连味苦,性寒,清热燥湿效果好,但小儿难以下咽,黄老常用黄芩或黄柏替代,只有中焦湿热壅盛之时才予以少量黄连,其疗效明显优于中成药黄连素片。对于泻、痢两者,黄老认为泻浅而痢深,泻轻而痢重,泻由水谷不分,出于中焦,痢以脂血伤败,病在下焦。两者均可有腹痛,里急后重。治疗上,痢疾以调气行血导滞,忌用收涩止泻之品,以免关门留寇。本医案虽未诊断为痢疾,但从大便带有少许黏液、脓血的发展趋势看,黄老在初诊方中应用厚朴、大腹皮、陈皮、地榆、白芍等,不仅有调利气机,凉血行血作用,使湿热邪毒有通路,便脓自愈,还可防止闭门留寇,以免病情加重发展为痢疾。

(整理:江雪,刘楚,谢莹,李春,卢庆玲,冷丽　　审阅:彭玉)

84. 辨治小儿疳证,脾气阴两虚之疳气

食少消瘦,烦躁大便不调,疳证,脾气阴两虚之疳气。治以健脾益气,养阴消积为主。

患者:李××,女,3 岁　　　　　　　　　医案编号:078H040
中医诊断:疳证(疳气——脾气阴两虚)　　西医诊断:营养不良(轻度)
治法:健脾益气,养阴消积　　　　　　　方药:运脾汤加减
主诉:食少、消瘦 2 年,伴大便不调、烦躁 2 个月

初诊(1998 年 7 月 9 日):自半岁断乳添加辅食期间,因喂养不当开始出现吃奶量减少,在由奶汁过渡到固体食物期间,患儿胃口不开,无饥饿感,挑食,喜素食,进食时间长至 40 min。近 2 年来食量减少,每餐仅勉强进食数口米饭,无食欲,不贪零食。家长发现患儿逐日消瘦,体重增长缓慢,伴多汗,盗汗,喜饮水,易感冒,曾有间断服药,未系统诊治。近 2 个月患儿大便时干时稀,以黄稀便夹不消化食物残渣为多,量多,每日 1～2 次,烦躁好哭,精神软,不愿活动,但无发热、呕吐、皮肤黄染。既往体虚易感冒。体查:体重 14 kg,身高 97 cm。望之精神软,面色苍黄,体瘦,头发黄少,轻度鸡胸,咽不红,舌质红边有齿痕苔白花剥,心、肺(－),腹平软,腹壁皮下脂肪 0.6 cm,肝脾未扪及,指纹紫滞。血常规检查:血红蛋白浓度 113.4 g/L,白细胞计数 5.8×10^9/L,中性粒细胞比率 64%,淋巴细胞比率 36%。大便常规检查:正常。

刻下症:食少,食欲不振。大便不调,量多便稀色黄,夹不消化食物残渣,每日 1～2 次,烦躁好哭,神倦多汗,口干喜饮水,消瘦,鸡胸,舌质红边有齿痕苔白花剥,腹部皮下脂肪变薄,指纹紫滞。患儿因辅食喂养添加不当,致脾胃功能受损,水谷、水湿运化失调,水谷精微生成不足,因病程长,脾气阴受损,故食少,食欲不振逐年加重;水谷之气不能濡养脏腑,故口干喜饮、消瘦、盗汗、舌苔花剥等症候逐渐显现。脾虚失运,水谷运化、转输无力,水湿及食积夹杂混浊而下,故大便不调,易夹不消化食物残渣,量多;厌食日久,摄入不足,脾虚积久不化,肝木乘脾土,气液不足,转而成疳,故体重不增,烦躁好哭,饮食不调,大便不调,易于感冒。本病为疳证,证属气阴两虚之疳气证,病因、病机为喂养不当、脾胃受损、气阴不足,治宜健脾益气,养阴消积。方拟运脾汤加减:黄芪 10 g,白术 10 g,苍术 10 g,薏苡仁 10 g,白芍 10 g,扁豆 6 g,茯苓 10 g,麦冬 10 g,建曲 6 g,谷芽 6 g,麦芽 6 g,广木香 6 g,甘草 6 g。4 剂,水煎服,每次 50 mL,每日 4 次,1.5 日 1 剂。嘱:①指导喂养,暂时停食不消化食物;②药后如食量增加时,应控制饮食量,避免过食伤脾。

二诊(1998 年 7 月 16 日):服药后食欲、食量增加,大便基本成形,但每次仍量多,每日 1～2 次,爱哭吵,出汗多。神倦消瘦,口干喜饮水。体查:望之精神软,面色苍黄,体瘦,头发黄少,轻度鸡胸,咽不红,舌质淡红边有齿痕苔白,心、肺(－),指纹紫滞。用药后食量增加,

有食欲,为胃纳脾运有转枢之机;但因脾胃虚弱时间长,运化之力难以在短时间内恢复,故大便虽基本成形,仍有量多、指纹紫滞等食积仍未化解之症;烦躁爱哭,为肝木克脾土之症。此期气阴不足,脾虚肝旺之症状显现,故治以健脾益气,养阴柔肝为主,加乌梅柔肝养阴,加太子参益脾阴,助脾运化。方拟运脾汤加减:黄芪10 g,白术10 g,苍术10 g,薏苡仁10 g,白芍10 g,扁豆6 g,茯苓10 g,麦冬10 g,建曲6 g,谷芽6 g,麦芽6 g,广木香6 g,太子参10 g,乌梅6 g,甘草6 g。4剂,煎服法及医嘱同初诊。

三诊(1998年7月21日):食量较前明显增加,由每餐数口增至小半碗饭,能添加鸡蛋及少许肉类,眠可,精神好,哭吵减少,大便成形,每日1次,神倦、口干好转,仍有汗出。体查:精神好转,面黄稍有光泽,体重未增,舌质淡红苔白,指纹紫。药证相符,诸症悉减,脾胃气阴逐渐恢复,运化水谷之力增强,水湿食积渐化,继守二诊方加煅龙骨、煅牡蛎以敛汗安神,治以健脾益气,养阴安神。方拟运脾汤加减:黄芪10 g,白术10 g,苍术10 g,薏苡仁10 g,白芍10 g,扁豆6 g,茯苓10 g,麦冬10 g,建曲6 g,谷芽6 g,麦芽6 g,广木香6 g,太子参10 g,乌梅6 g,煅龙骨15 g,煅牡蛎15 g[先煎],甘草6 g。4剂,煎服法同初诊。指导喂养。

四诊(1998年7月27日):食欲、食量恢复如常,大便调畅,长胖,体重增加1 kg,汗少安静。体查:面色红润,舌质淡苔白,头发黄少,轻度鸡胸,指纹淡紫。大便常规检查:正常。继守三诊方以巩固疗效。处方:黄芪10 g,白术10 g,苍术10 g,薏苡仁10 g,白芍10 g,扁豆6 g,茯苓10 g,麦冬10 g,建曲6 g,谷芽6 g,麦芽6 g,广木香6 g,太子参10 g,乌梅6 g,煅龙骨15 g[先煎],煅牡蛎15 g[先煎],甘草6 g。4剂,煎服法同初诊。嘱逐渐增加易消化的鱼、肝等食物,加强营养。随访,用四诊方4剂后痊愈。

按:疳证是指由喂养不当或罹患他病,损伤脾胃,气液耗伤而形成的一种慢性病证。《活幼心书》言:"大抵疳之为病,皆因过餐饮食,于脾家一脏,有积不治,传之余脏,而成五疳之候。若脾家病去,则余脏皆安。苟失其治,日久必有传变。"疳证临床以形体消瘦,面色无华,毛发干枯,精神萎靡不振或烦躁,饮食异常,大便不调为特征。疳证按病程进展有疳气、疳积、干疳3个阶段,黄老临证对厌食、反复腹泻、体重不增加、烦躁好哭患儿,如符合疳证诊断标准者,首先分清病属何期再进行辨治。在辨证中,一是辨病程进展,尤其是轻症疳气与病程长之小儿厌食在症候、体征上表现相似,关键在于辨别有无体重下降和精神状态改变;二是从有无腹胀辨别有无积滞;三是从有无烦躁、哭吵、夜啼、惊厥等辨别有无脾虚肝旺之肝风内动;四是观五脏之苗窍等辨有无疳病及五脏之重证。只有这样,才能对疳证的治疗转归与病情演变进行判断,这是疳证治愈的关键。治疗疳证,初期对增加饮食质量要求不高,主要在于恢复食欲及增进主动进食的欲望,这是胃气能否复苏的关键,故饮食上强调"投其所好,以喜为补";相反,对食欲过盛者往往要求适当控制食欲,予以脾运逐步恢复的时间,同期进行辅食喂养指导。本医案是黄老应用自拟方运脾汤加减治愈疳证的验案,从医案中可知,黄老治疗疳证守病机、重辨证,灵活用药。运脾汤是黄老50余年临证经验的结晶,该方获国家发明专利,主要用于治疗脾运失健诸证,以厌食、腹泻、食积疗效最佳,以香燥醒脾运脾为主。

(整理:江雪,刘楚,谢莹,李春,卢庆玲,冷丽　　　审阅:彭玉)

85. 辨治脾气阴不足，食积中焦之证

食少便秘，哭吵，脾气阴不足，食积中焦之食积。初期治以健脾养阴，消积为主；后期治以益气养阴。

患者:王××,女,8个月	医案编号：078H041
中医诊断:食积(脾气阴不足,食积中焦)	西医诊断:消化功能紊乱
治法:健脾养阴消积	方药:运脾汤加减
主诉:食少便秘半个月,吵闹1日	

初诊(1998年8月25日)：患儿半个月前断乳后，食量减少明显，每日仅吃1份牛奶(250 mL)，1个鸡蛋，其他辅食均不能添加；家长发现患儿腹胀，每次欲解大便，因大便干结如羊屎、排便疼痛而哭吵，常有肛门撕裂出血，需用开塞露通便，大便每2~3日1次，伴尿少多汗，期间服用助消化药效果不显。昨晚患儿突然睡眠中惊醒，吵闹不安，前来就诊。病后患儿烦躁爱哭，家长曾予其服补钙、补锌等药物无缓解，无发热、呕吐。患儿系母乳喂养。体查:望之精神可，面色正常，前囟平坦约1 cm，咽不红，舌质淡红苔白厚腻，心、肺(－)，腹平软，皮下脂肪1 cm，指纹紫滞。

刻下症:食少便秘，夜哭吵不安，腹胀，排便困难，尿少汗多，大便干结，眠差易惊醒，烦躁爱哭，舌质淡红苔白厚腻，指纹紫滞。小儿"脾常不足"，小婴儿尤为显著。本例因家长在断乳前辅食添加准备工作不充分，以致断乳后患儿不适应新奶制品，拒绝吃奶，奶量减少明显，且添加辅食种类及量不足。一是饮食结构改变，脾胃不适应，运化功能受损，水谷内停，食积阻滞，脾胃气机升降与大肠传导失常，故食少、腹胀、哭吵不安；二是辅食种类改变，患儿味觉与胃肠未及时适应，对添加的辅食食之无味，肠道蠕动减缓，故食欲不振、便秘。因便秘日久，食积难消，气机壅滞，故突发腹胀、哭吵不安、舌苔白厚腻、指纹紫滞。本病为食积，证属积滞停聚中焦，脾胃气阴不足，为虚实夹杂之证，以标实为主。病因为脾常不足，喂养不当，脾运失健，治以健脾养阴消积。方拟运脾汤加减:太子参10 g，茯苓10 g，山药15 g，苍术10 g，白术10 g，薏苡仁10 g，焦山楂6 g，乌梅6 g，白芍10 g，天花粉10 g，连翘6 g，火麻仁10 g，郁李仁10 g，甘草6 g。3剂，水煎服，每次30 mL，每日4~5次，2日1剂。嘱暂停辅食，暂以牛奶为主食。

二诊(1998年9月28日)：大便干结好转，现大便每日1次，成形，食量增加，夜闹减少，仍多汗，时流涕、微咳。体查:望之精神可，面色正常，前囟平坦，咽不红，舌质淡红苔稍厚，心、肺(－)，指纹紫。经健脾养阴益气后，食量增加，大便干结缓解。药证相符，初诊方去火麻仁、郁李仁等润肠通便之品；针对流涕、咳嗽，加黄芩、前胡、紫菀等止咳化痰，煅龙骨、煅牡蛎镇惊安神，治以健脾助运消积，佐以疏风解表。方拟运脾汤加减:太子参10 g，茯苓10 g，

山药 15 g,苍术 6 g,白术 6 g,薏苡仁 10 g,焦山楂 6 g,乌梅 3 g,白芍 10 g,黄芩 3 g,黄连 1 g,蝉衣 6 g,前胡 6 g,煅龙骨 10 g$^{(先煎)}$,煅牡蛎 10 g$^{(先煎)}$,紫菀 6 g,甘草 6 g。3 剂,煎服法及医嘱同初诊。

三诊(1998 年 10 月 5 日):食量增加,每日牛奶量由 100 mL 增至 600 mL,能进食 1 个鸡蛋及稀饭、面条等,大便变软,每日 1 次,汗少,涕止,夜眠安静,无哭吵。体查:望之精神好,舌质淡苔白,心、肺(-),指纹淡紫。患儿脾胃功能渐复,食积已化,以调理脾胃为主,治以益气养阴柔肝。方拟参苓白术散加减:太子参 10 g,茯苓 10 g,山药 15 g,苍术 10 g,白术 10 g,薏苡仁 10 g,焦山楂 6 g,乌梅 6 g,白芍 10 g,陈皮 6 g,蝉衣 6 g,煅龙骨 15 g$^{(先煎)}$,煅牡蛎 15 g$^{(先煎)}$,神曲 6 g,麦芽 6 g,谷芽 6 g,甘草 6 g。4 剂,煎服法同初诊。嘱家长注意添加辅食不可过急、过量。随访,食少便秘治愈。

按:鲁伯嗣著《婴童百问》始有"积滞"之名,曰:"小儿有积滞,面目黄肿,肚热胀痛,复睡多困,酷啼不食,或大便闭涩,小便如油,或便利无禁,粪白酸臭,此皆积滞也。"本医案为一典型食积导致食少、便秘、哭吵的病例,发生在断乳期间,是由于家长在患儿断乳前未及时做好辅食添加准备,饮食结构、种类等发生改变,患儿因不能及时适应,脾胃功能受损,胃纳脾运、大肠传导功能失常,故以食少便秘为主要表现。黄老治疗中以健脾为主,佐以消积润肠清热之品,以运脾汤为基础方进行加减,调理脾胃,佐通便之药。故二诊中大便干结好转,食量增加,继以运脾汤健脾助运,巩固疗效。三诊中患儿脾胃功能渐复,以参苓白术散补脾益气,固护脾胃之时佐以养阴柔肝,无不体现出黄老"脾贵在运不在补"的指导思想。治疗中黄老积极指导家长如何添加辅食,以免婴幼儿因喂养不当时脾胃功能再次失调。

（整理:江雪,刘楚,谢莹,李春,卢庆玲,冷丽　　审阅:彭玉）

86. 辨治腹痛,脾胃虚寒夹湿之证

腹痛阵作,食少,脾胃虚寒夹湿之腹痛。　治以健脾益气助运,佐以理气止痛。

患者:范××,女,5 岁	医案编号:078H044
中医诊断:腹痛（脾胃虚寒夹湿）	
西医诊断:①腹痛;②营养不良;③轻度贫血	
治法:健脾益气助运,佐以理气止痛	方药:参苓白术散加减
主诉:腹部阵发性疼痛、食少 1 个月,加重 1 周	

初诊(1998 年 11 月 25 日):患儿平日食欲不振,食少,体重增长缓慢,消瘦。近 1 个月加重,每日仅 1~2 餐,每餐 1 小碗米饭加菜,无食欲,无饥饿感,伴腹部阵发性疼痛,每次数分钟可自行缓解,清晨起床比较明显。家长认为有蛔虫曾予驱蛔药服用,未见排蛔虫,腹痛阵

作未愈,逐日消瘦,尿多。1周前因食用冷牛奶后,即感腹痛阵作加剧,每次疼痛持续时间延长至1 h,食少多汗,尿频量多,故求治中医。病后患儿精神疲乏,大便2~3日1次,不干结,易感冒,但无发热、吐泻,不咳,无厌油,无黄疸。体查:体重16 kg。望之精神软,面色苍黄,全身浅表淋巴结无肿大,体瘦,咽不红,舌质淡苔黄腻,心、肺(-),腹平软,剑突下轻压痛,肝脾未扪及,腹部皮下脂肪0.6 cm,指纹淡紫,脉平。血常规检查:血红蛋白浓度115 g/L,白细胞计数19.8×10^9/L,中性粒细胞比率69%,淋巴细胞比率31%。

刻下症:腹痛阵作,食欲不振,食少,疲乏多汗,消瘦,尿多,大便可,舌质淡苔黄腻,指纹淡紫,脉平。有轻度贫血。患儿以腹痛为主要症状,属中医"腹痛"范畴。患儿因脾胃功能虚弱,食欲不振,加之过食冷饮,脾胃受损,升降失调,气机运化不畅,故腹痛(脐周疼痛)时作时止,食冷则痛加剧。因脾虚无以运化水谷精微,机体失于充养,气血不足,故消瘦、乏力、易外感,舌苔腻为夹湿。本病为腹痛,证属脾胃虚寒夹湿,为本虚标实之证,治以健脾益气助运,佐以理气止痛。方拟参苓白术散加减:泡参10 g,茯苓10 g,杏仁6 g,苍术10 g,白术10 g,荆芥6 g,防风6 g,法半夏6 g,太子参10 g,陈皮6 g,桑叶6 g,枳壳6 g,神曲6 g,甘草6 g。4剂,水煎服,每次60 mL,每日4~5次,1.5日1剂。嘱定时查肝功能、乙肝表面抗原,避免冷饮及冷食。

二诊(1998年12月7日):腹痛减少,诸症同初诊。体查:望之精神软,体瘦,面色苍黄,咽不红,舌质淡红苔白,心、肺(-),腹平软,剑突下轻压痛,指纹淡紫,脉平。服药后疼痛未缓,因有过食冷饮发热情况,尚需考虑寒凝中焦所致腹痛,加干姜、元胡、蔻仁温中散寒。同时需注意因腹痛在脐周,时作时止,加上患儿日渐消瘦、贫血,还需注意排除虫积。处方:泡参10 g,茯苓10 g,杏仁6 g,苍术10 g,白术10 g,荆芥6 g,防风6 g,法半夏6 g,麦芽6 g,谷芽6 g,陈皮6 g,桑叶6 g,枳壳6 g,神曲6 g,干姜4 g,元胡6 g,焦山楂6 g,蔻仁6 g,甘草6 g。4剂,煎服法及医嘱同初诊。

三诊(1998年12月15日):腹痛愈,仍食少,伴微咳、鼻塞。体查:咽红,舌质红苔白,指纹淡紫,脉平。经温中散寒后,内寒已除,腹痛止。微咳、鼻塞、咽红为复感风热未尽之征象,佐以疏风解表之品即可。守二诊方加减:泡参10 g,茯苓10 g,杏仁6 g,苍术10 g,白术10 g,荆芥6 g,防风6 g,法半夏6 g,麦芽6 g,谷芽6 g,陈皮6 g,桑叶6 g,枳壳6 g,神曲6 g,干姜4 g,元胡6 g,焦山楂6 g,蔻仁6 g^(后下),鹅不食草10 g,甘草6 g。4剂,煎服法及医嘱同初诊。

四诊(1998年12月24日):腹痛止,感冒愈,饮食渐恢复,患儿无不适感。体查:面色红润,舌质淡红苔薄白,指纹淡紫,脉平。此期风热祛,内寒除,脾胃本虚证显,以治本为主,治宜健脾助运,益气固表。三诊方加太子参,去鹅不食草、干姜、元胡、蔻仁。处方:泡参10 g,茯苓10 g,杏仁6 g,苍术10 g,白术10 g,荆芥6 g,防风6 g,法半夏6 g,麦芽6 g,谷芽6 g,陈皮6 g,桑叶6 g,枳壳6 g,神曲6 g,焦山楂6 g,太子参10 g,甘草6 g。4剂,煎服法及医嘱同初诊。随访,治愈。

按:腹痛在儿科中为常见病、多发病,其病因、病机为寒、热、虚、实、气滞、血瘀等,常相互影响,或相兼为病。其临床表现为胃脘以下,耻骨毛际以上,疼痛范围较广,也可局限于胁腹、少腹、小腹,疼痛性质可表现为隐痛、胀痛、冷痛、绞痛、灼痛、刺痛、掣痛等。本医案小儿平素食少,有脾气不足表现,因贪食生冷,致使寒邪客于脏腑,寒性收引凝滞,不通则痛,故见腹痛,时作时止;脾胃虚弱,运化、转输水谷功能不足,精微物质不能正常输布濡养五脏六腑,故见食欲不振、疲乏多汗、消瘦、尿多。本医案治疗关键在于从问诊中得知患儿有食用生冷史,寒湿刺激中焦脏腑,加上小儿本身后天脾常不足,寒凝中焦,气机不畅发为腹痛,故本病证属脾胃虚寒之腹痛,用参苓白术散加减,二诊配干姜、蔻仁温中散寒,理气止痛后,疗效显著。可见问诊孩子监护人其详细病史尤为重要。

(整理:江雪,刘楚,谢莹,李春,卢庆玲,冷丽　　审阅:彭玉)

87.辨治胃脘痛,脾胃虚弱,肝胃不和之证

脾胃虚弱,肝胃不和之腹痛。 治以健脾养胃,疏肝理气。

患者:刘××,男,8岁　　　　　　　　　　医案编号:078H045

中医诊断:胃脘痛(脾胃虚弱,肝胃不和)

西医诊断:①腹痛原因? ②营养不良

治法:健脾养胃,疏肝理气　　　　　　　方药:运脾汤加减

主诉:上腹阵发性疼痛,伴食少、消瘦半年

初诊(1998年12月3日):半年前无明显诱因出现上腹部阵发性隐痛,疼痛无时间性、无规律,与进食无关,食量减少(每餐半碗饭),喜用水泡饭,大便干结,2~3日1次,夜间磨牙,身体逐日消瘦,曾服止痛药等效果不佳,故求助中医。患儿平日喜吃冷饮,精神一般。病后无黄疸、呕吐、厌油、发热,否认结核病、肝炎病史及接触史。体查:体重21 kg。望之精神尚可,面色萎黄,巩膜无黄染,咽微红,舌尖质红苔白,心、肺(-),腹平软,剑突下压痛,肝脏肋下1 cm可扪及,质软边缘光滑,轻触痛,脾未扪及,脉平。尿常规检查:正常。尿三胆检查:正常。血常规检查:血红蛋白浓度125 g/L,白细胞计数7.8×10⁹/L,中性粒细胞比率68%,淋巴细胞比率30%,单核细胞比率2%。

刻下症:上腹阵发性隐痛,食少,喜吃冷饮,大便干结,磨牙,面黄,舌尖质红苔白,脉平。患儿以上腹阵发性隐痛为主诉,归属"胃脘痛"范畴。其发生与患儿平日不良饮食习惯密切相关,患儿喜冷饮、喜用水泡饭,寒湿入胃,易损伤脾胃,脾运胃纳失职,则食滞不化,停聚中焦,壅塞气机,升降失和,故腹痛阵作、食少;脾胃虚弱,气血生化不足,水谷无以化精微充养机体,故消瘦、面黄;其大便干结、磨牙、舌尖质红、贪凉等均与脾胃虚弱,肝逆犯脾,肝胃不和有关。本病为胃脘痛,证属脾胃虚弱,肝胃不和,治以健脾养胃,疏肝理气。方拟运脾汤加减:苍术10 g,茯苓10 g,陈皮6 g,法半夏6 g,白芍10 g,泡参10 g,白术10 g,蔻仁6 g,薏苡

仁 10 g，天花粉 10 g，元胡 6 g，九香虫 6 g，香橼皮 6 g，甘草 6 g。3 剂，水煎服，每次 80 mL，每日 4 次，每日 1 剂。嘱：①忌吃冷饮，食易消化之品；②因患儿 8 岁，在右肋下 1 cm 处扪及肝脏，故检查肝功能、乙肝表面抗原以排除肝炎。

二诊(1998 年 12 月 7 日)：腹痛缓解，仍食少，大便干，2～3 日 1 次。体查：望之精神尚可，面色萎黄，巩膜无黄染，咽微红，扁桃体Ⅰ度肿大，舌质红苔白稍厚，心、肺（－），腹平软，剑突下无压痛，肝脏触诊同初诊，脉平。经运脾汤健脾助运，加香橼皮、元胡、九香虫疏肝行气止痛后，上腹痛缓解，因恐香燥伤阴，故初诊方去元胡、九香虫，加焦山楂、谷芽、麦芽助运消食。方拟运脾散加减：苍术 10 g，茯苓 10 g，陈皮 6 g，法半夏 6 g，白芍 10 g，泡参 10 g，白术 10 g，蔻仁 6 g，薏苡仁 10 g，天花粉 10 g，香橼皮 6 g，焦山楂 6 g，麦芽 6 g，谷芽 6 g，甘草 6 g。3 剂，煎服法及医嘱同初诊。

三诊(1998 年 12 月 10 日)：食量稍增，腹痛明显缓解，右肋下偶有隐痛，大便调，夜眠时有磨牙。体查：望之精神尚可，面色萎黄，舌质红苔薄黄微腻，心、肺、腹（－），脉平。肝功能检查：谷丙转氨酶正常，麝浊 16 U，麝絮（＋＋＋），乙肝表面抗原（－）。肝功能中麝浊与麝絮异常，患儿有肝大、触痛，虽谷丙转氨酶正常，但仍不排除肝脏受损，其原因待查。此期患儿有胁下痛之症，胁下为肝胆所在，胁痛为气机失调，肝失疏泄所致；苔薄微黄腻则为中焦积滞化热，治以清热除湿，疏肝和胃。自拟方：柴胡 10 g，黄芩 10 g，白芍 15 g，茵陈 10 g，薏苡仁 10 g，陈皮 6 g，蔻仁 10 g，茯苓 10 g，法半夏 6 g，香附 6 g，丹参 10 g，乌梅 6 g，山栀 6 g，败酱草 15 g，板蓝根 10 g，甘草 6 g。5 剂，煎服法同初诊。嘱注意休息。

四诊(1998 年 12 月 15 日)：近日上腹胀不适，食量减少，大便 4～5 日 1 次，或便稀或干结，汗多，消瘦，磨牙。体查：望之精神尚可，舌质嫩红苔白少，脉平。因脾胃虚弱，肝失疏泄，脾胃气阴不足，故腹胀、食少、大便不调，治以健脾养胃，理气养阴柔肝为主。方拟一贯煎加减，北沙参、山药、乌梅、枸杞养阴柔肝，香附、川楝子、枳壳、广木香疏肝理气，太子参、焦山楂、麦芽、谷芽、陈皮健脾助运。处方：北沙参 15 g，山药 15 g，乌梅 15 g，香附 10 g，川楝子 10 g，枳壳 6 g，广木香 6 g，白术 10 g，枸杞 15 g，太子参 15 g，焦山楂 10 g，麦芽 10 g，谷芽 10 g，陈皮 10 g，甘草 6 g。5 剂，煎服法及医嘱同初诊。

五诊(1998 年 12 月 20 日)：腹胀消失，食少，不欲饮水，大便成形量多，4～5 日 1 次，尿清长，汗少。体查：舌质嫩红苔黄微腻，脉平。经治肝气得疏，气机调达，故腹胀消失；食少，大便量多，仍为脾胃虚弱，运化水湿功能未复之症状。四诊方苍术代白术，加白芍。处方：北沙参 15 g，山药 15 g，乌梅 15 g，香附 10 g，川楝子 10 g，枳壳 6 g，广木香 6 g，苍术 10 g，枸杞 15 g，太子参 15 g，焦山楂 10 g，麦芽 10 g，谷芽 10 g，陈皮 10 g，白芍 15 g，甘草 6 g。3 剂，煎服法及医嘱同初诊。

六诊(1998 年 12 月 23 日)：食少，偶有反酸，大便数日 1 次，上腹时痛，汗少。不欲饮水，尿清长。体查：望之精神好，面色黄，体瘦，舌质嫩红苔稍厚，心、肺、腹（－），脉平。患儿胃脘痛治愈。现以"食少、厌食"为主，故按照小儿厌食辨治，其治则以补肝脾阴虚为主，治宜养阴柔肝，和胃助运。方拟一贯煎加减：石膏 15 g，黄芩 10 g，石斛 10 g，天花粉 15 g，山药 15 g，扁豆10 g,白术15 g,茯苓10 g,生地10 g,连翘10 g,玄参15 g,当归10 g,焦山楂6 g,乌梅6 g,白芍10 g,枳壳6 g,甘草6 g。4剂,煎服法及医嘱同初诊。

七诊(1998年12月27日):诸症减轻,大便2日1次,食量增,腹痛止,汗出少。体查:面色正常,舌质嫩红苔薄黄,脉平。药证相符,守六诊方治疗。处方:石膏15 g,黄芩10 g,石斛10 g,天花粉15 g,山药15 g,扁豆10 g,白术15 g,茯苓10 g,生地10 g,连翘10 g,玄参15 g,当归10 g,焦山楂6 g,乌梅6 g,白芍10 g,枳壳6 g,甘草6 g。4剂,煎服法同初诊。嘱饮食不可过量,注意休息,1个月后复查肝功能。

按:患儿以上腹疼痛为主诉,因饮食不慎,致使脾胃失和,气机升降失调,脾胃虚弱,饮食无节制,食滞中焦,肝失疏泄,肝气乘脾,故初诊、二诊中治以健脾养胃,疏肝理气,予运脾汤加减,佐以健胃消食之品;三诊中患儿右胁下隐痛,食增,舌质红苔薄黄微腻,为湿困脾胃,故治以清热除湿,疏肝和胃,予柴胡、陈皮、香附疏肝理气,黄芩、茵陈、薏苡仁、茯苓清热除湿,乌梅、白芍酸甘缓急止痛。正如《证治心传》曰:"乌梅入肝经为君,酸乃肝之本味,臣白芍泄火而敛阴。"因久病伤阴,故患儿在三诊到七诊时,舌质从红变成嫩红,故黄老从疏肝转为柔肝,以一贯煎为主方,随证加减。四诊时,患儿食减,面黄,便稀,舌质嫩红苔白,乃脾胃虚弱,食积气滞之证。脾在五色中主黄,脾胃虚弱,胃不摄纳,脾失运化而见食减、大便稀,故治以理气柔肝,健脾和胃。正如《外台秘要》曰:"心腹胀者,脏虚而邪气客之,乘于心脾故也。足太阴,脾之经也,脾虚则胀。"五诊中患儿腹胀减轻,不欲饮水,大便不干结,舌质嫩红苔黄微腻,乃脾胃虚弱,湿渐热化。因大便已不稀,黄老在四诊基础上,苍术易白术以健脾益气,加白芍酸甘敛阴以柔肝。纵观本医案,黄老在本医案中抓住"肝脾不和""食积""脾常不足"的特点,治以"运""消""补",达到固护脾胃之效。

（整理:江雪,刘楚,谢莹,李春,卢庆玲,冷丽　　审阅:彭玉）

---

88. 辨治腹痛,外感夹湿之证

外感夹湿之腹痛证。　治以清热化湿,理气和胃。

患者:吴××,女,11岁	医案编号:078Q052
中医诊断:腹痛(外感夹湿)	西医诊断:①上呼吸道感染;②腹痛
治法:清热化湿,疏风和胃	方药:藿香正气散加减
主诉:腹痛4日	

初诊(2008年12月25日):患儿4日前无诱因出现阵发性腹痛,以隐痛为主,伴饮食量减少,乏力,尿黄,微咳,无呕吐,无厌油、腹泻,未服用任何药物。否认药物过敏史、饮食不洁史。病后无发热,精神软。体查:望之精神软,面色苍黄,皮肤、巩膜无黄染,咽微红,舌质淡

苔薄白,心、肺(-),腹平软,剑突下无压痛,肝左肋下边缘处刚可扪及,质软,有压痛,脾脏未扪及,脉细。血常规检查:血红蛋白浓度124 g/L,白细胞计数 7.3×10^9/L,中性粒细胞比率67%,淋巴细胞比率33%。尿三胆检查:(-)。

刻下症: 阵发性腹部隐痛,食少,乏力,尿黄,微咳,精神软,咽微红,舌质淡苔薄白,脉细。患儿突然腹部阵发性隐痛,伴食少,乏力,尿黄,首先要排除消化道疾病与肝炎,结合皮肤、巩膜无黄染,无呕吐、厌油,尿三胆检查正常,暂可排除黄疸性疾病。其咳嗽、咽红为外感之征象。外邪客于胃肠之间,脾失运化,气机不畅,致腹痛。腹痛阵作、精神疲惫、面色苍黄、舌质淡为脾受湿困之征象,故本病为腹痛,证属脾运失健,外邪夹湿,治以疏风理气,清热化湿。方拟藿香正气散加减:藿香6 g,苏梗6 g,厚朴6 g,大腹皮10 g,广木香6 g,青皮6 g,元胡10 g,白芍10 g,茵陈10 g,黄芩10 g,滑石10 g,甘草6 g。2 剂,水煎服,每次100 mL,每日4次,每日1 剂。嘱:①注意腹部保暖;②暂停生冷食物,宜进软食;③注意休息。

二诊(2008 年12 月29 日):腹痛消失,咳嗽愈,精神好,二便正常。体查:面色黄,舌、脉平。肝功能检查结果正常,乙肝表面抗原(-),已排除肝脏疾病,诸症减轻,药证相符,继用初诊方2 剂。患儿脾虚症状不甚,但面色黄,考虑有虫积,待身体状况良好时再予驱蛔。处方:藿香6 g,苏梗6 g,厚朴6 g,大腹皮10 g,广木香6 g,青皮6 g,元胡10 g,白芍10 g,茵陈10 g,黄芩10 g,滑石10 g,甘草6 g。2 剂,煎服法同初诊。嘱注意饮食。

按: 患儿以阵发性腹痛就诊,就诊时疲乏明显,面色苍黄,食少,尿黄,经查肝功能,尿三胆检查正常,首先排除急性肝炎。后考虑有咳嗽、咽红等外感之征象,为外感寒热之邪侵入腹中,使脾胃运化功能失调,邪滞于中,气机阻滞,不通则痛。《素问·举痛论》曰:"寒气客于肠胃之间,膜原之下,血不得散,小络急引故痛。"又曰:"热气留于小肠,肠中痛,瘅热焦渴,则坚干不得出,故痛而闭不通矣。"说明寒邪内阻,气机凝滞,可以引起腹痛;若寒邪不解,郁而化热,或湿热壅滞于中焦,以致传导失职,腑气不通,亦可引起腹痛。治疗上以疏风理气,清热化湿为总则,予藿香、苏梗疏散外邪,大腹皮、广木香、青皮通利气机,茵陈、滑石、黄芩清热利湿,元胡、白芍缓急止痛。故外邪祛,咳嗽愈,气机通,腹痛愈。由于患儿脾虚症状不甚,考虑有虫积存在,该患儿病愈后应驱蛔。本医案与西医胃肠型感冒相似。

（整理:江雪,刘楚,谢莹,李春,卢庆玲,冷丽　　审阅:彭玉）

89. 辨治腹痛,湿热内蕴,肝胃不和之证

湿热内蕴,肝胃不和之腹痛。　治以清热化湿,理气和胃。

患者:付××,男,8 岁6 个月	医案编号:078Q055
中医诊断:腹痛(湿热内蕴,肝胃失和)	西医诊断:急性肝炎
治法:清热化湿	方药:自拟方
主诉:腹痛2 日,伴乏力、呕吐1 日	

初诊(2009年4月21日):患儿2日前无诱因出现上腹持续性隐痛,时轻时重,食量减少。1日前食欲不振,不思食,食后即呕吐,每日约3次,呕吐为胃内容物,量多,非喷射状,伴精神软乏力,大便稀,每日1次,尿少黄赤。病后无发热,无腹痛、黄疸。有外出就餐史。体检:望之精神软,面色白,皮肤、巩膜无黄染,唇干,咽无充血,舌质嫩红苔少薄白花剥,心、肺(-),腹平软,无固定压痛点,肝肋下1 cm、剑突下2 cm处可扪及,质软,轻触痛,脾未扪及,脉沉细。血常规检查:血红蛋白浓度131 g/L,白细胞计数9.2×10^9/L,中性粒细胞比率70%,淋巴细胞比率30%。尿三胆检查:(+)。

刻下症:上腹疼痛,持续隐痛,不思食,食后呕吐,乏力,大便稀,尿少黄赤,舌质嫩红苔薄白花剥,脉沉细。患儿无诱因突发腹痛、呕吐、大便稀,首先考虑为胃肠道疾病,其病程短,结合尿三胆检查(+),尿少黄赤,虽无皮肤、巩膜黄染,但肝炎不可排除。舌质嫩红苔花剥、唇干,为湿积化热之征象,脾运失健,水谷内停,湿阻中焦,胃失和降则不思食,胃气上逆则呕吐;气机阻滞不通则腹痛不减。本病为腹痛,证属湿热内蕴,肝胃失和,治以清热化湿,理气和胃。自拟方:柴胡10 g,白芍15 g,元胡10 g,广木香6 g,枳壳6 g,黄芩10 g,黄连6 g,生地10 g,竹叶6 g,法半夏10 g,竹茹6 g,生姜3片(自备),甘草6 g。2剂,水煎服,每次50~80 mL,每日5次,每日1剂,服药前先服少许生姜汁。嘱查肝功能、乙肝表面抗原,暂时隔离(消化道),注意处理排泄物,休息,食宜消化、清淡之品。

二诊(2009年4月26日):服药后呕吐停止,腹痛偶发,大便正常,尿黄,量多,口角溃烂,饮食量少。体检:唇红,皮肤、巩膜无黄染,舌质红嫩苔黄。肝功能检查:谷丙转氨酶>160 U,麝浊100 U,总胆红素88.2 μmol/L,直接胆红素62.4 μmol/L。抗甲肝抗体(+),乙肝表面抗原(-)。皮肤、巩膜未见黄染。西医确诊为急性甲肝,病机为肝胆湿热,治以清热化湿为主。方拟茵陈蒿汤加减:板蓝根10 g,黄芩10 g,茵陈10 g,茯苓10 g,薏苡仁15 g,苍术10 g,黄柏10 g,山栀10 g,金钱草10 g,郁金10 g,焦山楂10 g,建曲10 g,滑石10 g,甘草6 g。4剂,煎服法同初诊。嘱暂休学,消化道隔离,多饮水,高糖、高蛋白质、低脂饮食,1个月后复查肝功能。

三诊(2009年4月30日):腹痛愈,大便正常,尿淡黄,饮食正常。体检:口角溃烂愈,唇红,皮肤、巩膜无黄染,舌质红苔白微腻。二诊方继用5剂。处方:板蓝根10 g,黄芩10 g,茵陈10 g,茯苓10 g,薏苡仁15 g,苍术10 g,黄柏10 g,山栀10 g,金钱草10 g,郁金10 g,焦山楂10 g,建曲10 g,滑石10 g,甘草6 g。5剂,煎服法及医嘱同初诊。

按:急性甲肝,其主要传染源为急性患者和隐性感染者,主要经粪-口途径传播,以日常生活接触为主要方式,甲肝感染后机体可获得较稳固的免疫力,发病者以儿童居多。主要症状为乏力、食欲不振、厌油、恶心呕吐、上腹不适、腹胀、便溏或低热。体征有肝脏大、压痛,脾也有轻度大。本医案有腹痛、呕吐、乏力、尿黄目赤,皮肤、巩膜未见黄染,但肝功能异常,符合急性甲肝(无黄疸型)诊断标准。对于肝炎的治疗,中药早期以清热化湿,理气和胃为主;后期湿热祛,以调补肝脾为主,以助肝功能恢复。黄老初诊用黄芩、黄连清热利湿,柴胡、元胡、广木香、枳壳理气和胃,生地、竹叶清热生津,竹茹、生姜、法半夏止呕,白芍缓急止痛。二诊患儿虽无明显黄疸症状,但实验室理化指标支持肝炎诊断。对于黄疸,中医主要责之于湿热,湿热蕴结中焦,气机不畅,则呕吐、腹痛;脾开窍于口唇,湿热熏蒸则口角溃疡,湿热下注则尿黄,治疗以清热利湿为主,故以茵陈蒿汤加减主之。急性甲肝临床起病表现形式多样,黄老治疗甲肝以辨证为主,对于肝胆湿热型肝炎或腹痛多有验案。本医案患儿就诊早,以腹痛为主诉,故面部、皮肤未见黄染,因治疗及时,疗效显著。

（整理:江雪,刘楚,谢莹,李春,卢庆玲,冷丽　　审阅:彭玉）

90. 辨治泄泻,脾虚食积之证

脾虚食积之泄泻。 治以消积化滞,佐以助运。

患者:周×,男,9个月	医案编号:078Q057
中医诊断:泄泻(脾虚食积)	西医诊断:①小儿腹泻病;②营养不良
治法:消积化湿,佐以助运	方药:消乳丸加减
主诉:反复大便稀伴食少3个月	

初诊(2008年12月17日):患儿3个月前因过食牛奶,出现腹泻不止住院治疗,出院后大便稀,每日1~2次,未彻底治愈。近3个月大便次数增加至每日3~4次,黄色稀溏便,时带泡沫或白块状,或呈颗粒状,进食牛奶或鸡蛋后大便次数增加,伴泻时哭吵。曾多次外院做大便常规检查正常,服多种中西药(具体不详)无效。现每日仅进食少量稀饭、米汤,日渐消瘦,乏力多汗,面色苍白,腹中雷鸣,时恶心,爱哭吵,尿多。病后无发热、惊厥,系人工喂养,未添加辅食。体查:体重7 kg。望之精神软,面色白无华,消瘦,前囟平坦约1.5 cm,头发黄少,无脱水征,咽不红,舌质淡苔白厚,心、肺(-),腹软稍胀气,肠鸣音活跃,腹部皮下脂肪<0.4 cm,肋下2 cm、剑下3 cm可扪及肝脏,质软,边缘清楚,指纹紫红。血常规检查:血红蛋白浓度100 g/L,白细胞计数$6.7×10^9$/L,中性粒细胞比率64%,淋巴细胞比率36%。大便常规检查:正常。

刻下症:大便稀溏,色黄或带泡沫,或呈白块状,或呈颗粒状,每日3~4次,泻时哭吵,恶心食少,消瘦,乏力多汗,爱哭吵,腹胀肠鸣,头发黄少,面色苍白,腹部皮下脂肪变薄,舌质淡苔白厚,指纹紫红。患儿因饮食喂养不当,食积伤脾,发生腹泻,虽经治疗有好转,但因脾运失健未恢复,水湿饮食停聚中焦不化,水反为湿,谷反为滞,合污而下,故反复出现大便稀次数多,夹"皂块"或颗粒,伴有腹中雷鸣、腹胀、舌苔厚等;久泻伤阳,脾阳受损,加之久泻不愈,不敢给患儿添加辅食,饮食单一,使气血生化乏源,故消瘦、乏力、多汗、面色苍白等;食积阻滞肠道,气机不畅,故有腹痛腹胀,泻后气机通畅则疼痛缓解;食后停聚不化,脾失运,故泻更甚,泻时哭吵。本病为小儿泄泻,证属脾虚夹积,病位在脾胃,治以消积化湿,佐以助运。方拟消乳丸加减：苍术 6 g，厚朴 3 g，陈皮 3 g，茯苓 10 g，薏苡仁 10 g，焦山楂 6 g，枳实 3 g，白芍 6 g，建曲 6 g，麦芽 6 g，甘草 6 g。3 剂，水煎服，每次 50 mL，每日 4～5 次，每日 1 剂。嘱：①暂停牛奶、鸡蛋；②添加植物蛋白奶粉，由少到多，由稀到稠。

二诊（2008 年 12 月 24 日）：大便次数减少，每日 1～2 次，大便基本成形，多汗，食少，仍不能进食牛奶、鸡蛋，患儿较安静，哭吵减少。昨日出现咳嗽，打喷嚏，发热，大便可，无呕吐。体查：体温 38 ℃。望之精神软，面白无华，前囟平坦，咽红，舌尖质红苔白，心、肺（－），腹平软，肠鸣音正常，指纹红滞，其余同初诊。服药后脾运渐复，食积和水湿化解，故大便次数减少，较初诊明显好转，但因脾胃运化功能恢复较慢，稍进食牛奶、鸡蛋或食量稍增加即可发生大便稀。现复感风寒，则咳嗽、打喷嚏；舌尖质红，发热汗出，咽红为风寒入里化热之征象。此期食积渐化，脾虚体弱，易感风邪，患儿复感风寒，寒热夹杂，以标实为重，以治标为主，药性偏辛凉不可过寒，治以疏风清热宣肺为主，佐以益气健脾。方中荆芥、防风疏风解表，黄芩、薄荷退热，前胡、桔梗宣肺理气止咳，陈皮、苍术、法半夏健脾行气，共奏疏风清热宣肺，益气健脾之效。自拟方：荆芥 3 g，防风 6 g，前胡 6 g，黄芩 6 g，桔梗 6 g，柴胡 6 g，党参 6 g，薄荷 3 g^(后下)，茯苓 10 g，苍术 10 g，陈皮 6 g，法半夏 6 g，甘草 6 g。3 剂，煎服法及医嘱同初诊。

三诊（2009 年 1 月 5 日）：用药后诸症愈，大便正常，每日 1～2 次，食量增加，食欲好，每日已能进食 1 个鸡蛋加牛奶、稀饭，面色转红，体重增加 1 kg（已 8 kg），出汗减少。近 2 日患儿受寒感冒、打喷嚏，食量减少而勉强喂食，1 日前患儿不思饮食，哭吵不安，进食后即吐。大便每日 5～6 次，量多，带黏液，尿少，手心发热。体查：舌尖质红苔白，指纹红滞。患儿此为外感夹滞证，因喂养不当致食积中焦，治以疏风清热，消积化滞。自拟方：苍术 6 g，厚朴 3 g，藿梗 3 g，黄芩 6 g，防风 6 g，荆芥 3 g，焦山楂 6 g，神曲 6 g，麦芽 6 g，茯苓 10 g，车前子 6 g，白术 10 g，广木香 3 g，甘草 6 g。3 剂，煎服法同初诊。嘱暂停牛奶、鸡蛋，多喂糖盐水或米汤。随访，3 剂药后治愈。

按：小儿泄泻的发生以感受外邪、内伤饮食、脾胃虚弱多见。胃主受纳腐熟，脾主运化水湿和水谷精微。小儿脾常不足，若因喂养不当导致脾胃受损，则饮食入胃后，水谷不化，精微不布，清浊不分，合污而下，而致泄泻。该医案为 1 例典型的因家长喂养不当导致脾胃运化功能受损，反复发生慢性腹泻，食少汗多，体重增长缓慢，腹壁皮下脂肪变薄，烦躁、易感冒等肺脾两虚，脾虚肝旺症候，严重影响了患儿的生长发育，且该患儿因慢性腹泻及辅食难以添加，已经出现精神软、爱哭吵、消瘦、大便不调等疳证的早期表现，故在食积、外感消除后，继续用健脾助运之剂以善其后，防止向疳证发展。本医案为虚实夹杂证，本虚与标实（食积、六淫）交替出现，黄老强调辨治的关键在于辨别虚实、寒热的偏重，对夹食积，或夹湿滞，或气虚，或外感等用药需灵活配伍，同时指导家长正确添加辅食尤为必要，可对治疗疾病起到事半功倍的效果。因此，黄老临床对较多因喂养不当而出现脾系病证的患儿，除治疗外，均对家长进行如何健康添加辅食的指导。

（整理：江雪，刘楚，谢莹，李春，卢庆玲，冷丽　　审阅：彭玉）

91. 辨治腹胀,脾虚湿滞,肝脾不和之证

脘腹胀满、便溏,脾虚湿滞,肝脾不和之腹胀。 先治以调和肝脾,温脾助运利湿;后治以健脾助运。

患者:陈××,男,54 岁　　　　　　　　　医案编号:078Q069
中医诊断:腹胀(脾虚湿滞,肝脾不和)
西医诊断:①慢性浅表性胃炎;②高血压
治法:温脾助运利湿,调和肝脾　　　　　　　方药:自拟方
主诉:反复脘腹胀满 4 年,加重伴大便稀 5 日

初诊(2009 年 1 月 5 日):患者 4 年前因饮食过度出现脘腹胀满不适,时有大便不调,经服消化药后缓解。后因工作忙碌、饥饱失常、情志不遂时会反复出现脘腹胀满,食后尤甚,食冷加剧,隐隐作痛,但可自行缓解,未予系统治疗。近 5 日食欲不振,时感倦怠,大便黄稀不成形,每日 2~3 次,无黏液脓血便,无里急后重,无恶心呕吐,求治中医。患者有 5 年高血压病史,长期服用非洛地平降压,血压控制在 130/100 mmHg 至 120/90 mmHg 之间。有 3 年冠心病病史。体查:血压 130/110 mmHg,心率 82 次/min。望之精神可,面色苍白,唇无发绀,咽不红,舌质淡边有齿痕苔白滑,心、肺(−),腹平软,无压痛及反跳痛,肠鸣音正常,脉弦滑。

刻下症:脘腹胀满,食后尤甚,食冷加剧,隐隐作痛,可自行缓解,食欲不振,时感倦怠,大便稀溏,每日 2~3 次,舌质淡边有齿痕苔白滑,脉弦滑。本例以腹部胀满为主要临床表现,属于"腹胀"范畴。患者长期因工作缘故,时常饮食过度或饥饱失常是其患病的主要病因,过食超越脾胃受纳运化,致胃纳脾运失常,故见反复脘腹胀满不适;久之气机失调,加之因工作压力大,劳倦或情志不遂,肝气横逆犯脾,肝脾功能失调,肝木克脾土,致肝胃气滞,肝脾失和,气机不畅,故脘腹胀满常在食后或情绪不佳时反复出现或加重。肝脾失调,脾运失健,气血生化不足,则出现食欲不振、大便稀溏、舌质淡边有齿痕苔白滑等脾虚水湿停聚中焦之征象;脉弦滑为肝脾失调之征象。本病为腹胀,证属肝脾不和,寒湿困脾,治以温脾助运利湿,调和肝脾。自拟方:川楝子 15 g,枳壳 15 g,香橼皮 15 g,白芍 20 g,山药 30 g,莲子肉 20 g,炮姜 15 g,桂枝 10 g,蔻仁 10 g^(后下),茯苓 20 g,苍术 20 g,白术 20 g,潞党参 20 g,青皮 10 g,陈皮 10 g,甘草 10 g。3 剂,水煎服,每日 1 剂。嘱:①患者清淡饮食,切忌过饥过饱,忌食肥甘厚腻;②调畅情志;③适当运动锻炼。

二诊(2009 年 1 月 8 日):脘腹胀满减轻,大便每日 1~2 次,逐渐成形,时感乏力,食欲不振。体查:血压 130/110 mmHg。望之精神可,面色苍白,舌质淡苔白滑,脉细弦无力。本医案虚实夹杂,初诊以炮姜、桂枝、蔻仁等温脾助运利湿,调和肝脾后,寒湿渐化,气机调畅,腹胀、便溏得以改善。本期以乏力、食欲不振为主,肺脾两虚,寒湿未尽,守初诊方去香橼皮、茯

苓等,增加鸡内金、炒麦芽、炒谷芽健脾助运之品,增强健脾助运之功。处方:川楝子15 g,枳壳15 g,白芍20 g,山药30 g,莲子肉30 g,炮姜15 g,桂枝10 g,蔻仁10 g$^{(后下)}$,苍术15 g,白术15 g,鸡内金15 g$^{(另包)}$,青皮10 g,陈皮10 g,炒谷芽15 g,炒麦芽15 g,甘草10 g。3 剂,煎服法同初诊。随访,经治后腹胀明显好转,大便每日1 次,为黄软便。

按:腹胀是以腹部胀满,触之无形,或兼有疼痛为特点的病证。腹胀因饮食停滞胃肠,阻滞气机;或因情志抑郁,气滞郁结所致,责之于胃腑气实,属实证。腹胀因素体脾脏虚弱,气机壅滞;或因脾脏虚弱,水饮不化,成为正虚邪实之证,责之于脾脏气虚,属虚证。本医案患者工作繁忙、压力大,病程长,脾气本虚,加之劳倦、情志等因素,肝木克脾土,脾虚失运,水湿阻滞气机,中焦气滞,故脘腹胀满,隐隐作痛;脾为气血生化之源,不足则气血虚弱,机体失养,故时感倦怠。脾虚转输失常,水谷易于停聚,阻滞脾胃气机升降,故便溏、食少、舌质淡有齿痕苔白滑;脉弦滑说明体内脾虚湿滞,肝脾不和。本医案虚实夹杂,初诊以腹胀、便溏为主诉,标实为主,黄老以寒湿内停中焦,肝脾不和辨治,治以调和肝脾为主,故用炮姜、桂枝、蔻仁温脾助运利湿,调和肝脾;二诊腹胀、便溏缓解,以乏力、食欲不振为主,肺脾两虚,寒湿未尽,以本虚为主,继予初诊方健脾助运之品治愈。

（整理:江雪,刘楚,谢莹,李春,卢庆玲,冷丽　　审阅:彭玉）

92.辨治食欲不振,湿热内蕴,肝脾不和之证

食欲不振,口苦困倦,湿热内蕴,肝脾不和之食欲不振。先治以清热利湿,健脾和胃;后治以养胃益阴。

患者:赵××,男,64 岁	医案编号:078Q071
中医诊断:食欲不振(湿热蕴脾,肝脾不和)	西医诊断:消化不良
治法:清热利湿,健脾和胃	方药:自拟方
主诉:食欲不振、乏力、口苦半个月	

初诊(2009 年9 月17 日):半个月前有饮食不节史,之后出现食欲不振,肢体乏力,全身困倦,恶心欲吐,口苦不欲饮水,时有脘腹不适,尿黄,服用助消化药(具体不详),效果不佳,前来就诊。病后精神软,不愿活动,睡眠可,无呕吐,无腹痛腹泻,无发热盗汗。既往有高血压病史,否认肝炎、胆囊炎病史。体查:血压160/90 mmHg。望之精神软,面色正常,咽不红,舌质红苔黄腻,腹平软,肝脾未扪及,无压痛及包块,脉弦滑。

刻下症:食欲欠佳,肢体乏力,全身困倦,恶心欲吐,口苦不欲水,时脘腹不适,尿黄,舌质红苔黄腻,脉弦滑。患者因饮食不节,损伤脾胃功能,脾运失健,水谷停聚,湿邪困阻中焦,脾主肌肉,湿胜困脾,则食欲不振,恶心欲吐,肢体乏力,全身困倦,脘腹不适。水湿郁久化热,

故尿黄,舌质红苔黄腻;湿热熏蒸肝胆,肝脾不和,胆汁反逆,故口苦不欲饮水,脉弦滑。本病为食欲不振,证属湿热内蕴,肝脾不和,为实证。自拟方:藿香15 g,苍术15 g,黄连6 g,白芍20 g,薏苡仁20 g,茯苓20 g,炒山栀15 g,蔻仁10 g^(后下),滑石15 g,厚朴15 g,槟榔片15 g,苏梗15 g,炒山楂15 g,陈皮10 g,甘草10 g。3剂,水煎服,每次80 mL,每日2次,每日1剂。嘱勿劳累,勿食生冷食物,保持情绪舒畅,饮食宜清淡。

二诊(2009年9月24日):服药后食增,仍口苦不欲饮水。体查:望之精神好,面色正常,舌质嫩苔黄,脉弦滑。服药后脾运功能逐渐恢复,但肝胆有湿热,故口苦、舌苔黄、脉弦滑未缓解,治以健运脾胃,清热利湿,守初诊方去滑石、厚朴、白芍、苏梗等,加白术、山药、防风、葛根、天花粉等以益气养阴。方拟运脾汤加减:苍术15 g,白术15 g,黄连6 g,蔻仁10 g^(后下),薏苡仁15 g,茯苓20 g,山药20 g,槟榔片12 g,炒山楂15 g,藿香10 g,防风15 g,葛根10 g,炒山栀15 g,天花粉20 g,甘草10 g。3剂,煎服法同初诊。

三诊(2009年9月28日):食欲恢复,食量增加,口苦减轻。体查:舌质红苔白滑,脉弦滑。脾运渐复,湿热渐化,故诸症好转,舌苔黄腻转白。口苦、舌质红苔白滑,则体内中焦湿热未尽,守二诊方加黄芩、金钱草清热利湿,石斛、白芍、莲子肉以养胃阴、醒脾。处方:苍术15 g,白术15 g,黄连6 g,蔻仁10 g^(后下),槟榔片12 g,茯苓20 g,炒山栀15 g,黄芩20 g,金钱草20 g,天花粉20 g,石斛20 g,山药20 g,莲子肉20 g,白芍20 g,甘草10 g。3剂,煎服法同初诊。

按:本医案以食欲不振、乏力为主诉,伴口苦不欲饮水及肝胆湿热症候等,其肢体乏力、全身困倦为湿困脾土所致,为实证。因临床无相关疾病病名,西医也无相应病名,故黄老自拟食欲不振作为病名。临床食欲不振患者较多,需注意与消化道传染病区别。本病为食欲不振,证属湿热内蕴,肝脾不和,病因、病位清楚,在清热利湿,健脾助运后食欲增加较快,难消的是口苦、舌质红苔白,可能与高血压病史有一定关联性。《临证指南医案》有"泄肝安胃"治法,指出"用药以苦辛为主……泄肝用芩、连、楝之苦寒……肝风扰胃呕吐者,则以柔剂滋液养胃",因此黄老用药始终不离黄连、山栀、槟榔片清火泻热消积,不离苍术、白术、茯苓、蔻仁醒脾燥湿助运,达到"以运为补"的目的。因方中苦寒、香燥之品用时长,恐耗伤脾胃之阴,故黄老三诊改用天花粉、石斛、山药、白芍养胃益阴。患者经治疗后,食欲不振、乏力痊愈。

(整理:江雪,刘楚,谢莹,李春,卢庆玲,冷丽   审阅:彭玉)

93. 辨治腹痛, 肝脾不和, 湿热下注之证

脘腹胀痛, 肝木克脾土, 湿热下注, 肝脾不和之腹痛。治以疏肝理气, 清热利湿, 调和肝脾, 行气止痛。

患者:青××,女,43 岁	医案编号:078Q072
中医诊断:腹痛(肝脾不调,湿热下注)	西医诊断:浅表性胃炎
治法:疏肝理气,清热利湿	方药:柴胡疏肝散加减
主诉:食后脘腹胀痛,反复发作 3 年	

初诊(2009 年 3 月 2 日):近 3 年来每在进食后即感脘腹胀满不适, 胃脘部有烧灼感, 时伴左下腹隐痛, 进食量过多时脘腹胀满更为严重, 经常服用助消化药或胃药(具体不详), 时轻时重, 食后腹胀明显, 因对食物"不消化", 进食较谨慎。现脘腹胀满疼痛, 食后胃脘作胀尤甚, 左下腹痛, 大便干, 白带量多色黄, 前来就诊。病后精神好, 无发热、汗出、吐泻。患者 1 年前曾行胃镜检查提示浅表性胃炎, 但未进行系统治疗。有乳房硬块和增生病史, 否认肝炎、胆囊炎、胆囊结石等病史。体查:望之精神可, 面色正常, 咽不红, 舌质淡苔薄黄, 心、肺(-), 腹平软, 无压痛、反跳痛, 脉细弦。

刻下症:脘腹胀满疼痛, 食后尤甚, 胃脘部有烧灼感, 左下腹痛, 大便干, 白带量多色黄, 舌苔薄黄, 脉细弦。患者脘腹胀满疼痛, 食后加重, 伴左下腹痛, 病程长, 说明脾胃气机升降失常, 脾失健运, 胃失通降, 水谷停聚为食积, 与中焦痰湿胶结。"气有余便是火", 胃气壅滞, 食积日久化热, 故胃脘部有烧灼感;脾胃积久生热, 湿热中阻, 腑气不通则痛, 故左下腹痛;湿热下注则带下色黄量多;肠道热积, 腑气不通则大便秘结;肝气不舒, 气结于乳房, 故乳房硬结。本病为腹痛, 证属肝脾不和, 湿热下注, 治以疏肝理气, 清热利湿。方拟柴胡疏肝散加减:北柴胡 15 g, 香附 15 g, 白芍 20 g, 香橼皮 15 g, 石膏 50 g^(先煎), 黄连 10 g, 川楝子 15 g, 青皮 10 g, 酒大黄 10 g, 浙贝 20 g, 法半夏 10 g, 土茯苓 30 g, 白花蛇舌草 20 g, 蒲公英 20 g, 甘草 10 g。3 剂, 水煎服, 每日 1 剂。嘱:①注意增减衣服;②饮食宜清淡、半流质、易消化、不凉不热及不要过饱;③保持情绪稳定和乐观, 多参加集体活动。

二诊(2009 年 3 月 9 日):服药后症减, 食后腹胀缓解, 但右下腹与小腹疼痛缓解不明显, 有经前乳房痛, 恶寒。体查:舌质红苔黄, 脉细无力。肝气得舒, 横逆犯脾减轻, 故用药后症候缓解。此期正值患者行经期, 右下腹与小腹痛、乳房痛加重等考虑为经期腹痛, 与肝气相关, 为肝脾气机不畅, 气郁瘀阻经脉所致。初诊方加减:北柴胡 10 g, 香附 10 g, 白芍 15 g, 香橼皮 15 g, 川楝子 15 g, 土茯苓 20 g, 浙贝 20 g, 蒲公英 20 g, 紫花地丁 20 g, 白果 10 g, 元胡 10 g, 海蛤壳 20 g, 地骨皮 15 g, 乌药 10 g, 小茴香 10 g, 甘草 10 g。3 剂, 煎服法同初诊。

按:《景岳全书》曰:"当察其可按者为虚, 拒按者为实;久痛者多虚, 暴痛者多实;得食稍

可者为虚,胀满畏食者为实;痛徐而缓,莫得其处者多虚,痛剧而坚,一定不移者为实……有物有滞者多实……无胀无滞者多虚。"本医案患者正处于更年期,多因情志致病,一是肝气易于横逆犯脾,致脾运失健,故有食后脘腹胀满疼痛;二是肝血不足,肝气郁结,表现为经前期右下腹与小腹痛、乳房痛加重;三是脾运失健,气机升降失常,水湿停聚,日久易于化热,湿热下注则白带量多色黄。

(整理:彭玉,朱未旻,谢莹,卢庆玲,冷丽　　审阅:陈竹,彭玉)

94. 辨治泄泻,风寒泻之证

大便稀溏,食少呕吐,风寒泻。 先治以健脾助运,疏风散寒;后治以清解余热。

患者:王××,男,8岁	医案编号:078Q073
中医诊断:泄泻(风寒泻)	西医诊断:小儿腹泻
治法:健脾助运,佐以疏风解表	方药:运脾汤加减
主诉:大便稀溏、食少呕吐4日	

初诊(2008年12月18日):4日前患者受寒后出现大便稀,每日2~4次,量一般,大便无黏液,伴食少,食后腹胀,恶心,每日均在晚餐食后呕吐,量少,为胃内容物,非喷射状,呕吐后腹胀稍缓,饮水不吐,流清涕,自服消化药后缓解,尿黄,尿量一般。病后无咳嗽与发热,无腹痛,无厌油等不适,平素纳差、挑食。体查:望之精神软,面白无华,眼窝无凹陷,脱水征(-),咽红(+),扁桃体无肿大,舌质淡苔薄黄,心、肺(-),腹平软,无压痛、反跳痛,肠鸣音正常,脉细弦。

刻下症:大便稀溏,每日2~4次,恶心,食后呕吐腹胀,尿黄,流清涕,咽红,舌质淡苔薄黄,脉细弦。患儿以大便稀溏为主要症状,归属"泄泻"范畴。患儿平素纳差,脾胃虚弱,外感风寒,客于肠胃,寒凝气滞,致脾运化不利,水谷不分,湿滞合污而下,直走大肠,故大便稀;寒邪中阻,胃失和降,胃气上逆则呕吐;脾运失健,水湿停聚,湿困脾土,加之呕吐,损伤脾胃,故食少、食后腹胀、精神软、面白无华。流清涕为外感风寒未尽之征象,咽红、舌苔薄黄为风寒之邪热化上熏咽喉之征象。本病为泄泻,证属风寒泻,治以健脾助运,佐以疏风清热。方拟运脾汤加减:苍术10 g,法半夏10 g,山药20 g,白芍15 g,薏苡仁20 g,炒麦芽12 g,炒谷芽12 g,茯苓15 g,泡参15 g,莲子肉20 g,防风10 g,荆芥10 g,板蓝根10 g,砂仁10 g[后下],甘草10 g。3剂,水煎服,每日1剂。嘱:①注意保暖,避免受寒;②饮食需易于消化,多饮水。

二诊(2008年12月22日):服药后大便基本成形,每日1次,呕吐止,有微咳,咽痛,无发热。体查:望之精神可,咽(+),扁桃体Ⅱ度肿大,舌质红苔黄,心、肺(-),脉细弦。服药后脾运得健,运化功能恢复,故腹泻、呕吐止。但风寒入里化热,热盛则咽痛,舌质红苔黄,咽充血(＋),扁桃体Ⅱ度肿大,犯肺则咳嗽。本期泻止,脾运未完全恢复,但风热之邪未尽,治以清热利咽、健脾助运,初诊方苍术加量,茯苓、砂仁减量,加鸡内金、白术、陈皮消食助运,加僵蚕、射干清解余热,去防风、荆芥等。处方:僵蚕10 g,射干6 g,苍术12 g,白术12 g,陈皮6 g,莲子肉20 g,砂仁6 g^(后下),炒麦芽10 g,炒谷芽10 g,海蛤壳20 g,鸡内金10 g,茯苓10 g,法半夏6 g,甘草6 g。3剂,煎服法同初诊。随访,症愈。

按:本医案患儿平素食少,脾胃虚弱,复感风寒,以大便稀、食少、呕吐为主要症状就诊,虽有流清涕、咽红等寒热夹杂之证,但以治泻为主,少佐以疏风之品。黄老以风寒泻辨治,初诊拟运脾汤加减,以泡参、苍术、山药健脾益气助运,以薏苡仁、茯苓等淡渗利湿,以法半夏、砂仁和胃降逆止吐,以炒谷芽、炒麦芽消食和胃,佐以荆芥、防风疏风散寒,板蓝根清热利咽;二诊时腹泻、呕吐止,但风寒之邪入里化热犯肺,出现微咳、咽痛、咽红(＋)、扁桃体Ⅱ度肿大、舌质红苔黄等症,且脾运未复,故健脾助运与清热解表共用治之,后痊愈。本医案虚实夹杂,关键在于辨别标本缓急,脾运失健证或外感证孰前孰后,故治疗当以辨证为主。

（整理:江雪,刘楚,谢莹,李春,卢庆玲,冷丽　　审阅:彭玉）

---

95. 辨治呃逆,肝胃失和,肝胆湿热之证

呃逆频作,脘胀咳嗽,肝胃失和,肝气上逆之证。治以疏肝理气,和胃降逆,宽胸利湿,从肝治肺。

患者:肖××,女,30岁	医案编号:078Q077
中医诊断:呃逆(肝胃失和,肝胆湿热)	西医诊断:①胆结石;②膈肌痉挛?
治法:理气和胃,疏肝利胆	方药:自拟方
主诉:食后打嗝、脘腹胀满半个月,伴咳嗽1周	

初诊(2008年11月20日):近半个月来因工作压力大,患者自觉胃脘胀满,食后加重,纳呆少食,呃逆在情绪激动或进食后频作,甚则呃逆连声,声响高亢。自诉胸胁胀满,曾自服助消化药未愈。1周前因天气突变寒冷,未及时增添衣物出现咳嗽,咳痰少色黄,呃逆加重,伴小便黄赤,大便干结。病后性情急躁易怒,无鼻塞、流涕,无发热、头痛、腹部疼痛、呕吐、腹泻。有1年胆结石(泥沙样)病史,未治疗。体查:望之精神可,面色正常,咽不红,扁桃体无肿大,舌质淡苔薄黄,心、肺(－),腹胀,无压痛及包块,脉细弦。

刻下症:食后呃逆,脘腹、胸胁胀满不适,纳呆少食,咳嗽,痰少色黄,小便黄赤,大便干结,舌质淡苔薄黄,脉弦细。本例患者以打嗝为主诉,打嗝是"呃逆"的俗称,临床以喉间呃呃连声,频频发出,不能自止为主要临床表现,归属"呃逆"范畴,虽直接病位在胃,但与肝、胆、脾密切相关。患者有胆结石病史,因工作压力大,时常有脾气急躁易怒,肝失调达而郁结,故

其本有肝胆湿热之体。现因肝气横逆犯脾,肝胃失和,胃气壅滞,失于通降,则脘腹胀满、纳呆少食;食物因胃气蠕动缓慢而中阻,胃气上逆,冲动膈膜,故食后脘腹胀满、呃逆尤甚;呃声连连,声响高亢,胸胁胀满,均为肝胆、脾胃气机壅滞上中焦难以疏泄所致,为实证。感受外寒后,与上冲的肝胆之气相合,肺失宣降发为咳嗽。咳痰色黄,小便黄赤,大便干结,舌苔薄黄为体内热盛之征象;脉细弦为肝气郁结之征象。本病为呃逆,证属肝胃失和,肝胆湿热,治以理气和胃,疏肝利胆。自拟方:金钱草30 g,茵陈20 g,黄芩20 g,鸡内金20 g,青皮15 g,陈皮15 g,川楝子10 g,白芍20 g,生地20 g,元胡20 g,白花蛇舌草20 g,薏苡仁20 g,茯苓20 g,香附15 g,川芎15 g,北柴胡15 g,甘草10 g。3剂,水煎服,每日1剂。嘱:①调畅情志,适当运动和休息;②饮食宜少量、清淡,忌食生冷,进食不宜过快,进食易消化食物;③呃逆频作时,尽量放松身体,可喝热饮或做吞咽动作。

二诊(2008年11月24日):服药后症减,呃逆发作次数明显减少,胸胁胀满稍缓,饮食增加,咽痒,微咳嗽。体查:望之精神可,咽(+),舌质淡苔薄黄,脉细无力。腹部B超检查:胆结石。药证相符,呃逆、脘腹及胸胁胀满缓解,但咽痒、咳嗽、咽红为风热未解之征象。二诊西医诊断为胆结石,中医诊断为呃逆、感冒,证属肝气不舒,风热犯肺,故治以清热利咽为主,佐以疏肝理气消积。处方:僵蚕15 g,枳壳15 g,射干15 g,黄芩20 g,杏仁10 g,金钱草30 g,青皮15 g,川楝子15 g,云茯苓20 g,白芍20 g,法半夏10 g,蔻仁10 g^(后下),炒麦芽15 g,炒谷芽15 g,炒山楂15 g,青果10 g,甘草10 g。5剂,煎服法同初诊。随访,咳愈后,呃逆止,治愈。

按:呃逆,古称"哕",又称"哕逆",俗称打嗝。病位在膈,与胃、肺、肝、肾有关。主要病因是饮食不当、情志不遂、脾胃虚弱等,主要病机为胃气上逆动膈;治疗原则为理气和胃,降逆止呃,并在分清寒热、虚实的基础上,分别施以祛寒、清热、补虚、泻实之法。本医案为肝气上逆犯胃,导致胃气上逆动膈引起以呃逆为主的病证。呃逆西医病理机制复杂,一般与消化道、植物神经功能、膈肌痉挛等有关,以对症治疗为主。中医治疗多从肝脾入手。黄老初诊以疏肝理气、和胃降逆、宽胸利湿为主,用香附、川芎、北柴胡疏肝;用理气之品(青皮、陈皮、川楝子、元胡、枳壳)一来条畅肝气,二来理气助运消胀;方中香燥之品较多,恐易耗伤阴津,故用白芍养阴柔肝,黄芩清热;用白花蛇舌草、金钱草、茵陈清肝利胆。二诊脘胀呃逆缓解,因复感风热,故以黄芩、射干、青果、僵蚕、杏仁清热利咽、化痰止咳;继用金钱草、青皮、川楝子、白芍、云茯苓、法半夏、蔻仁清肝利胆助运。随访,治愈。

患者有胆结石病史,呃逆、脘胀症候是经常发生的,病位在肝、胆、胃。但患者是以"咳嗽"就诊,在问诊中患者诉其无感冒诸症和体征,但有呃逆、脘胀病史,基于此,黄老考虑其咳嗽为肝气上逆犯肺所致,故以疏肝理气、和胃降逆为主,经治咳愈后,呃逆脘胀亦愈,本医案是黄老从肝治肺之验案。

(整理:江雪,刘楚,谢莹,李春,卢庆玲,冷丽　　　审阅:彭玉)

96. 辨治腹痛,脾胃虚弱,肝气犯胃之证

脘腹隐痛,大便不调,脾虚肝旺,肝气犯胃之腹痛。治以疏肝理气,和胃止痛。

患者:刘×,男,45岁	医案编号:078Q086
中医诊断:腹痛(脾胃虚弱,肝气犯胃)	西医诊断:慢性浅表性胃炎
治法:疏肝理气,和胃止痛	方药:自拟方
主诉:反复脘腹隐痛1年,加重1周	

初诊(2009年2月9日):患者1年前无明显诱因出现脘腹阵发性隐痛,无反酸,无恶心呕吐,无腹泻,遇饮食不当即腹痛发作,大便不成形,时干时稀,每日1~2次,小便正常,眠可。近1周脘痛加重,饮食减少,食后明显,常感胸闷而喜叹息,长叹气后则舒,性情急躁易怒,大便不调。平素性子较急。病后精神软,无发热。否认心悸,无冠心病、高血压、胆囊炎等病史。体查:望之精神软,面色淡白,舌质淡胖苔白,心、肺(-),腹平软,无压痛,脉沉细弦。腹部B超检查:慢性浅表性胃炎。

刻下症:脘腹隐痛,食后明显,喜叹息,长叹气后则舒,性情急躁易怒,饮食减少,大便不调,精神软,舌质淡胖苔白,脉沉细弦。患者脘腹隐痛1年,与饮食关系密切,脘腹疼痛多为脾胃气机升降失常,气机壅滞,转枢不利,"不通则痛",故脘腹隐痛;因未及时调理,久必损伤脾胃,故饮食不慎病甚,或进食后疼痛明显;中焦气机不畅,肝气不舒,易横逆犯脾,故性情急躁,脉细弦,喜叹息,长叹气后则气机舒畅,脘腹气郁得减则痛缓。大便不调、饮食减少、面色淡白、舌质淡胖苔白均为脾胃本虚之征象。本病为腹痛,证属脾胃虚弱,肝气犯胃,治以疏肝理气,和胃止痛。自拟方:川楝子15 g,元胡15 g,白芍20 g,广木香10 g,厚朴12 g,枳实12 g,黄芩20 g,山药30 g,香附15 g,炒白术20 g,茯苓20 g,砂仁10 g^(后下),炒枣仁15 g,甘草10 g。5剂,水煎服,每次80 mL,每日2次,每日1剂。嘱勿劳累,勿食生冷食物,保持情绪舒畅。

二诊(2009年5月8日):服药后痛愈,大便已成形。性情急躁,易怒减少。体查:面色淡白,舌质淡胖苔微黄,脉沉细无力。服药后肝气得舒,胃气调顺,故脘痛愈。调整初诊方,加马齿苋、白头翁、生地榆、槟榔片等增强清热消积,调畅气机之力。处方:川楝子15 g,元胡15 g,厚朴15 g,槟榔片12 g,薏苡仁20 g,马齿苋20 g,白头翁20 g,生地榆20 g,芡实15 g,北柴胡15 g,白芍20 g,砂仁10 g^(后下),炒枣仁15 g,防风15 g,莲子肉20 g,甘草10 g。3剂,煎服法同初诊。随访,药后治愈。

按:《沈氏尊生书》曰:"胃痛,邪干胃脘病也……唯肝气相乘为尤甚,以木性暴,且正克也。"本医案为典型的肝气犯胃之脘腹疼痛。肝气郁伤,肝气横逆,势必克脾犯胃,致气机阻滞,胃失和降则为痛。故本病除脘腹疼痛外,伴有肝气不舒的喜叹息,长叹气后则舒,性情急

躁易怒,大便不调等肝胃不和等症候。治疗中黄老用川楝子、元胡、广木香、厚朴、枳实、香附疏解肝气;用白芍、北柴胡、槟榔片、枳实、芡实等柔肝养阴,化积消食,舒畅气机而止痛。诸药合用,疏肝理气止痛,和胃助运消积,脘腹疼痛缓解,疗效甚好。二诊佐以马齿苋、白头翁、生地榆清解胃肠积热,又可兼制温燥理气之品太过伤阴。

（整理:江雪,刘楚,谢莹,李春,卢庆玲,冷丽　　审阅:彭玉）

97.辨治泄泻,脾虚肝旺之证

大便稀溏,腹部胀痛,脾虚肝旺之泄泻。　先治肝脾,理气止痛以治标;后健脾理气助运,养阴安神以治本。

患者:罗××,男,63岁	医案编号:078Q090
中医诊断:泄泻(脾虚肝郁)	西医诊断:肠炎
治法:健脾理气助运,疏肝止痛	方药:运脾散加减
主诉:大便稀溏、腹部胀痛1个月	

初诊(2009年5月8日):患者1个月前因情绪不佳,饮食不慎,出现大便稀溏,每日3~4次,无黏液、脓血,无里急后重,无恶心呕吐,伴腹部胀痛,可自行缓解,未予系统治疗。1个月来大便稀溏时轻时重,多则每日4~5次,少则每日1~2次。曾服药无明显改善,食后脘腹胀满,隐隐作痛,食欲不振,夜眠不宁,时感倦怠。病后精神不佳,饮食减少,无发热呕吐。否认胃炎、胆囊炎等病史。体查:望之精神可,面色淡白,舌质嫩红有裂纹、瘀块,舌苔白,心、肺、腹(-),脉弦滑。

刻下症:大便稀溏,食后脘腹胀满,隐隐作痛,食欲不振,夜眠不宁,时感倦怠。舌质嫩红有裂纹、瘀块,舌苔白,脉弦滑。患者以大便稀溏、次数增多为主要症状,归属"泄泻"范畴。患者为老年人,脾胃本虚,因情绪不佳,肝气郁结,肝木克脾土,横逆犯脾,脾运化失职,故大便稀溏;日久脾胃虚弱,水谷失运,食后水湿(食)停聚,运化转输缓慢,故脘腹胀满,食欲不振,时感倦怠。肝脾不和,肝气上扰心神则夜眠不宁,脉弦滑;气郁日久,耗伤阴液,血行不畅,则舌质嫩红有裂纹、瘀块。本病为泄泻,证属脾虚肝旺,治以健脾理气助运,疏肝止痛。方拟运脾散加减:苍术15 g,白术15 g,山药30 g,白芍20 g,陈皮10 g,砂仁10 g^(后下),茯苓20 g,莲子肉20 g,川楝子15 g,青皮10 g,香附15 g,佛手15 g,黄芩20 g,北柴胡15 g,石决明50 g^(先煎),芡实20 g,甘草10 g。3剂,水煎服,每次80 mL,每日2次,每日1剂。嘱进食易消化食物,保持心情舒畅。

二诊(2009年5月11日):腹痛稍缓解,腹泻次数减少,基本成形,每日2次,时感头晕。食欲稍好转,夜眠咳,偶感倦怠。体查:望之精神可,面色白,舌质嫩红苔白,脉弦滑。脾气渐

脾胃病证

复,运化得健,故腹泻次数减少,肝气得疏,腹胀痛减轻。由于患者病程较长,气血不足日久,无以充养脑髓,故偶感头晕,治以健脾理气助运,养阴安神。调整初诊方,因腹痛减轻,去莲子肉、川楝子、香附、佛手、芡实、黄芩;加川芎、当归、炒山楂、香橼皮、防风理气活血,养阴祛风;苍术、白术增加剂量以助脾运。处方:苍术20 g,白术20 g,山药30 g,白芍20 g,陈皮10 g,砂仁10 g^(后下),茯苓20 g,青皮10 g,北柴胡15 g,石决明50 g^(先煎),川芎15 g,当归15 g,炒山楂15 g,香橼皮15 g,防风15 g,甘草10 g。3剂,煎服法同初诊。随访,治愈。

按:患者年老,脾气本虚,情绪多变,肝木克脾土,脾虚失运,故大便稀溏,脘腹胀满不适,隐隐作痛,脉弦滑。正如《景岳全书》曰:"凡遇怒气便作泄泻者,必先以怒时挟食,致伤脾胃。故但有所犯,即随触而发,此肝脾二脏之病也。盖以肝木克土,脾气受伤而然。"故黄老以治肝脾、调理气机为主,以健脾理气助运,疏肝止痛为主,用运脾汤健脾助运,佐以青皮、陈皮、砂仁、香附、佛手疏肝理气;白芍柔肝;恐方中香燥之品太过,故用黄芩兼制其燥。患者舌质嫩红有裂纹、瘀块,为气阴不足,肝脾气机失和,影响气血运行不畅所致。本案虚实夹杂,初诊以便溏、腹痛为主,治以疏肝理气止痛,以治标为主;二诊痛缓,治以健脾理气助运,养阴安神,以治虚为主,佐以川芎、当归活血化瘀,炒山楂、白芍养阴柔肝安神,防风以防肝风内动。之后患者因他病复诊,前病已痊愈。

(整理:江雪,刘楚,谢莹,李春,卢庆玲,冷丽　　审阅:彭玉)

98. 辨治腹痛,湿热内蕴,肝脾不和之证

腹痛,湿热内蕴,肝脾不和之证。 治以健脾行气止痛,清热化湿。

患者:申××,男,39岁	医案编号:078Q091
中医诊断:腹痛(湿热内蕴,肝脾不和)	西医诊断:肠炎
治法:健脾行气止痛,清热化湿	方药:自拟方
主诉:腹痛、大便溏泻1周	

初诊(2009年5月11日):1周前无诱因在腹部右侧、中部出现阵发性胀痛,腹痛欲便,大便溏泻,色黄,每日1~2次,夹有黏液,但无脓血,无里急后重,小便短赤,饮食、睡眠可。病后饮食好,无口干,无嗳气反酸,无恶心呕吐,无发热。平素身体好。否认阑尾炎、胆囊炎等病史。大便常规检查:无标本。体查:望之精神可,面色白,舌质淡苔白腻,心、肺(-),腹平软,无压痛、反跳痛,肠鸣音正常,脉弦滑。

刻下症:右中腹阵发性疼痛,腹胀便溏,色黄有黏液,小便短赤,饮食、睡眠可,舌质淡苔白腻,脉弦滑。右腹部为肝胆脏腑所在部位,中腹部为脾胃、肠道所在部位。肝脾不和,湿滞中焦,气机阻滞则右中腹阵发性疼痛,腹胀便溏;水湿不化,滞于脉道,则脉弦滑;湿滞中焦则

苔白腻;尿短赤、大便色黄呈黏液便为湿热内蕴之征象。本病为腹痛,证属湿热内蕴,肝脾不和,治以健脾行气止痛,清热化湿。自拟方:川楝子15 g,元胡15 g,青皮10 g,陈皮10 g,黄连10 g,苍术15 g,白术15 g,砂仁10 g^(后下),茯苓20 g,薏苡仁20 g,白芍20 g,马齿苋20 g,白头翁20 g,厚朴15 g,甘草10 g。3 剂,水煎服,每次80 mL,每日2 次,每日1 剂。嘱进食易消化食物,勿食油腻。

二诊(2009 年5 月15 日):腹痛缓解,仍大便溏泻,每日2 次,饮食可。体查:望之精神可,面色淡红,舌质淡嫩舌苔白滑,脉细弦无力。脾运渐复,湿热渐化,故腹胀痛缓解,但水湿困脾,脾运失健仍存,故大便溏泻、舌苔白滑,治法同初诊。处方:川楝子15 g,元胡15 g,青皮10 g,陈皮10 g,黄连10 g,砂仁10 g^(后下),白芍20 g,马齿苋20 g,白头翁20 g,生地榆15 g,广木香10 g,泡参20 g,吴茱萸10 g,佛手15 g,甘草10 g。3 剂,煎服法及医嘱同初诊。服药后治愈。

按:本医案以右中腹痛伴大便溏泻为主诉就诊。《医学从众录》曰:"小腹两旁,谓之少腹……肝脏不虚者,当疏通以使之上;肝脏过虚者,当补益以助其下。"从本医案患者疼痛部位、症状、大便性状看,病属腹痛,为湿热内蕴,肝脾不和之证。初诊腹痛,大便黄稀黏滞,尿黄,为湿热内蕴,肝脾不和,故治以清热利湿,理气止痛;二诊腹痛减轻,但大便溏泻,舌质淡嫩苔白滑,故初诊方加吴茱萸燥湿止泻;为防久病伤阴,加泡参养阴生津,佛手疏肝理气。黄老在处方用药中:一是大胆使用黄连、白头翁、马齿苋清热利湿;二是应用川楝子、元胡、青皮、陈皮、木香、佛手行气止痛;三是运用苍术、白术、泡参、砂仁健脾助运;四是随证加减,如大便有黏液则加生地榆等。本医案治疗的关键在于辨清"标本缓急"。

（整理:江雪,刘楚,谢莹,李春,卢庆玲,冷丽　　审阅:彭玉）

99. 辨治小儿气阴不足,虚火上炎之口疮

辨治小儿口疮,气阴不足,虚火上炎证。　治以清热养阴,健脾助运。

患者:张×,女,6 岁	医案编号:078Q098
中医诊断:小儿口疮(气阴不足,虚火上炎)	西医诊断:口炎
治法:清热养阴,健脾助运	方药:理脾阴正方加减
主诉:口角溃疡1 周	

初诊(2009 年5 月18 日):患儿1 周前有高热,服药(具体不详)热退后,发现口角两侧有少许疱疹,部分破溃成溃疡,疼痛不甚,伴口干,脘部胀满不适,午后身热(未测体温),饮食减少,大便干结。平素挑食。病后纳差,不咳,无吐泻,全身皮肤未见皮疹。体查:体温37 ℃。望之精神可,消瘦,两颧稍红,口角两侧有数粒破溃的黄色疱疹,部分有结痂,唇红

干,少津,咽微红,扁桃体无红肿,舌质红苔黄腻,心、肺(-),皮肤未见皮疹,脉细数。

刻下症:口角溃烂,黄色疱疹、结痂,疼痛不甚,口干,脘部胀满不适,午后身热,纳差,大便干结,唇红干,少津,咽红,舌质红苔黄腻,脉细数。本病归属"口疮"范畴。患儿形体消瘦,挑食,大便干结,为脾胃气阴不足,津液不足,肠腑失于濡养之征象。加之感受外邪,高热,使阴津耗伤加重,而脾开窍于口、络通于口角,脾阴液不足,虚火上炎,故见口角溃疡,疼痛不甚;阴虚火旺则颧红,口唇色红,少津,舌质红,脉细数;脾虚运化无力则脘腹胀满,纳差,舌苔黄腻。本病为口疮,证属气阴不足,虚火上炎,治以清热养阴,健脾助运。方拟理脾阴正方加减:石膏40 g^(先煎),山药30 g,石斛20 g,法半夏12 g,黄连6 g,白芍20 g,乌梅10 g,北沙参20 g,砂仁10 g^(后下),炒白术20 g,女贞子20 g,银柴胡20 g,甘草10 g。3 剂,水煎服,每次100 mL,每日3 次,每日1 剂。嘱清淡饮食。

二诊(2009 年5 月25 日):口角溃疡减,胃脘不适缓解,无新增口疮,原口疮结痂,大便正常,偶有口干,纳可。体查:舌质红苔黄。服药后虚火得化,脾气得复,故口疮结痂;胃脘不适,偶口干。调整初诊方,热退去石膏等,以防大寒伤胃;加竹叶、知母、玉竹、生地、莲子肉等,以清热养阴生津;加扁豆以益气健脾,治以养阴清热,健脾益气。方拟理脾阴正方加减:山药30 g,石斛20 g,乌梅10 g,北沙参20 g,生地15 g,白术15 g,黄连6 g,银柴胡15 g,白芍20 g,莲子肉30 g,麦冬20 g,竹叶6 g,知母20 g,玉竹20 g,扁豆10 g,甘草10 g。3 剂,水煎服,每次50 mL,每日4 次,每日1 剂。服药后痊愈。

按:口疮发生与火关系密切,其有实火、虚火之分,常见证型为脾胃实热、心火上炎及虚火上炎所致。本医案患儿素有脾胃气阴不足,此次发病乃高热后气阴受损,加重气阴不足,阴虚化火,虚火循经上炎发为口疮。初诊患儿口疮伴发热、口干、脘腹胀满,故方中重用石膏、黄连清热泻火;用理脾阴正方之山药、石斛、乌梅、北沙参、银柴胡、女贞子濡养脾阴,生津益胃;法半夏、白芍、砂仁、炒白术健脾益气利湿。服药后患儿热退,诸症减轻,药证相符。二诊继以养阴清热,健脾益气为治则,在初诊方的基础上去清热泻火之石膏等;加竹叶、知母、玉竹、生地、莲子肉等以清热养阴生津,其中莲子肉兼有厚肠胃,补虚损的作用;加扁豆以益气健脾,培后天之本。二诊药毕,口腔溃疡、便秘痊愈。脾阴不足在儿科较为多见,临床以便秘、身热或手心出汗、发热、盗汗、皮肤干燥瘙痒、口干喜饮水等为主要表现,黄老治疗该病常用理脾阴正方加减,或选用白芍、乌梅、莲子肉、玉竹、石斛益脾养阴增液。

(整理:江雪,刘楚,谢莹,李春,卢庆玲,冷丽　　审阅:彭玉)

100. 辨治小儿疳证(疳气),遗尿,脾肾两虚之证

食少,遗尿,脾肾两虚证。 初期治以补脾肾,养阴收涩,健脾助运,益肾固涩;中期治以健脾益气,固涩止遗;后期外感风邪,治以补脾肾,固精收涩,佐以疏风解表。

患者:郑××,女,5岁　　　　　　　　　　医案编号:078Q105

中医诊断:①疳证(疳气);②遗尿(脾肾两虚)

西医诊断:营养不良

治法:补脾肾,养阴收涩　　　　　　　　　　方药:自拟方

主诉:食少2年,尿急、遗尿2周

初诊:(2009年8月20日):自幼食少,近2年食欲不振,食少,挑食,体重增长缓慢,消瘦,生长较缓慢,家长未予以重视和治疗。2周前患儿夜间遗尿,每周遗尿3次左右,白天尿量多,尿急,尿清长,大便干。病后食少,挑食,面色黄,精神尚可,无腹痛、发热、尿痛。患儿自幼食少,食欲不振,不贪零食,没有饥饿感,家长诉患儿面色一直苍白。否认传染病病史。**体查:**体重14 kg。望之精神尚可,面色苍白,形体消瘦,山根青筋显露,眼眶肉轮青紫,咽不红,舌质淡红苔薄白,心、肺(-),腹部平软,腹壁皮下脂肪0.4 cm,脉细弦无力。小便常规检查:淡黄,清;白细胞0~1个/HP。

刻下症:食少,消瘦,尿频尿急,遗尿,眠差,舌质淡红苔薄白,脉细弦。既往史:自幼食少,食欲不振,不贪零食,家长诉患儿面色一直苍白。否认传染病病史。患儿食少,食欲不振,面色苍白,形体消瘦,山根青筋显露,肉轮青紫等均为肺脾不足之体质特点。久病及肾,肾失充养,下元不固,故有遗尿、尿频清长、尿急等,为肾元不固之遗尿。本病符合疳证、遗尿中医诊断,为疳证及肾所致遗尿。本病为先天、后天之本两虚,水谷痰饮停聚之证,病位在脾肾,病由脾至肾,以治脾为主,治以补脾肾,养阴收涩。自拟方:苍术10 g,白术10 g,砂仁6 g^(后下),乌梅6 g,覆盆子6 g,山茱萸10 g,五味子6 g,炒山楂6 g,山药15 g,莲子肉10 g,芡实10 g,炒麦芽6 g,炒谷芽6 g,甘草6 g。3剂,水煎服,每次20~30 mL,每日4次,每日1剂。嘱避免受凉感冒,增加营养食物,睡前少饮水。

二诊(2009年8月24日):服药后食增,遗尿次数减少,仍眠差,无发热。体查:望之精神可,面白消瘦,山根青,肉轮紫,咽微红,舌质红苔灰白,脉细无力。故黄老以治脾为主,经健脾助运养阴,患儿食量增加,说明对药物较为敏感,脾胃转枢之机有望恢复。有脾运复,水湿运,水谷得入,无形之精气便可以不断化生以充养肾,使肾气得固,故患儿遗尿减少。患儿体虚易感外邪,但感邪不深,仍以治虚为主,治以健脾助运,益肾固涩。方拟运脾汤加减:党参10 g,苍术10 g,茯苓10 g,白术10 g,砂仁6 g^(后下),覆盆子6 g,五味子4 g,山药10 g,莲子肉10 g,芡实10 g,炒麦芽6 g,炒谷芽6 g,乌梅4 g,槟榔片5 g,金樱子6 g,桑螵蛸6 g,甘草

6 g。煎服法及医嘱同初诊。2 剂后效果显效。

三诊（2009 年 8 月 27 日）：用药后食少、眠欠、尿床好转，每周偶有尿床 1 次，不咳。体查：望之精神好，舌质嫩红苔灰白，脉细无力。脾运恢复，肾气得养，面色转红润，诸症减轻，从脾治肾效果明显，治以健脾益气，固涩止遗。三诊以补脾益肾为主治其本，煅龙骨、煅牡蛎壮骨补肾收涩，加黄芪益气，补脾肾。方拟运脾汤加减：党参 10 g，苍术 10 g，白术 10 g，茯苓 10 g，山药15 g，砂仁 6 g$^{(后下)}$，乌梅 6 g，槟榔片 6 g，桑螵蛸 6 g，鸡内金粉 4 g$^{(吞服)}$，煅龙骨 12 g$^{(先煎)}$，煅牡蛎 12 g$^{(先煎)}$，黄芪 12 g，甘草 6 g。3 剂，煎服法同初诊。嘱增加营养食物，睡前少饮水，夜晚定时叫醒患儿小便。

四诊（2009 年 8 月 31 日）：服药后遗尿（尿床）次数已明显减少，食增，精神好，睡眠好，面色转红润。近两日流涕，不咳，遗尿次数有所增加。体查：咽稍红，舌质淡红苔薄白，脉细无力。三诊后食少、遗尿诸症好转。近两日又因感冒尿床有所增加，但次数较初诊明显减少，因此体质虚弱的孩子要增强体质、预防感冒，这也是治愈遗尿的关键；而对遗尿儿制订夜间定时排尿表、增加营养，也是综合治疗的一方面。四诊诊断为疳证、感冒，证属脾肾两虚，外感风邪，标本同治，治以补脾肾，固精收涩，佐以疏风解表。守三诊方加防风、银花、荆芥疏风解表，覆盆子收涩。方拟运脾汤加减：党参 10 g，苍术 10 g，白术 10 g，山药 15 g，砂仁 6 g$^{(后下)}$，乌梅6 g，桑螵蛸 6 g，槟榔片 6 g，鸡内金粉 4 g$^{(吞服)}$，黄芪 15 g，覆盆子 6 g，防风 6 g，银花 6 g，荆芥 6 g，甘草 6 g。3 剂，煎服法及医嘱同三诊。3 剂后效果显。

按：小儿脾常不足，肾常虚。脾为后天之本，主运化，布津液精微。患儿自幼摄入不足，病后未调养，致气血生化不足，水液代谢紊乱；肾为先天之本，司二便，肾气蒸化使津液敷布周身，排泄体外，先天不足，久病及肾，易致肾气不足，津液失于固摄而遗尿。《景岳全书》有载："若梦中多遗者，唯幼稚多有之，俟其气壮而固，或少加调理可愈，无足疑也。"本病由疳证致遗尿，疳证在脾，遗尿在肾，由脾病至肾病。小儿脾肾不足，以脾为主，黄老抓住主要病机和病变脏腑，"从脾论治"遗尿，用培土制水之法，二诊后患儿遗尿好转，但仍守脾土，用运脾汤加金樱子、桑螵蛸、乌梅、五味子益肾固涩，其中桑螵蛸既补肾助阳，又固精缩尿。黄老从脾治肾，方亦不离其宗。三诊以补脾益肾为主治其本，煅龙骨、煅牡蛎壮骨补肾收涩，配黄芪益气，补脾肾。四诊尿床少，体质增强，面色转红润，虽有感冒但很快痊愈。黄老治疗遗尿多为综合疗法，调理患儿生活习惯，养成夜间定时排尿的习惯；睡前少饮水，配合贴敷、针灸等，对调养脾肾均有显著疗效，疳证有望治愈。本医案为黄老应用运脾汤治疗疳证、遗尿的案例，扩展了运脾汤的适应证。

（整理：江雪，刘楚，谢莹，李春，卢庆玲，冷丽　　审阅：彭玉）

101. 辨治口疮,心火上炎,脾胃亏虚之证

反复口疮,口腔溃疡疼痛,心火上炎,阴虚内热,脾胃亏虚之证。初期清热泻火,凉血解毒;后期清热补虚,健脾消积,标本同治。

患者:魏××,女,67岁	医案编号:078Q107
中医诊断:口疮(心火上炎,阴虚内热)	西医诊断:复发性口腔溃疡
治法:清热泻火,凉血解毒	方药:泻心导赤散加减
主诉:反复舌痛、口腔溃疡半年	

初诊(2009年7月16日):近半年出现舌痛、口腔溃疡,遇热或食辛辣食物后可加重。自认为"内火盛",常服清火栀麦片、黄连上清丸等,但舌痛、口腔溃疡时好时坏,常常是疼痛3日,好转1日,反复舌痛、口腔溃疡难愈,伴喜饮凉水,头晕多梦,心烦失眠。病后二便尚可,无发热,无鼻衄,饮食、精神尚可,性子急躁。平素身体较弱,易感冒,喜食辛辣食物。既往无类似病史,有胆囊结石、浅表性胃炎等病史,否认传染病。体查:体温36.4 ℃,血压150/80 mmHg。望之精神尚可,形体偏瘦,口腔颊黏膜可见1~2个黄灰色溃疡,周围红,咽不红,舌质红暗无裂纹、舌面红籽凸显,苔薄白,心、肺(-),脉弦滑。

刻下症:舌痛,口黏膜溃疡色黄,边缘红肿,遇热或食辛辣食物尤甚,头晕多梦,心烦失眠,喜饮凉水,舌质红暗、舌面红籽凸显,苔薄白,脉弦滑。脾主肌肉,开窍于口,舌为心之苗,且口与胃相通,患者病变部位在口、舌,以疼痛和溃疡为主要症状,遇热或食辛辣食物尤甚,故病位在心脾,病性为热。口黏膜溃疡周围色红,舌质红暗、舌面红籽凸显,喜饮凉水,为心火上炎,胃火炽盛之征象,热盛日久必伤阴液,加之较长时间服用苦寒清热之品伤阴,气阴不足,阴虚内热,二者合而为热,上扰心神则头晕多梦,心烦失眠;热盛毒深,熏灼肌肉为腐成疮,故口腔黏膜与舌质常有溃烂,病情反反复复难愈。本病为口疮,证属心火上炎,阴虚内热,为虚实夹杂之证,实火相对胜于虚热,标实为主,治宜清热泻火解毒,待实火祛后再养阴清虚热,治以清热泻火,凉血解毒。方拟泻心导赤散加减:黄连6 g,竹叶6 g,生地15 g,炒山栀15 g,莲子心4 g,莲子肉10 g,川芎15 g,滑石15 g,茯神30 g,薏苡仁15 g,麦冬20 g,甘草10 g,琥珀粉4 g(吞服)。3剂,水煎服,每日1剂。琥珀粉吞服,每次2 g,每日2次。嘱:①忌食辛辣,清淡饮食;②注意休息。

二诊(2009年7月20日):口腔溃疡、舌痛缓解不明显,疼痛3日后,可缓解1日。仍口干欲饮,喜冷饮,口臭。体查:望之精神尚好,形体瘦小,口腔颊黏膜上溃疡面积稍减轻,咽不红,舌质红苔黄,脉质细弦稍滑。虽溃疡和舌痛未缓解,但口腔内溃疡面由红紫变红、缩小,舌亦由红暗变红,病机略有变化,考虑为实火未尽,阴虚内热渐盛,虚火内扰,本病仍为心脾积热(虚实夹杂),治以清胃泻火治标为主,佐以养阴。初诊方去竹叶、莲子心清心火之品,去

川芎等,取"白虎汤"之义重用石膏为君药,配知母清胃泻火,以助黄连、炒山栀清热之力;加玄参、天花粉、石斛养阴;加太子参补气益脾,养阴生津。处方:石膏40 g^(先煎),知母15 g,玄参12 g,麦冬20 g,黄连6 g,太子参30 g,炒山栀15 g,滑石15 g,山药30 g,天花粉20 g,石斛20 g,生地15 g,甘草10 g。3剂,煎服法及医嘱同初诊。

三诊(2009年7月23日):舌痛缓解,溃疡好转,但多食则腹胀,大便不畅,时干时稀,每日1~2次。体查:望之精神好,口腔内溃疡愈,黏膜光滑,咽不红,舌尖质红暗苔白,脉细无力。服药后胃火渐清,阴液得补则溃疡消失。但仍有多食后腹胀、大便不畅的症状,结合患者有浅表性胃炎、胆囊结石等病史,为脾气阴不足,脾虚失运所致。结石有形之邪阻滞胆腑气机,肝气不舒,横逆犯脾,则胆气不利导致胃气不和,大便时干时稀。舌尖质红暗为体内余热未尽之征象。本期口疮愈合,舌痛止,但脾气阴不足,脾虚肝郁症状明显。中医诊断为腹胀,证属肝脾不和,余热未尽;西医诊断为浅表性胃炎、胆结石。三诊治以疏肝理气,养阴清热,佐以健脾消积。以北柴胡、香附疏肝理气,金钱草、茵陈清热利胆,苍术、白术、砂仁、茯苓、厚朴健脾燥湿助运,乌梅、白芍养阴柔肝,槟榔片理气化积,诸药合用以疏肝理气,养阴清热为主,佐以健脾消积。自拟方:北柴胡15 g,香附15 g,苍术15 g,白术15 g,砂仁10 g^(后下),白芍20 g,金钱草20 g,茵陈20 g,炒山栀15 g,茯苓20 g,乌梅10 g,厚朴15 g,槟榔片15 g,甘草10 g。3剂,水煎服,每日1剂。嘱多饮水。3剂后显效。

四诊(2009年8月3日):口疮治愈半个月后舌痛复作,口舌溃疡,大便尚调。体查:口腔黏膜、舌尖散在小溃疡,红肿,咽红(+),舌尖质红苔黄,脉细弦。患者治疗期间口疮有2次复发,说明患者阴液暗耗,阴阳失衡,阴不足无以上济,牵制心火。此次复发与前2次有所不同,溃疡部位集中在舌尖,此期证属心火炽盛,脾胃阴液亏虚。西医诊断为复发性口腔溃疡。治疗宜益胃滋阴与清心火并进,清热补虚,标本同治。重用黄芪、山药、沙参等益气阴之品;加生地清热利尿,加黄精、葛根养阴生津,一则制约阳热之邪,二则补充已耗之阴。自拟方:黄芪40 g,北沙参30 g,太子参30 g,麦冬20 g,生白术15 g,山药30 g,天花粉20 g,黄连6 g,生地15 g,黄精20 g,莲子心4 g,石斛20 g,竹叶6 g,穿心莲15 g,葛根15 g,甘草10 g。3剂,水煎服,每日1剂。嘱清淡饮食,多饮水。3剂后显效。

五诊(2009年8月6日):服药后舌痛减轻,舌尖部可见多个小溃疡点,红肿消退。体查:咽不红,舌质红苔少,脉弦稍数。故四诊重用益胃滋阴药后,不但治本,亦在培本,脾胃亏虚渐复,虚火自灭,药已对证,调整四诊方。处方:黄芪40 g,北沙参30 g,太子参30 g,麦冬20 g,生白术15 g,山药30 g,天花粉20 g,黄连6 g,莲子心4 g,石斛20 g,滑石15 g,赤芍10 g,竹叶6 g,甘草10 g。3剂,煎服法及医嘱同四诊。3剂后痊愈。之后随访偶有复发,但可自愈。

按:本医案以复发性口疮、舌痛为主诉,病变部位在口腔黏膜、口角、舌尖等部位,脾开窍于口,舌为心之苗,故其发病与心脾密切。虽脏腑有虚实之分,但病因多责之于火,火亦有虚实不同,虚实亦相对而言。黄老认为患者为老年人,病程长,机体阴液暗耗,易致阳热独盛,心胃之火炽盛,灼肉成疮,灼血成瘀,故舌痛、口腔溃疡反复难愈。火热是其反复发作的重要病理基础,但热有虚实之分,虚、实是相对而言的,病程中脾胃气阴亏虚与火热交替,虚实转化,阴阳失衡,当阴不足无以上济,牵制心火时则口疮复发。纵观本医案,初发实火盛,治标为主;但实火耗伤阴液,实火转为虚火,致阴虚火旺,心脾积热,加上阴虚内热,热循经上扰,故引发口疮反复不愈,遇热加重。黄老在整个病程中,依病机论治,标本兼治,坚持用黄连、栀子,重用黄芪、北沙参等益胃滋阴之品,清热与养阴并进,患者最终痊愈。治疗中黄老令琥珀粉吞服,取其既能镇静安神,又可活血散瘀,利尿通淋,使热从小便而去。黄老指出:脾胃开窍于口,为后天之本,脾强胃壮,精气充沛,阴液不断滋生,邪之奈何?故四诊后重用补虚之品,不但治本,亦在培本,标本同治。

(整理:江雪,刘楚,谢莹,李春,卢庆玲,冷丽　审阅:彭玉)

102. 辨治小儿腹痛,中焦虚寒,肝气旺盛之证

阵哭食少,眠差易惊,腹痛,中焦虚寒,肝气旺盛之证。 治以温中理气,平肝镇惊。

患者:刘××,男,7个月　　　　　　　　医案编号:078Q115

中医诊断:腹痛(中焦虚寒,肝气旺盛)

西医诊断:①腹痛原因?②佝偻病早期

治法:温中散寒,理气止痛,平肝镇惊　　　方药:自拟方

主诉:阵发性哭吵4个月

初诊(2009年5月15日):患儿无明显诱因近4个月来经常阵发性哭吵,每3~4日发作1次,每次持续10~30 min后可缓解,哭吵时双膝屈曲、出汗,哭声高亢,伴食少,多汗,眠差易惊。无昏迷、抽搐、颜面青紫,不吐泻。曾因哭吵2次外院住院诊治,均考虑为肠痉挛,未做特殊治疗,嘱其保暖,故家长求助中医。患儿母亲系G1P1;患儿系足月儿,出生体重3.2 kg,顺产。混合喂养,出生后6个月开始添加辅食,病后食少,每餐吃小半碗面,精神尚可,二便正常,无发热咳嗽,无呕吐、腹泻。否认食物过敏史。体查:望之精神尚可,面色正常,发育正常,营养中等,方颅,头发黄稀少,前囟平坦,约2.0 cm,咽不充血,舌质淡红苔白,心、肺(-),腹部平软,未扪及包块,肝肋缘下2 cm可扪及,质软,边缘清楚,肠鸣音正常,双侧睾丸均可扪及,指纹淡紫滞。

刻下症:阵发性哭吵,每3~4日发作1次,每次持续10~30 min后可缓解,哭吵时双膝屈曲、出汗,哭声高亢,伴食少,多汗,眠差易惊,精神可,二便调,舌质淡红苔白,指纹淡紫滞。患儿出生后3个月出现阵发性哭吵,时值冬季,因患儿幼小,寒暖不知自调,易被外寒所中,加之患儿一直多汗,食少,中焦虚寒可自内生,寒邪凝阻经脉,中焦气机不通则痛,故腹痛阵作。患儿年幼腹痛不能言之,故以阵发性哭吵表示。指纹紫滞示寒凝中焦。眠差易惊为年

幼而神气怯弱,肝风易动之征象。患儿多汗易惊,眠差,前囟大,方颅,头发黄稀少,是早期佝偻病的症候特征。西医诊断为:①肠痉挛;②佝偻病。本病为腹痛,证属中焦虚寒,肝风内动,病位在中焦,治以温中散寒,理气止痛,平肝镇惊。自拟方:蝉衣 6 g,竹叶 3 g,黄连 3 g,青黛 0.6 g^(另包),白芍 10 g,小茴香 3 g,丁香 1 g,干姜 3 g,陈皮 3 g,法半夏 3 g,白术 6 g,猪苓 6 g,甘草 3 g。2 剂,水煎服,每次 50 mL,每日 5 次,2 日 1 剂。嘱:①注意腹部保暖;②勿吃冰冷食物;③暂停添加辅食,补充钙剂。

二诊(2009 年 5 月 19 日):服药 4 日期间,患儿未再出现阵发性哭吵,食量稍增,仍有眠差多汗,易惊明显。体查:望之精神好,咽不红,舌质干苔白,指纹紫不滞。初诊用小茴香、丁香、干姜温中散寒;黄连清心泻火,辛开苦降,肝火下泻,故患儿无哭吵,说明腹痛减轻。本次就诊以惊惕为主,惊责之肝,肝气旺盛,肝风内动,上扰心经,致心不藏神,心神不宁而易于惊惕、眠差;气阴不足则多汗。眠差、多汗、易惊为佝偻病的症状表现。本期证属脾虚肝旺,治以清心平肝为主,兼顾理气止痛。守初诊方,去黄连、小茴香、丁香、青黛,加广木香、麦冬、夏枯草、石决明、钩藤平肝镇惊。处方:蝉衣 6 g,竹叶 6 g,白芍 10 g,干姜 3 g,陈皮 6 g,法半夏 6 g,白术 6 g,猪苓 6 g,广木香 3 g,麦冬 10 g,夏枯草 6 g,石决明 10 g,钩藤 6 g^(后下),甘草 6 g。2 剂,水煎服,每日 1 剂。嘱口服钙剂与维生素 AD 滴丸,避免腹部受寒,多晒太阳。

按:婴幼儿因不能言语,古谓之"哑科",常以阵发性哭吵来表示身体所需及身体不适等,临床除感冒、发热外,以腹痛多见。患儿出生后 3 个月开始患病,反复哭吵有 3 个月,因腹痛多次往返医院,每次热敷或按揉时患儿不愿意接受而哭吵,因而未坚持治疗,加上患儿没有明显的热症表现,观其症状、舌、指纹,考虑为中焦虚寒所致,以温中散寒,理气止痛为主,药投其证,腹痛减轻,故未再出现哭吵。另外,患儿易惊、眠差、食少、汗多、方颅等为佝偻病的早期症状体征,常责之为患儿神气怯弱,心肝偏旺,肝火上扰心经,致心不藏神,故在镇惊、平肝、清心治疗的同时,应注意补充钙剂、维生素 D₃ 等,另嘱其多晒太阳。临床上遇阵发性哭吵患儿,如为男婴,要排除提睾肌痉挛或隐睾所致疾病,此类疾病患儿临床多见。

(整理:江雪,刘楚,谢莹,李春,卢庆玲,冷丽　　审阅:彭玉)

---

103. 辨治小儿"地图舌",脾气阴两虚之证

"地图舌",便秘,脾气阴两虚之证。治以益气养阴清热,佐以疏风止咳。

患者:任××,女,3 岁 10 个月	医案编号:078Q118
中医诊断:①"地图舌"(脾气阴两虚);②便秘(脾气阴两虚)	
西医诊断:剥脱性舌炎?	
治法:益气养阴清热	方药:自拟方
主诉:舌苔剥落伴大便干结半年	

初诊(2010年3月2日)：患儿半年前因外感发热，出现舌苔剥落，经治疗(具体不详)后外感愈，但舌苔剥落则难以复原，舌苔片状剥落，呈"地图舌"样，每次感冒时加重，伴大便干结，3~4日1次，面红唇红，口干喜饮水，尿黄。病后精神可，皮肤有干痒，食少，眠可。平素喜食香燥食物。否认药物过敏史，既往无类似症状。体查：望之精神可，面红唇干红，咽不红，舌尖质红显著，舌乳头鲜红粗糙，舌苔前部大片状剥脱，根苔厚腻，心、肺(-)，脉细无力，指纹滞。

刻下症：舌苔剥落，口干喜饮，面红唇红，皮肤干痒，食少，大便干结，尿黄，眠可，舌尖质红，舌乳头鲜红粗糙，舌苔前部大片状剥脱，根苔厚腻，指纹滞。患儿因外感热病后，脾胃气阴耗损，加之患儿喜食香燥食物，易耗液伤津使脾胃气阴难复，津液不能上养舌、脉，故舌苔大片状剥脱，形成"地图舌"。心开窍于舌，脾气通于口，主唇，脾胃阴液不足，阴虚内热上扰心脾两经则面红唇干红，舌尖质红，舌乳头鲜红粗糙。肺脾阴虚，大肠失于濡养，阴津不足，传导不畅，故时常便秘，气阴两虚则脉细无力。本病"地图舌"，证属脾气阴两虚证，治以益气养阴清热。自拟方：天花粉10 g，黄精10 g，生白术10 g，石斛10 g，茯苓10 g，乌梅4 g，白芍6 g，北沙参10 g，莲子肉10 g，黄芩6 g，玉竹6 g，山药12 g，甘草6 g。4剂，水煎服，1.5日1剂。嘱清淡饮食，忌辛辣食物。

二诊(2010年3月16日)：舌苔剥落面逐渐缩小并好转，口干喜饮、皮肤干痒减轻，面红、尿黄减，食增，偶腹痛，大便成形，每日2次。今微咳，无涕。体查：望之精神可，面红，咽微红，舌质红，舌前部乳头显露色红，舌苔原剥落处有少许薄白苔生长。此乃脾胃阴液得养，大肠传导渐畅，大便行乃气阴渐复之征象，虽有轻微咳，但感受风邪较轻。药证相符，守初诊方，少佐以疏风止咳之荆芥、杏仁、防风，加苍术、砂仁、薏苡仁健脾助运。本期证属脾气阴两虚，复感风邪，治以益气养阴，佐以疏风止咳。自拟方：天花粉10 g，黄精10 g，生白术10 g，石斛10 g，茯苓10 g，白芍6 g，北沙参10 g，山药12 g，莲子肉10 g，砂仁4 g^(后下)，薏苡仁10 g，苍术10 g，荆芥6 g，杏仁6 g，防风6 g，甘草6 g。4剂，1.5日1剂。嘱清淡饮食。服药后治愈。

按：中医认为小儿"地图舌"的出现反映胃肠功能的紊乱，是胃阴不足的表现，俗称"脱液"，又叫"花斑苔"。舌苔提示邪气的盛衰，其生长与脾胃之阴密切相关，舌苔剥落范围的大小与气阴或气血亏损程度有关。"地图舌"是舌面上出现一个或数个圆形或不规则形红斑，大小不等，形状各异，中央为舌丝状乳头受损区，红斑边缘稍高起，边界清楚。"地图舌"因红斑逐渐向外蔓延，数个红斑可以融合成不规则的"地图"形状而得名，但中医无此病名，主要是脾胃阴虚所致，相当于西医的剥脱性舌炎。西医认为"地图舌"是指几处舌黏膜剥脱性炎症病变互相融合而形成的不规则溃疡面，绝大多数发生于舌背面和舌边缘，偶见于唇、颊及上腭黏膜。本病患儿以舌面苔剥落为主诉就诊，舌面前部舌苔大块剥落，中间舌乳头显露色鲜红，故黄老自拟病名"地图舌"。患儿伴有便秘，口干，唇舌红，食少，均为脾胃阴虚，内热上扰所致。初诊用黄芩清虚热，黄精、石斛、乌梅、北沙参、白芍养脾阴，天花粉、莲子肉、山药、玉竹增胃液，服药后胃阴增，大便通畅，舌苔有生长之势；二诊守初诊方继益气养阴清热后,舌苔剥落逐渐生长,诸症消而治愈。目前尚不完全清楚其发病机制,主要有3种说法:①由致病微生物感染引起;②体内缺乏B族维生素;③胃肠道因病功能紊乱,消化和吸收障碍所致的神经性营养不良。西医无有效治疗方法。

　　黄老指出治疗"地图舌"的关键在于辨证时注意阴虚与内热的转变、轻重不同,论治时注意养阴与清热的轻重。黄老治疗"地图舌"常用山药、太子参、北沙参、石斛、天花粉等药,具有滋养脾胃阴津之效,形成治疗脾胃阴虚的基础方,黄老取其"善补阴者,阳中求之"之义,又在此方基础上加入了健脾益气的苍术、白术、茯苓、莲子肉、砂仁、薏苡仁等。经治疗,患儿气阴渐复,舌苔渐长。但其为易感体质,故嘱其继续调养,以期达到益气固表之效。临床上反复呼吸道感染、厌食患儿花剥苔多见,但以舌苔较大面积剥脱为主诉就诊者少,本医案疗效显著。

　　　　　　　（整理:江雪,刘楚,谢莹,李春,卢庆玲,冷丽　　审阅:彭玉）

104. 辨治腹胀,湿热内蕴,三焦气机不畅之证

　　胸胁、脘腹胀痛,湿热内蕴,三焦气机不畅之证。初期治以清热利湿,疏肝理气;后期健脾理气,化湿助运,佐以清热。

患者:邓××,女,30岁	医案编号:078Q120
中医诊断:腹胀(湿热内蕴,三焦气机不畅)	西医诊断:经前期综合征?
治法:清热利湿,疏肝理气	方药:自拟方
主诉:胸胁、脘腹胀痛半年,加重1周	

　　初诊(2009年6月5日):患者半年前无明显诱因出现脘胀痛,每次经行时胀痛加重,经后缓解,伴有白带多稠,未治疗。近1周脘胀不适加重,脘痛连及左腋、左胸痛,乳胀痛,伴阴中痛,白带多,色白稠,咽干、口臭,尿黄,腰酸不适。病后精神好,月经正常,按月而至,食好,性急。无腹痛、尿频、尿急,无发热、咳嗽。体查:望之精神可,面色正常,咽红(+),舌质红苔白,脉细弦无力。

　　刻下症:患者经行前脘腹胀痛,经行后缓解,为气血经脉不通所致,但白带多稠为下焦湿热之征象,一直未予以治疗,湿热内蕴,经脉受阻,使三焦气机不畅,任督二脉受阻,以致脘痛连及胸胁,乳胀痛,阴中痛。湿热下注则白带多,色白稠,尿黄,腰酸不适,湿热内蕴中焦则咽干,口臭,舌红。现临近经期,故诸症加重。本病为腹胀,证属湿热内蕴,三焦气机不畅,治以清热利湿,疏肝理气。自拟方:杜仲20 g,续断20 g,苦参15 g,黄柏10 g,莲须15 g,芡实20 g,白果15 g,蒲公英20 g,紫花地丁20 g,土茯苓30 g,知母20 g,川楝子15 g,白花蛇舌草20 g,当归15 g,白芍20 g,北柴胡15 g,香附10 g,甘草10 g。3剂,水煎服,每次80 mL,1日1剂。嘱:①调适心情,注意休息;②注意外阴卫生;③少食辛辣食物。

二诊(2009年6月15日):服药后3日月经至,经行正常,量一般,色红,腹脘胀痛、乳胀痛减轻,乏力,口干。体查:望之精神好,咽不红,舌质红苔白,心、肺(－)。经清热利湿,疏肝理气通络,月事按时已下,湿热渐去,气机调畅,诸症减轻。但脾运未复,水湿未尽,余热未解,以治本为主,宜健脾理气,化湿助运,佐以清热。处方:川楝子15 g,元胡15 g,广木香10 g,白芍20 g,香橼皮15 g,香附15 g,法半夏10 g,茯苓20 g,山药30 g,陈皮10 g,北柴胡15 g,砂仁10 g^(后下),黄芩20 g,甘草10 g。3剂,每日1剂。服药后治愈。

按:本医案为1例典型的经前期综合征,脘腹胀痛经行后可缓解,但白带一直量多稠,脉细弦无力,应考虑患者脾虚湿困,久之郁而化热,湿热内蕴。本病为湿热内蕴,三焦及任督二脉气机不畅,故有胸、胁、脘腹胀痛不适,乳胀,阴中痛。黄老初诊以治标为主,清热利湿,疏肝理气,用苦参、黄柏、芡实、土茯苓清热利湿;杜仲、续断补肾,固摄带脉止带,待经行后调理肝脾。二诊治以疏肝理气,健脾助运,以治本为主,患者二诊后愈。嘱:①患者今后需在经行前半个月继续疏肝理气,健脾助运,进一步调理;②保持心情愉快;③注意休息。

（整理:江雪,刘楚,谢莹,李春,卢庆玲,冷丽　　审阅:彭玉）

105. 辨治小儿泄泻,湿热泻之证

小儿泄泻,湿热泻之证。　治以健脾助运,清热化湿。

患者:杨××,男,10个月	医案编号:078Q125
中医诊断:小儿泄泻(湿热泻)	西医诊断:小儿腹泻
治法:健脾助运,清热化湿	方药:胃苓汤合二妙散加减
主诉:大便稀溏、食少半个月	

初诊(2008年12月21日):患儿半个月前因发热、咳嗽,在外院诊为支气管炎住院,经抗生素(具体不详)静脉滴注,治疗1周后热平,咳嗽减轻,住院期间出现大便稀,呈水样,时夹泡沫,每日数十次,量少,曾做大便常规检查未见异常,西医治疗效果不佳,故出院求助中医。患儿支气管炎出院2日,咳嗽基本治愈,偶咳,喉中痰鸣,食少,大便如水样,时夹泡沫,量少,每日约10次,尿黄少。患儿系混合喂养,吃奶少,病后精神软,无发热,无呕吐与腹痛哭吵。大便常规检查未见异常。体查:望之精神软,面色白,前囟平坦无凹陷,约1 cm,皮肤弹性好,无脱水征,咽不红,舌质红苔白厚,心(－),双肺呼吸音粗,未闻及干、湿啰音,腹平软,指纹紫滞。

刻下症:大便如水样,次数多量少,微咳,喉中有痰,食少,尿黄少,精神软,舌质红苔白厚,指纹紫滞。本医案为小儿肺炎喘嗽缓解期,治疗中应用了多种抗生素,多苦寒,大多有胃肠反应,易损伤脾胃,加之患儿热病后痰湿未尽,气阴不足,痰湿内蕴,内蕴肺脾,肺气失宣则

咳嗽,喉中有痰;湿热内蕴中焦,脾运失健,食(湿)邪并走肠间则发为腹泻,大便呈水样夹泡沫,食少;苔白厚、指纹紫滞提示胃肠有积滞。本病为泄泻,证属湿热内蕴,脾失健运,为实证,治以健脾助运,清热化湿。方拟胃苓汤合二妙散加减:黄柏 6 g,苍术 10 g,茯苓 10 g,厚朴 3 g,黄芩 6 g,藿梗 6 g,薏苡仁 10 g,建曲 6 g,炒谷芽 6 g,炒麦芽 6 g,陈皮 6 g,甘草 6 g。2剂,水煎服,每次 50 mL,每日 5 次,2 日 1 剂。嘱暂停添加辅食,注意避免外感,多饮水,咳嗽时拍背。

二诊(2008 年 12 月 25 日):大便转干,偶有泡沫,每日 1~2 次,食量增,咳平,仍有喉中痰鸣,多汗(自汗、盗汗),动则尤甚,尿黄少。体查:面色白,舌质红苔黄厚,指纹紫。脾运渐复,但湿热未尽,故仍有喉中痰鸣、舌质红苔黄厚等痰热之征象;多汗、囟门闭合缓慢等为本虚症状。守初诊方,治以清化湿热为主,佐以益气固表。处方:黄柏 6 g,苍术 10 g,茯苓 10 g,厚朴 3 g,黄芩 6 g,藿梗 6 g,薏苡仁 10 g,建曲 6 g,炒谷芽 6 g,炒麦芽 6 g,泡参 6 g,煅龙骨 10 g^(先煎),煅牡蛎 10 g^(先煎),甘草 6 g。3 剂,煎服法及医嘱同初诊。

三诊(2008 年 12 月 30 日):腹泻止,大便成形,每日 1 次,尿不黄,纳食可,汗出减少。体查:望之精神好,舌质淡红苔稍厚,指纹紫。患儿湿热得解,脾运渐复,故腹泻止,大便成形,效不更方,继以清热化湿,调理脾胃,二诊方继服 3 剂。煎服法同初诊。其他治疗:①口服葡萄糖酸钙,3 mL/次,每日 2 次;②维生素 AD 滴剂,每次 1/2 粒,每日 1 次。嘱少量添加辅食,防止佝偻病。

按:本医案为 1 例肺炎治疗中出现大便稀、次多量频的病例,患儿为婴儿,肺脾常不足,大便稀在抗生素治疗后出现,一是考虑小儿脾常不足,易于夹滞、夹痰,致脾胃水湿,水谷停聚,清浊不分发为腹泻;二是多种抗生素应用,易损伤脾胃功能,或其为抗生素的消化道不良反应导致大便稀。患儿大便稀时间较长,所幸未出现伤阴脱水症状,伴有食少、多汗等肺脾不足的症状,故初诊治标为主,重在健脾助运,清热利湿。黄老选用二妙散为君药,配合健脾助运和胃之品,后期配泡参、煅龙骨、煅牡蛎,以益气固表,调理脾运为主。二诊湿热渐去,本虚证显,以扶正与祛邪并进,治以清热化湿为主,佐以益气固表。三诊泻止,效不更方,继服而治愈。

中医药治疗小儿腹泻有较好的疗效,根据辨证论治,个体针对性强。黄老治疗腹泻有独特的经验,常用自拟运脾散治疗脾运失健引起的腹泻、厌食等脾系病证。治疗中黄老注重指导家长合理喂养小儿,这是促进腹泻痊愈和缩短腹泻病程的有效方法之一。

(整理:江雪,刘楚,谢莹,李春,卢庆玲,冷丽　　审阅:彭玉)

106. 辨治小儿疳证(疳气),肺脾气阴不足,复感风热之证

疳证,肺脾气阴不足,复感风热发热。初期治以清热利咽,宣肺止咳,佐以益气;后期治以健脾助运,益气养阴,清解余热。

患者:胡××,男,3岁6个月　　　　　　　　　　医案编号:078Q127

中医诊断:①疳证(疳气——肺脾不足);②感冒(外感风热)

西医诊断:①上呼吸道感染;②轻度营养不良

治法:清热利咽,宣肺止咳,佐以益气　　　　方药:益气上感汤加减

主诉:食少1年,间断发热1周

初诊(2010年3月2日):患儿自幼食少,近1年加重,挑食,无食欲,体重增长缓慢,逐渐消瘦,家长曾喂服中药,效果不显。1周前无诱因出现发热(测体温37.5 ℃),用退热药后体温降至正常,但间隔1~2日后体温又可升高,一般体温在37.5~38.0 ℃波动,伴轻微咳嗽、流涕、微汗出。病后精神尚可,眠可,食少,二便调,无吐泻、惊厥。自幼食少,挑食,体重增长缓慢,余无特殊。体查:体重12 kg,身高83 cm,身材偏矮,生长发育迟缓。体查:体温37.9 ℃。望之精神尚可,面色白,体瘦,头发疏黄,咽红,扁桃体Ⅰ度肿大,舌质红苔黄厚,双肺(-),腹平软,腹壁皮下脂肪薄约0.4 cm,指纹紫。

刻下症:食少消瘦,间断发热,咳嗽,流涕,微汗,咽红,舌质红苔黄厚,指纹紫。小儿脾常不足,患儿自幼食少,辅食添加较难,挑食,无食欲,也不贪零食,病程长,未患其他疾病,早期符合厌食诊断。厌食日久,水谷摄入不足,脾胃不能受纳和运化,水谷化生气血不足,脏腑、机体失于濡养则消瘦,腹壁皮下脂肪薄,生长发育缓慢,形体发生改变,虽无精神状态变化,有发展为疳证(疳气)趋势。现有间断发热,咳嗽,流涕,咽红,扁桃体Ⅰ度肿大,舌苔黄厚,为外感风邪,正邪交争,肺气失宣之征象。因患儿体质弱,正虚无力抗邪外出,所感邪气不甚,故间断发热,体温不高,微汗出。本病为疳证,复感外邪,证属肺脾不足,风邪化热,为本虚标实之证,宜先祛邪,邪祛后补虚固本,治以清热利咽,宣肺止咳,佐以益气。方拟益气上感汤加减:板蓝根10 g,牛蒡子4 g,射干4 g,胖大海6 g,僵蚕6 g,青果6 g,麦冬10 g,天冬10 g,炒山楂6 g,杏仁6 g,前胡4 g,神曲6 g,茯苓10 g,党参10 g,苍术10 g,白术10 g,砂仁4 g^(后下),甘草6 g。3剂,水煎服,每次50 mL,每日4次,2日1剂。其他治疗:体温超过38.5 ℃时服对乙酰胺基酚混悬液,每次3 mL。嘱:①清淡饮食;②注意观察体温变化,有无腹泻、惊厥。

二诊(2010年3月9日):发热退,有食欲,但食量仍少,不咳,大便正常。体查:体温36.8 ℃。望之精神可,面色稍有好转,体瘦,咽微红,扁桃体无肿大,舌质淡苔白,指纹淡,脉弦细无力。外邪祛,脾运渐复,故食增,热退,不咳,此期为肺脾不足,气血两虚,余热未尽,以

治本虚为主,宜健脾助运,益气养阴,清解余热。方拟运脾汤加减:苍术 10 g,白术 10 g,党参 6 g,茯苓 10 g,砂仁 4 g^(后下),炒山楂 4 g,神曲 6 g,山药 15 g,莲子肉 10 g,乌梅 6 g,麦冬 10 g,北沙参 10 g,僵蚕 6 g,射干 4 g,甘草 6 g。4 剂,煎服法同初诊。嘱多饮水,清淡饮食。

三诊(2010 年 3 月 23 日):食量增加,感冒愈。体查:望之精神可,面色白,咽不红,舌质淡苔白,脉平。服药后余邪祛,感冒愈,食量增加。药证相符,守二诊方,证属肺脾不足,气血两虚,治宜健脾消积助运,清解余邪。恐食量渐复之机易食积,故去莲子肉、乌梅、麦冬、北沙参等以防酸涩碍邪,加陈皮、法半夏、槟榔片、炒谷芽、炒麦芽增强健脾消食助运之力;因体虚,加板蓝根、银花、黄芩、薄荷预防外感。方拟运脾汤加减:苍术 6 g,白术 6 g,茯苓 10 g,砂仁 4 g^(后下),炒山楂 6 g,山药 4 g,陈皮 4 g,法半夏 4 g,槟榔片 4 g,炒谷芽 6 g,炒麦芽 6 g,板蓝根 10 g,银花 10 g,黄芩 10 g,薄荷 4 g^(后下),甘草 6 g。4 剂,煎服法同初诊。嘱多饮水,清淡饮食,增加营养食品。

按:《灵枢·脉度》说:"脾气通于口,脾和则口能知五谷矣。"《幼科发挥》亦说:"诸困睡,不嗜食,吐泻,皆脾脏之本病也。"明确指出脾脏的生理功能与病理特点。疳证病位在脾,为脾脏本脏病变,重者可病及他脏。本病为脾虚失运,不知饥,不欲食,病久食少气血生化不足,严重影响患儿的正常生长发育,故消瘦,生长发育缓慢,机体卫外功能减弱,发展为疳证早期。正如《证治汇补》曰"有平昔元气虚弱,表疏腠松,略有不谨,即显风症者",故易于复感外邪。肺脾不足、气血生化不足是本病的主要病因,复感外邪缠绵难去是本病的特点。初诊既有外感又有内虚,黄老辨别虚实之轻重,初诊用自拟益气上感汤加减治疗外感。二诊遵循"脾健不在补而贵在运"的原则,脾性喜燥而恶湿,喜运而恶滞,喜舒而恶郁,喜温而恶寒,用自拟方运脾汤加减。方中苍术辛苦而温,气味芳香,其性走而不守,功能醒脾助运,开脾气之郁,燥脾湿之运,温脾经之寒,舒脾气之滞,用苍术能就脾之所喜而去脾之所恶,使脾气舒展,运化之机恢复而达健旺,为运脾之要药;白术味苦而甘,较之苍术则更强于补益脾气,守而不走,其性温,能暖脾生津,健胃消谷,《本草求真》谓之为脾脏补气第一要药。三诊方中佐以陈皮,其味辛、苦,性温,性温而能养脾,味辛、苦而能醒脾健脾,主行脾胃之气,脾胃地处中焦,中焦之气通行,则三焦之气随之涌动。只此三药,表明黄老对于脾系病证领悟之深、用药之精。

(整理:江雪,刘楚,谢莹,李春,卢庆玲,冷丽　　审阅:彭玉)

107. 辨治腹痛, 脾胃湿热, 感受暑湿之证

中焦湿热, 与暑湿互结, 发为腹痛。 治宜清肝健脾, 清化湿热, 佐以理气止痛。

患者:王××,女,45 岁　　　　　　　医案编号:078Q128
中医诊断:腹痛(脾胃湿热,感受暑湿)　西医诊断:慢性胆囊炎
治法:清肝健脾,清化湿热,佐以理气止痛　方药:自拟方
主诉:脘痛打嗝 1 个月,加重伴头痛身重 3 日

初诊(2009 年 5 月 14 日):患者近 1 个月来自觉乏力气短,食少,食后脘痛打嗝,恶心反酸,曾在外院 B 超检查提示有胆囊炎、胃炎,服用西药(具体不详)后效果不佳,脘隐痛,打嗝时作。3 日前自觉头身疼痛,倦怠思睡乏力,脘痛加重,伴胀满不适,恶心欲吐,心烦性急。病后精神软,无呕吐、腹泻,无胸闷,无发热,不咳。有胆囊炎、胃炎病史,否认高血压、肝炎等传染病病史。体查:望之精神软,面色黄,面有黄斑,咽不红,心、肺(-),腹平软,无压痛,肝脾未扪及,舌质淡苔薄黄,脉沉弦。

刻下症:脘痛胀满不适,头痛身重,倦怠乏力,气短,食少呃逆,恶心反酸,思睡。本病以脘痛、呃逆、头痛身重为主诉,结合患者有胆囊炎、胃炎病史,为脾胃不和,湿热阻滞中焦之证。脘腹胀痛加重时正为 5 月,暑湿当值,雨水多,天气闷热,人居其中,极易感受暑湿侵犯,湿上蒙蔽清窍,郁遏肌表,则有头痛身重,倦怠思睡,乏力,考虑为感受暑湿所致。外湿与肝胆脾胃湿热互结,中焦气机失常,胃气不降反升,脾气不升反降,气机阻滞不通则痛,故呃逆、恶心反酸、食少、脘腹胀满不适。气机逆乱,肝木横逆犯脾则脘痛加重。本病按腹痛辨治,证属中焦湿热内蕴,复感暑湿,治宜清化积热与清暑宣窍并进,以清化湿热为主,佐以解表止痛。自拟方:金钱草 20 g,黄芩 20 g,炒山栀 15 g,白花蛇舌草 20 g,虎杖 20 g,银花 20 g,连翘 10 g,砂仁 10 g^(后下),白芍 20 g,川楝子 15 g,元胡 10 g,白芷 10 g,防风 15 g,荆芥 15 g,泡参 20 g,苍术 15 g,白术 15 g,法半夏 10 g,山药 30 g,甘草 10 g。3 剂,水煎服,每次 60 mL,每日 1 剂。嘱清淡饮食,调畅情志,休息。

二诊(2009 年 5 月 21 日):头痛身重减轻,食稍增,打嗝减少,无恶心反酸,右胁连脘仍有胀痛,打嗝,气短。体查:望之精神尚可,舌质淡苔白滑,脉沉细无力。脾胃积热未除,熏蒸肝胆,阻滞肝经,肝脾不调,治宜清肝健脾,清化湿热。继初诊方加减:金钱草 30 g,黄芩 20 g,炒山栀 15 g,白花蛇舌草 20 g,银花 20 g,连翘 10 g,砂仁 10 g^(后下),白芍 20 g,川楝子 15 g,元胡 15 g,泡参 20 g,北沙参 20 g,茵陈 20 g,茯苓 20 g,车前子 15 g^(包煎),甘草 10 g。4 剂,煎服法及医嘱同初诊。

三诊(2009 年 5 月 29 日):右胁脘痛减,偶打嗝、气短,现午后头昏,乏力,全身酸痛,烦躁。体查:望之精神好,面色好转,舌质淡苔薄黄,脉弦。现脾胃、肝胆湿热之邪渐解,中焦气

机调畅,故右胁脘痛减轻,但余邪未尽,故午后有头昏,气短乏力,全身酸痛,烦躁,治以清热利湿,健脾益气。调整初诊方,加黄柏、蔻仁、虎杖、竹叶、滑石等以助清热利湿之功。处方:金钱草30 g,黄芩20 g,炒山栀15 g,白花蛇舌草20 g,连翘15 g,白芍20 g,川楝子15 g,元胡15 g,黄柏15 g,蔻仁10 g^(后下),虎杖20 g,竹叶10 g,滑石20 g,丹参20 g,车前子15 g^(包煎),甘草10 g。3剂,煎服法及医嘱同初诊。

四诊(2009年6月5日):药后脘痛、呃逆治愈,食增,多食则偶有脘不适。体查:望之精神好,舌质淡苔薄黄,脉弦细。脾运恢复,中焦湿热已祛,气机调畅,诸症愈。此期为余邪未尽,宜清解余热,健脾助运。守三诊方加减:金钱草30 g,黄芩20 g,白花蛇舌草20 g,连翘15 g,白芍20 g,川楝子15 g,元胡15 g,黄柏15 g,蔻仁10 g^(后下),虎杖20 g,竹叶10 g,滑石20 g,太子参10 g,茯苓10 g,苍术10 g,甘草10 g。4剂,煎服法及医嘱同初诊。药后痊愈。

按:本病以脘痛、呃逆、头痛身重为主诉,结合患者有胆囊炎、胃炎等病史,内有中焦湿热停聚,气机不畅,肝脾不调,外遇暑湿,故脘痛胀满不适加重,按照腹痛辨治,根据发病季节,暑湿当值,患者头痛身重,倦怠乏力,考虑为暑湿所致,治疗中湿热难祛,症状易反复。黄老坚守病机,抓住脾胃积热、肝胆湿热与暑湿,以清利湿热为主,治疗中重用金钱草、黄芩、白花蛇舌草,配炒山栀、虎杖清热利湿,并根据患者伴随症候加减,如头身痛加白芷,心烦加竹叶,脘痛配川楝子、元胡等。四诊佐以健脾益气、燥湿助运之太子参、茯苓、苍术而治愈。对肝胆经湿热,黄老临证常配山栀、茵陈清肝利胆;川楝子、元胡理气止痛;沙参、白芍养阴以防利湿伤阴。对头昏,气短乏力,全身酸痛,烦躁等,用芳香化湿之蔻仁、清利湿热之滑石、黄柏、竹叶,配合丹参以防气滞血瘀。

(整理:江雪,刘楚,谢莹,李春,卢庆玲,冷丽　　审阅:彭玉)

---

108. 辨治胃脘痛,肝脾不调之证

肝脾不调之胃脘胀痛,复感风热咽梗。治宜健脾助运,调和肝脾。

患者:李××,男,39岁	医案编号:078Q132
中医诊断:胃脘痛(肝脾不调,复感风热)	西医诊断:①急性胃炎;②急性咽炎
治法:调和肝脾,佐以疏风清热	方药:运脾散合逍遥散加减
主诉:胃脘胀痛2个月,咽梗1日	

初诊(2009年5月21日):患者2个月前因进食过于辛辣食物,出现胃脘胀痛,伴恶心、打嗝,食后脘腹不适更甚,自觉腹中有物梗塞不通,曾服助消化药(具体不详),稍有好转,胃脘、腹常隐痛,牵扯胁肋不适,因工作忙一直未系统治疗。1日前感觉咽部似有物难以咯出,喜清嗓子,食少,大便不调。病后精神时有不济。既往有5年糜烂性胃炎病史。体查:望之

精神可,面色正常,咽红,舌质胖大苔白,腹平软,未触及包块,无压痛、反跳痛,肝脾未扪及,体瘦,脉弦细。

刻下症: 胃脘胀痛,脘梗,恶心呃逆,食后尤甚,胁肋不适,咽梗,食少,大便不调,咽红,舌质胖大苔白,脉弦细。患者有5年糜烂性胃炎病史,素有脾胃积热,病后一直未予调养,日久伤及气阴。今因饮食过于辛辣,胃脘胀痛复发,以致中焦气机失调,胃气不降反升,脾运化失职,水谷停聚,故恶心呃逆、食后脘梗。肝气横逆犯脾,气机不畅则脘腹时作隐痛,牵扯胁肋不适,食少,大便不调,舌质胖苔白,脉细弦。咽梗、咽红为外感风热之征象。本病为胃脘痛,证属脾胃虚弱,肝脾不调,复感风热,为虚实夹杂之证,治宜先调和肝脾,佐以疏风清热,待外邪祛,肝脾调和后治以益气养阴助运。方拟运脾散合逍遥散加减:苍术15 g,白术15 g,山药30 g,茯苓20 g,白芍20 g,砂仁10 g^(后下),莲子肉20 g,北柴胡15 g,香附15 g,香橼皮15 g,厚朴12 g,射干12 g,僵蚕15 g,青果10 g,薄荷10 g^(后下),甘草10 g。3剂,水煎服,每次50 mL,每日4次,每日1剂。嘱:①忌辛辣食物,清淡饮食;②调畅情志;③适当禁声,多饮水。

二诊(2009年5月29日):咽梗愈,脘梗减轻,食增,但诉气短,腰酸,性功能减弱。体查:望之精神可,咽不红,舌质淡苔白,脉细无力。脾运恢复转枢之机,但脾肾不足,本虚症状显现,治以调补肝肾,健脾消积助运,予消补兼施,寓消于补之中,使补而不腻,利于中焦气机转枢恢复。自拟方加减:熟地15 g,女贞子20 g,枸杞20 g,菟丝子20 g,白人参15 g,杜仲30 g,狗脊10 g,山茱萸20 g,川楝子15 g,青皮10 g,陈皮10 g,槟榔片10 g,枳实15 g,厚朴15 g,黄芩20 g,砂仁10 g^(后下),山药30 g,丹皮15 g,甘草10 g。4剂,煎服法及医嘱同初诊。

三诊(2009年6月4日):服药后脘梗减轻,但时有打嗝,恶心,饮食减。体查:望之精神可,舌质嫩苔白,脉细弦。患者诉用初诊方时效果明显,现打嗝、恶心反复出现,食减,考虑二诊处方药物过于滋腻,困阻了尚未完全恢复的脾运,中焦气机难以斡旋,故调整治则,仍以健脾理气,消积助运为主,少佐以补阳之品,待脾胃完全恢复健运之功后,再行补肝肾,助阳。继用初诊处方加减:苍术15 g,白术15 g,山药30 g,茯苓20 g,白芍20 g,砂仁10 g^(后下),莲子肉20 g,川楝子15 g,青皮15 g,陈皮15 g,香橼皮15 g,枳实12 g,厚朴12 g,槟榔片12 g,炒山楂15 g,淫羊藿20 g,肉苁蓉20 g,甘草10 g。3剂,煎服法同初诊。嘱清淡饮食,调畅情志。

按: 本医案以胃脘胀痛为主诉,因外感风热引发脘痛加重、咽梗就诊,结合患者体质、病史、症状,辨证为脾胃虚弱,肝脾不调,复感风热之证。其肝脾不调为脾虚肝木克之,与肝气郁结横逆克脾土不同。《素问病机气宜保命集》说:脾不能行气于肺胃,结而不散,则为痞。痞指胸腹间气机阻塞不舒的一种自觉症状,有的仅有胀满的感觉。本病患者以脘梗胀痛为主诉,符合痞证,其病位在胃脘,有胃病病史,故以胃脘痛治之,为脾肾两虚,肝脾气机失调所致。黄老初诊以"和"法为主,分别用3组药物:一组以自拟运脾散为主,健脾助运消积,如苍术、白术、山药、茯苓、白芍、砂仁、莲子肉;一组配逍遥散加减调和肝脾,北柴胡疏肝解郁,白芍养血柔肝,白术、甘草、茯苓健脾养心,薄荷助柴胡以散肝郁,佐以香附、香橼皮助疏肝解郁,理气之力以缓解疼痛;一组配射干、僵蚕、青果清咽化痰。诸药合用咽梗愈,脘梗减,食增,肝脾调和,脾运渐复。二诊因本虚症状显现,以补为主,消补兼施。三诊时虽诸症大部分缓解,但患者脾运未完全恢复,以致中焦气机难以斡旋,复现打嗝、恶心等脾胃失调之征象,故调整治则仍以健脾理气,消积助运为主,少佐以补阳之品,待脾胃完全恢复健运之功后,再行补肝肾,助阳,以治其本虚。三诊后患者主要症状已愈,但伴随的腰酸、性功能减弱还需进一步调补肝肾,助阳益精治之。

纵观治疗过程,患者疾病本质以气机失调为主,治疗中黄老始终贯穿"和""运""理气"治法,用自拟运脾汤合逍遥散加减配合使用,取得明显疗效,扩展了运脾汤的适应证,是黄老学术思想与临床经验的体现。尤其二诊补肝肾,助阳益精,寓消于补之中,使补而不腻,但因脾运未复,使得中焦气机仍难以负担,以致出现一过性的打嗝等胃气上逆之征象。黄老及时调整用药,在健脾行气助运时少佐以补肾阳之品(淫羊藿、肉苁蓉),脾运恢复,主要症状消失而治愈。

(整理:江雪,刘楚,谢莹,李春,卢庆玲,冷丽　　审阅:彭玉)

109.辨治胃脘痛,肝胃不和之证

胃脘痛,肝胃不和之证。　治以疏肝和胃,清热化湿。

患者:但×× ,男,42 岁	医案编号:078Q135
中医诊断:胃脘痛(肝胃不和,湿热内蕴)	西医诊断:慢性结肠炎
治法:疏肝和胃,清热化湿	方药:自拟方
主诉:脘腹胀痛、打嗝 10 日	

初诊(2009 年5 月29 日):患者有4 年慢性结肠炎病史,其后饮食冷热稍有不注意,即脘腹不适,食后尤甚,大便不调,服药(具体不详)后可缓解,期间慢性结肠炎及脘腹不适反复难愈,渐消瘦。10 日前因饮食不慎即感胃脘饱胀,打嗝,时腹痛,大便每日1 ~2 次,大便细而起条状凹痕,时带黏液,自服消炎药未缓解,求助于中医。病后精神、饮食尚可,无发热,大便无脓血,无呕吐。患者有4 年慢性结肠炎病史,常有脘腹不适,大便不调。体查:望之精神可,面色黄,体瘦,咽不红,舌质淡苔薄黄,腹平软,未触及包块,无压痛、反跳痛,肝脾未扪及,脉弦细。

刻下症:脘腹胀痛,打嗝,食后甚,消瘦,大便细而起条状凹痕,夹黏液,饮食可,舌质淡苔薄黄,脉弦细。脾虚肝木易于乘之,胃失和降,故脘腹胀痛难愈。现饮食所伤,脾胃失于升降,肝脾不和,故胃脘胞胀、打嗝、腹痛。脾虚水湿停聚,郁久化热,大便见黏液,为湿热内蕴之征象。本病为胃脘痛,证属肝胃不和,湿热内蕴,治疗当以疏肝和胃,清热化湿。自拟方加减:川楝子15 g,香橼皮15 g,砂仁10 g^(后下),法半夏10 g,厚朴12 g,茯苓20 g,元胡15 g,白芍20 g,黄连6 g,生地榆20 g,生石膏30 g$^{(先煎)}$,炒山楂15 g,马齿苋20 g,甘草10 g。3剂,水煎服,每次50 mL,每日4次,每日1剂。嘱清淡饮食,注意休息,必要时做肠镜检查。

二诊(2009年6月4日):服药后脘胀减轻,大便黏液已去,每日1次,质软,但解大便末时腹痛。体查:望之精神可,面色黄,体瘦,舌质红苔薄黄,脉弦细。上方中川楝子、香橼皮疏肝理气止痛;砂仁、法半夏、厚朴、茯苓健脾化湿和胃;黄连、马齿苋、生石膏、生地榆清利湿热;白芍配甘草酸甘化阴,缓急止痛;炒山楂消积助运。服药后肠道湿热渐清,故黏液便已去,脘腹饱胀减轻,仅便末腹痛。现为肝胃不和,余热未尽,治以调肝脾,清湿热。初诊方加减:川楝子15 g,香橼皮15 g,砂仁10 g$^{(后下)}$,厚朴15 g,茯苓20 g,元胡15 g,白芍20 g,黄连6 g,生地榆20 g,黄芩10 g,槟榔片15 g,炒山楂15 g,马齿苋20 g,甘草10 g。3剂,煎服法及医嘱同初诊。

按:胃脘痛多发生于青壮年,疼痛部位在上腹胃脘部,其位置相对较低,疼痛性质多为胀痛、隐痛,痛势一般不剧,其痛与饮食关系密切,常伴有吞酸、嗳气、恶心呕吐等胃肠道症状。本医案有慢性结肠炎病史,饮食不慎伤胃,肝气横逆犯胃,胃气失和则脘腹胀满疼痛,呃逆,大便不调带有黏液,舌质红苔薄黄,符合胃脘痛诊断,证属肝胃不和,湿热内蕴。黄老初诊以调和肝脾为主,治以疏肝理气,清热利湿。服药后黏液便已去,脘痛好转,为湿热祛,脾运复之表现。二诊肝胃不和,余热未尽,故大便末时腹痛,以调肝脾,清湿热为主,守初诊方加减,3剂而愈。因痛愈患者不愿再进药剂,嘱其调畅情志,节制饮食,用药后以糜粥自养一段时间。

(整理:江雪,刘楚,谢莹,李春,卢庆玲,冷丽　　审阅:彭玉)

110. 辨治小儿厌食,汗证,肺脾两虚,脾虚失运之证

厌食多汗,食欲不振,消瘦,脾虚失运之证。　治以运脾和胃养阴。

患者:党××,男,1岁6个月　　　　　　医案编号:078Q136

中医诊断:厌食,汗证(肺脾两虚,脾虚失运)

西医诊断:①营养不良(轻度);②佝偻病(早期);③贫血

治法:运脾和胃养阴　　　　　　　　　　方药:运脾散加减

主诉:食欲不振、多汗1年,加重半年

初诊(2008年12月16日):患儿1年前因母乳不足,改为混合喂养后,因不愿吃牛奶,奶量减少,牛奶250 mL/日尚不能吃完,之后辅食难以添加,患儿无食欲与饥饿感,不贪零食。近1年逐渐消瘦,面色苍白,睡眠差,汗多可浸湿衣服、床单,易反复感冒。半年前断母乳,食欲不振、多汗加重,大便时干时稀,每日1次,腹胀,精神软弱。现只能扶走,发单音字,曾服

用钙剂、维生素 AD 滴剂等。病后无发热、吐泻,动作发育正常。否认营养不良病史。体查:体重 10 kg。望之精神软,面色苍白,前囟闭,方颅,头发稀疏黄少,表情淡,咽不红,舌质淡苔白厚腻,心、肺(-),无肋外翻、鸡胸,腹平软稍胀气,腹壁皮下脂肪约 0.5 cm,指纹红。血常规检查:血红蛋白浓度 113 g/L,白细胞计数 77×10^9/L,中性粒细胞比率 40%,淋巴细胞比率 53%,单核细胞比率 7%。

刻下症:食欲不振,多汗,大便不调,消瘦,眠差,面色苍白,头发稀疏黄少,易感冒,舌质淡苔白厚腻,指纹红。患儿因更换奶品、断乳、辅食添加等多种原因喂养不当,损伤脾运胃纳功能,水湿水谷停聚则食少,食量不足,大便不调,腹胀。日久饮食单一、量少,摄入不足,脾胃虚弱,气虚生化乏源,不能充养脏腑、肌肉,则消瘦,面色苍白,头发稀疏黄少,腹壁皮下脂肪薄,体重减轻,贫血等;脾土不能生肺金,肺气不足,卫外不固则多汗,易感冒,精神软。舌质淡苔白厚腻为脾虚水谷停积之征象。本病为厌食、汗证,证属肺脾两虚,脾虚失运,治以运脾和胃,养阴敛汗。方拟运脾散加减:苍术 6 g,茯苓 10 g,厚朴 6 g,陈皮 6 g,薏苡仁 6 g,神曲 6 g,麦芽 6 g,焦山楂 6 g,山药 10 g,乌梅 6 g,煅龙骨 10 g^(先煎),煅牡蛎 10 g^(先煎),防风 3 g,甘草 3 g。2 剂,水煎服,每次 50 mL,每日 5 次,2 日 1 剂。嘱:①因多汗,注意避免感冒;②服药后有食欲时,切忌多食;③进食按照"以喜为补"原则,优先摄入患儿喜爱食物。

二诊(2008 年 12 月 23 日):有食欲,食量稍增,每日能进食 250 mL 牛奶、1 个鸡蛋,每餐能进食几口米饭,大便渐成形,每日 1~2 次,量不多,眠可,仍多汗、腹胀。体查:精神好转,面色白,咽不红,腹胀,柔软,舌质淡苔白厚。脾运渐复,水湿化,则食增便调,添加少许蛋白质饮食,然病程长,脾运乏力,难以化解全部停聚之水湿,故舌苔白厚未解,腹胀仍存。药证相符,仍守初诊方继进 3 剂。处方:苍术 6 g,茯苓 10 g,厚朴 6 g,陈皮 6 g,薏苡仁 6 g,神曲 6 g,麦芽 6 g,焦山楂 6 g,山药 10 g,乌梅 6 g,煅龙骨 10 g^(先煎),煅牡蛎 10 g^(先煎),防风 3 g,甘草 3 g。3 剂,煎服法同初诊。嘱添加蛋白质食物的量与种类不可过急,不可多食,以免损伤已恢复的脾胃功能。

三诊(2008 年 12 月 27 日):食量日渐增加,已添加牛奶、鸡蛋、肉糜、米饭等食物,大便正常,汗出减少,精神好,面色转红,面部表情恢复如常,爱笑,喜玩耍。体查:咽不红,舌质淡红苔白,指纹淡红。患儿一般情况好,活泼好动,面色转红,说明患儿对药物较为敏感,机体修复较快。此期宜以调养为主,增加益气养阴之品以健脾助运,益气养阴。继用二诊方加减:黄芪 10 g,苍术 6 g,茯苓 10 g,炒白术 6 g,薏苡仁 6 g,神曲 6 g,麦芽 6 g,陈皮 6 g,山药 10 g,乌梅 6 g,煅龙骨 10 g^(先煎),煅牡蛎 10 g^(先煎),防风 3 g,甘草 3 g。3 剂,煎服法同初诊。嘱指导喂养,增加营养。随访,患儿长胖,精神好,厌食愈。

按:《脾胃论》:"胃中元气盛,则能食而不伤,过时而不饥。脾胃俱旺,则能食而肥;脾胃俱虚,则不能食而瘦。"由此可见,厌食与脾胃关系密切。本医案为因喂养不当导致的厌食。婴儿期为孩子生长发育高峰,本患儿因长期厌食致脾胃虚弱,加上喂养不当,摄入不足,气血生化不足,机体失于濡养,导致消瘦,甚或发生疳证,因此,宜尽早治疗。厌食因脾运失健而致,脾喜燥恶湿,脾气宜升,胃气宜降,治疗要顺应脾胃之性。本医案病因、病机明确,关键在于帮助胃气复苏、脾气运转,故黄老自拟运脾汤,以苍术为君药,遵循"健脾旨在运脾",以运脾助运为主,配和胃消积扶正之品。同时指导家长不要强迫给孩子喂食,应主动提高膳食营养,前期不设食品质量与数量要求,优先给予其爱吃的食物,以期胃气复苏。同时中药汤剂以健脾益气,行气助运为主,加陈皮行气、乌梅柔肝养阴助脾运化。三诊病情稳定,辅食添加得当,吸收较好,守二诊方,加黄芪、白术以养阴益气固表为主。随访,其母转告,该患儿厌食已愈,体重增加,偶有微汗出。

(整理:江雪,刘楚,谢莹,李春,卢庆玲,冷丽　　审阅:彭玉)

111. 辨治胃脘痛,痰热互结,肝火犯胃之证

脘腹疼痛,痛连胸胁,反酸干哕,痰热互结,肝火犯胃之胃脘痛。初期治以清泻肝火,宽胸散结,降逆止痛;后期治以调和肝胃。

患者:张××,男,39岁	医案编号:078Q141
中医诊断:胃脘痛(痰热互结,肝火犯胃)	西医诊断:慢性胃炎
治法:清泻肝火,宽胸散结,降逆止痛	方药:小陷胸汤合左金丸加减
主诉:脘腹疼痛10年,加重痛连胸胁2个月	

初诊(2008年12月18日):患者喜饮酒,饮食不节,常有脘腹疼痛,以阵发性胀痛为主,食后甚,饮酒后痛剧,常牵扯到胸胁部,自服胃药,脘腹疼痛时轻时重,未系统治疗。近2个月来因家中变故,胃脘痛加重,持续隐痛,食后尤为明显,伴打嗝,反酸干哕,因食后脘胀不适、食量减少,特求助中医。病后精神尚好,时有恶心,二便调,无呕吐、腹泻,无发热。否认胆结石、肝炎等病史。平素喜饮酒,痰黄多,口臭。现已戒酒1年。体查:望之精神尚可,面色黄,痛苦病容,咽不红,舌质红苔薄黄,心、肺(-),腹平软,剑突下压痛,无包块,肝脾未扪及,脉弦细。

刻下症:胃脘、腹持续隐痛,牵扯胸胁,食后加重,恶心打嗝,反酸干哕。胃痛是临床上最常见的多发病之一,主要与饮食及肝脾关系最为密切,又称"胃脘痛""胃气痛""肝胃气痛"。《灵枢·邪气脏腑病形》中云:"胃病者,腹膜胀,胃脘当心而痛。"患者病史长,喜饮酒,平素痰黄口臭,素有湿热中阻脾胃,因饮食不节而发脘腹疼痛。肝之经脉布于胁肋,久痛入络,加之情志不遂致脘痛、腹胀加重;肝气郁结不舒,肝木横逆犯脾土,气郁化火,经脉瘀阻则痛连胸胁;脾胃湿热与郁火搏结,肝胃之阴亏耗,则病程每多缠绵,脘腹隐隐作痛难愈。胃气以降为顺,不顺反逆,肝气犯胃则胃失和降,故舌质红苔黄、脉弦,此乃肝经火郁之征象。本病为胃脘痛,证属痰热互结,肝胃不和,肝火犯胃,为虚实夹杂之证,宜先清泻肝火,宽胸散结,降逆止痛,再调和肝脾。方拟小陷胸汤合左金丸加减:瓜蒌壳30g,黄连6g,吴茱萸10g,法半

脾胃病证

179

夏 10 g,青皮 15 g,陈皮 15 g,川楝子 15 g,元胡 15 g,白芍 20 g,香附 15 g,当归 15 g,砂仁 10 g^(后下),茯苓 15 g,厚朴 15 g,山药 30 g,甘草 10 g。3 剂,水煎服,每次 100 mL,每日 1 剂。嘱:①清淡饮食,忌饮酒,忌辛辣食物;②调适心情。

二诊(2008 年 12 月 25 日):服药后胃脘痛减轻,胁痛消,现脘腹隐痛,反酸干哕,恶心打嗝,近日微咳。体查:精神好转,舌质红苔黄,脉细无力。方中黄连性寒以泄热,清泻肝火,使肝火得清,自不横逆犯胃;瓜蒌壳性寒以涤垢;佐半夏之辛温以散结,吴茱萸之辛热疏肝解郁,以使肝气条达,郁结得开,半夏、吴茱萸又可反佐以制黄连之寒,使泻火而无凉遏之弊端。仍守初诊方,但恐理气香燥之品过多伤阴,去青皮、陈皮、香附、法半夏,用广木香、苍术代之,加白术助健脾益气之功,杏仁、前胡宣肺止咳。处方:瓜蒌壳 20 g,黄连 6 g,吴茱萸 10 g,川楝子 15 g,元胡 15 g,白芍 20 g,厚朴 15 g,山药 30 g,砂仁 10 g^(后下),广木香 6 g,苍术 20 g,甘草 10 g。3 剂,煎服法及医嘱同初诊。随访,胃脘痛愈。

按:胃脘痛相当于西医学的急性或慢性胃炎、胃及十二指肠溃疡等疾病。脾胃的受纳运化,中焦气机的升降,均有赖于肝之疏泄。本医案患者有 10 年胃痛史,起因为饮食不节、喜饮酒,胃肠痰热较盛,后因肝郁气滞横逆犯胃致胃痛加重。肝气郁而化火与脾胃湿热互结,故脘腹疼痛连及胸胁。《素问·六元正纪大论》云:"木郁之发……民病胃脘当心而痛。"黄老结合患者年龄、病史、症候,按胃痛不同点辨治,抓住"脘腹痛连胸胁",故初诊辨治从肝胃不和,肝火犯胃,痰热互结入手,选用小陷胸汤主之,配吴茱萸取"左金丸"之义。《伤寒论》载:"小结胸病,正在心下,按之则痛,脉浮滑者,小陷胸汤主之。"《类证治裁》曰:"因肝乘胃而脘痛者,气冲胁胀,当辛酸制木。吴萸、白芍、青皮、木瓜、浓朴、延胡、金橘。"本医案患者虽无"脉浮滑者",但脘腹疼痛连胸胁,按之则痛,恶心打嗝,反酸干哕,舌质红苔黄,火热当清,气逆当降,故治以清泻肝火为主,兼以宽胸散结,降逆止呕,选用小陷胸汤主之,重用瓜蒌壳。小陷胸汤与左金丸合用,清泻肝火,宽胸散痰结,辛开苦降,肝胃同治,相反相成,使肝火得清,胃气得降,配青皮、陈皮、川楝子、元胡、香附理气止痛,砂仁、茯苓、法半夏、山药、白芍健脾和胃燥湿,使肝气疏,胃气降,诸症减。黄老对本医案中的气郁化火之证,如纯用大苦大寒,既恐郁结不开,又虑折伤中阳,故少佐以半夏之辛温以散结,吴茱萸之辛热疏肝解郁,以使肝气条达,郁结得开,二者反佐以制黄连、瓜蒌壳之寒,使泻火而无凉遏之弊端,辛开苦降,肝胃同治。二诊调和肝脾,健脾助运,诸症自愈。从本医案可窥见黄老对《伤寒论》经典之方的灵活使用。

(整理:江雪,刘楚,谢莹,李春,卢庆玲,冷丽　　审阅:彭玉)

112. 辨治小儿泄泻,风寒夹滞之证

风寒泻,外感夹滞证。 治宜疏风解表,消积助运。

患者:付××,女,2个月	医案编号:078Q149
中医诊断:小儿泄泻(风寒夹滞)	
西医诊断:①消化不良;②上呼吸道感染	
治法:疏风解表,消积助运	方药:自拟方
主诉:阵发性哭吵2日,腹泻1日	

初诊(2008年11月26日):患儿2日前经家长添加少许米糊喂食之后,出现大便稀,带奶瓣,无黏液,每日约2次,伴阵发性哭吵,经服乳酸菌后大便每日1次,成形,但仍有阵发性哭吵,哭声洪亮有力。1日前大便为水样大便,色绿带泡沫,量少,每日约3次,泻时哭吵明显,吃奶量减少,腹软,无呕吐,偶有鼻塞、清涕。患儿系母乳喂养。病后精神尚可,未添加辅食,无发热,无呕吐,吮乳好,尿量可。体查:望之精神可,面色正常,前囟平坦,约2cm,无凹陷,皮肤弹性好,无脱水征,口腔黏膜光滑,咽微红,舌质淡苔薄白,心、肺(-),腹平软,稍胀气,指纹紫滞。

刻下症:阵发性哭吵,哭声洪亮有力,水样大便,色绿带泡沫,量少,泻时哭吵,鼻塞、流清涕,尿量可,咽微红,舌质淡苔薄白,指纹紫滞。初生小婴儿因喂养不当,添加米糊过早,乳食停积不化,壅滞肠胃,气机不畅,故见腹胀、大便稀带奶瓣;因食积中焦气机阻滞不通,患儿阵发性哭吵多为腹痛所致。加之感受风寒,外邪犯肺,则鼻塞、流清涕;风寒夹滞,客于肠胃,引动原有宿食,寒凝水湿(食)气滞,中阳被困,则水样大便,色绿带泡沫;风寒郁阻,加重气滞,不通则痛,故见泻前哭吵阵作。本病为小儿泄泻,证属风寒夹滞,主要病位在脾,治宜疏风解表,消积助运。自拟方加减:防风3g,荆芥3g,苏梗3g,厚朴3g,黄芩6g,陈皮3g,茯苓6g,麦芽6g,神曲6g,白芍6g,甘草3g。2剂,水煎服,每次10~20mL,每日5次,2日1剂。嘱:①注意喂奶次数,减少奶量,喂水;②暂停辅食添加;③注意腹部保温。

二诊(2008年11月30日):1剂药后患儿未再出现哭吵,大便每日1次,成形,吃奶好,无鼻塞、咳嗽,眠好。体查:望之安静,熟睡状,舌质平,指纹淡。外邪祛,食积化,腑气通,气机调畅,故哭吵消。继续调理脾胃以治本,宜健脾助运。方拟运脾散加减:苍术3g,白术3g,茯苓6g,陈皮3g,厚朴3g,白芍6g,防风3g,黄芩6g,山药6g,神曲6g,麦芽6g,甘草6g。2剂,煎服法及医嘱同初诊。

按:《景岳全书》曰:"泄泻之本,无不由于脾胃……若饮食失节,起居不时,以致脾胃受伤,则水反为湿,谷反为滞,精华之气不能输化,乃致合污下降,而泻痢作矣。"本医案为2个月大的小婴儿,肺脾功能不足,因添加辅食过早,损伤脾胃,水湿与水谷停聚,气机不畅,出现

大便稀、哭吵。此时腹泻不重,皆因复感风寒,风寒上犯肺卫,又客于肠胃,外寒与内积水湿(食),内外合邪,加重腹泻与阵发性哭吵,且大便水样泻,色绿带泡沫。本医案内有食积,外感风寒,以标实为主,辨证的关键点为:一辨外感表证的轻重寒热及大便改变;二辨患儿有无阴液损伤之脱水征;三辨精神状态。治疗重在脾胃,健脾助运贯穿整个治疗过程。患儿经治痊愈快,但需注意饮食喂养,避免复发,后经综合治疗,调理脾胃后痊愈。

(整理:江雪,刘楚,谢莹,李春,卢庆玲,冷丽　审阅:彭玉)

113. 辨治胃脘痛,胃肠积热之证

饮食不节,食滞肠胃,胃脘痛,胃肠积热之证。治以消积助运,理气止痛。

患者:冯××,男,58岁	医案编号:078Q152
中医诊断:胃脘痛(胃肠积热)	西医诊断:慢性糜烂性胃炎
治法:消积助运,理气止痛	方药:运脾汤加减
主诉:胃痛3个月,加重伴呃逆、大便稀2日	

初诊(2010年2月12日):3个月前因饮酒上脘隐痛,食后腹胀易打嗝,曾在外院胃镜检查为慢性浅表糜烂性胃炎,B超检查提示胆囊炎,服消炎药(具体不详)暂可缓解,之后因饮食不慎脘痛时有发作。近2日因过食辛辣食物,脘痛加重,食后尤甚,伴腹胀呃逆,口臭,大便稀少,色稍青,每日1~2次,时有大便不畅的感觉。病后无发热、黄疸、呕吐,无乏力。体查:望之精神好,面色正常,巩膜与皮肤未见黄染,咽不红,舌质暗红苔白满厚,心、肺(-),肠鸣音正常,腹平软,剑突下轻压痛,无反跳痛,无包块,肝脾未扪及,脉弦滑。

刻下症:胃脘隐痛,食后尤甚,腹胀呃逆,口臭,大便清稀量少,大便不畅,舌质暗红苔白满厚,脉弦滑。患者饮食不节,过食辛辣食物,中焦饮食停聚,损伤脾胃,气机壅塞不通则脘痛,食后致气机郁滞加重,气机欲伸,上冲膈肌致呃,食后尤甚,腹胀呃逆。食积日久化热则口臭,舌质暗红苔白满厚。脾运失健,气机转枢不利,水反为湿,谷反为滞,湿性黏滞,肠道不能升清泌浊则大便稀,大便不畅。本病为胃脘痛,证属饮食不节,胃肠积滞化热,为实证。胃气宜降,脾气宜燥,大肠宜调顺为贵,故治以健脾益气养阴,理气止痛消积。方拟运脾汤加减:苍术20 g,白术20 g,枳实15 g,川楝子15 g,佛手15 g,厚朴15 g,莱菔子15 g,青皮15 g,陈皮15 g,砂仁10 g$^{(后下)}$,炒山楂15 g,槟榔片12 g,山药30 g,扁豆15 g,北柴胡15 g,白芍20 g,甘草10 g。3剂,水煎服,每次100 mL,每日3次,每日1剂。嘱:①忌辛辣食物及酒,清淡饮食;②调畅情志。

二诊(2010年2月19日):服药后脘胀痛已减轻,晨起脘微痛,偶有口臭、口苦,肛门痒,大便稀,每日1次,咽不适,轻咳。体查:望之精神可,咽不红,舌质暗红苔白稍厚,脉细弦,心

律不齐,心、肺、腹(-)。经消食助运,理气止痛,中焦气机复苏,积滞渐化,故胃脘痛减轻,大便不畅消失。但胃肠积热未尽,故口臭、口苦、大便稀仍存;咽不适、轻咳、咽红为外感风热之症状,但感邪不重,故仍以治胃脘痛为主,治疗上宜消积助运,理气止痛。方拟运脾汤加减:苍术20 g,白术20 g,川楝子15 g,佛手15 g,厚朴15 g,青皮15 g,陈皮15 g,砂仁10 g^(后下),槟榔片15 g,山药30 g,扁豆15 g,白芍20 g,莲子肉20 g,炒山楂15 g,甘草10 g。3 剂,煎服法及医嘱同初诊。随访,用二诊方3 剂后痊愈。

按:本医案患者有慢性浅表糜烂性胃炎、慢性胆囊炎病史及饮食不节史,致脾胃受损,中焦胃肠食积不化,阻塞气机发为脘痛,病因、病机、病位明确,因病程短,为实证,食积化热,治以消为先,待积滞消退后再拟益气助运,以"和"为辅,"消补并用,攻补兼施"。初诊用运脾汤加减,以苍术、白术、川楝子、佛手为君药,健脾燥湿助运;川楝子、青皮、陈皮、佛手、厚朴理气止痛,配槟榔片、莱菔子、炒山楂消积化滞;白芍、甘草缓急止痛。二诊症缓,黄老紧守初诊方加减应用,患者痊愈。本医案患者如能继续调和脾胃,效果会更佳。胃为五脏六腑之大源,主受纳腐熟水谷,若恣饮热酒煎煿,则易耗损胃阴,故嘱忌食辛辣食物及饮酒,清淡饮食。

(整理:江雪,刘楚,谢莹,李春,卢庆玲,冷丽 审阅:彭玉)

114. 辨治小儿疳证(疳积),气阴亏虚,脾虚夹积之证

喂养不当,气阴亏虚,脾虚夹积之疳证。 治以健脾和胃,益气化湿。

患者:郭××,男,1 岁	医案编号:078Q158
中医诊断:疳证(疳积——气血不足,脾虚夹积)	
西医诊断:①营养不良;②佝偻病;③贫血	
治法:健脾和胃,益气化湿	方药:运脾散加减
主诉:反复大便稀、食少半年,加重1 周	

初诊(2009 年6 月11 日):患儿系单纯母乳喂养,出生后吃奶量少,半年前吃奶量更少,无食欲,无饥饿感,添加米糊每餐仅吃数口,进食时间短,约5 min,辅食添加不进,大便稀少,每日3~6 次,夹不消化食渣,未予以治疗。近1 周上症加重,食不下,白天可勉强进食数口面条或稀饭,夜间哭吵,需喂奶3~4 次,量少,每次约50 mL,鸡蛋、牛奶等辅食均未添加,大便稀溏水样,时夹不消化食渣,每日4~5 次,无泻前哭吵。病后神倦乏力,不活泼,爱哭吵,不愿站立,喜抱,尿清长,体重不增,消瘦,盗汗明显,无发热。患儿母乳喂养,但母乳少,患儿不愿吃其他奶制品,辅食难添加。否认传染病、结核病等病史。体查:体温36.5 ℃,心率110 次/min,体重6.5 kg,身高65 cm。望之精神软,体瘦矮小,能扶走,不能独站;面色苍黄,表情淡,毛发稀疏黄绒,前囟闭,肋缘轻度外翻,皮肤干燥;咽不红,出牙数1,舌质淡红苔白厚

腻,心、肺(-),腹软胀大,腹壁皮下脂肪 0.3 cm,肝肋下 2 cm 扪及,质软,光滑,脾未扪及,四肢肌肉松弛,指纹红细。血常规检查:血红蛋白浓度 89 g/L,白细胞计数 10.5×10⁹/L,中性粒细胞比率 65%,淋巴细胞比率 35%。大便常规检查:未见特殊异常。

刻下症:食不下,大便稀溏如水样,夹不化食渣,神倦乏力,烦躁哭吵,消瘦盗汗,小便清长。贫血,体重减轻,皮下脂肪变薄。生长发育低于同龄儿童。小儿"脾常不足",患儿出生后单纯母乳喂养至患儿 1 岁未断乳,患儿摄入少,辅食添加不进,食物单一,喂养方法不当,致脾胃虚弱,水谷摄入不足,气血生化乏源,无以濡养全身及脏腑,则体瘦矮小,面黄乏力,神倦,表情淡,不愿站立,毛发干枯,生长发育缓慢;脾胃不健,胃不受纳,胃气有"绝"之可能,故食少甚至不食,脾气不升,水谷停聚不化则便溏,时夹不消化食物残渣,腹胀大,舌苔白厚腻;脾虚肝木克之则夜烦躁哭吵。本病为疳证重证之疳积,证属脾气阴亏虚,气血不足,脾虚夹滞,为寒热虚实夹杂之证。按照"急则治标"原则,以消积化滞,健脾助运为主,治宜健脾和胃,益气化湿。方拟运脾散加减:苍术 6 g,厚朴 3 g,薏苡仁 10 g,茯苓 10 g,泡参 10 g,扁豆 6 g,炒白术 6 g,白芍 6 g,建曲 6 g,炒麦芽 6 g,炒谷芽 6 g,乌梅 6 g,藿梗 6 g,甘草 6 g。2 剂,水煎服,每次 20~30 mL,每日 4~5 次,1.5 日 1 剂。其余治疗:①口服葡萄糖酸钙片,每次 1 片,每日 3 次;②口服葡萄糖酸锌剂,每次 5 mL,每日 3 次。嘱:①家长投其所好,诱其胃气生,可予少量牛奶、米汤;②建议断乳。

二诊(2009 年 6 月 18 日):大便时干时稀,大便不调,有不化食渣,每日 2~3 次,能进食少量牛奶,仍多汗。体查:精神好转,面色萎黄,舌质淡苔白稍厚,指纹淡,心、肺(-),余体查同初诊。患儿食积未化,脾胃仍虚,运化未复,但能进少许牛奶,说明胃气有望生长。"有胃气则生,无胃气则死",患儿脾胃之气有复苏之机,故效不更方,治以健脾和胃,益气化湿。守初诊方加减:苍术 6 g,厚朴 3 g,薏苡仁 10 g,茯苓 10 g,泡参 10 g,扁豆 6 g,炒白术 6 g,白芍 6 g,建曲 6 g,炒麦芽 6 g,炒谷芽 6 g,乌梅 6 g,藿梗 6 g,甘草 6 g。4 剂,水煎服,每次 50 mL,每日 4~5 次,2 日 1 剂。嘱:①注意辅食不宜过量、过急添加,以防食积;②避免感冒。随访,服用二诊方 2 剂后,患者病情有所改善。

三诊(2009 年 6 月 25 日):患者经半个月调养,大便成形,每日 2 次,食量增加,有饥饿感。现母乳已断,每日能吃 1 份牛奶(250 mL)、1 个芙蓉蛋及小半碗稀饭或烂面条,每日 4 餐。夜晚哭闹减,但盗汗仍明显。体查:精神好转,面色较前红润,开始玩耍,舌质淡苔薄,指纹紫红,心、肺(-)。脾胃功能开始恢复,胃气渐复,后天气机转枢调畅,药证相符,效不更方,加浮小麦以敛汗。处方:苍术 6 g,厚朴 3 g,薏苡仁 10 g,茯苓 10 g,泡参 10 g,扁豆 6 g,炒白术 6 g,白芍 6 g,建曲 6 g,炒麦芽 6 g,炒谷芽 6 g,乌梅 6 g,藿梗 6 g,浮小麦 6 g,甘草 6 g。4 剂,煎服法同二诊。嘱家长适量控制患儿饮食,不可过量。服药后,患者症状明显改善。

四诊(2009 年 7 月 2 日):大便调,食量同前,眠好汗少。体查:望之精神好,面有笑容,舌苔白稍厚,指纹紫红,心、肺(-)。血常规检查:血红蛋白浓度 98 g/L,白细胞计数 87×10⁹/L,中性粒细胞比率 67%,淋巴细胞比率 33%。服药后诸症减轻,体重较前增加 0.5 kg,因饮食增加,脾胃尚虚,故三诊方中去理气作用较强之厚朴、藿梗,以防耗气;因理气作用较缓，加具有健脾之功的砂仁代之。处方：苍术 6 g，薏苡仁 10 g，茯苓 10 g，泡参 10 g，扁豆 6 g，炒白术 6 g，白芍 6 g，建曲 6 g，炒麦芽 6 g，炒谷芽 6 g，乌梅 6 g，砂仁 6 g^(后下)，浮小麦 6 g，甘草 6 g。4 剂，煎服法同三诊。患儿饮食逐渐恢复，大便正常。因经济困难，未再进行补钙、养气血治疗。随访，患儿痊愈，理化指标明显改善。

按：目前，随着人民群众生活质量的提高，因摄入不足发生的疳证在儿科较为少见。本医案患者病因单纯，因摄入不足、食物单一、喂养不当等致脾虚食积，使气血生化无源，生长发育迟缓，又因家庭经济困难，迟迟未能就诊，致使病情发展成疳证。本病以"积"为病因，又因"积"为病理，古有"无积不成疳""积为疳之母"的说法，正如《证治准绳》中"积是疳之母，所以有积不治，乃成疳候"的记载，说明积久不消，可转化为疳。本医案患儿喂养不当，食积伤脾，脾胃气阴亏损，运化失司，水湿饮食停聚，气血不足，其病情复杂，有虚实、寒热夹杂。本虚为脾虚阴液干枯，气血不足，故而消瘦，腹壁皮下脂肪逐渐消失，头发黄稀干枯等；标实为食积、水湿，表现为大便不调，食少，无食欲与饥饿感，腹胀，舌质淡苔白腻等。热为食积化热与阴虚内热合邪，扰动肝风则烦躁眠差；寒为气阴不足，阴亏阳气无以依附，故有小便清长，大便稀溏如水样，以及神倦乏力、喜抱、运动发育迟缓等阳虚寒湿内生之征象。患儿就诊时神倦声低，体瘦面白，四肢细小，如半岁大之幼儿，营养状况差，脾胃阴亏致脾阳不足，气血生化乏源，故治疗分辨虚实、寒热之偏重尤为重要。黄老紧紧围绕"运脾开胃，益气养阴"，从始至终，用自拟运脾汤随证加减，使腹泻止，胃口开，添加辅食顺利，逐渐补充身体需要之营养物质。该患儿所幸用药后胃气得复，脾胃功能有望恢复，病情得以控制，因饮食增加，气血生化有源，面色转红润，体重增长，疳证有望治愈，然体重、身高的增长若要达标准，营养不良、贫血、佝偻病若要得以恢复，还需要一段时间才可完全治愈。因家长没有经济能力，嘱其返家后继续调养治疗。如果经济条件好，宜综合治疗较好。本医案反映出黄老对小儿疳证的辨治方法与临证经验，值得临床医师学习。

（整理：江雪，刘楚，谢莹，李春，卢庆玲，冷丽　　审阅：彭玉）

115. 辨治老年厌食，脏腑虚衰，肝脾不和，脾虚失运之证

年老脏腑虚衰，肝脾不和，脾虚失运之厌食。治以健脾助运，补肝肾，调和肝脾。

患者：胡××，男，83 岁　　　　　　医案编号：078Q159

中医诊断：厌食（脾虚失运，肝脾不和）　　西医诊断：消化不良

治法：健脾助运，补肝肾，调和肝脾　　方药：运脾散加减

主诉：食少、口淡无味 3 个月，加重伴头昏 1 个月

初诊（2009 年 6 月 19 日）：近 3 个月食欲不振，口淡无味，食少，服用消化药效果不佳，大

便干,尿频,夜晚明显,腰酸不适,因年事已高,就诊不便,未系统治疗。近1个月口中不知味道加重,食少甚,且食后脘胀,打嗝,头昏,乏力,但无眩晕、发热,无腹痛腹泻,血压正常。病后精神软,尿频,尿量黄少,大便干,1~2日1次。否认高血压、心脏病、肝胆疾病等病史,有2年尿频、腰酸不适病史。尿常规检查:未见异常。体查:血压110/60 mmHg。望之精神可,体瘦,面色白,咽不红,舌质嫩红有裂痕苔薄白,心、肺(-),腹平软,无压痛、反跳痛,肝脏未触及,双下肢无凹陷性水肿,脉细弦无力。

刻下症:食欲不振,口淡无味,食少便干,脘胀打嗝,尿频黄少,腰酸不适,头昏乏力,舌质嫩红有裂痕苔薄白,脉细弦无力。患者为八旬老人,脏腑功能衰退,肾阳不足,长期有尿频、腰酸不适史;当下以食欲不振、食少为主诉,当责之于脾胃虚弱。因脾胃纳运失调,胃摄纳水谷减少,脾生化乏源,不能布散水谷精微濡养五脏六腑。上不能滋养脑窍,故头昏;下失于传导,则大便干;肝肾失养,阴血亏虚则舌质嫩红有裂痕,脉细弦无力;筋脉不荣,膀胱气化不利则尿频、腰酸。脾胃为气机之枢纽,脾虚失运,肝木横逆易于乘之,肝失条达,脾胃气机升降失调,肝脾不和则脘胀、口淡无味,食少加重。本医案虽症状表现多样,但以五脏中脾虚失运,肝脾不和,肝肾不足为主,虚实夹杂。本病为厌食,证属脏腑虚衰,肝脾不和,脾虚失运,治当健脾助运,补肝肾,调和肝脾,标本同治。方拟运脾散加减:太子参30 g,党参20 g,苍术15 g,白术15 g,山药30 g,麦冬20 g,石菖蒲10 g,五味子10 g,天花粉20 g,石斛20 g,砂仁10 g$^{(后下)}$,槟榔片12 g,炒山楂15 g,覆盆子20 g,杜仲20 g,知母15 g,肉苁蓉20 g,熟地20 g,甘草10 g。3剂,水煎服,每次50 mL,每日4次,每日1剂。嘱:①患者适当运动;②因口淡无味,食物投其所好为宜,待胃气开后再选择营养食物。

二诊(2009年6月29日):服药后脘胀、打嗝好转,尿频减少,大便调,仍食少,时有头昏。体查:血压156/70 mmHg。望之精神可,体瘦,面色较前好转,咽不红,舌质胖嫩红开裂苔白,脉弦滑。初诊方中太子参、党参、苍术、白术、山药、麦冬、砂仁健脾益气助运,脾气有所复,故胃纳渐开,肝脾调和则脘胀、打嗝好转,但脾运未复,则舌苔白、食少仍存,气血未充则头昏、舌质胖嫩红开裂。此期脾胃气阴不足,重在治脾,治以益气健脾,消积助运。方拟运脾散加减:苍术15 g,白术15 g,茯苓20 g,槟榔片12 g,法半夏10 g,枳壳12 g,厚朴12 g,砂仁10 g$^{(后下)}$,天花粉20 g,山药20 g,炒山楂15 g,炒麦芽15 g,炒谷芽15 g,黄芩20 g,甘草10 g。3剂,水煎服,每次50 mL,每日4次,1.5日1剂。医嘱同初诊。服药后患者较就诊前症状明显改善,食欲逐渐恢复。

按:本医案中患者八旬,因年高脾肾阴阳亏虚,肝脾不和,脾虚夹积,病变以中焦不足和下焦不足为主——中焦表现为食不纳,下焦表现为夜尿频。脾为后天,肾为先天,二者常相互影响,盛则同盛,衰则同衰。在二者症状同时出现时,治疗中常相互兼之,以使脾肾之气相充,相得益彰。黄老初诊中用太子参、党参、苍术、白术、砂仁、山药健脾,杜仲、覆盆子、肉苁蓉补肾壮阳,石菖蒲、槟榔片醒脾行气开胃,另加天花粉、石斛、熟地、麦冬、知母以滋阴,防燥性之品伤阴。二诊在食增及脘胀、打嗝好转的基础上,黄老注重益气健脾,意在令食量增加,补后天以壮先天,饮食投其所好。因食少日久,停聚不化易于积滞,本医案方用运脾汤加减,配槟榔片具消积下痰之功。黄老常将槟榔片与枳实(或枳壳)、炒山楂等合用,治疗食积、厌食、腹泻、痰湿、痰热,但需中病即止,不可久用。

(整理:江雪,刘楚,谢莹,李春,卢庆玲,冷丽　　审阅:彭玉)

116. 辨治小儿厌食,肺脾两虚夹积之证

食少易感, 肺脾两虚, 脾虚夹积之厌食。 治以益气养阴, 消积助运。

患者:黄××,男,2岁9个月	医案编号:078Q164
中医诊断:①厌食(脾虚夹积);②易感儿(脾肺两虚)	西医诊断:厌食
治法:益气养阴,消积助运	方药:黄芪桂枝五物汤加减
主诉:食少1个月	

初诊(2010年1月5日):近1个月食少,食欲不振,不思食,勉强进食则恶心,饮水少,尿黄,鼻腔干燥,夜间多汗,易感冒。病后无发热,无恶心呕吐等。患儿平素挑食,便秘,3日1次。否认传染病病史。患儿出生后10个月患肺炎治愈后,近2年来反复感冒,每个月平均感冒1次,常伴低热、鼻塞、咳嗽,受寒后又可再发,每次病程半个月有余,难以恢复。因常服消炎、止咳等西药(具体不详),感冒虽治愈,但饮食日渐减少,体重增长缓慢。体查:体重11 kg,身高79 cm。望之精神欠佳,面色白,体瘦,头发黄少稀疏,眶下(肉轮)青紫,咽(-),舌质淡苔白,心、肺(-),腹平软,指纹紫滞。

刻下症:食少,食欲不振,无饥饿感,鼻干燥,盗汗,大便干结,尿黄,消瘦易感,面色白,头发黄少稀疏,肉轮青紫,舌质淡苔白,指纹紫滞。患儿出生后混合喂养,婴儿期辅食添加困难,幼儿期挑食明显,喜素食,加之病后失于调养,长期服药,导致肺脾两虚。脾虚运化失调,不能食五味,而见食少、食欲不振;食少摄入不足,气血化生乏源,则全身五脏六腑失于濡养,故消瘦面白、肉轮青紫、头发黄少稀疏;肺气虚,卫外不固,致反复易于感冒、多汗;夜晚阳入于阴,而阴虚不能与阳气相合,阴虚内热,阳气蒸腾津液外泄,故盗汗、鼻腔干燥;脾虚夹积,故指纹紫滞、便秘。本病为厌食,证属肺脾两虚,脾虚夹积。治宜益气养阴,消积助运。方拟黄芪桂枝五物汤加减:黄芪10 g,苍术6 g,白术6 g,山药10 g,陈皮10 g,白芍10 g,桂枝6 g,麦冬10 g,茯苓6 g,槟榔片4 g,炒山楂6 g,莲子肉10 g,泡参6 g,炒麦芽6 g,炒谷芽6 g,甘草6 g。4剂,水煎服,每次50 mL,每日4次,1.5日1剂。嘱避风,防外感,指导喂养。

二诊(2010年1月12日):服药后食少、盗汗仍存,挑食、鼻干燥好转。体查:望之精神尚可,面色白,体瘦,头发稀疏,目眶、口周色青暗,咽微红,咽后壁淋巴滤泡增生,舌质淡红苔白,心、肺(-),指纹紫滞。诸症缓解不明显,为脾运转枢之机未复,且有咽微红、咽后壁淋巴滤泡增生等复感风热之轻症。此期有外感风热,宜标本兼治,运脾与祛邪同进,益气托邪外

出,暂停用养阴之品。自拟方:苍术 6 g,白术 6 g,山药 10 g,党参 10 g,茯苓 10 g,炒山楂 4 g,槟榔片 4 g,防风 4 g,蝉衣 4 g,僵蚕 4 g,苍耳子 4 g,黄芩 6 g,薄荷 4 g^(后下),砂仁 4 g^(后下),甘草 4 g。煎服法及医嘱同初诊。服药后患者症状明显改善。

三诊(2010 年 1 月 19 日):服药后食增,鼻干好转,夜间汗减,尿黄。体查:望之精神可,面色较前好转,体瘦,头发稀疏,眼眶青减轻,咽不红,咽后壁淋巴滤泡消失,舌质淡红苔稍厚,指纹淡紫,心、肺(-)。风热祛,脾运复,药证相符则食增,诸症减。苔稍厚为食积未尽之征象,二诊方去疏风清热之品。处方:苍术 6 g,白术 6 g,山药 10 g,党参 10 g,茯苓 10 g,炒山楂 6 g,槟榔片 4 g,莲子肉 10 g,砂仁 4 g^(后下),乌梅 4 g,枳壳 4 g,甘草 4 g。煎服法及医嘱同初诊。经服用三诊方 4 剂后,患者症状明显改善。随访,嘱避风,防外感,清淡饮食。

四诊(2010 年 1 月 26 日):食增便调,小便清,但肛周时有红肿。体查:望之精神好,面色红润,眼眶青减,咽不红,舌质淡红苔稍厚,心、肺(-),指纹平。服药后食欲恢复,食量继增,大便调,为脾胃功能渐渐恢复,效不更方,再进 3 剂。处方:苍术 6 g,白术 6 g,山药 10 g,党参 10 g,茯苓 10 g,炒山楂 6 g,槟榔片 4 g,莲子肉 10 g,砂仁 4 g^(后下),乌梅 4 g,枳壳 4 g,甘草 4 g。服药后患者痊愈。随访,食欲恢复如常,感冒减少,之后虽因感冒有食少,但感冒治愈后能较快恢复。患儿之后进行易感儿调理,体质增强。

按:本医案虽有食少 1 个月,但实际患儿食少、体虚易感冒与肺脾两虚密切相关。患儿因病后失调、喂养不当、反复用药等因素,导致肺脾两虚。《杂病广要》曰:"不能食者,由脾胃馁弱,或病后而脾胃之气未复,或痰客中焦,以故不思食,非心下痞满而恶食也。"由此可见,病后脾胃受损,运化功能失常,而致见食不思、纳谷不香为临床较常见症候。本病患儿为反复呼吸道感染易感儿,因就诊时以食少为主要症状,故本案以厌食辨治,实则易感与厌食二者之间密切关联,皆因肺脾两虚,气阴不足所致。黄老初诊以益气养阴固表治本为主,黄芪桂枝五物汤益气养阴固表,健脾消积助运。方中黄芪、苍术、白术为君药,益气运脾燥湿;桂枝配甘草辛甘助阳,以助黄芪温通卫阳;桂枝配白芍增强敛阴和营之效;因阴虚症状不甚,故仅加一味滋阴之品——麦冬。但因复感外邪,对厌食疗效不显。二诊虽无明显肺卫表证,但黄老抓住仅有的鼻腔干燥、咽微红、咽后壁淋巴滤泡增生,在健脾助运的同时配疏风清热利咽之品,标本兼治取效明显。之后用运脾汤加减,以运脾为主,培土生金,脾旺肺气亦旺,经近 1 个月治疗,诸症愈。

黄老治疗食少伴有易感冒者,常从"治脾入手",用培土生金法使"子健母旺",自能抵御外邪,充养五脏,增强体质。常用槟榔片配山楂,消积行气助运,寓消于补之中;白芍敛阴和营,平肝柔肝,有安脾经、和胃气之效。从本案可知,黄老辨治思维,治疗关键当在健脾运脾,脾气健,胃纳增,则气阴亦充。

(整理:江雪,刘楚,谢莹,李春,卢庆玲,冷丽   审阅:彭玉)

117. 辨治小儿厌食,脾胃气阴不足,风热夹滞之证

饮食过度,喂养不当,贪食香燥零食,耗伤脾胃气阴,复感风热之厌食。治以健脾助运,养阴清热。

患者:邓××,女,2岁6个月 　　　　　　医案编号:078Q166

中医诊断:厌食(脾胃气阴不足,风热夹滞)

西医诊断:①消化不良;②上呼吸道感染

治法:健脾助运,养阴清热 　　　　　　方药:运脾散加减

主诉:食少1年,恶心2日

初诊(2010年2月23日):患儿1年前因断乳,增加米饭、蔬菜等主食后,挑食明显,不愿吃饭,但喜吃零食,食少,食欲不振,大便干如羊屎,2～3日1次,汗多,体重、身高增长缓慢,家长未重视,也未治疗。2日前无诱因出现恶心,食不下,自诉咽部不适,微咳,但不流清涕,不吐泻,无发热,大便干结3日未行,尿黄。病后精神尚可,喜饮水,无发热、咳嗽。既往无特殊。平时挑食,喜零食与香燥之品。体查:体温36.8℃,体重11.5 kg,身高75 cm。望之精神可,面色黄白,头发疏黄,体瘦,咽红(＋),舌质淡苔稍黄,心(－),双肺呼吸音略粗,未闻及痰鸣音,指纹紫滞。

刻下症:食少恶心,食欲不振,贪吃零食,咽部不适,微咳,便干尿黄,喜饮水,多汗,消瘦,面黄发少,咽红(＋),舌质淡苔稍黄,指纹紫滞。患儿1岁后饮食不当,贪吃香燥等零食,因其为香燥之品,不仅易耗伤脾胃之阴,胃喜润恶燥,胃阴不足,无以腐熟水谷则食少,还因其味香,影响患儿味觉,以致食用米饭不香。日久脾阴不足,大肠失于濡养,传导不利则大便干如羊屎,口干喜饮水。食少1年,水谷摄入不足,气血生化乏源,则体重增长缓慢、体瘦。现因复感风热,上熏咽喉,咽喉不利,则咽部不适、微咳、咽红;脾虚失运,夹积中阻,脾胃失和,故恶心。指纹紫滞为脾虚夹积热之征象。本病为厌食,证属脾胃气阴不足,风热夹滞,虽以恶心就诊,但究其主要症状实为食少,复感风热较轻。食少、脾胃气阴不足之本虚重于外感风热之标实,宜标本兼治,治以健脾助运,养阴清热。方拟运脾散加减:苍术6 g,白术6 g,黄芩6 g,山药10 g,莲子肉10 g,槟榔片4 g,厚朴4 g,北沙参10 g,玄参6 g,砂仁4 g^(后下),防风6 g,板蓝根6 g,牛蒡子4 g,薄荷4 g^(后下),甘草6 g。3剂,水煎服,每次50 mL,每日4次,1.5日1剂。嘱清淡饮食,多饮水,避风寒,减少零食。

二诊(2010年2月28日):服药后咳止,曾呕吐胃内容物2次,呕吐物酸臭难闻,有少许黏液,吐后恶心消失,大便先干后溏,每日1次,仍食少、多汗。体查:望之精神可,面色黄白,咽不红,舌苔白厚,指纹青滞细,心、肺(－)。风热祛,故咽红消退,咳止,外邪已除。外邪与积滞中阻,致脾胃不和而呕吐。大便先干后溏及呕吐大量不化食物残渣,胃气通畅则恶心消

脾胃病证

失,均为服药后食积外泄之征象。脾运未复,故苔白厚,仍食少。此期治宜健脾助运,养阴和胃,清余邪,初诊方去板蓝根、牛蒡子等,槟榔片加量,配炒山楂、炒麦芽、炒谷芽增强消食助运和胃之力。方拟运脾散加减:苍术 6 g,白术 6 g,莲子肉 6 g,玄参 6 g,槟榔片 6 g,砂仁 4 g(后下),麦冬 10 g,天花粉 6 g,山药 10 g,防风 4 g,黄芩 6 g,薄荷 4 g(后下),炒山楂 4 g,乌梅 4 g,炒麦芽 4 g,炒谷芽 4 g,甘草 6 g。煎服法及医嘱同初诊。随访,服药后患者明显好转。

三诊(2010 年 3 月 5 日):食量增加,食欲恢复,大便成形,2 日 1 次,仍多汗。体查:舌质淡苔白厚,指纹青紫。脾气既复,胃纳增加,故二诊方去疏风清热之品,效不更方。嘱家长此时切不可令患儿过饱或乱投饮食,以免在脾气尚未完全恢复之前再次伤脾,加重脾胃负担,故本期治疗除单纯用药外,还应对患儿进行合理的饮食安排,治以健脾助运,养阴益气。方拟运脾散加减:苍术 6 g,白术 6 g,莲子肉 6 g,砂仁 4 g(后下),茯苓 10 g,薏苡仁 10 g,槟榔片 4 g,炒山楂 6 g,党参 10 g,山药 10 g,炒麦芽 6 g,炒谷芽 6 g。3 剂,煎服法同初诊。嘱忌不消化食物,饮食有节。随访,服药后患者痊愈。

按:《幼幼集成》曰:"小儿之病,伤食最多,故乳食停滞,中焦不化而成疾者。"说明喂养不当,乳食积滞,极易损伤脾胃,导致脾胃运化功能失常,而致厌食。本医案患儿 1 岁时喜吃零食,挑食明显,不愿吃饭。零食多为香燥之品,易耗伤脾胃气阴,致厌食日久,脾胃气阴耗伤,未及时予以调理,故以食少、便结、多汗、体重不增为主要症状。虽以咽部不适、微咳、恶心就诊,经治外邪祛后,实则健脾益气养阴,助运消积,厌食愈。本医案提示由婴儿期顺利过渡到幼儿期,建立良好的饮食习惯是小儿生长发育的重要环节。

(整理:江雪,刘楚,谢莹,李春,卢庆玲,冷丽   审阅:彭玉)

---

118. 辨治小儿厌食,易感儿,脾胃虚弱之证

脾虚失运,食积中焦,易感儿之厌食。 治以健脾益气,消积助运。

患者:陈××,男,3 岁	医案编号:078Q170
中医诊断:厌食(脾虚失运,复感风热)	西医诊断:消化不良
治法:健脾益气,消积助运	方药:参苓白术散加减
主诉:食少、易食积、大便不调 1 年,加重 2 日	

初诊(2010 年 1 月 5 日):患儿近 1 年来食欲不振,不思食,挑食,体重、身高增长较慢,时伴大便稀,饮食稍不慎即腹泻,夹不消化食物残渣。近 2 日微咳,食少加重,不思食,前来就诊。病后小便正常,睡眠可,精神尚可,无发热,无呕吐,平素易感冒,多汗。否认传染病病史。体查:体重 14 kg。望之精神欠佳,面色苍白,头发疏黄,咽红(+),扁桃体无肿大,舌质淡红苔薄白,心(-),双肺呼吸音清晰,腹平软,腹壁皮下脂肪约 0.7 cm,指纹滞。

刻下症:食少,挑食,食欲不振,食积便稀,夹不消化食物残渣,大便不调,多汗易感冒,微咳,咽红,舌质淡红苔薄白,指纹滞。患儿平素食少,饮食稍不慎即大便稀溏,夹不消化食物残渣,为脾胃虚弱,水谷易于停聚中焦不化之征象;湿浊、食积困脾,脾气失展,胃纳不开,故食不知味,不思进食,食量减少,大便不调,易于食积;水谷精微不能上承濡养肺金,腠理失养则疏松,营卫失和,故有易感冒、多汗等肺气虚之征象;食少与易感互为因果,日久肺脾两虚,水谷不化精血,肌肤脏腑失养,则体重生长缓慢,面色少华,头发疏黄。此次因复感风热之邪,以轻咳、咽红就诊,但感邪不重,故本病按厌食辨治,证属脾胃虚弱夹积,复感风热。患儿本虚标实,为肺脾两虚之易感儿,宜以治脾为主,标本兼治,治以健脾益气,消积助运,托邪外出。方拟参苓白术散加减:苍术6 g,白术6 g,莲子肉6 g,党参6 g,茯苓10 g,白芍6 g,炒山楂6 g,槟榔片4 g,薏苡仁6 g,黄芪12 g,桂枝4 g,山药12 g,大枣3 枚,甘草4 g。3 剂,水煎服,每日4 次,1.5 日1 剂。嘱:①忌冷饮,饮食有规律,定时吃饭,饭前不吃零食;②避免感冒,增加室外活动。

二诊(2010 年1 月12 日):大便正常,咳止,仍有食少,多汗。体查:望之精神好,咽不红,舌质淡红苔白厚,指纹青紫滞。初诊方用党参、茯苓、苍术、白术等健脾助运化湿,配炒山楂、槟榔片以助消积化滞之功;用黄芪、桂枝、山药、大枣取“黄芪桂枝五物汤”之义益气固表,桂枝配甘草通卫阳,使在表之邪温散而去。服药后便调,咳愈,但脾运未复,则食少。守初诊方,因多汗去桂枝等,加僵蚕、蝉衣疏风,预防外感,治以益气健脾助运,消积化滞。处方:苍术6 g,白术6 g,莲子肉6 g,党参6 g,茯苓10 g,白芍6 g,炒山楂6 g,槟榔片4 g,黄芪10 g,山药10 g,僵蚕4 g,蝉衣4 g,甘草6 g。3 剂,煎服法及医嘱同初诊。随访,服药后患者病情明显好转。

三诊(2010 年1 月19 日):食增,汗减,时有鼻塞、流涕、打喷嚏,无发热。体查:望之精神可,面色好转,体瘦,头发疏黄,咽稍红,舌苔平,指纹青紫,心、肺(-)。药后食增,汗减,但患儿肺气不足,又复感风寒,故见鼻塞、流涕,打喷嚏。因脾运有转机,略能耐受药石攻伐之力,但外邪可致脾运受损,故此时以祛邪为主,暂停健脾益气之方,治以疏风散寒,清热解表。处方:荆芥4 g,防风4 g,苍耳子3 g,辛夷花4 g[包煎],白芷4 g,黄芩6 g,薄荷4 g[后下],蝉衣4 g,板蓝根10 g,胖大海6 g,青果4 g,甘草6 g。3 剂,煎服法同初诊。嘱:①清淡饮食,忌冷饮;②注意保温。随访,服用三诊方4 剂后明显好转。

四诊(2010 年1 月26 日):近2 日咳嗽,流浊涕,恶心,今晨呕吐1 次,食减。体查:望之精神可,面色白,咽红(+),舌质红苔薄黄,心、肺(-),指纹紫滞。外邪未尽,寒邪热化犯肺,则咳嗽、流浊涕,咽红,舌质红苔薄黄;肺脾不足,脾运失健,外邪扰乱胃肠气机,脾胃失和,食物难消化则恶心呕吐、食少。此期肺脾两虚,正气无力抗邪外出,既易感外邪,又难以抗邪外出,外邪缠绵难除是易感儿的体质特点,证属外感风热夹积,治以疏风清热,宣肺利咽。方拟上感汤加减:荆芥4 g,防风4 g,苍耳子4 g,板蓝根10 g,银花10 g,牛蒡子4 g,杏仁4 g,炙紫菀10 g,桔梗6 g,法半夏4 g,陈皮4 g,甘草6 g。3 剂,煎服法及医嘱同三诊。随访,服药后患者症状明显改善。

五诊(2010年2月2日):咳止涕减,大便每日2次,不成形,食量尚可。体查:望之精神可,面色正常,体瘦,头发疏黄,咽微红,舌苔白厚,指纹青。寒热从肌表而解则咳止涕减。但脾运受损,水谷停聚,大便不成形,舌苔白厚,指纹青,乃感冒后夹湿滞,脾虚不化水谷所致。此期治本为主,少佐以疏风解表。方拟益气固表汤加减:黄芪10 g,党参6 g,茯苓10 g,苍术6 g,白术6 g,山药10 g,莲子肉10 g,扁豆6 g,砂仁4 g^(后下),苍耳子4 g,辛夷花4 g^(包煎),板蓝根6 g,甘草6 g。3剂,煎服法及医嘱同初诊。随访,经多次治疗,患者痊愈。

按:《幼科发挥》曰:"胃者主纳受,脾者主运化。脾胃壮实,四肢安宁;脾胃虚弱,百病蜂起。故调理脾胃者,医中之王道也;节戒饮食者,却病之良方也。"本案患儿正是如此,因脾胃虚弱,运化失健产生厌食,又因厌食致饮食精微摄入不足,肺失充养,肺气不固,机体抗病能力低下,易感冒多汗,生长发育缓慢。虽有微咳,但感邪不甚,反因其肺脾两虚日久。黄老意在益气助运,托邪外出,故初诊用参苓白术散加减,配消积化滞之品以健脾助运,方中桂枝味辛、甘,疏散外风,透达营卫。《本草纲目》曰:"桂枝透达营卫,故能解肌而风邪去,脾主营,肺主卫,甘走脾,辛走肺也。"二诊外感愈,因体虚恐余邪尚存,故祛风仍少佐以僵蚕、蝉衣。前两诊以治本为主,少佐以疏风解表,以防祛邪之品攻伐脾胃,加重脾损。三诊患儿外感加重,反复难以疏解,此期以治标为要。四诊因外感致刚复苏的脾胃功能受损,脾运转枢之机失调,故恶心呕吐、食减。对此黄老多选用药性温和之品祛邪和胃,如常用防风配荆芥——防风微温而不燥,药性较为缓和,治风通用,善祛内外之风;荆芥解表散风,且能助脾胃(《食疗本草》)。防风配荆芥,犹如麻黄配桂枝以发汗解表,药性较为缓和,祛邪而不伤正。五诊外感愈,虽饮食恢复较快,但脾虚仍存,黄老用益气固表汤加减调理而愈。

参苓白术散加减是黄老将参苓白术散配置消积化滞之品化裁而来,能益气固表,补肺脾,养肺胃之阴,培土固本。方中黄芪补气固表,抵御外邪;山药性不寒不燥,味甘质润,健脾补肺益胃;莲子肉增强健脾之功;砂仁温脾开胃;苍术、白术健脾助运;茯苓、扁豆健脾淡渗。参苓白术散加减常作为厌食易感儿后期调理之剂。

(整理:江雪,刘楚,谢莹,李春,卢庆玲,冷丽   审阅:彭玉)

119. 辨治泄泻,气阴耗伤之风寒泻

寒凝气滞胃肠,脾运失健之急性腹泻。 治以解表和胃,除湿止泻。

患者:吴××,女,62岁	医案编号:078Q181
中医诊断:泄泻(风寒泻——气阴不足)	西医诊断:急性腹泻伴轻度脱水
治法:解表和胃,除湿止泻	方药:藿香正气散合运脾汤加减
主诉:大便稀溏如水样伴呕吐1日	

初诊(2009 年 5 月 11 日):昨日受寒后出现水样泻大便,日数十次,量多,无黏液,无脓血、腹痛,伴恶心、呕吐清水 2 次,食不下,进食则吐。今晨大便水样,色黄量少 1 次,口干喜饮水,口淡无味,不思食,乏力思睡,尿少。病后无发热,无腹痛腹胀,无咳嗽。体查:体温36.8 ℃。望之精神差,皮肤弹性稍差,面色苍白,眼眶轻度凹陷,唇干少津,有脱水征,咽不红,舌质胖苔白满布,心、肺(-),腹平软,肝脾未扪及,肠鸣音增强,脉细无力。大便常规检查:未见异常。

刻下症:大便泻下清稀如水样,色黄量多次频,呕吐清水,食不下,口干尿少,喜饮水,神倦乏力思睡,面色苍白,眼眶轻度凹陷,唇干少津,舌质胖苔白满布,脉细无力。患者因感受风寒,寒邪客于脾胃,寒凝气滞肠道,中阳被困,运化失职,水反为湿,谷反为滞,大肠传导失职,清浊不分合污而下则大便泻下清稀如水样,色黄量多次频;寒邪犯胃,胃失和降,胃气上逆则呕吐清水,食不下;暴泻伤阴,水液丢失过快,阴液受损,故口干尿少,眼眶凹陷,唇干少津,皮肤弹性稍差,出现轻度脱水之征象;气随津脱则乏力;水湿停聚,外寒不解,故神倦乏力思睡,舌质胖苔白满布。西医诊断为急性腹泻伴轻度脱水。本病为泄泻,证属风寒泻,气液受损,治宜解表和胃,除湿止泻。方拟藿香正气散合运脾汤加减:藿香15 g,大腹皮 12 g,陈皮 10 g,苏叶 10 g,白芍 20 g,厚朴 12 g,黄芩 20 g,苍术 20 g,炒白术 15 g,薏苡仁 20 g,蔻仁10 g[后下],山药 20 g,炒山楂 15 g,白芷 10 g,芡实 20 g,甘草 10 g。2 剂,水煎服,每次 50 mL,每日 4 次,每日 1 剂。嘱多饮水,口服补液盐或糖盐水,保暖,清淡饮食。

二诊(2009 年 5 月 14 日):服药后泻止,无呕吐,现食少,脘胀背痛,反胃恶心,打嗝,尿黄少。体查:望之精神可,面色转红,无脱水征,咽不红,舌质红苔黄,心、肺(-),肠鸣音正常,脉沉弦。经解表和胃,除湿止泻,中焦食(湿)从大肠而走,故泻止,诸症好转。但暴泻伤阴,中焦脾胃受损,脾胃之气未复,转枢不利,脾胃失和则食少、反胃恶心、打嗝;脘胀背痛为外寒余邪未尽之症状;寒邪入里化热,则尿黄少,舌质红苔黄,脉细无力。此期气阴耗伤未复,胃失和降,寒湿化热,脾失健运,治以降气和胃,健脾化湿,清热养阴生津。方拟运脾汤加减:泡参20 g,山药 30 g,白芍 20 g,砂仁 10 g[后下],黄芩 15 g,炒山楂 15 g,青皮 10 g,陈皮10 g,法半夏10 g,黄连 6 g,香附 15 g,川楝子 15 g,槟榔片 10 g,北柴胡 15 g,炒麦芽 15 g,炒谷芽 15 g,甘草 10 g。3 剂,煎服法及医嘱同初诊。嘱清淡饮食,多饮水。随访,用二诊方 3剂后痊愈。

按:《景岳全书》曰:"泄泻之本,无不由于脾胃。盖胃为水谷之海,而脾主运化,使脾健胃和,则水谷腐熟而化气血,以行荣卫。若饮食失节,起居不时,以致脾胃受伤,则水反为湿,谷反为滞,精华之气不能输化,乃致合污下降,而泻痢作矣。"本医案中患者泄泻因感受外寒,寒滞中焦,脾运失健,大肠传导失职所致。病因、病位明确,但因暴泻如注,患者有气阴耗伤之证。黄老初诊中用藿香正气散合运脾汤加减,藿香味辛,性微温,功善解表化湿和胃;大腹皮味辛,性温,功善下气宽中,用于湿阻气滞;苏叶味辛,性温,功善发表散寒,理气和营;合用健脾之山药、炒白术,内外合治,共奏祛寒补脾之功,初诊后泻止。因腹泻量多,有轻度脱水,黄老予以口服补液盐补液,中西医结合治疗,快速恢复气阴。二诊虽泻止,但食少气阴未复,故用泡参、山药、白芍益气养阴;用黄芩、黄连苦寒清热燥湿,厚肠止痢,清解余邪,但要中病即止;用青皮、陈皮、法半夏、香附、川楝子、槟榔片消积降气和胃;用砂仁、炒麦芽、炒谷芽、炒山楂、法半夏健脾化湿。

（整理:江雪,刘楚,谢莹,李春,卢庆玲,冷丽　　审阅:彭玉）

120. 辨治痞证,肝脾失和,痰热内阻之证

胸脘闷胀,痰多色黄腥臭,痞证,肝脾失和,痰热内阻之证。治以疏肝理气,健脾和胃。

患者:杨××,女,40岁	医案编号:078Q182
中医诊断:痞证(肝脾失和,痰热内阻)	西医诊断:胸闷原因?
治法:疏肝理气,健脾和胃	方药:柴胡疏肝散加减
主诉:胸脘不适、痰黄半年,加重伴咽梗、痰多1周	

初诊(2009年3月5日):患者半年前感冒,愈后感觉胸脘不适,时有胸闷咳嗽,能咯出黄色腥臭稠痰,量少,期间在外院做胸部X线检查正常,间断服中西药(具体不详),治疗效果不显。近1周自觉咽梗有痰,痰黄量多易咯,腥臭,胸闷加重,喜长吸气后胸闷稍有舒缓。病后不咳,饮食少,二便正常,无胸痛、心悸,无发热、咯血,精神可,月经正常。平素易于感冒,痰多。否认心脏病、高血压病史。体查:血压120/80 mmHg。望之精神可,面色正常,咽红(+),舌质红苔黄,心、肺(-),腹软,无压痛,肝脾未扪及,脉细弦。

刻下症:胸脘闷胀不适,咽梗有痰,痰多黄稠腥臭易咯,食少,舌质红苔黄,脉弦细。患者平素体虚,易于感冒,外感后痰湿阻肺未彻底治愈,痰湿壅阻气道,气机不畅,故有胸脘不适,胸闷咯痰。痰湿源于脾,贮于肺,阻滞气机,久之化热,痰热互结,热可灼伤气道筋膜,上熏咽喉,故咽梗、胸脘不适加重,痰多色黄稠腥臭,咽红(+),舌质红苔黄。本医案患者半年痰多食少,胸脘不适,痰源难绝,责之于脾虚失运,与肝木横逆犯脾土,水湿难以运化有关。张仲景曰"但满而不痛者,则为痞",对"满而不痛",现在大部分学者认为是指患者自觉心下痞闷不舒,按之柔软。"心下"即胃之上脘,本医案以自觉胸脘痞塞,满闷不舒为主要临床表现,从病位、症候表现特点看,归属"痞证"范畴。本病为痞证,证属肝脾失和,痰热内阻,病位在肝、肺、脾,为虚实夹杂证,以实证为主,治宜疏肝理气,健脾和胃,佐以利咽。方拟柴胡疏肝散加减:北柴胡15 g,香附15 g,厚朴15 g,瓜蒌壳20 g,川芎10 g,元胡10 g,川楝子15 g,黄芩15 g,茯苓20 g,白芍20 g,山药30 g,砂仁10 g$^{(后下)}$,炒白术15 g,佛手15 g,射干15 g,甘草10 g。3剂,水煎服,每次100 mL,每日4次,每日1剂。嘱:①调畅情志;②忌生冷食物,少食辛辣食物。

二诊(2009 年 3 月 9 日):胸脘不适、胸闷减轻,咽梗好转,但痰难咯出,时有脘胁疼痛,大便调。体查:望之精神可,咽不红,舌质红苔黄,脉弦细。初诊用柴胡、香附疏肝解郁,厚朴、瓜蒌壳、川芎、元胡、川楝子、佛手理气止痛,茯苓、白芍、山药、砂仁、炒白术健脾助运化湿,黄芩、射干清热利咽,尤其是白芍养肝敛阴,和胃止痛,与柴胡相伍一散一收,助柴胡疏肝之力。诸药合用辛以散结,苦以降通,气滞郁结已解,故胸脘不适、胸闷减,咽梗好转;痰难咯出、脘胁疼痛为痰热内阻难以排出所致,治宜调和肝脾,清热化痰宣肺。调整初诊方,去北柴胡、元胡、山药、川芎、茯苓等,加青皮、陈皮理气和胃止痛,胆南星、黄连、僵蚕清热化痰。处方:香附 10 g,厚朴 10 g,瓜蒌壳 15 g,川楝子 10 g,黄芩 15 g,白芍 15 g,砂仁 10 g$^{(后下)}$,佛手 15 g,射干 10 g,青皮 10 g,陈皮 10 g,胆南星 10 g,黄连 6 g,僵蚕 15 g,甘草 10 g。3 剂,煎服法及医嘱同初诊。

　　三诊(2009 年 3 月 12 日):胸脘不适、胸闷好转,痰少。今因受寒感冒,怕冷,咽中痰梗,无痰咯,鼻塞,时有右胁下痛。体查:望之精神可,咽红,舌质红苔黄,脉细无力。药证相符,诸症好转。现因复感风寒,有外感风寒表证,此为寒热虚实夹杂之证,此期治疗当内外兼顾,扶正与祛邪并进,使邪祛正安,治宜健脾益气,解表利咽。处方:泡参 20 g,生白术 15 g,太子参 20 g,苍耳子 10 g,元胡 10 g,香附 15 g,川楝子 10 g,青果 10 g,胖大海 10 g,荆芥 10 g,白花蛇舌草 15 g,防风 10 g,白芍 15 g,砂仁 10 g$^{(后下)}$,射干 10 g,僵蚕 10 g,甘草 10 g。3 剂,煎服法同初诊。嘱避免感冒,忌辛辣。随访,用三诊方 3 剂后痊愈。

　　按:痞证,虚实病机皆有。《素问·至真要大论》曰:"太阳之复,厥气上行……心胃生寒,胸膈不利,心痛痞满。"临床上主要抓住患者自觉痞塞不通之症状即可。痞证病因概而论之,不外虚实两端,虚责之于本,实责之于标。黄老认为痞证虽病机各异,与痰、湿、食、气滞有关,其壅滞中焦,郁久化热,以致虚实夹杂,寒热互结心下形成痞证,故临床出现主要与痰、湿、食、气滞壅塞不通等相关的症候表现。本医案患者胸脘不适,胸闷壅滞明显,伴痰多黄色腥臭,无胸痛,符合"痞证"诊断。痞证多为气机疏泄失职,水谷精微不能上输下达,升降失常,清浊壅滞中焦所致,治疗按照"治病必求于本""因势利导"的原则,不外乎辛开、苦降与甘温,本医案用辛开苦泄,疏肝理气和胃,清热化痰,方拟柴胡疏肝散加减以疏肝理气消痞为主。黄老用药有 4 层含义:①用柴胡、香附配厚朴、砂仁、茯苓等辛开和胃燥湿;②用胆南星、黄连、黄芩苦降泄热除痰热;③用青皮、陈皮、川楝子、佛手调畅气机,理气燥湿,使气行引痰外出;④用射干、僵蚕、防风等和表。方中白芍配甘草,酸甘化阴,以甘温益胃补虚。诸药合用,胸脘不适、胸闷好转。但治疗中患者反复感冒,也是造成痞证日久难愈的原因之一。现痞之症状虽已消失,但如不进一步健脾益气,燥湿化痰,调畅气机,仍可导致痞证复发。

　　(整理:江雪,刘楚,谢莹,李春,卢庆玲,冷丽　　审阅:彭玉)

121. 辨治小儿口疮,肺胃热毒炽盛,心火上炎之证

肺胃热毒炽盛,心火上炎之口疮。 初期治以清热泻火利咽,后期治以养阴清热。

患者:郑××,女,1岁2个月　　　　　　　　医案编号:078Q183

中医诊断:小儿口疮(肺胃蕴热,心火上炎)

西医诊断:①上呼吸道感染(咽扁桃体炎);②溃疡性口炎

治法:清热泻火,利咽　　　　　　　　　　方药:竹叶石膏汤加减

主诉:发热3日,伴舌面溃疡1日

初诊(2009年8月16日):患儿3日前突然发热,体温38.2℃左右,汗出发热不退,不咳,不流涕,进食时恶心,食量减少。1日前家长发现患儿舌面出现疱疹、溃疡,色红,患儿不思食,流涎,哭吵,大便稍干。病后精神好,无惊厥,不咳嗽,无吐泻,无皮疹。否认药物过敏史;未入幼儿园,在家未外出,否认传染病接触史。体查:体温37.6℃。望之精神好,阵发性哭吵,面色正常,前囟平坦,约0.2 cm,全身皮肤与手足未见皮疹、出血点与疱疹;涎多清稀,口腔黏膜光滑,舌面可见1~2个米粒大小溃疡,周围红肿;柯氏斑(-),咽红明显(++),扁桃体Ⅱ度红肿,未见脓点,舌质红苔黄花剥,心、肺(-),腹(-),指纹紫。血常规检查:血红蛋白浓度117.3 g/L,白细胞计数11.3×10⁹/L,中性粒细胞比率53%,淋巴细胞比率45%,嗜酸性粒细胞比率2%。

刻下症:发热,汗出不退,恶心,不思食,流涎,哭吵,大便干,舌面溃疡色红,咽红明显,扁桃体红肿,舌质红苔黄花剥,指纹紫。患儿以发热3日,伴舌溃疡1日为主诉,病程短,体温37.6℃左右波动,全身皮肤未见皮疹,口腔黏膜光滑色红,故排除手足口病后,按口疮予以辨治。小儿为纯阳之体,心常有余,舌为心之苗,咽喉乃肺胃之门户,本次发热无外感表证,以舌面溃疡、咽红、舌质红、扁桃体红肿为主要病变部位:一是表明病位责之于心脾;二是肺胃热毒炽盛,上熏咽喉,灼伤黏膜所致。食少,恶心,流涎,哭吵均为舌面溃疡疼痛所致。本病为口疮,证属肺胃热毒,心火上炎,治当泻火解毒,清热利咽。方拟竹叶石膏汤加减:石膏12 g^(先下),麦冬10 g,竹叶6 g,法半夏6 g,黄芩10 g,银花6 g,连翘6 g,牛蒡子6 g,板蓝根10 g,玄参10 g,蝉衣6 g,僵蚕6 g,木通6 g,甘草6 g。2剂,水煎服,每次30 mL,每日5次,2日1剂。因血常规检查中白细胞计数升高,西医诊断为:①上呼吸道感染(咽扁桃体炎);②溃疡性口炎。其他治疗:①肌内注射青霉素40万U/次,每日2次,继用3日;②三氮核唑苷50 mg/次,每日2次,继用3日;③当体温超过38.5℃时,口服对乙酰氨基酚混悬滴剂2 mL。嘱:①予以患儿清淡饮食,忌冷饮及不消化食物;②进食时宜温,不宜过热;③避风寒;④多饮水;⑤注意全身皮肤、手足部位及口腔内有无皮疹。

二诊(2009年8月19日):发热渐退,热退2日,昨夜体温复升为39℃,今晨体温38℃,

口腔溃疡增加,口周疱疹,食不下,但全身皮肤未见皮疹。体查:望之精神尚可,除舌面溃疡未愈外,口腔黏膜上可见数粒溃疡,牙龈红肿,口唇周围皮肤疱疹数粒,红肿,疱疹壁薄、透明,内有疱浆,咽红明显(++),扁桃体Ⅱ度肿大,舌质红苔花剥白厚,心、肺(-),指纹紫。脾胃积热虽有暂时消退,但邪盛正气旺,正邪交争,发热起伏,热度高,火热邪毒上攻则口腔溃疡、口疮;苔白厚,唇周疱疹疱浆清亮,为热毒壅盛夹湿所致,故发热、口腔溃疡反复。此期热毒上炎,治宜清热泻火,疏风利咽。初诊方加减:竹叶6 g,车前子6 g$^{(包煎)}$,泽泻6 g,滑石10 g,黄芩10 g,生地6 g,连翘6 g,大青叶6 g,藿香6 g,薄荷6 g$^{(后下)}$,知母10 g,荷叶6 g,防风6 g,甘草6 g。3剂,煎服法及医嘱同初诊。其他治疗:继用青霉素、三氮核唑苷2日后停药,剂量同初诊。嘱体温高于38.5 ℃时服用退热药,多饮水,清淡饮食,注意皮疹有无突然增多。

三诊(2009年8月24日):服药后次日发热渐退,现发热已退3日,体温平稳,口腔溃疡减少,红肿疼痛缓解,流涎止,饮食好,大便稍干,每日1次,唇干不饮水。体查:体温37.8 ℃。望之精神好,唇干少津,口腔黏膜与舌面溃疡痊愈,牙龈轻度红肿,咽微红,扁桃体Ⅰ度肿大,舌质红苔白厚,全身未见皮疹。热毒渐退,口腔与咽喉局部红肿、溃疡等消退,热平。然脾胃湿热未尽,牙龈轻度红肿,舌质红苔白厚。唇干少津为热病阴伤之征象,治宜清热泻火,佐以养阴。二诊方加减:竹叶3 g,石膏10 g$^{(先下)}$,灯芯草1 g,滑石10 g,黄芩6 g,山栀6 g,玄参10 g,地骨皮6 g,知母6 g,天花粉10 g,苍术10 g,甘草6 g。3剂,煎服法及医嘱同初诊。嘱停西药。

四诊(2009年8月30日):热平,溃疡愈,大便稍干。体查:舌面溃疡、口疮治愈,无脱皮,牙龈与咽部轻度充血,舌质淡红苔白,指纹紫。血常规复查:血红蛋白浓度120 g/L,白细胞计数$9×10^9$/L,中性粒细胞比率48%,淋巴细胞比率45%,嗜酸性粒细胞比率7%。白细胞计数下降至正常,说明细菌感染已控制,热毒消退,脾胃积热渐化。牙龈、咽部黏膜轻度充血为余热未尽。此期热毒外泄,热病后阴伤,治宜养阴生津。方拟沙参麦冬汤加减:北沙参10 g,太子参10 g,知母6 g,天花粉10 g,地骨皮6 g,黄芩6 g,生地6 g,石斛10 g,山药10 g,连翘6 g,竹叶6 g,甘草6 g。3剂,煎服法同初诊。嘱清淡饮食。随访,用四诊方3剂后痊愈。

按:本医案以反复舌面、口腔溃疡为主诉,发热,舌面溃疡与口疮反复难消,为心火上炎,夹有胃肠湿热。热盛毒深与脾胃湿热合邪损伤肺胃,火热上攻则溃疡增加,唇周疱疹,疱疹内有疱浆,咽红,扁桃体红肿;因舌痛致食少、流涎、哭吵;湿热蕴结中焦则舌质红苔白厚;脾胃积热,脾运失健,加之疼痛则食不下;热病伤阴,气阴不足则舌苔花剥。初诊清火泻热,用竹叶石膏汤主之,发热退后复升,热未尽,溃疡增加,分析原因:一是肺胃湿热症状未显;二是邪毒因湿邪黏滞不能外泄,致发热与口腔溃疡缠绵难愈;三是热病伤阴,小儿为纯阳之体,心常有余,阴伤热更盛,内热壅盛,火性上炎,熏蒸黏膜则口腔溃疡、唇周疱疹。二诊中黄老用芳香疏风解表之品佐以利湿之品,使肺热能外透,脾胃积热从小便而走,服药后热退,口腔溃疡逐渐消退。三诊后肺热祛,心火渐清,故诸症愈。四诊注重热病后阴伤,治宜益气养阴,用沙参麦冬汤加减主之而愈。观患儿病史,其外周血白细胞计数升高,黄老用中西医结合合治疗,除用西药抗生素治疗外,坚持辨证论治。在初诊效果不显时,黄老分析病因与转机,紧守"脾胃积热夹湿"之病机,抓住病位在心、肺、胃,当热退后,仍坚持清热生津,和胃益气,用竹叶石膏汤、沙参麦冬汤加减治疗而愈。

(整理:江雪,刘楚,谢莹,李春,卢庆玲,冷丽　　审阅:彭玉)

122. 辨治小儿便秘,脾肾两虚,阴虚内热之证

小儿脾肾两虚,阴虚内热之便秘。　治以滋肾养肝,润肠通便。

患者:汪××,男,10个月	医案编号:078Q184
中医诊断:小儿便秘(脾肾两虚,阴虚内热)	
西医诊断:①便秘;②营养不良;③佝偻病	
治法:滋肾养肝,润肠通便	方药:自拟方
主诉:大便干、食少8个月	

初诊(2010年1月19日):患儿自出生后2个月开始大便干燥如羊屎,2日1次,量少,便秘难解时需用开塞露通便,未做系统治疗。患儿为人工喂养,吃奶少,辅食难以添加,仅加少量稀饭、面条,不吃鸡蛋、肉类,每日仍以奶粉为主。挑食,体重无增加,伴多汗,时有惊惕,夜卧不安。病后精神好,眠少。体查:体重7 kg,身长60 cm。望之精神尚可,面色白,山根青筋显露色紫,前囟平坦1.0 cm,体瘦,胸部可见肋缘外翻,未见鸡胸、肋串珠,咽不红,舌质平,心、肺(-),腹平软,腹部皮下脂肪变薄约0.4 cm,指纹细紫。

刻下症:大便干燥如羊屎,食少挑食,多汗惊惕,夜卧不安,消瘦,山根青筋显露,指纹细紫。小儿"脾常不足",患儿自幼食少,人工喂养,辅食添加困难,为脾运失健,致食少,气血生化乏源。肠道失于阴液之濡养则大便干燥;阴虚内热则便结难愈;蒸腾汗液外出则多汗;患儿处于生长发育的高峰时期,因脾虚失运,气血不足,久则无以滋养筋脉、骨骼、脏腑、肌肉,故患儿体重增长缓慢,皮下脂肪变薄,消瘦,肋缘外翻;阴不足无以制阳,肝木失于涵养则风动,见烦躁、惊惕、夜卧不安,表现出早期佝偻病的症状。本病为便秘,证属脾肾两虚,阴虚内热,治以滋肾养肝阴,润肠通便。处方:山药10 g,生白术6 g,天花粉6 g,黄精6 g,玄参6 g,肉苁蓉6 g,黄芩6 g,生地6 g,火麻仁6 g,枳实3 g,厚朴3 g,甘草6 g。3剂,水煎服,每次50 mL,每日4次,每日1剂。嘱:①逐步添加辅食,增加粗纤维食品;②锻炼咀嚼功能;③养成定时排便的习惯。

二诊(2010年1月26日):大便仍干如羊屎,每日1次,食欲稍恢复。昨日无明显诱因出现鼻塞、微咳、流涕、喉中痰鸣。体查:精神较前好转,面色白,体瘦,咽红,扁桃体无肿大,舌尖质红苔薄黄,指纹红紫。服药后气阴未充,虚热仍存,故大便仍干、舌尖质红,治宜养阴通

便清热。现患儿有鼻塞、微咳、流涕、喉中痰鸣，为感受外邪之征象，因感邪不重，仅咽红，为防外邪与内热燥屎相合，以通便为主，加石膏清肠胃之热，以助燥屎排出；火麻仁、郁李仁润肠通便；知母清热滋阴，与厚朴、枳实相配化痰消积；荆芥疏风解表。处方：石膏 15 g$^{(先下)}$，知母 6 g，黄芩 6 g，山药 10 g，玄参 10 g，肉苁蓉 10 g，火麻仁 6 g，郁李仁 6 g，枳实 4 g，厚朴 4 g，荆芥 4 g，僵蚕 4 g，甘草 6 g。4 剂，水煎服，每次 50 mL，每日 4 次，1.5 日 1 剂。嘱暂停添加辅食，多饮水。

三诊(2010 年 2 月 2 日)：大便干结好转，先干后软，每日 1 次，食增，仍微咳，汗少，时流涕。体查：望之精神可，面色红润，咽红，舌尖质红苔薄黄，指纹平。大便先干后软，食增，药证相符，但余邪未尽。为防外邪阻滞肠腑气机，入里化热，此期以祛外邪为主，加防风、银花、薄荷疏风，板蓝根、牛蒡子、黄芩清热利咽，杏仁、炙紫菀宣肺止咳。处方：防风 4 g，荆芥 4 g，银花 10 g，板蓝根 10 g，牛蒡子 6 g，黄芩 10 g，杏仁 4 g，炙紫菀 10 g，玄参 10 g，僵蚕 6 g，肉苁蓉 10 g，薄荷 4 g$^{(后下)}$，枳实 6 g，甘草 6 g。3 剂，煎服法及医嘱同初诊。随访，用三诊方 3 剂后痊愈。

按：便秘是指大便的排便周期延长；或周期不长，但粪质干结，排便艰难；或粪质不硬，虽有便意，但排出不畅的病证。隋代巢元方《诸病源候论》曰："大便难者，由五脏不调，阴阳偏有虚实，谓三焦不和，则冷热并结故也。"又云："邪在肾，亦令大便难。""渴利之家，大便也难。"指出引起便秘的原因很多，与五脏不调、阴阳偏盛、寒热虚实均有关，可由热燥、寒凝、气郁、血瘀、气血津液亏虚引起，主要病机是大肠传导功能失常。本医案患者为婴儿，有佝偻病之症状体征，黄老从脾肾两虚，阴虚内热入手，治当滋肾养肝阴，润肠通便，重在养阴增液。用山药、生白术益气；天花粉、黄精、玄参、肉苁蓉、生地滋阴；黄芩清热；火麻仁润肠通便；枳实、厚朴行气以推动肠腑气机，助大便通畅。后因患儿复感外邪，病情有变，黄老随症加减治之。三诊后患儿感冒愈，便秘愈，食增，能添加少许辅食，嘱进一步调养，同时指导家长喂养。

（整理：江雪，刘楚，谢莹，李春，卢庆玲，冷丽　　审阅：彭玉）

123. 辨治腹胀，肝肾不足，肝郁气滞之证

肝肾不足，肝郁气滞之腹胀。治以疏肝理气，健脾和胃，养阴柔肝。

患者：黄××，女，70 岁	医案编号：078Q186
中医诊断：腹胀（肝肾不足，肝郁气滞）	西医诊断：消化不良
治法：疏肝理气，健脾和胃，养阴柔肝	方药：自拟方
主诉：少腹气胀半个月	

初诊(2009 年 11 月 5 日)：患者半个月前因生气后出现少腹气胀，伴胸闷，叹气则舒，自

诉右耳似风吹,但无耳聋耳鸣,听力尚好,时心烦,感口腻,饮食差,大便时干时稀。病后无呼吸困难,无心悸、恶心呕吐、厌油,血压不高,睡眠可。平素体健,否认高血压、心脏病、肝炎、胆囊炎等病史。体查:血压 140/90 mmHg。望之精神尚可,不愿言语,时有叹息,面黄,咽不红,舌体开裂苔薄黄,脉沉弦,心、肺(-),腹平软,无压痛,肝脾未扪及。大便常规检查:未见明显异常。

刻下症:少腹气胀,胸闷,叹气则舒,右耳似风吹,心烦,口腻,饮食差,大便不调,舌体开裂苔薄黄,脉沉弦。本例以少腹胀满为主要临床表现,归属"腹胀"范畴。"肝属木,喜调达",肝喜舒畅条达,生性刚悖,恶抑郁之变。"怒伤肝",患者因情志不遂起病,肝气郁不畅,气机郁滞,故少腹气胀,叹气得舒。肾开窍于耳,患者年已七旬,肝肾阴不足,气郁化火,上扰心神则心烦,循经上传于耳,故耳如风吹;肝郁乘脾,脾失健运,则口腻、食少,大便不调。脉沉弦、舌体开裂为肝肾阴不足之征象。本病为腹胀,证属肝肾不足,肝郁气滞,为本虚标实之证,治以疏肝理气,健脾和胃,养阴柔肝。自拟方:香橼皮 15 g,香附 15 g,乌药 10 g,莲子肉 20 g,炒白术 20 g,茯苓 20 g,佛手 15 g,青皮 15 g,陈皮 15 g,白芍 20 g,乌梅 10 g,车前子 20 g(另包),麦冬 20 g,泡参 20 g,甘草 10 g。3 剂,水煎服,每次 50 mL,每日 4 次,每日 1 剂。嘱调畅情志。

二诊(2009 年 11 月 9 日):少腹气胀、胸闷好转,叹气减少,但口甜,大便稀,每日 1～2 次,咽痒微咳。体查:望之精神好,咽不红,舌质红苔黄,舌体开裂,脉细弦。经初诊疏肝理气,健脾和胃,养阴柔肝,诸症缓解,但脾运失健,中焦积滞,蕴生痰热,上犯于口,故有口甜,舌质红苔黄,舌体开裂;湿热走于肠间则便稀,结于咽则咽痒微咳,但咽不红,无外感表证,暂不考虑外感疾病。守初诊方去乌药等,以防过于辛温伤阴;加绿萼梅疏肝悦脾,理气化痰,助疏肝理气和胃之力;山药健脾益气养阴。处方:莲子肉 20 g,山药 20 g,生白术 15 g,茯苓 20 g,佛手 10 g,香橼皮 15 g,青皮 10 g,陈皮 10 g,香附 15 g,绿萼梅 10 g,麦冬 10 g,泡参 10 g,白芍 20 g,乌梅 10 g,甘草 10 g。3 剂,煎服法及医嘱同初诊。

三诊(2009 年 12 月 1 日):少腹气胀、胸闷偶有,因基本治愈,患者已停药近 1 个月。近日左胁下胀,眠差,时有盗汗。体查:望之精神好,咽不红,舌质胖红苔薄黄,舌体开裂,脉细弦。七旬老人,肝肾不足,一时补肾柔肝可缓解,毕竟年高,肝肾不足日渐加重,故本次发生的左胁下胀仍责之为肝肾不足,肝脾失和,治宜疏肝健脾,养阴清热。处方:莲子肉 20 g,山药 20 g,生白术 15 g,茯苓 20 g,香附 15 g,女贞子 30 g,山茱萸 20 g,旱莲草 20 g,磁石 50 g(先煎),石菖蒲 6 g,知母 15 g,天花粉 20 g,麦冬 10 g,甘草 10 g。3 剂,煎服法及医嘱同初诊。

按:本医案为老年患者,肝肾不足,因情志致病,肝阳上亢或横逆犯脾致胸腹气胀不适,叹息,食少,大便不调,心烦,耳似有风吹不适。黄老将本病归属于腹胀,证属气滞,治以疏肝行气为主,用香橼皮疏肝理气,宽中化痰,《本草求真》云:"凡一切病之属于气逆而见胸腹不快者,皆宜用此(香橼皮)……功与木香、香附同为一类。但木香苦温,入脾爽滞,每于食积则宜;香附辛苦,入肝胆二经,开郁散结,每于忧郁则妙。此则逆邪横胸,无处不达,故用以为胸腹逆邪要药耳!"黄老常用香橼皮、香附疏肝理气宽中。以佛手、香橼皮、香附、乌药、青皮、陈皮等行气药为主,如香橼皮疏肝理气,宽中化痰;乌药辛温香窜,能散诸气;香附理气解郁。但如一味疏肝理气,必伤阴,故在疏肝理气,养阴柔肝并进时,黄老配乌梅、麦冬、莲子肉、炒白术、茯苓等益气养阴健脾,并兼制辛温药过于香散伤阴。二诊后少腹气胀、胸闷基本消失。三诊黄老配二至丸(女贞子、旱莲草)滋养肝肾,配磁石、石菖蒲平肝潜阳通窍,知母、山茱萸、天花粉养阴清热。嘱坚持调养。

(整理:江雪,刘楚,谢莹,李春,卢庆玲,冷丽　　审阅:彭玉)

124. 辨治痞证,脾失健运,食(湿)热内蕴之证

脾失健运,食(湿)热内蕴之痞证。 治以消积助运,清热化滞。

患者:王××,男,49岁	医案编号:078Q189
中医诊断:痞证[脾失健运,食(湿)热内蕴]	西医诊断:消化不良
治法:消积助运,清热化滞	方药:自拟方
主诉:胸脘胀闷、食少、打嗝1个月	

初诊(2009年12月31日):患者1个月前无明显诱因出现胸脘胀闷不适,伴食少,打嗝,矢气多,口干喜饮水,大便干,每日1次。病后精神软,无恶心呕吐,无腹痛腹泻,无发热、咳嗽,无呼吸困难、胸闷心悸。否认肝炎、结核病等传染病病史,病前曾有饮食不节史,无高血压病史,有胆汁反流性胃炎病史。体查:望之精神可,面色正常,咽不红,舌质暗红苔白,心、肺、腹(-),腹平软,脉细弦。

刻下症:胸脘胀闷不适,食少呃逆,口干喜饮水,大便干,矢气多,精神软,舌质暗红苔白。患者有饮食不节史,脾胃损伤,脾失健运,水湿水谷停聚,水谷精微不能上输下达,升降失常,清浊壅滞中焦,阻滞气机,故胸脘胀闷不适、食少、呃逆、矢气多;积滞化热,灼伤阴液则口干喜饮水、大便干。舌质暗红提示有气滞血瘀之征象。本病属"痞证",证属脾失健运,食(湿)热内蕴,治宜消积助运,清热化滞。自拟方:瓜蒌壳20 g,厚朴15 g,枳实15 g,槟榔片15 g,莱菔子15 g,法半夏15 g,浙贝15 g,海蛤壳20 g,砂仁6 g^(后下),瓜蒌仁15 g,川芎15 g,玄参15 g,甘草10 g。3剂,水煎服,每次50 mL,每日3次,每日1剂。嘱清淡饮食。

二诊(2010年1月4日):胸脘闷梗减轻,口干饮多亦减,打嗝,食少。体查:望之精神好,面色正常,舌质红苔黄滑,脉细弦。脾运功能逐渐恢复,升降之机复苏,食(湿)热渐化,则胸脘闷梗、口干饮多减轻,但脾胃积热未清,肝木横逆犯脾土,则食少、呃逆仍存,舌质红苔黄滑,治宜辛开苦降,健脾助运。处方:苍术20 g,白术20 g,厚朴15 g,槟榔片15 g,枳实15 g,

莱菔子15 g,法半夏15 g,天花粉20 g,砂仁10 g^(后下),乌梅20 g,石膏40 g^(先煎),广木香10 g,甘草10 g。3剂,煎服法同初诊。嘱检查肝功能、肾功能、血糖浓度。

三诊(2010年1月11日):脘胀渐消,口仍干,饮水不解渴,自诉脚软。体查:舌质红苔黄,脉细弦。理化性能检测:①肝功能、肾功能正常;②血糖浓度17.26 mmol/L。脾运恢复,气机条畅则脘满消失,但口干无缓解,饮水不解渴,为积滞伤阴,脾胃气阴不足,阴虚内热。脾主肌肉,脾气不足则脚软。结合患者血糖浓度升高,符合"糖尿病"诊断,治以养阴清热,益气生津,同时配合降血糖药物使用。处方:山药30 g,天花粉20 g,槟榔片10 g,黄精20 g,石膏40 g^(先煎),知母20 g,乌梅10 g,石斛20 g,生地15 g,地骨皮20 g,北沙参20 g,砂仁10 g^(后下),甘草10 g。3剂,煎服法同初诊。嘱低糖饮食,注意休息。

四诊(2010年1月15日):脘腹胀消,口干减,脚软好转。体查:舌质红苔黄滑,脉细无力。脾运恢复,积热去,阴液生,口干减,脚软好转。继益气健脾生津以治本,三诊方加四君子汤主之。处方:山药30 g,天花粉20 g,黄精20 g,葛根15 g,砂仁10 g^(后下),枳壳10 g,厚朴10 g,黄芪30 g,北沙参30 g,生地15 g,生白术20 g,茯苓20 g,甘草10 g。3剂,煎服法及医嘱同三诊。

五诊(2010年1月19日):服药后脘胀除,有食后打嗝,时脚软。体查:舌质红苔白,脉细弦。主要症状消失,食积去,但脾胃气机升降未复则打嗝;脾气不足,气血生化不足,四肢肌肉无所禀受,故脚软,治宜益气健脾,调畅气机升降。方拟参苓白术散加减:山药30 g,莲子肉20 g,白人参10 g,炒白术20 g,怀牛膝20 g,黄芪40 g,茯苓20 g,葛根15 g,桂枝10 g,黄芩20 g,甘草10 g。3剂,煎服法及医嘱同三诊。

六诊(2010年1月23日):脘胀除,偶打嗝,乏力,腿酸。体查:舌质嫩红苔黄滑,脉细弦无力。空腹血糖浓度9.1 mmol/L。诸症好转,病情平稳,血糖浓度下降,效不更方,用西洋参代白人参,益气补中养阴,气行则血生,以防血液黏稠度增高,防止瘀血内生;用杜仲、桑寄生、怀牛膝补肾养阴,强腰壮骨。处方:山药30 g,西洋参10 g,生白术20 g,黄精20 g,杜仲20 g,法半夏10 g,陈皮10 g,茯苓20 g,桑寄生20 g,怀牛膝20 g,黄芪40 g,葛根15 g,甘草10 g。5剂,煎服法及医嘱同三诊。

按:本医案因中焦积滞化热,致胸脘胀闷不适、食少、呃逆,故按"痞证"论治,经消积化滞,益气养阴治疗后脘胀除。三诊结合口干不解、脚软,血糖浓度升高,按脾胃气阴不足之"消渴"辨治,经健脾益气,清热养阴后,痞满消,口干止,血糖浓度下降。后用参苓白术散加减调养脾胃,益气补中,配补肾壮骨之品,诸症愈。本医案病情较为复杂,有寒热、虚实夹杂,治标与治本之不同。黄老根据邪之轻重调整用药,但总不离健脾助运,方中重用山药、黄芪、莲子肉益气健脾养阴。本医案治疗的难点在于:阴虚与湿热,如二诊后阴虚盛,但湿热亦盛,养阴之品不宜过腻,故方中用天花粉、石斛、北沙参等;用清热利湿之剂要防止伤阴,如用厚朴、槟榔片、枳实、莱菔子、法半夏、石膏等,同时配合养阴柔肝之乌梅、白芍。本医案患者血糖浓度过高,合理服用西医降血糖药,随时监控血糖浓度变化。

黄老善用参苓白术散治脾胃,补其虚,除其湿,行其滞,调其气,并在此基础上增加消积之品,化裁为参苓白术散加减治疗因脾虚失运所致腹泻、厌食等。黄老用该方调理患者体质,方中四君子汤之四味皆为平和之品,温而不燥,补而不峻,尤其适用于本医案患者。

(整理:江雪,刘楚,谢莹,李春,卢庆玲,冷丽　　审阅:彭玉)

125. 辨治腹痛,肝气郁结,胆石阻络之证

小儿肝气郁结,胆石阻络之腹痛。治以疏肝理气,清热利胆。

患者:郑××,女,7岁	医案编号:078Q190
中医诊断:腹痛(肝气郁结,胆石阻络)	西医诊断:胆管结石
治法:疏肝理气,清热利胆	方药:自拟方
主诉:右上腹阵痛5个月,加重伴食后腹胀3日	

初诊(2010年2月9日):患儿5个月前无诱因出现右上腹疼痛,阵发性,活动剧烈时可发作,但疼痛可忍受,曾在外院做CT检查:①肝右叶多发高密度阴影,考虑钙化灶可能性大;②肝内胆管结石。服用西药止痛药可暂时缓解,病后从未出现剧烈疼痛和黄疸。近3日患儿诉右胁脘腹疼痛时作,因食后腹胀而食少。病后精神好,二便调,无发热,无吐泻。患儿平素性格内向,身体较弱,爱生气。体查:望之精神好,面色黄,咽不红,舌质红苔少薄白,心、肺(-),腹平软,剑突下无压痛,麦氏点(-),肝脾未扪及,脉细弦。

刻下症:右上腹疼痛时作,食后腹胀,食少,易生气,舌质红苔少薄白,脉细弦。患儿素来性格内向,易生气,肝气不舒,易于郁结,肝失疏泄,久之郁而化火,胆汁疏泄不利,形成结石,阻滞胆道,尤其是活动后气机运行受阻,肝气不通则发为右胁疼痛,痛位固定。肝脾不和,脾失健运,肝木克伐脾土,故食少、食后脘腹饱胀不舒、脉细弦。本病为"腹痛",证属肝气郁结,胆石阻络,为本虚标实之证,治当疏肝理气,清热利胆。因疼痛、腹胀明显,治以实证为主。自拟方:川楝子10 g,元胡10 g,香橼皮10 g,青皮10 g,陈皮10 g,金钱草15 g,白芍10 g,茯苓10 g,石苇10 g,鸡内金10 g,乌梅6 g,炒山楂6 g,王不留行6 g,甘草6 g。10剂,水煎服,每次100 mL,每日3次,2日1剂。嘱:①休息,暂停剧烈活动;②清淡饮食;③保持心情愉快。

二诊(2010年3月2日):服药后饮食可,右胁肋部活动后已不痛,腹胀减轻。体查:舌质淡红苔稍黄,脉细弦。肝气调畅,肝胆湿热渐去,则右胁肋部不痛,药证相符,初诊方去陈皮等以防过于温燥伤津,加黄芩助清热之力,苍术、白术健脾益气助运。处方:川楝子10 g,元胡10 g,香橼皮10 g,青皮10 g,金钱草15 g,白芍15 g,石苇10 g,鸡内金15 g,乌梅6 g,炒山楂10 g,王不留行10 g,黄芩10 g,苍术10 g,白术10 g,甘草10 g。10剂,煎服法及医嘱同初诊。

三诊(2010年3月30日):服药后胁痛大减,10剂药后疼痛消失。近两日饮食稍欠,二便正常。体查:舌质红苔微黄厚,脉弦。肝气郁结因疏肝解郁,调适心情后舒缓,故胁痛消

失,但胆石阻络未排出,可阻滞胆汁使排泄不畅,导致湿热内蕴,影响脾胃运化,故患儿常有食差、舌苔黄厚等症出现。此期病情稳定,当以疏肝利胆排石为主。处方:茵陈10 g,金钱草12 g,海金沙6 g$^{(包煎)}$,炒山楂6 g,滑石10 g,苍术10 g,白术10 g,炒山栀6 g,白芍10 g,北柴胡10 g,香附10 g,生地15 g,茯苓10 g,甘草6 g。10剂,煎服法及医嘱同初诊。

四诊(2010年4月20日):右胁痛愈,饮食一般,二便正常。家长诉患儿服二诊方疗效较好。体查:望之精神可,面色较前好转,微泛红色,舌红苔微黄,脉细弦。服药后症减,继用二诊方,以疏肝理气为主,加鸡内金粉消食健脾,王不留行活血行气,茵陈、生地清肝利胆。处方:川楝子10 g,元胡10 g,香橼皮10 g,金钱草15 g,白芍15 g,鸡内金粉6 g$^{(冲服)}$,炒山楂10 g,王不留行10 g,茵陈15 g,生地10 g,茯苓15 g,苍术15 g,白术15 g,甘草10 g。10剂,煎服法及医嘱同初诊。

五诊(2010年5月18日):食少,二便正常。体查:望之精神好,面色黄,舌淡红苔白,脉弦。病情平稳,效不更方,加冬葵子、车前子、瞿麦、滑石利尿除湿,薏苡仁、砂仁健脾祛湿,黄芩清热,北柴胡疏肝行气。处方:金钱草20 g,王不留行15 g,冬葵子15 g,生地15 g,车前子15 g,滑石10 g,薏苡仁15 g,黄芩15 g,北柴胡10 g,苍术15 g,白术15 g,鸡内金粉6 g$^{(冲服)}$,炒山楂10 g,砂仁6 g$^{(后下)}$,瞿麦10 g,甘草10 g。10剂,煎服法及医嘱同初诊。

按:本医案患儿为儿童期发生胆管结石,原因不明。以腹痛为主诉,慢性病程,排除胆囊炎、肝炎、肾结石等病。黄老按照腹痛辨证论治,结合患儿病史、性格,以肝气郁结,胆石阻络之证论治。疏肝理气止痛选用川楝子、元胡、香橼皮、青皮、陈皮、茯苓;清热利胆选用金钱草、石苇、王不留行;乌梅、白芍柔肝缓急止痛;鸡内金、山楂消积助运。前两诊以疏肝理气止痛为主,经治食增、痛缓。三诊后以清热利胆排石为主,常用茵陈、金钱草、海金沙、山栀、滑石、生地等清热利胆排石之品,以助清热利胆之力;用薏苡仁、苍术、白术、砂仁、炒山楂等健脾益气助运之品,防止清热利胆药物过于苦寒。本医案经3个月中药治疗,主要症状愈,但胆管结石有待较长时间排石,必要时手术治疗。

(整理:江雪,刘楚,谢莹,李春,卢庆玲,冷丽　　审阅:彭玉)

126. 辨治胃脘痛,脾虚肝旺之证

胃脘痛,脾虚肝旺之证。　治以疏肝理气止痛,健脾和胃。

患者:陈××,男,32岁	医案编号:078Q192
中医诊断:胃脘痛(脾虚肝旺)	西医诊断:十二指肠溃疡出血?
治法:疏肝理气止痛,健脾和胃	方药:自拟方加减
主诉:胃脘痛2年,复发15日	

初诊(2009 年 6 月 15 日):患者 2 年前饮食不当,常喜食辛辣之品,致胃脘疼痛,时作时止,曾在外院做钡餐检查,诊为十二指肠溃疡,因服药不规律,胃脘疼痛时轻时重,未彻底治愈。近 15 日无明显诱因出现脘胀疼痛,食后明显,伴有 2 次黑便,未就诊治疗。现脘腹疼痛时作,食少乏力,大便色黄,每日 1 次,面色白。病后无发热,无呕吐,无血便。既往有十二指肠溃疡病史,曾有黑便史,否认肝胆疾病病史。体查:望之精神可,面色苍白,咽不红,舌质嫩苔白厚,心、肺(-),肠鸣音正常,腹平坦,腹软无压痛,无包块,脉细。大便常规检查:未见异常。大便隐血检查:(-)。

刻下症:脘腹作痛,腹胀食后甚,食少乏力,面色白,大便正常。患者有饮食不当史,喜食辛辣食物,长久必致脾胃气阴受伤,故当有饮食不慎时脘痛即发。脾胃为饮食所伤,胃纳脾运功能失调,水谷入胃,易于停聚中焦,留滞胃脘,阻滞胃肠气机,故食少、食后脘胀痛明显。久痛入络,不通则痛,气机阻滞,气血运行不畅,肠脉瘀阻则黑便。脾主肌肉,脾胃气虚,四肢肌肉无所禀受,故四肢乏力;气血生化不足,血不足不荣于面,故见面色萎白;舌质嫩苔白厚为脾虚水湿不化,滞于舌所致。本病为"胃脘痛",证属脾虚肝旺,病机为脾虚肝木易于克之,肝气横逆犯胃致脘痛,治宜疏肝理气止痛。自拟方加减:川楝子 15 g,元胡 15 g,白芍 20 g,枳壳 10 g,香橼皮 15 g,香附 15 g,广木香 10 g,山药 30 g,莲子肉 20 g,砂仁 10 g(后下),茯苓 20 g,北柴胡 15 g,厚朴 10 g,甘草 10 g。3 剂,水煎服,每次 100 mL,每日 4 次,每日 1 剂。嘱:①清淡、少渣饮食;②观察黑便情况;③必要时做胃镜检查,以排除消化道出血。

二诊(2009 年 6 月 26 日):脘痛减轻明显,腹胀消,能进少许饮食。乏力、面色苍白仍存,手足转湿,仍感乏力,轻咳痰少,口干喜冷饮,尿黄,食少。体查:望之精神好,面色苍白,舌质嫩苔白,脉细弦无力。服药后气机调畅,脾运有恢复之机,故脘胀痛减,能进少许饮食。乏力、面色苍白为脾胃虚弱,气血化生不足之征象。治疗中需注意有无消化道出血症候,但患者拒绝胃镜检查。继用初诊方,加当归、制首乌、党参、炒白术益气补血。方拟香砂四君子汤加减:川楝子 15 g,元胡 15 g,白芍 20 g,枳实 15 g,香橼皮 15 g,香附 15 g,广木香 10 g,莲子肉 20 g,当归 15 g,制首乌 20 g,党参 20 g,砂仁 10 g(后下),炒白术 20 g,茯苓 20 g,甘草 10 g。3 剂,煎服法同初诊。嘱无渣饮食半个月。随访,用二诊方 3 剂后痊愈。

按:本医案患者因脾胃虚弱,肝气伐脾,致气机阻滞而发胃脘痛,病程中出现黑便,结合患者乏力、面白,需注意排除消化道出血。但查大便隐血阴性,暂可排除出血,必要时可做胃镜检查。本病为标本虚实夹杂之证,黄老初诊以脘腹疼痛为主,治以疏肝理气止痛,治标为主,用川楝子、元胡、香橼皮、香附等疏肝理气止痛,北柴胡解肝郁,白芍、莲子肉养阴柔肝以缓急止痛,服药后胃脘痛减轻明显。二诊以乏力、面白、食少为主诉,脾胃气虚明显,故方拟香砂四君子汤加减,配香附、广木香以调畅气机,配制首乌、当归养血活血,标本同治,消补兼施,补脾之虚,消脘之气,胃脘痛愈。嘱进一步调理,需排除消化道出血及其他消化道疾病,还需要注意饮食调养,否则胃脘痛易于复发。

(整理:江雪,刘楚,谢莹,李春,卢庆玲,冷丽　　审阅:彭玉)

脾胃病证

127. 辨治小儿呕吐，感受风寒，寒凝胃腑之证

寒凝胃腑，复感风寒之呕吐、感冒。 治以温胃止呕，佐以疏风解表。

患者:张××,男,1岁　　　　　　　　　　医案编号:078Q197

中医诊断:呕吐,感冒(寒凝胃腑,复感风寒)

西医诊断:①消化不良;②上呼吸道感染

治法:温胃止呕,佐以疏风解表　　　　　　方药:自拟方加减

主诉:反复呕吐1周,加重1日

初诊(2009年8月27日):患儿1周前因食冷饮,之后进食易呕吐,呕吐物为胃内容物,非喷射状,食少。昨日呕吐加重,至就诊前已呕吐4次,量少,均为清水样胃内容物。大便次数增加,每日3次,软便成形,家长诉晨起轻微流涕。病后无发热、腹痛,无哭吵,呕吐量少,精神尚可。体查:望之精神可,咽稍红,舌红苔薄黄,心、肺(-),指纹紫。

刻下症:反复呕吐,食后尤甚,食少,便次增加,流涕,舌质红苔薄黄,指纹浮紫。患儿为婴儿期,病前有饮食不节史,食用冷饮后,寒邪易于直中胃腑,寒主收引,寒凝胃腑,胃气失和,上逆则呕吐,进食后水谷停聚则食后呕吐明显,吐后胃气得舒,呕吐暂可缓解片刻。现因复感风寒,与内寒合邪,加重寒凝胃腑,故呕吐加重、频繁,便次增加。流清涕、咽稍红为外感风邪所致。本病为呕吐,证属寒凝胃腑,复感风寒,治当温胃止呕,疏风解表。自拟方加减:法半夏4 g,山药10 g,陈皮4 g,砂仁4 g^(后下),白芍6 g,防风4 g,荆芥4 g,银花6 g,泡参10 g,苍术6 g,白术6 g,炒山楂6 g,竹茹6 g,甘草6 g,姜汁少量^(药引,自备)。3剂,水煎服,每次100 mL,每日4次,每日1剂。服药前,先将少许姜汁滴在小儿口中,以暖胃止呕。嘱勿受风,注意腹部保暖,忌冷食。

二诊(2009年8月31日):呕吐减少,今偶咳,打喷嚏。体查:咽稍红,舌质淡红苔白,指纹紫。经温燥健脾和胃,消食健中,以姜汁做药引温胃止呕,患儿呕吐减少,但外感风寒偶咳、打喷嚏已显。此期除健脾和胃与祛除外邪并进外,仍应注意扶正,加党参增强补气之力,炒麦芽、炒谷芽以助运,苏叶、桔梗宣通肺气。外寒已解,内热渐甚,治以健脾和胃,疏风解表。处方:法半夏4 g,山药10 g,陈皮4 g,砂仁4 g^(后下),白芍6 g,防风4 g,荆芥4 g,竹茹4 g,炒山楂6 g,炒麦芽6 g,炒谷芽6 g,党参6 g,苍术6 g,白术6 g,板蓝根10 g,苏叶4 g,桔梗4 g,甘草6 g,生姜2片。3剂,煎服法及医嘱同初诊。随访,用二诊方3剂后痊愈。

按:小儿呕吐的原因很多,但都包括在外感六淫和内伤乳食之中。《素问·脉解》云:"食则呕者,物盛满而上溢,故呕也。"清代陈复正《幼幼集成》云:"盖小儿呕吐有寒、有热、有伤食,然寒吐、热吐,未有不因于伤食者,其病总属于胃。"胃气以降为顺,上冲为逆,胃气不和,上逆则为呕吐,所以有"胃不伤不吐"之说。本医案中患儿呕吐原因即为寒邪直中脾胃,

脾胃受损,寒凝气滞,扰乱胃气,故呕吐,食后甚。现因感受外邪,内外合邪,脾胃气机阻滞,故黄老用党参、苍术、白术、法半夏、砂仁、陈皮温燥醒脾止呕,利中焦之湿;以姜汁或姜片为药引,配炒山楂、炒谷芽、炒麦芽消食助运;《药性论》谓砂仁能消化水谷,温暖脾胃,可排除消化道积气,故选砂仁温中健脾,化湿利气,促使药力四达,止吐泻;防风、荆芥、苏叶解表散寒以祛邪;银花、板蓝根疏风解表;白芍和营。二诊而愈。本病虽有外感风寒,但症候不重,黄老随证施治,重在温胃健脾,消积止呕。

（整理:江雪,刘楚,谢莹,李春,卢庆玲,冷丽　　审阅:彭玉)

128. 辨治腹胀,脾肾两虚,气机失调之证

脾肾两虚,气机失调之腹胀。 治以健脾助运,益气补肾。

患者:何××,女,42 岁	医案编号:078Q199
中医诊断:腹胀(脾肾两虚,气机失调)	西医诊断:慢性肾炎
治法:健脾助运,益气补肾	方药:运脾汤加减
主诉:腹胀、食少 4 日	

初诊(2009 年 7 月 27 日):近 4 日因饮食不慎、劳累,出现腹胀,食少,食后打嗝,大便干结,伴脚肿,但无腹痛腹泻,无呕吐、发热。病后精神软,小便正常,月经正常。常有脚酸胀、脚肿。有 10 年慢性肾炎病史,否认血尿、心脏病、消化道疾病等病史。体查:血压 136/84 mmHg。望之精神软,面色萎黄,颜面无浮肿,皮肤未见异常,咽不红,舌质暗红苔薄黄,心、肺(一),双踝以下轻度凹陷性水肿,按之即起,脉沉细无力。

刻下症:腹胀食少,食后打嗝,大便干结,脚肿腹胀,乏力,面色萎黄,双踝轻肿胀,按之即起,舌质暗红苔薄黄,为脾肾两虚,水湿易于停聚所致。现因饮食不慎,损伤脾胃,过度劳累耗气伤阴,致脾运失健,脾胃气机升降失调,故腹胀、食少、食后打嗝;肾气化不利,水湿下注则肢肿。本病为"腹胀",证属脾肾两虚,气机失调,治当健脾助运,益气补肾。方拟运脾汤加减:苍术 20 g,白术 20 g,陈皮 10 g,淫羊藿 15 g,厚朴 15 g,枳壳 15 g,茯苓 20 g,法半夏 15 g,党参 20 g,杜仲 20 g,桑寄生 20 g,泽泻 15 g,怀牛膝 20 g,山茱萸 20 g,砂仁 6 g^(后下),甘草 10 g。3 剂,水煎服,每次 50 mL,每日 4 次,每日 1 剂。嘱清淡、低盐、易消化饮食,注意休息。

二诊(2009 年 8 月 7 日):脘胀减轻,无打嗝,午后时有脚肿,仍食少。体查:面色黄,双踝浮肿不显,舌质晦苔薄黄,脉沉细无力。服药后症状减轻,脾运有望恢复,但脚肿、食少仍存,恐湿邪未尽困脾,不宜过多、过早使用滋补药,且舌质晦苔薄黄,应考虑气郁和湿邪有化热之趋势。守初诊方,去淫羊藿、党参等补益之品;加香橼皮、青皮、炒山楂醒脾行气消食之

品;加黄芩兼制药性过温,以防疾病热化,治以健脾补肾,行气消胀。方拟运脾汤加减:苍术20 g,白术20 g,厚朴15 g,枳壳15 g,香橼皮15 g,砂仁10 g$^{(后下)}$,青皮15 g,陈皮15 g,白芍20 g,茯苓20 g,法半夏10 g,炒山楂15 g,黄芩15 g,桑寄生20 g,怀牛膝20 g,甘草10 g。3剂,煎服法及医嘱同初诊。随访,用二诊方3剂后痊愈。

按: 本医案为腹胀,与脾、胃、肝、胆关系明确。本医案患者因患肾炎10余年,脚肿、酸痛反复出现,为脾肾两虚,水湿失于运化停聚所致,因治疗不彻底,水湿内蕴,现因饮食不慎并发腹胀、食少,诱发脚肿,气滞、水停并存。古籍云:"脾以守为补,胃以通为补,肝以散为补。"黄老标本同治,以治脾为主,用运脾汤加减,旨在脾运复,水湿运,气机调畅。本医案经二诊后主要症状消失,肿消、食增而愈。至于肾炎、水肿,尚需进一步调养。

(整理:江雪,刘楚,谢莹,李春,卢庆玲,冷丽   审阅:彭玉)

【心系病证】

129. 辨治不寐,心肝火旺之证

心肝火旺之不寐。 治以平肝清心安神。

患者:张×,女,15 岁	医案编号:078Q054
中医诊断:不寐(心肝火旺)	西医诊断:失眠?
治法:平肝清心安神	方药:自拟方
主诉:睡眠不宁,失眠多梦 1 个月	

初诊(2008 年 12 月 1 日):患者因 1 个月前参加中考,学习忙至深夜,但夜晚入睡难,时有夜三四点仍未入睡,眠中易醒,多梦,晨起头昏,白天思睡乏力,曾服镇静药(具体不详),但维持睡眠时间较短。平日口干喜饮,大便干结,2 日 1 次,时有心烦,尿黄,食量一般,无心悸、胸闷。体查:望之精神疲软,神清颈软,咽不红,舌尖质嫩红苔白,心、肺(-),脉细弦。

刻下症:入睡困难,眠后易醒,失眠多梦,口干喜饮,大便干结,头昏思睡乏力,心烦,尿黄,舌尖质嫩红苔白,脉细弦。患者因临近中考,高度紧张,以致肝气不舒郁结,气郁化火,肝火上扰神明,则难以入睡,眠中易醒,失眠;心主神明,思虑劳倦,内伤心脾,心神不安,肝火上扰则心烦多梦、舌尖质红;心肝火旺必伤阴,故有口干喜饮、便结、舌质嫩红。本病为不寐,证属心肝火旺,为实证,治当平肝清心安神。自拟方:黄连 6 g,竹叶 6 g,炒枣仁 20 g,石决明 20 g,煅牡蛎 20 g,生地 10 g,柏子仁 20 g,白芍 15 g,猪苓 10 g,法半夏 10 g,当归 10 g,甘草 10 g。3 剂,水煎服,每次 100 mL,每日 3 次,每日 1 剂。嘱白天多参加活动,放松心情。

二诊(2008 年 12 月 8 日):睡眠好转,能在夜 12 点前入睡,眠易醒,无汗出,白天精神较前好转,偶思睡,仍心情急躁。口干喜饮,大便干结,小便调,饮食可。体查:望之精神可,舌尖质红苔薄黄,脉弦。病程较长,心肝火旺渐消,阴虚内热,故治宜平肝清心,养阴安神,二诊方加女贞子、麦冬滋阴养肝柔肝。处方:石决明 20 g,黄芩 10 g,茯苓 10 g,炒枣仁 15 g,柏子仁 15 g,山栀 6 g,竹叶 6 g,女贞子 10 g,黄柏 10 g,白芍 15 g,麦冬 15 g,甘草 6 g。3 剂,煎服法及医嘱同初诊。

三诊(2008 年 12 月 15 日):睡眠好转,睡眠安稳,梦少,心情急躁好转,口干喜饮、大便干结好转。体查:望之精神好,舌质嫩红苔薄白,脉稍弦。心火泻,肝气舒,故睡眠安稳,口干喜饮、大便干结好转,药证相符,继用二诊方。处方:石决明 20 g,黄芩 10 g,茯苓 10 g,炒枣仁 15 g,柏子仁 15 g,山栀 6 g,竹叶 6 g,女贞子 10 g,黄柏 10 g,白芍 15 g,麦冬 15 g,甘草 6 g。3 剂,煎服法及医嘱同初诊。

按：失眠亦称"不寐""不得卧"等,指以经常不能获得正常睡眠为特征的一种病证。《景岳全书》提及："神安则寐,神不安则不寐,其所以不安者,一由邪气之扰,一由营气之不足耳。"形成失眠的原因很多,如思虑劳倦,内伤心脾,阳不交阴,心肾不交,阴虚火旺,肝阳扰动,心胆气虚,胃中不和等因素,均可影响心神导致失眠。该患者为情志致病,因紧张、劳倦、思虑等因素致心肝功能失调,气郁不舒。心主神志,肝主疏泄,肝失条达,肝郁化火,心肝火旺上扰心神,耗伤气阴,心肝失养,阴虚内热又可助长心肝之火,心火上炎,扰动心神,心神不宁则难以入睡,失眠多梦。本医案虚实夹杂,初诊时以平肝镇静,清心安神为主,但恢复较慢;二诊中加入如女贞子、麦冬、炒枣仁、柏子仁、白芍等养阴安神柔肝之品,养肝柔肝,养心效果明显。对此类患者,必要时可以给予少量的西药镇静剂。

（整理：李春,卢庆玲,冷丽   审阅：彭玉）

---

130. 辨治心悸,心气不足,痰湿内生之证

肥厚型心肌病之心悸, 心气不足, 心失所养。 治以益气养心, 佐以化痰。

患者:刘××,男,8 岁	医案编号:078Q065
中医诊断:心悸(心气不足,痰湿内生)	西医诊断:肥厚型心肌病
治法:益气养心,佐以化痰	方药:炙甘草汤加减
主诉:心悸乏力、胸闷 1 个月,加重 2 日	

初诊（2009 年 3 月 16 日）：患儿有肥厚型心肌病,近 1 个月自觉乏力,胸口闷胀,活动后心悸明显,未服药。近 2 日心悸明显,胸闷不痛,思睡,但睡眠不安,时有恶心,食少,便结,6 ~ 7 日 1 次,无呕吐、晕厥,无惊厥、发绀,病后无发热,既往无类似症状。否认心肌炎、先心病等慢性病病史。体查:望之精神软,面色正常,唇无发绀,咽不红,舌质晦暗红有裂纹苔白腻。心率 86 次/min,律齐,心前区可闻及收缩期及舒张期隆隆样杂音,Ⅲ级,$A_2 > P_2$ *,无震颤,眼睑及双下肢无水肿,脉弦滑。

刻下症：心悸,胸闷,乏力,睡眠不安,恶心食少,大便干结,6 ~ 7 日 1 次,舌质晦暗红有裂纹苔白腻,脉弦滑。患儿有肥厚型心肌病,现出现心悸,胸闷,乏力,睡眠不安,活动后心悸明显,多责之于心,心失所养,心气不足无力推运血液在脉管内正常运行,致瘀血内生,故舌质暗红。舌体失养则舌有裂纹,胸闷、恶心、食少、思睡、舌苔白腻、脉弦滑为湿阻中焦之征象。

---

* A——主动脉,P——脉动脉。此处尊重临床表达习惯,使用简称,下不赘述。

本病为心悸,证属心气不足,痰湿内生,治以益气养心,佐以化痰。方拟炙甘草汤加减:炙甘草 15 g,麦冬 15 g,生地 10 g,桂枝 6 g,竹叶 6 g,法半夏 6 g,胆南星 6 g,枣仁 10 g,白术 10 g,焦山楂 6 g,当归 10 g,白芍 10 g,建曲 6 g。3 剂,每次 150 mL,每日 4 次,每日 1 剂。嘱:①卧床休息;②做心电图、心脏彩超、胸部 X 线等检查;③若胸闷痛、心悸明显,即送急诊。

二诊(2009 年 3 月 19 日):心悸胸闷、乏力好转,食少明显,无汗出。体查:望之精神软,面色正常,唇无发绀,咽不红,舌质晦暗红有裂纹苔白腻。胸部 X 线检查:慢性支气管炎伴感染。心电图检查:①完全性右侧支传导阻滞;②右室肥大。心脏彩超检查:①右室顺应性降低;②肥厚型心肌病;③主动脉瓣关闭不全。服药后患儿心悸胸闷、乏力好转,心气不足,气滞血瘀有所好转。西医诊断为肥厚型心肌病。继续予以炙甘草汤益气养阴,去法半夏、白术、焦山楂、建曲等,加党参、五味子、黄芩等益气养阴清心。处方:炙甘草 15 g,麦冬 15 g,生地 10 g,桂枝 6 g,五味子 10 g,党参 10 g,胆南星 6 g,枣仁 10 g,茯苓 10 g,黄芩 10 g,当归 10 g,白芍 10 g。5 剂,煎服法同初诊。

三诊(2009 年 3 月 24 日):心悸乏力大减,偶胸闷,食量稍增,现汗多,大便干,2~3 日 1 次,晨起头昏。体查:望之精神好,面色正常,舌质晦红有裂纹苔黄腻,脉弦滑数。患者心气渐复,心有所养,但痰湿内蕴,郁而化热,宜清热养心化痰。仍守二诊方,去党参、胆南星,加太子参、丹参。处方:炙甘草 15 g,麦冬 15 g,生地 10 g,桂枝 6 g,五味子 10 g,枣仁 10 g,茯苓 10 g,黄芩 10 g,当归 10 g,白芍 10 g,太子参 15 g,丹参 20 g。3 剂,煎服法同初诊。

四诊(2009 年 3 月 30 日):诸症愈,大便每日 1 次,变软,食量恢复,汗出减少。体查:望之精神好,舌质晦有瘀点苔黄腻。心率 80 次/min,杂音同初诊。患者舌质晦有瘀点苔黄腻不退,为气血不足,痰热阻滞难化解所致,三诊方去黄芩,加竹茹、法半夏化痰,竹叶清心。处方:炙甘草 15 g,麦冬 15 g,生地 10 g,桂枝 6 g,五味子 10 g,枣仁 10 g,茯苓 10 g,当归 10 g,白芍 10 g,太子参 15 g,丹参 20 g,竹茹 6 g,竹叶 6 g,法半夏 10 g。3 剂,煎服法同初诊。

五诊(2009 年 4 月 5 日):偶心悸胸闷,精神好,食量好,尚有口干,夜汗多,近日咳痰稠,无吐泻,二便调,已恢复到病前正常生活。体查:心脏听诊同初诊,双肺呼吸音粗,舌苔黄厚腻渐化,脉弦滑,体内痰湿未尽。心气渐复,方拟炙甘草汤合瓜蒌薤白半夏汤加减:炙甘草 20 g,麦冬 20 g,生地 10 g,桂枝 10 g,五味子 10 g,党参 10 g,胆南星 6 g,枣仁 15 g,黄芩 10 g,当归 10 g,赤芍 10 g,太子参 15 g,丹参 20 g,瓜蒌壳 10 g,薤白 10 g,半夏 10 g。3 剂,煎法同初诊。服药后痊愈。

按:"心悸"病名首见于汉代张仲景《金匮要略》《伤寒论》,书中称其为"心下悸""心中悸""惊悸""心动悸",认为其病因主要包括惊扰,水饮虚劳,汗后受邪等,发作时常见结脉、代脉、促脉。元代朱震亨认为心悸的发病应责之于虚与痰。炙甘草汤出自《伤寒论》:"脉结代,心动悸,炙甘草汤主之。"该患者以心悸为主诉,据症辨析为心气不足,心失所养之证。黄老用炙甘草汤加减治疗,取其复心气,养心血定惊,温通心阳,随证加减化痰祛瘀清心之品,气血并治,补阴血以养心体,益心阳以复其用,则心悸可定。黄老坚守炙甘草汤为主方,将其贯穿整个治疗,随证加减,取得明显疗效。炙甘草汤加减治疗心律不齐(心动悸、脉结代),临床确有疗效,对于心肌病引起的心悸、乏力、胸闷,虽无心律不齐,只要辨证准确,同样可以取得较好的临床效果。但本医案为1例患儿患器质性心脏病,炙甘草汤在缓解患儿症状方面,目前虽有一定疗效,然为求彻底治愈,还应结合西医治疗。

（整理：朱未旻,李春,卢庆玲,冷丽　　审阅：彭玉）

131. 辨治不寐,心脾两虚,肝风内动之证

从脾治心,恢复脾胃转枢之机,气血化生有源,阴阳平衡,诸症自愈。

患者:张××,女,4岁	医案编号:078Q068
中医诊断:不寐(心脾两虚,肝风内动)	西医诊断:轻微脑功能失调综合征
治法:养心安神,健脾柔肝	方药:归脾汤加减
主诉:入睡困难,好动2年,加重1周	

初诊(2008年12月23日):患儿近2年夜间入睡困难,时间短,白天好动,难以安静,注意力不易集中,对感兴趣之事仅能集中注意力1 h左右,食欲不振,易感冒。因患儿年幼,家长认为无大碍,未予治疗。近1周入睡难加重,每晚需上床3 h左右(约12点后)才能入睡,睡后又不易唤醒,早晨6点即醒,脾气急躁好动,口干食少,无饥饿感,大便干,1～2日1次。病后精神好,无发热、神昏、抽动、秽语、咳嗽。无外伤史。体查:望之精神好,发育正常,多动不安,能正确回答问题,面色黄,咽不红,舌尖质红苔白稍厚,心、肺、腹(-),脉细。神经系统检查:无异常。

刻下症:入睡难,睡眠时间短,不易唤醒,注意力难集中,脾气急躁好动,口干食少,食欲不振,大便干,好动,舌尖质红苔白稍厚,脉细。既往易感冒。患儿自幼食少,脾虚失运,水谷精微摄入不足,无以化精微濡养脏腑。心失所养,心神不宁,故入睡难、眠短;日久心阴不足,阴虚内火扰心,故眠差逐日加重、口干便干、舌尖质红。肺失所养,卫外不固,易外感。肝失所养,肝血不足,肝风内动则注意力难以集中,脾气急躁,多动不安;脾虚失运则食少、面黄、舌苔白。本病为不寐,证属心脾两虚,肝风内动,病位在心、肝、脾,治以养心安神,健脾柔肝。方拟归脾汤加减:黄芪15 g,太子参15 g,党参10 g,苍术10 g,白术10 g,炒枣仁10 g,柏子仁10 g,麦冬10 g,五味子6 g,茯神10 g,当归10 g,山药10 g,乌梅6 g,枳壳6 g,甘草6 g。4剂,水煎服,每次50 mL,每日4～5次。嘱:①睡前不宜看刺激性电视;②少吃油炸食物;③早上起床后,多让患儿做其感兴趣之事。

二诊(2008年12月27日):症状如前,缓解不明显,食少。体查:望之精神好,多动不安,面色黄,舌尖质红苔白厚,脉细。服药后效果不佳,且食少、舌苔白厚,考虑到因上方偏酸甘补阴,以致脾虚水湿停聚中焦,治以健脾助运,养心安神,初诊方去黄芪、党参、五味子、当

归、山药,加砂仁、薏苡仁、山楂健脾助运;白芍、川芎滋阴养血;蝉衣疏风镇静,以助睡眠。方拟运脾汤合养心汤加减:太子参10 g,苍术10 g,白术10 g,茯苓10 g,枳壳6 g,薏苡仁10 g,砂仁6 g^(后下),麦冬10 g,炒枣仁10 g,柏子仁10 g,川芎6 g,山楂6 g,乌梅6 g,白芍10 g,蝉衣6 g,甘草6 g。4剂,煎服法同初诊。

三诊(2008年12月31日):入睡较前容易,上床1 h左右即能入睡,睡眠好,食量稍增,多动不安较前好转,尿黄,大便正常。体查:望之精神好,舌尖质红苔黄厚,脉细。治疗仍从脾入手,以增强脾运功能为主,食量稍增,气血生化有源,濡养心肝,使心能藏神、肝能藏血,则眠好、易动减少。其舌尖质红苔黄厚为心火仍盛所致,治以健脾安神、养心清热,二诊方去枳壳、白芍,加五味子、竹叶清心火。处方:太子参10 g,苍术10 g,白术10 g,茯苓10 g,薏苡仁10 g,砂仁6 g^(后下),麦冬10 g,炒枣仁10 g,柏子仁10 g,川芎6 g,山楂6 g,乌梅6 g,蝉衣6 g,五味子10 g,竹叶6 g,甘草6 g。4剂,煎服法同初诊。

四诊(2009年1月4日):诸症明显好转,食增。体查:望之精神好,面色转红润,较安静,舌尖质不红苔白,脉细。脾运恢复,纳食增加,则气血生化有源,濡养心肝,心神得宁,肝木藏血,肝气条达,阴阳平衡,故睡眠好转,食增。心阴液增加,虚火则消,故持续较长时间的舌尖质红苔黄消退。继用三诊方调理好转。

按: 儿童轻微脑功能失调综合征,又称"儿童多动症",指智力正常、接近正常的儿童,有活动过多、注意力不集中,并有不同程度学习困难的一种综合征。据报道,国外学龄儿童中发病率达5%~10%,国内为1.3%~8.6%。男孩比女孩更多见,6~14岁年龄易发。中医无多动症,可归属"不寐""失聪""健忘""妄动"等范畴,与心脾关系密切。本医案患儿入睡难,眠少,注意力难以集中,脾气急躁,多动不安,伴食少,面黄,舌苔白厚,病位在心、脾、肝。心主神明,肝藏血主筋,脾主运化,患儿长期食少,气血生化乏源,心肝失于血之濡养,则心神不宁,肝风易动,表现为"不寐",与西医轻微脑功能失调综合征的症状表现相似。本医案为心脾两虚,肝风内动,如不治疗,有继续发展为轻微脑功能失调综合征的可能。初诊中黄老用养心安神,健脾柔肝之法,选用炒枣仁、柏子仁、麦冬、五味子、山药、乌梅等酸甘化阴柔肝,养心安神,但收效甚微;二诊观患儿舌尖质红苔白厚、食少,考虑脾虚湿困,虚火内盛,调整治疗方案从"运脾"入手,用自拟方运脾汤先恢复脾胃转枢之机,使气血化生有源,则心肝得养,虚火自愈,心神得宁,肝木藏血,肝风自停,阴阳平衡,诸症自愈。

(整理:卢庆玲,朱未旻,冷丽　　审阅:彭玉,陈竹)

132. 辨治小儿乏力，气阴两虚夹湿证

乏力喜叹息，气阴两虚夹湿证。 急性期健脾益气养阴，疏风清热化湿，行气活血；缓解期益气养阴安神，佐以清热。

患者:尤××,男,4岁7个月　　　　　　　　医案编号:078Q101
中医诊断:乏力(气阴两虚夹湿)　　　　　　西医诊断:心肌受损(急性期)
治法:健脾益气养阴,疏风清热化湿　　　　　方药:自拟方
主诉:乏力、喜叹气1个月,加重2日

初诊(2009年10月28日):患儿1个月前发热,经治疗(具体不详)热退后,患儿常感觉乏力易累,不愿意运动,精神欠佳,喜叹气,但无心悸、发热、咳嗽、腹泻、呕吐等。外院检查提示"心肌酶谱异常",间断口服"果糖"等(具体不详)治疗,稍有缓解。近2日家长诉患儿疲倦、叹气较前明显加重,汗多,动则汗出如水,诉咽部不适,项背不舒,有痰难咯。病后食少,无发热、吐泻、晕厥。病前1个月有感冒发热病史。心电图检查:①窦性心律,心率100次/min;②心律不齐(R－R间期差异＞0.12 s);③电轴不偏。心肌酶谱检查提示:肌酸激酶同工酶浓度32 μmol/L↑。血常规检查:白细胞计数5.4×10^9/L,中性粒细胞比率29%,淋巴细胞比率56%,嗜酸性粒细胞比率9%,单核细胞比率6%。

刻下症:神疲乏力,多汗易累,动则汗出如水,常喜叹气,咽部不适,有痰难咯。舌质嫩红苔薄,脉细数。本病为乏力,证属气阴两虚夹湿,治以健脾益气养阴,疏风清热化湿。自拟方:西洋参5 g,太子参10 g,生地6 g,茯苓10 g,炒白术10 g,银花10 g,板蓝根10 g,竹叶3 g,川芎4 g,琥珀3 g,莲子肉10 g,赤芍4 g,薏苡仁10 g,扁豆6 g,甘草6 g。6剂,水煎服,每次40 mL,每日4次,1.5日1剂。西洋参隔水蒸30 min后,取汁兑入中药煎液中同服,或单独服用。西医诊断为"心肌受损",予营养心肌的"能量合剂"加黄芪液10 mL,静脉滴注,每日1次,持续1周。嘱注意休息,避免感冒。

二诊(2009年11月3日):诸症减轻,咽部不适,项背不舒消失。药证相符,治法得当。热毒之邪内陷日久,致气阴亏耗,湿热郁久而酿痰,气虚血行乏力,恐痰与瘀互结,故配用川芎、琥珀、赤芍行气活血,治以健脾益气养阴,疏风清热化湿,佐以活血。守初诊方,加黄芪益气健脾,胆南星、黄芩清化痰热,当归活血化瘀,防风、僵蚕、薄荷以防复感外邪。自拟方:西洋参6 g,炒白术8 g,茯苓10 g,太子参10 g,赤芍6 g,竹叶3 g,莲子心3 g,黄芪15 g,防风6 g,川芎4 g,当归6 g,胆南星4 g,僵蚕6 g,黄芩8 g,薄荷4 g^(后下),炒山楂6 g,炒麦芽6 g,炒谷芽6 g,甘草6 g。6剂。煎服法及医嘱同初诊。

三诊(2009年11月21日):诸症消。患儿一般情况较好,心脏听诊明显改善,心电图恢复,调整二诊方,去胆南星等,以炙甘草代甘草益气复脉。心电图、心肌酶谱复查:正常。心

脏听诊心音有力,较前好转。经健脾益气养阴,疏风清热化湿,佐以活血后,症状悉减,治以益气养阴,行气活血。处方:西洋参6 g,炒白术8 g,茯苓10 g,太子参10 g,赤芍6 g,竹叶3 g,莲子心3 g,黄芪15 g,防风6 g,川芎4 g,当归6 g,黄芩8 g,薄荷4 g$^{(后下)}$,炒山楂6 g,炒麦芽6 g,炒谷芽6 g,炙甘草15 g。5 剂,每日 1 剂。煎服法及医嘱同初诊。

四诊(2009 年 11 月 28 日):诸症愈,仅舌苔厚难消,用温燥之品化解。本病余邪未尽,治以益气养阴安神,佐以清热。三诊方加酸枣仁、天花粉益气养阴安神,苍术温燥助运化痰,生地清热。处方:西洋参6 g,炒白术8 g,茯苓10 g,太子参10 g,赤芍6 g,竹叶6 g,莲子心6 g,黄芪15 g,防风6 g,川芎4 g,当归6 g,黄芩8 g,薄荷4 g$^{(后下)}$,炒山楂6 g,炒麦芽6 g,炒谷芽6 g,炙甘草10 g,生地10 g,苍术10 g,酸枣仁10 g,天花粉10 g。4 剂,1.5 日 1 剂。煎服法同初诊。嘱停西药,可以适当运动及上幼儿园。再服 4 剂后痊愈。

按:患儿以乏力、叹气为主诉,心脏听诊、心电图、心肌酶谱等检查异常,该病符合"心肌受损"诊断,因病程在 3 个月内,属急性期,此期患儿由于外感病情反复,加之治疗不彻底,热、湿、毒、瘀在体内互结,阻滞心脉,心失所养发为本病。心肌炎治疗的关键在于祛除痰、瘀,两者既是病理产物,又可成为继发病因。本病外感症状不重,但气阴不足难以抗邪外出,痰热的化解是治愈本病的关键。初诊中攻补兼施,标本同治,用四君子汤(太子参、炒白术、茯苓、甘草)益气健脾,加西洋参既可补气,又可养阴清热而生津,此证最为适宜。余邪未尽,用防风、黄芩、薄荷、胆南星、僵蚕化痰散结,川芎、当归凉血活血,再用竹叶、莲子心清心安神,全方共奏益气养阴,行气活血,清热祛痰之功。患儿因外感风热邪毒由表入里,郁而化火,灼伤营阴,以致心之气阴两伤而出现心悸气短诸症,加之患儿素体脾胃虚弱,湿邪内蕴,故致气阴两虚夹痰瘀之证。黄老治疗始终抓住痰、瘀,以益气养阴清热,化痰行气活血为主,前期佐以祛湿化痰之品;中期出现痰瘀互结时,又加行气活血,祛痰散结之品;后期痰邪得除,心悸气短已解,则以益气养阴,行气活血,清热安神之品作为调理。

(整理:卢庆玲,朱未旻,冷丽　　审阅:彭玉,陈竹)

---

133. 辨治心悸,阴血不足之证

阴血不足之心悸,风热犯肺。　前期治以补气养血,疏风利咽;后期佐以活血通络。

> 患者:赖××,男,52 岁　　　　　　　　医案编号:078Q121
> 中医诊断:心悸(阴血不足,风热犯肺)
> 西医诊断:①心悸原因? ②上呼吸道感染
> 治法:补气养血,疏风利咽　　　　　　　方药:自拟方
> 主诉:头昏、心悸、乏力 5 个月,伴咽梗 1 周

初诊(2009 年 6 月 25 日):5 个月前患者无明显诱因出现头昏,阵发性心悸,乏力,曾行相关检查并无特殊异常,服中药治疗,症状稍有缓解,但停药月余后又出现上述不适。近 1 周心悸加重,时有打嗝,咽梗不适,似有痰咯之不出,口干,无咽痛、发热,无腹痛。病后饮食、精神尚可。体查:血压 110/64 mmHg。望之精神差,面白无华,咽红(+),扁桃体无肿大,舌质红苔黄,脉细无力。心电图检查:①窦性心律;②正常心电图。

刻下症:头昏,心悸,乏力,食后打嗝,咽梗不适,口干,舌质红苔黄,脉细无力。患者以头昏、阵发性心悸、乏力为主诉,病位在心,为心血不足,心脑失于濡养之征象,但血压、心电图检查正常,故可排除高血压等心血管疾病。其咽梗不适,似有痰咯之不出,口干,咽红,舌质红苔黄等为风热犯肺,痰热内存之征象,因热扰心神,又可炼液伤阴,心血受损,心神不宁则心悸、头昏加重;心血不足,肝失所养,气机不畅,横逆犯脾,胃气上逆则食后打嗝,日久可致肝风内动,加重头昏。本病为"心悸",证属阴血不足,风热犯肺,为本虚标实之证,宜标本同治,治当补气养血,疏风利咽。自拟方:黄芪 40 g,党参 20 g,炒白术 20 g,川芎 15 g,麦冬 20 g,五味子 10 g,天麻 20 g,法半夏 10 g,当归 15 g,白芍 20 g,制首乌 20 g,牛蒡子 15 g,僵蚕 15 g,胖大海 10 g,甘草 10 g。3 剂,水煎服,每日 1 剂。嘱:①清淡饮食;②保持心情愉快,自我调理心态。

二诊(2009 年 6 月 29 日):头昏、心悸减轻,咽梗好转,时有颈项僵,脚心发热。体查:望之精神可,面色正常,咽不红,舌质暗红、有瘀块及齿痕,舌苔白,脉细无力。初诊用大剂量黄芪、党参、白芍、制首乌益气补血养阴;配牛蒡子、僵蚕、胖大海疏风清热利咽,天麻平肝息风。服药后风热已祛,气血相生,心肝得养,诸症好转。但脚心热乃阴虚内热未尽之征象;舌质暗红、有瘀块及齿痕,脉细无力,为病程日久,有气虚血滞之兆,治当补气养血,活血通络。初诊方加地骨皮、知母清虚热,加怀牛膝、葛根、丹参活血通络。处方:黄芪 40 g,党参 20 g,炒白术 20 g,川芎 15 g,麦冬 20 g,五味子 10 g,天麻 20 g,葛根 20 g,地骨皮 15 g,知母 15 g,怀牛膝 15 g,丹参 15 g,甘草 10 g。3 剂,煎服法及医嘱同初诊。其他治疗:可适量服用丹参片。随访,服药后痊愈。

按:本医案以心悸、头昏为主要症状,属于"心悸"范畴,为心血不足,外感风热加重,本虚标实之证。病位在心,为心血不足,心脑失于濡养之征象。因标实症状不重,黄老初诊以治本为主,气阴双补,用大量益气之品,如黄芪、党参;麦冬、白芍、制首乌养阴补血;五味子、白芍配甘草酸甘化阴以养心;少佐以牛蒡子、僵蚕、胖大海疏风清热利咽,天麻平肝息风。服药后外邪解,但本虚仍在。二诊外邪祛,脚心热、舌质暗红有瘀块等阴虚内热、血瘀之症状显现,黄老仍以益气补血为主,佐以活血通络、清虚热之品后痊愈。

(整理:张嫱,李春,卢庆玲,冷丽　　　审阅:彭玉)

134. 辨治乏力，心肺不足之证

素有心悸，复感加重，乏力声嘶，本虚标实之证。治以补气养阴，佐以疏风清热。

> 患者：李××，女，36岁　　　　　　医案编号：078Q126
>
> 中医诊断：乏力（心肺不足，复感外邪）
>
> 西医诊断：①上呼吸道感染；②风湿性心脏病
>
> 治法：补气养阴，疏风清热　　　　　方药：四君子汤加减
>
> 主诉：乏力半年，加重伴声嘶3日

初诊（2009年6月12日）：患者有15年风湿性心脏病（以下简称"风心病"）病史，平时病情平稳。近半年因工作较忙，反复出现乏力，少气懒言，活动时劳累感明显，较喜卧床，爬楼或走路快时有呼吸困难，吸气费力，严重时曾在外院滴注生脉注射液等，但一直时轻时重。3日前因受寒，少气懒言、乏力加重，伴声音嘶哑，咽部不适。病后食少，二便调，无心悸、胸闷、发热、咳嗽，无晕厥、肢肿。体查：血压125/80 mmHg，心率89次/min，呼吸20次/min。望之精神软，面色苍白，无发绀，无三凹征，皮肤未见特殊异常，咽红（＋），扁桃体Ⅱ度肿大，舌质暗红苔白，双肺（－），心律齐，心尖部闻及收缩期Ⅱ级吹风样杂音，腹软，肝脾未扪及，双下肢无水肿，脉细无力。

刻下症：乏力，活动尤甚，少气懒言，吸气费力，运动耐量下降，喜卧床，声嘶，咽部不适，食少，舌质暗红苔白，脉细无力。患者有风心病宿疾，为寒湿邪入络，痹阻经脉，邪气内舍于心，结于瓣膜所致。心主血，肺主气，心脏瓣膜受累，心气受损，气血运行不畅，心失所养，则平素易乏力，少气懒言，活动时劳累感明显；乏力反复，时轻时重，久之心体受损，心气鼓动无力，气虚血滞，心脉瘀血，故舌质暗红；肺贯百脉需心气推动而司呼吸，心气不足必累及于肺，影响肺之宣发肃降，故患者稍有运动即感呼吸困难，吸气费力。现外感风热犯肺，邪气上熏咽喉，故声音嘶哑，咽部不适，咽红（＋）；复感外邪，加重心气耗伤，则诸症加重。本病为乏力，证属心肺不足，复感风热，为本虚标实之证。本虚为心、肺、脾之气不足，心气不足无力鼓动血脉，肺气虚无力贯通心脉，脾气虚运化失职，气血生化不足。标实为瘀血、痰湿、风热之邪。本病本虚胜于标实，故治当扶正祛邪，标本同治，益气托邪外出，佐以疏风清热利咽。方拟四君子汤加减：黄芪40 g，党参20 g，炒白术20 g，太子参20 g，蝉衣12 g，牛蒡子10 g，麦冬20 g，五味子10 g，木蝴蝶10 g，黄芩15 g，薄荷10 g^(后下)，升麻10 g，西洋参6 g^(另煎，兑服)，甘草10 g。4剂，水煎服，每日4次，每日1剂。嘱卧床休息，清淡饮食，调畅情志。建议心内科就诊。

二诊（2009年6月18日）：乏力好转，劳累感有所减轻，仍咽不适，口干。体查：精神好转，咽微红，舌质暗红苔薄黄，脉弦细。心肺听诊同初诊。外邪渐除，肺气宣降，心气得补，正

气渐复,祛邪外出,药证相符,继续清热化痰,宣肺止咳。处方:黄芪40 g,党参20 g,炒白术20 g,太子参20 g,蝉衣10 g,麦冬20 g,五味子10 g,木蝴蝶10 g,胖大海10 g,青果10 g,黄芩20 g,薄荷20 g^(后下),升麻10 g,西洋参6 g^(另煎,兑服),甘草10 g。5剂,煎服法及医嘱同初诊。随访,治愈。

按:本医案为风心病,病程15年,患者因工作繁忙,一直感觉乏力,未予调理,以致久病,气虚血瘀,心脉失养。复感外邪后病情加重,病因清楚,病位明确,且虚证重,如仅治标证,邪因气虚难以外出。本医案在于心气不足,累及肺脾,感受外邪后又加重心肺负担,引起恶性循环。本病为虚实夹杂之证,因外感表证不重,黄老以四君子汤治本为主,用大量黄芪及西洋参、太子参补气,气行则血行,鼓动血脉运行,补心气,益气托邪外出;升麻升提清气,木蝴蝶、胖大海、青果清咽利喉。二诊乏力好转,感冒愈。本病治疗的关键在于补气,风心病难以根治。患者已逐步恢复工作,嘱继续调养,注意休息,避免感冒。

(整理:邢凤玲,张嫱,谢莹,刘楚,冷丽 审阅:彭玉,陈竹)

---

135. 辨治不寐,心肾不交,肝阳上亢之证

失眠多梦,心肾不交,肝阳偏亢之不寐。治宜滋阴潜阳,清心除烦安神。

患者:李××,男,23岁	医案编号:078Q131
中医诊断:不寐(心肾不交,肝阳上亢)	西医诊断:失眠原因?
治法:滋阴潜阳,清心除烦安神	方药:天王补心丹加减
主诉:失眠、多梦1年,伴腰酸、性欲减退半年	

初诊(2009年3月2日):患者1年前参加工作后,因工作压力大,环境不适应,出现失眠、多梦,夜晚时有入睡困难,或睡眠中易醒,白天心烦易怒,未进行调理,失眠严重时服用艾司唑仑暂时可缓解。近半年上症加重,出现腰酸,性欲减退,时有头晕,手足心烦热。病后无尿频、尿急、尿痛及肉眼血尿,无心悸,饮食一般,二便如常,体重无明显减轻。有乙肝病史10年。体查:望之精神可,面色正常,咽不红,舌质淡边有齿痕苔白,心、肺(-),腹平软,双肾区叩击痛(-),脉弦细无力。

刻下症:失眠、多梦、眠中易醒,头晕,心烦易怒,手足心烦热,腰酸,性欲减退,舌质淡边有齿痕苔白,脉弦细无力。患者以失眠、多梦为主诉,属"不寐"范畴,常与心肝关系密切。患者有乙肝病史,加之工作压力较大,肝气不舒,气郁化火,肝火旺则上扰于心,心神不宁则失眠、多梦。腰为肾府,肾在下焦,属水,肾阴不足则腰酸,性欲减退;水不上济于心则心火偏亢,心火引动相火,加之水不涵木,肝阳偏亢,故失眠、多梦、心烦易怒加重,手足心烦热,脉细弦无力。本病为不寐,证属心肾不交,肝阳上亢,为虚实夹杂之证,治当滋阴潜阳,清心除烦

安神。方拟天王补心丹加减:五味子 10 g,黄连 10 g,炒枣仁 30 g,柏子仁 20 g,山枝茶 15 g,生地 20 g,枸杞 20 g,菟丝子 20 g,当归 15 g,黄柏 15 g,石决明 50 g$^{(先煎)}$,朱茯神 30 g,天麻 20 g,甘草 10 g。3 剂,水煎服,每日 1 剂。嘱适当减压,放松心情,适当运动。

二诊(2009 年 3 月 5 日):失眠、多梦好转,时有头昏腰酸,阴茎易勃起。体查:望之精神好,舌质胖有齿痕苔薄黄,脉滑数。初诊用黄连、生地、黄柏清心泻火;配五味子、枸杞、菟丝子、炒枣仁滋阴补肝肾,有清上滋下,交通心肾的作用;石决明、朱茯神、天麻平肝息风安神。诸药合用,心肾相交,肾水上济则失眠、多梦等诸症好转。但肾阴仍不足,故仍有头昏腰酸。患者舌质胖有齿痕,考虑为肝旺克脾土。药证相符,守初诊方加减:五味子 10 g,黄连 10 g,炒枣仁 30 g,柏子仁 20 g,山枝茶 15 g,生地 15 g,枸杞 20 g,菟丝子 15 g,黄柏 15 g,知母 15 g,石决明 50 g$^{(先煎)}$,天麻 20 g,钩藤 15 g$^{(后下)}$,珍珠母 50 g$^{(先煎)}$,甘草 10 g。3 剂,煎服法同初诊。嘱调畅情志。

三诊(2009 年 3 月 13 日):诸症好转,夜间阴茎能勃起。体查:望之精神好,舌质平苔白,脉弦滑。服药后虚热渐清,心主神明,肾阴渐充足,肾藏髓,诸症减轻。此期宜滋阴补肝肾,佐清虚热。自拟方加减:五味子 20 g,黄连 4 g,炒枣仁 20 g,山枝茶 15 g,菟丝子 20 g,川芎 15 g,熟地 20 g,黄柏 15 g,知母 15 g,泽泻 15 g,赤芍 10 g,琥珀粉 6 g$^{(分3次吞)}$,甘草 10 g。3 剂,煎服法同初诊。嘱调畅情志。

四诊(2009 年 3 月 19 日):偶有多梦,阴茎易举,眠好,余无不适。体查:望之精神好,舌质平,脉细弦。现为肝肾阴虚,宜滋阴降火,补益肝肾。方拟黄连阿胶汤加减:黄连 6 g,阿胶 20 g$^{(烊化)}$,生地 15 g,麦冬 20 g,黄柏 15 g,知母 15 g,泽泻 15 g,茯苓 20 g,五味子 10 g,琥珀粉 6 g$^{(分3次吞)}$,赤芍 10 g,甘草 10 g。3 剂,煎服法同初诊。嘱保持心情愉快,节欲。随访,治愈。

按:失眠,中医称之为"不寐",中医古籍中亦有"不得卧""不得眠""目不瞑""不眠""少寐"等名称。轻者入寐困难,时寐时醒,醒后不能再寐,或寐而不酣;重者可彻夜不寐。其病因、病机有虚、实两方面:实者多为七情内伤,肝失条达,饮食失节,痰热上扰;虚者为心肾不交,水火不济,劳倦过度,心脾两虚。心属火居上,肾属水居下,心阳下交,肾水上济,故称为"水火既济"或"心肾相交"。心肾之间阴阳水火、气血津液皆气化相交,以维持人体生命活动的动态平衡;反之心火上扰或肾阴不足,两者失去协调关系,则为心肾不交,临床表现为心烦、失眠、多梦、怔忡等。本病除失眠、多梦外,伴有肾虚、性欲下降,故为本虚标实之证。本虚为肝肾阴虚,标实为气郁化火,心火上扰,肝阳上亢。黄老标本兼治,前三诊以祛邪为主,用黄连、生地、黄柏上清心热,配五味子、天麻、石决明、炒枣仁、菟丝子平肝潜阳,补肝肾安神,共奏清上补下,平肝安神之功。三诊后患者诸症大减,考虑病程较长,肝肾同源,且肝主宗筋,从肝论治。故四诊用黄连阿胶汤加减,肝肾同源,肾阴虚日久致肝阴不足,故治疗上用生地配五味子等滋阴填精补髓,知母、黄柏、黄连清热降火,泽泻泻肾降浊,赤芍清热,琥珀粉吞服以镇惊安神,使心肾相济,滋阴降火,安神补虚而愈。

(整理:吴筱枫,卢庆玲,张嫱   审阅:冷丽,彭玉,陈竹)

136. 辨治不寐, 心肾不交之证

心肾不交之不寐。 治以滋阴降火安神。

患者:伍××,女,40岁	医案编号:078Q133
中医诊断:不寐(阴虚火旺,心肾不交)	西医诊断:失眠?
治法:滋阴降火安神,佐以疏通筋络	方药:黄连阿胶汤加减
主诉:失眠半个月	

初诊(2009年6月18日):患者1个月前行人工流产手术后,即出现失眠,时感心烦、心悸,右腿酸痛,易疲乏,烦躁,手心有汗。本次经行正常,白带正常。病后饮食尚可,二便调,无腹痛。体查:望之精神疲倦,两颧微红,咽不红,舌质红苔薄白,心、肺(-),脉弦细。

刻下症:失眠,神疲,心悸烦躁,两颧微红,手心有汗,右腿酸痛,舌质红苔薄白,脉弦细。患者因行人工流产手术耗伤阴血,阴血不足则心失所养,虚火内生,上扰心神,出现失眠、烦躁、心悸;阴血不足则运行阻滞,筋脉失于濡养则腿酸痛,阴虚火热则神疲、颧红、舌质红苔白、脉弦细。本病以失眠为主诉,四诊合参辨为不寐,病位在心肾,证属阴虚火旺,心肾不交,治宜滋阴降火安神,佐以疏通筋络。方拟黄连阿胶汤加减:黄连6 g,阿胶20 g$^{(烊化)}$,炒枣仁20 g,柏子仁20 g,山枝茶15 g,竹叶6 g,生地15 g,当归15 g,木瓜15 g,鸡血藤15 g,杜仲20 g,川芎15 g,茯神30 g,合欢皮20 g,甘草10 g。3剂,水煎服,每日1剂,每日3次。嘱:①阿胶烊化后,用药汁兑服;②忌食生冷;③调适心情,放松。

二诊(2009年6月22日):腿酸痛减,睡眠好转,偶有心烦、心悸,易神疲、烦躁好转,昨日月经经行正常,大便正常。体查:望之精神可,面色红润,舌质红苔白,脉弦细。服初诊方后症缓,现为阴虚火旺,治宜滋阴降火,养心安神。故守初诊方治疗,去木瓜、鸡血藤、竹叶、当归、杜仲等;加熟地、麦冬加强补益肾水作用,加炒山栀清泻三焦之火。处方:黄连6 g,阿胶20 g$^{(烊化)}$,炒枣仁20 g,柏子仁20 g,山枝茶15 g,合欢皮20 g,生地20 g,熟地20 g,川芎15 g,茯神20 g,麦冬20 g,炒山栀15 g,甘草10 g。3剂,煎服法及医嘱同初诊。

三诊(2009年6月26日):失眠、腿酸痛好转,偶有心悸、气短、腰背酸、肢麻。体查:望之精神可,面色红润,舌质红苔白,脉细无力。肾阴得补,上济于心,心肾相济,筋脉濡养,虚火渐除,失眠、腿酸痛好转;然虚火内蕴日久,难免耗伤气阴,故心悸、气短、腰背酸、肢麻仍存。继续滋阴安神,濡养筋脉,二诊方去炒山栀,以防苦寒伤阴,加鸡血藤活血通络,独活、羌活祛风除湿共治肢麻,黄芪、太子参、当归益气补血。处方:黄连6 g,阿胶20 g$^{(烊化)}$,炒枣仁20 g,柏子仁20 g,山枝茶20 g,合欢皮20 g,生地20 g,熟地20 g,川芎15 g,茯神20 g,当归15 g,黄芪40 g,太子参30 g,鸡血藤15 g,羌活12 g,独活12 g,甘草10 g。3剂,煎服法同初诊。嘱服中成药"交泰丸",每次10粒,每日2次。

按:患者因行人工流产手术致耗伤肾精,阴血不足,肾水不能上济于心,心火独亢,心肾不交,加之虚热上扰心神则失眠、烦躁。黄老紧守黄连阿胶汤加减治疗,三诊而愈。黄连阿胶汤出自《伤寒论》,治"少阴病,得之二三日以上,心中烦,不得卧"之症候。黄老化裁黄连阿胶汤,以阿胶、生地为君,滋肾水而凉心血;以黄芩等为臣,酸苦泻肝以泻火,故心热乃平。黄老用黄连阿胶汤加减治疗,用炒枣仁安神;山枝茶、竹叶清心泻火,当归、木瓜、鸡血藤、杜仲、川芎养血通络止痛,茯神、合欢皮、柏子仁养心安神。诸药合用,阴血旺,心火清,心肾交通,水火既济,诸症悉平,故初诊后症缓,二诊加熟地增强滋养肾阴之功,之后继用黄芪、太子参养阴益气,服交泰丸以进一步调理而愈。本医案体现了黄老灵活应用古方化裁辨治的临证经验。

(整理:张嫱,吴筱枫,卢庆玲,冷丽 审阅:彭玉)

137. 辨治心悸,气血不足,心失所养之证

气血不足,心失所养发为心悸。 治宜补气养阴,养心安神。

患者:罗××,女,72岁	医案编号:078Q139
中医诊断:心悸(气血不足,心失所养)	西医诊断:①心肌缺血;②高血压
治法:补气养阴,养心安神	方药:生脉散加减
主诉:心悸、心累5个月	

初诊(2009年9月18日):患者近5个月自觉心悸、乏力,曾在外院检查心电图,提示有心肌缺血,虽经服药治疗(具体不详),但心悸仍时有发作,近日心悸、心累加重,活动后明显,乏力,饮食减少,多汗,眠差。病后四肢无浮肿,无气喘,不咳,无胸闷、发热,二便调。有高血压病史,近2年血压不稳定,时高时低,未系统治疗。体查:血压140/66 mmHg,心率80次/min,心律齐,未闻及杂音,肺(-),呼吸20次/min。望之精神可,面色白,唇无发绀,眼睑无浮肿,皮肤未见特殊异常,咽不红,舌质绛苔薄白,脉沉细弦无力。

刻下症:心悸、心累,乏力,活动后加重,食少,多汗眠差,舌质绛苔薄白,脉沉细弦无力。本例为老年患者,各脏腑功能不足以心悸、心累5个月为主诉就诊,心电图提示有心肌缺血,血压不稳定,均为心气血两虚,心气不足,无力推动血脉营养心脏,心失所养所致。故心悸、心累,活动后加重。气虚无力,脾失健运则食少;营阴不能内守则多汗;无力鼓动血脉,血行不畅,日久必致瘀血阻脉,表现为舌质绛、心悸加重、脉沉细弦无力;心主神明,心失所养,神不内守则眠差。本病为心悸,证属气血不足,心失所养,为虚证,治宜补气养阴,养心安神。方拟生脉散加减:黄芪40 g,西洋参10 g,麦冬30 g,五味子10 g,炒枣仁20 g,煅龙骨50 g^(先煎),煅牡蛎50 g^(先煎),川芎15 g,当归15 g,猪苓30 g,赤芍10 g,甘草10 g。3剂,水煎

服,每次 50 mL,每日 4 次,每日 1 剂。嘱休息。

二诊(2009 年 9 月 28 日):心悸、心累减轻,汗少,精神好转,仍有眠差。体查:望之精神可,面色较前好转,咽不红,舌质胖淡苔薄白,脉沉细弦无力。初诊用生脉散益气养阴生津,使气复津生,汗止阴存,配大剂量黄芪补气,补而不腻,加强心肌细胞的能量代谢,助西洋参补气之功;黄芪与甘草甘温益气补中,化生气血;五味子配甘草酸甘化阴,益心养阴;川芎、当归、赤芍补血活血,合炒枣仁、煅龙骨、煅牡蛎、猪苓以养心安神。诸药合用,一则益气养阴,二则气血双补,故服药后患者心悸减轻。处方:黄芪 30 g,西洋参 10 g,麦冬 20 g,五味子10 g,川芎 15 g,瓜蒌壳 20 g,当归 15 g,赤芍 15 g,炒枣仁 20 g,炙远志 6 g,甘草 10 g。3 剂,煎服法及医嘱同初诊。

按:心悸是指因外感或内伤,致气血阴阳亏虚,心失所养;或痰饮瘀血阻滞,心脉不畅,引起以心中急剧跳动,惊慌不安,甚则不能自主为主要临床表现的一种心脏常见病证。心虚者,心气虚也。心气,是推动血液运行的动力,为心所藏,即所谓"心藏血脉之气也"(《素问·平人气象论》)。患者年高,脏腑之气渐衰,心气难以保持血脉的正常流动,致心失所养,心气虚损之悸作矣。气不足则血不行,气血两虚,心失所养,诸症加重。本医案以气血虚为本,兼有血瘀。黄老以生脉散为主方,益气养阴生津,配补气活血之黄芪、当归、川芎、赤芍,养阴安神之炒枣仁、炙远志、猪苓,重镇安神之煅龙骨、煅牡蛎,行气宽胸之瓜蒌壳,诸药合用,补气养阴,活血通络,诸症减轻。但患者年已七旬,脏腑功能逐渐衰退,有心肌缺血,因此,心悸彻底治愈的关键是要先改善心脏供血,宜中西医结合治疗为佳,并长期坚持调养。

黄老对老年患者的心悸、眩晕,有脑梗死或心脏功能不全者,常常重用黄芪,与西洋参相配,两者均为补气良药,取益气复脉之功,心气足则血脉行,增强血液运行,防止血栓形成。据现代药理研究表明,黄芪具有强心作用,使心脏收缩幅度增大,通过直接扩张外周血管,降低外周阻力来降压,对血压具有一定的双向调节作用,其内含有多种抗菌成分,还能增强机体的免疫功能。西洋参性寒,味甘、微苦,入肺经、脾经,具有补气养阴,泻火除烦,养胃生津之功能,有抗疲劳、抗氧化、抗应激、抑制血小板聚集、降低血液凝固性等作用。

(整理:邢凤玲,张嫱,李艳静,孙海鹏 　审阅:彭玉,陈竹)

138. 辨治胸痹,气阴两虚,痰瘀内阻之证

气阴两虚,痰瘀内阻之胸痹。 治宜益气活血,化湿通络。

患者:刘××,女,83 岁	医案编号:078Q144
中医诊断:胸痹(气阴两虚,痰瘀内阻)	西医诊断:冠心病?
治法:益气活血,化湿通络	方药:自拟方加减
主诉:胸闷气短、头痛半年	

初诊（2009 年 7 月 27 日）：半年前无诱因出现胸闷气短，动则尤甚，伴头闷痛，乏力，眠差多梦，听力下降，时有上臂疼痛，但无心悸、胸痛，无吐泻、水肿。因年纪大不愿做其他检查，自服丹参片，未系统诊断治疗。平素体健。病后精神差，饮食少，耳背，无喘。否认高血压、冠心病等病史。体查：血压 120/70 mmHg，心率 78 次/min。望之精神差，面色白，唇绀，颜面及四肢不肿，咽不红，舌质暗红苔白，心、肺、腹（-），脉滑。

刻下症：胸闷气短，动则甚，头闷痛，乏力食少，眠差多梦，听力下降，上臂疼痛，精神差，唇绀，舌质暗红苔白，脉滑。患者年已八旬，脏腑功能衰退，阳气渐衰，心肺居于胸中，肺主气，心主血，脏腑调和，肺气充足，则血行脉中，津液布散濡养五脏六腑，然患者心肺不足，气无力推动血脉运行，必阻脉中形成瘀血，日久致胸阳不振，肺气不宣，故有胸闷气短，动则甚，唇绀，舌质暗红等气滞瘀血之征象。气血不足，不能濡养肝肾，上承清窍，经脉失养，则头闷痛，听力下降，眠差多梦；肌肤腠理失养则臂痛；脾阳不足，健运失司，水湿聚而成痰，上贮于肺，肺气不宣则胸闷气短难愈。本病为胸痹，证属气阴两虚，痰瘀内阻，病位在上焦，为本虚标实之证，宜标本同治，治当补益肝肾，宽胸理气通络。自拟方加减：太子参 20 g，炒白术 20 g，杜仲 20 g，天麻 20 g，川芎 20 g，白芷 15 g，蔓荆子 15 g，厚朴 15 g，石决明 40 g^{（先煎）}，丹参 20 g，山枝茶 15 g，瓜蒌壳 20 g，郁金 15 g，甘草 10 g。3 剂，水煎服，每次 50 mL，每日 4 次，每日 1 剂。嘱调畅情志，注意休息。

二诊（2009 年 7 月 30 日）：胸闷气短、失眠好转，诉脚痛怕热，头痛。体查：望之精神可，面色较前好转，唇无发绀，舌质红苔黄，脉沉弦。药证相符，痰湿祛，气血渐调畅，故胸闷气短、失眠好转，唇绀消失。但阴虚内热仍存，故有脚痛怕热，头痛，舌质红苔黄。初诊方去杜仲、石决明、山枝茶等，加党参、当归补气血，加麦冬、五味子补益肝肾。守初诊方加减：太子参 30 g，党参 20 g，天麻 20 g，川芎 15 g，白芷 10 g，蔓荆子 15 g，厚朴 15 g，瓜蒌壳 20 g，郁金 20 g，当归 15 g，麦冬 20 g，五味子 10 g，甘草 10 g。3 剂，煎服法及医嘱同初诊。药后治愈。

按：胸痹是指以胸部闷痛，甚则胸痛彻背、气短喘息不得卧为主要症状的一种疾病。其病因多与寒邪内侵，饮食不当，情志波动，年老体虚等有关，与西医的冠心病、心绞痛、心包炎等疾病引起的心前区疼痛相似。本例患者年老体虚，脏腑功能不足，虽无冠心病、高血压病史及胸痛症状，但心脏、血管功能衰退，阳气不足，气血运行不畅，加之脾虚失运，痰湿内生，痰瘀内阻，心阳痹阻，故胸闷气短、头痛、唇绀；痹阻经脉则臂痛。本病气血不足为本虚，痰瘀内阻是标实。黄老标本同治，用太子参、炒白术、党参、厚朴健脾益气；杜仲、天麻、蔓荆子、白芷补肝肾，疏风止痛；川芎、丹参、当归活血通络；厚朴、瓜蒌壳宽胸理气化痰；郁金助理气止痛之功；山枝茶清热，祛风湿，安神。诸药合用，经治诸症好转。建议患者去西医院确诊。嘱其注意休息，观察血压变化。

黄老对年老头痛或眩晕者，尤其是有脑梗死、心血管疾病病史者，因其脏腑功能的衰退，心血管多有病理改变，故常常标本同治，补益肝肾或益气养阴，一般用西洋参、黄芪或太子参配合石决明、磁石、天麻、蔓荆子等平肝潜阳之品，以防阴虚阳亢。补益肝肾与平肝潜阳标本同治,可以防阴虚阳亢,肝风内动,体现了黄老"见肝之病,知肝传脾"——治未病的学术思想。

(整理:邢凤玲,李艳静,张嫱,孙海鹏　　审阅:彭玉,陈竹)

139. 辨治小儿心悸,心气阴两虚,脾虚肝旺之证

阵发心悸,心肌炎,心脾虚肝旺之心悸。 治以益气养心安神,活血通络,佐以平肝。

患者:王××,男,7岁	医案编号:078Q175
中医诊断:心悸(心气阴两虚,脾虚肝旺)	西医诊断:病毒性心肌炎(迁延期)
治法:益气养心安神,活血通络,佐以平肝	方药:生脉散加减
主诉:阵发性心悸、头昏2个月,加重3日	

初诊(2009年11月8日):患儿2个月前感冒治愈后,出现阵发性心慌,头昏乏力。心电图检查提示阵发性心动过速,且心肌酶谱升高,确诊为心肌炎,经静脉滴入能量合剂、口服果糖等治疗1个月后,心慌、头昏乏力好转,心电图检查恢复正常,但心肌酶谱有异常,心悸、头昏时作,能坚持上学。近3日阵发性心悸、头昏加重,伴易惊多梦,劳累,易怒,食少,前来就诊。病后二便可,无昏厥、吐泻,无发热。平素易于感冒,夜晚喜看电视,睡眠较晚。白天较为紧张,对涉及自我的话题较为敏感,不愿上学。有病毒性心肌炎病史,否认传染病病史。体查:望之精神欠佳,面色白,眼眶下青紫,咽红(＋),舌质嫩红根苔白厚,心率90次/min,律齐,心音有力,各瓣膜区未闻及杂音,肺、腹(－),脉细滑。心电图检查:窦性心律。心肌酶谱检查:(－)。

刻下症:阵发性心悸、头昏,易惊多梦,劳累,易怒,食少,眼眶下青紫,咽红,舌质嫩红根苔白厚,脉细滑。患儿素体较弱,易于感冒,感邪后余邪未尽,邪毒留而不去,内舍于心,导致心脉痹阻,心血运行不畅,故发生心悸;日久热毒之邪灼伤营阴,致心之气阴亏虚,故心悸、头昏、劳累反反复复;心气不足,血行无力,血流不畅,可致气滞血瘀;心阴耗伤,心脉失养,阴不制阳,可致心悸不宁,头昏多梦,舌质嫩红。加之病后患儿思虑过多,较为紧张,病情迁延,伤及脾肺,脾虚水津不布,肺虚失于清肃,致痰浊内生,痰瘀互结,阻滞脉络,则舌根苔白厚,脉滑,食少,病情迁延。脾虚肝木克之,肝风内动,故易怒易惊。本病为心悸,证属心气阴两虚,脾虚肝旺,治宜益气养心,活血通络,佐以平肝。方拟生脉散加减:西洋参6 g,麦冬10 g,五味子6 g,川芎6 g,丹参6 g,黄芪15 g,炒白术10 g,龙眼肉6 g,石决明15 g[先煎],蝉衣6 g,葛根6 g,甘草6 g。3剂,每次50 mL,每日4次,每日1剂。嘱预防感冒,必要时休学,适量室内活动,睡前少看电视。

二诊(2009年12月1日):心悸减轻,仍有易怒易惊,多梦,头昏,伴轻咳,咽中痰多,流清

涕,怕冷。体查:望之精神可,面色白,眼眶下青,咽充血,舌质淡红根苔白厚,心率88次/min,律齐,肺(-),脉细无力。生脉散益气生津,敛阴止汗,方中黄芪强心补肺,川芎、丹参活血通络,蝉衣、石决明疏风平肝,葛根鼓舞阳气,诸药合用,气阴得补,肝木涵之,气血运行通畅,心悸减轻。但脾运未复,痰湿未化,故咽中痰多。然肺气不足,风寒外袭,卫阳不足,寒遏肌肤,肺气不宣,则有怕冷、咳嗽、流清涕。其外感邪气不重,治疗仍以益气养心为主,益气健脾,养心通络。守初诊方生脉散合四君子汤加减:西洋参6 g,麦冬10 g,五味子6 g,丹参6 g,川芎6 g,茯苓10 g,黄芪15 g,太子参15 g,炒白术15 g,龙眼肉6 g,大枣5 枚,莲子心1 g,甘草6 g。5 剂,煎服法及医嘱同初诊。服药后患者症状明显改善。

三诊(2009 年12 月8 日):咳愈,心悸时作,易怒易惊,多梦,头昏,食少。体查:望之精神可,面色较前好转,眼眶下青,咽微红(+),舌质嫩红根苔白厚,心率90 次/min,律齐,肺(-),脉细滑。二诊未用疏风平肝之品,虽心悸继续减轻,但易怒易惊、多梦、头昏仍存,改用初诊方加减:西洋参6 g,麦冬10 g,五味子6 g,川芎6 g,丹参6 g,黄芪15 g,炒白术10 g,龙眼肉6 g,石决明15 g^(先煎),蝉衣6 g,葛根6 g,甘草6 g。5 剂,煎服法及医嘱同初诊。服药后患者症状明显改善。

四诊(2009 年12 月22 日):心悸偶有,精神好,夜眠多梦,食欲不振,晨起偶咳,大便稍干。体查:咽微红(+),舌尖质红根苔白厚,心率75 次/min,心、肺(-),脉细。经治疗后,心悸次数明显减少,心率逐渐恢复正常。心脾功能未复,脾虚肝旺易动心神则多梦、食少,治以益气健脾,养心安神,三诊方加珍珠母、煅龙骨、煅牡蛎重镇安神,党参、茯苓等助健脾益气之力。处方:西洋参6 g,麦冬10 g,五味子6 g,丹参6 g,黄芪15 g,党参10 g,茯苓10 g,石决明20 g^(先煎),莲子心3 g,龙眼肉6 g,珍珠母20 g,煅龙骨20 g^(先煎),煅牡蛎20 g^(先煎),甘草6 g。5 剂,煎服法及医嘱同初诊。治疗后患者痊愈,已上学。

按:小儿病毒性心肌炎临床较为常见,尤其在学龄期,病前常有上呼吸道感染或肠道病毒感染,表现形式多样,如有喜叹气、乏力、头昏等,而以心悸、胸闷、脉结代表现为主诉的较少,故心肌炎在病初发现较难,较多患儿呈隐匿性发病。心肌炎临床诊断不难,因其为病毒感染,西医无特异性治疗,治疗以营养心肌、减轻心脏的负荷为主,大部分在急性期恢复较好,部分转为迁延期。心肌炎归属中医心系病证"心悸"范畴,认为素体正气亏虚是发病之内因,温热邪毒侵袭是发病之外因,瘀血、痰浊为病变过程中的病理产物,疾病耗气伤阴为主要病理变化,病程中或邪实正虚,或以虚为主,或虚中夹实,故治疗首辨虚实。本医案患儿素体虚,病前有感冒病史,症候、体征符合,诊断明确,虽经治疗,但仍处于心肌炎迁延期,因气阴不足,痰瘀互结,以致病情反反复复。由于本病易受主观症状描述的影响,该患儿能自我表述病情,如头昏等主观症状描述较重,且受家里影响,对病情变化敏感,不愿上学,但心肌炎客观指标好转,心脏听诊与心肌酶谱检查正常,观其在候诊中活动自如,跑跳正常,表情自如,故在治疗中适当加以心理引导,对家长也进行相关的知识普及。黄老根据患儿就诊过程中反复出现的轻微感冒,尤其是舌质嫩红根苔厚腻等气阴不足、内湿较盛等症状,坚持益气养阴,健脾燥湿治疗,终获疗效。本医案黄老采用综合治疗1 个多月,患儿依从性好,家长配合,也是获得显著疗效的保障。

对本医案患者的治疗,黄老一直以生脉散为基础加减。吴仪洛《成方切用》曰:"肺主气,肺气旺则四肢皆旺;虚,故脉绝气短也。人参甘温,大补肺气而泻热,为君;麦冬甘寒,补水源而清燥金,为臣;五味子酸温,敛肺生津,收耗散之气,为佐。盖心主脉,而百脉皆朝于肺,补肺清心,则气充而脉复,故曰生脉。"据文献报道,生脉散能提高心肌耐缺氧的能力,对心脏复苏具有特殊的强心效应和改善微循环作用。生脉散出自《医学启源》,《汤头歌诀》中曰:"将死脉绝者服之,能令复生。"至于久咳肺伤,气阴两虚证,取其益气养阴,敛肺止咳,令气阴两复,肺润津生,诸症可平。黄老选用生脉散正是此意,其不仅能益气养阴生津,与四君子汤相配还能健脾燥湿助运,以化痰浊;与丹参、川芎相配行气活血通络,以散瘀血。五味子酸甘化阴,与龙眼肉、甘草相配,养阴柔肝,平肝息风,本患儿四诊治愈。之后常有复诊,以调养为主。病毒性心肌炎临床中西医结合治疗效果较好,中医可根据病机演变,随证辨治,灵活加减,更具个体化。

(整理:邢凤玲,李艳静,张嫱,孙海鹏   审阅:彭玉、陈竹)

【肝胆病证】

140. 辨治小儿黄疸,湿热内蕴之阳黄证

全身黄染,湿热并重之阳黄。 治以清热利湿退黄,佐以健脾助运。

患者:唐××,男,55 日	医案编号:078H003
中医诊断:黄疸(阳黄——湿热并重)	西医诊断:黄疸原因(母乳性黄疸)
治法:清热利湿退黄	方药:茵陈蒿汤加减
主诉:巩膜、全身皮肤黄染 50 日	

初诊(1998 年 12 月 23 日):出生后第 4 日全身皮肤开始出现黄染,黄染颜色鲜明,逐日加深,未曾消退,尿黄多,色黄染尿布,大便黄稀,每日 1~2 次,睡眠时间较少。系母乳喂养,吃奶好,曾在外院就诊,疑为母乳性黄疸,要求家长暂停母乳后观察。暂停母乳后患儿皮肤黄染有明显减弱,恢复母乳后黄染加重。因患儿幼小,家长不愿停喂母乳,求助中医。病后精神较好,体重增加,无发热、哭吵、呕吐。患儿母亲系 G1P1;患儿系足月剖宫产,出生体重2.5 kg,现体重 4.5 kg,已接种乙肝疫苗。孕期母亲有妊娠高血压综合征史,无抽搐病史。父母体健,父亲血型 A 型,母亲血型 B 型。体查:望之精神好,哭声响亮,安静,面部、全身皮肤、巩膜黄染明显,手足心黄,前囟平坦约 2.5 cm,全身浅表淋巴结无肿大,咽不红,舌尖质红苔白稍厚,心、肺(-),腹平软,肝脏在肋下 1 cm 扪及,质软光滑,边缘清楚,脾未扪及,指纹红。血常规检查:血红蛋白浓度 119 g/L,红细胞计数 3.89×10^9/L,白细胞计数 12.1×10^9/L,中性粒细胞比率 51%,淋巴细胞比率 49%。尿胆原检查:3.3 μmmol/L。

刻下症:全身皮肤黄染如橘色,巩膜黄染,大便黄稀,尿黄多,眠少,食好,舌尖质红苔白稍厚,指纹红,肝脾无肿大。患儿出生后第 4 日发生黄疸,现出生 55 日,黄疸仍未完全消退,属婴儿期病理性黄疸范围。患儿巩膜、皮肤黄染如橘色,大便黄稀,尿布黄染,舌尖质红,均为阳黄之症候。孕母妊娠期患病,加之剖宫产,生产中可感受热毒传于胎儿,致其出生后黄疸,热毒与湿相结熏蒸肝胆,为湿热蕴结脾胃,肝胆疏泄失常,胆汁外泄所致,故患儿出生后第 4 日黄疸,且出现时间较生理性黄疸时间稍有延长,现黄疸未退。本病为病理性黄疸,证属阳黄,为湿热并重。因在黄疸期间黄染颜色的深浅与患儿停吃母乳有明显关系,故西医诊断不排除母乳性黄疸的可能,需结合肝功能、胆红素等检查,暂考虑黄疸原因可能为母乳性黄疸或新生儿肝炎综合征,治宜清热利湿退黄。方拟茵陈蒿汤加减:茵陈 10 g,田基黄 10 g,

薏苡仁6 g,广木香3 g,车前草10 g,金钱草10 g,苍术10 g,白术10 g,茯苓10 g,香附6 g,泽泻6 g,白芍6 g,通草6 g,黄柏6 g,栀子6 g,甘草6 g。4剂,水煎服,每次10~20 mL,每日4~5次,每日1剂。嘱:①若患儿黄疸不退,再检查肝功能病毒标志物等;②多饮水,添加葡萄糖粉口服;③适当减少母乳,母亲饮食不宜过腻、辛辣。

二诊(1998年12月28日):服药后黄疸逐渐消退,精神好,吃奶好(母乳量未减),尿清,大便不成形,量多,每日3次。体查:舌质淡红苔薄白,指纹红细。因患儿出生不足2个月,停喂母乳不利于小儿生长发育,故继续母乳喂养,服药后黄染减轻,舌苔厚消退,大便稀,量多,为湿热之邪从大便而下,故佐以健脾助运以固后天之本。守初诊方,去泽泻,加滑石、蔻仁。处方:茵陈10 g,田基黄10 g,薏苡仁6 g,广木香3 g,车前草10 g,金钱草10 g,苍术10 g,白术10 g,茯苓10 g,香附6 g,白芍6 g,通草6 g,黄柏6 g,栀子6 g,滑石12 g,蔻仁6 g^(后下),甘草6 g。4剂,煎服法及医嘱同初诊。

三诊(1999年1月4日):黄染明显消退,继续母乳喂养,未减奶量,大便每日4次,黄稀带奶瓣及颗粒,尿量正常。体查:巩膜与全身黄染明显消退,面部、手足心轻度黄染,舌尖质红苔白,指纹紫细。肝功能检查:正常。西医排除新生儿肝炎综合征。脾运未复,故大便稀有不化乳食之颗粒。守二诊方加山楂、麦芽。处方:茵陈10 g,田基黄10 g,薏苡仁6 g,广木香3 g,车前草10 g,金钱草10 g,苍术10 g,白术10 g,茯苓10 g,香附6 g,白芍6 g,通草6 g,黄柏6 g,栀子6 g,滑石12 g,蔻仁6 g^(后下),山楂6 g,麦芽6 g,甘草6 g。4剂,煎服法同初诊。嘱患儿母亲饮食减少油腻。

四诊(1999年1月7日):黄疸退尽,大便每日1~3次,成形,吃奶好,母乳喂养。体查:巩膜与全身皮肤、手足心黄染退尽,舌质红苔白,心、肺、腹(-),指纹紫细。患儿黄疸愈,一般情况好,但仍有脾运失健之症状,治宜健脾助运,少佐以清热化湿。守三诊方加减:茵陈10 g,厚朴3 g,陈皮3 g,麦芽6 g,谷芽6 g,赤芍6 g,金钱草10 g,苍术10 g,茯苓10 g,黄柏6 g,栀子6 g,神曲6 g,甘草6 g。3剂,煎服法同初诊。嘱患儿母亲渐减喂母乳,添加牛奶。随访,黄疸愈。

按:本医案为婴儿黄疸,湿热并重之阳黄。该患儿足月剖宫产,黄疸出现时间较正常黄疸时间稍延长,至出生后55日仍未消退。因患儿精神好、吃奶好,体重增长,一般情况好,临床考虑与母乳有关,复查肝功能正常,故排除新生儿肝炎综合征,但母乳性黄疸不能排除。黄老针对停喂母乳对小婴儿生长发育极为不利这一矛盾,充分应用中药独特的退黄作用,清除患儿体内湿热邪毒。本医案黄老紧守肝胆湿热,脾运失健之病机,抓住时机,坚持清热利湿,始终贯穿"湿从大便而去"的思路,组方以茵陈为主,使湿热有出路,治疗效果明确。

正如《金匮要略》所说:"黄家所得,从湿得之。""诸病黄家,但利其小便。"黄老以茵陈组方,茵陈蒿汤中茵陈配以栀子,清热利湿并重;大黄泻下力强且性寒而滞,便溏者不宜使用,加之"小儿脾常虚",需防其泻下伤脾,故黄老使用二妙散中黄柏、苍术替代大黄,清热燥湿,使湿热从下焦而出。四诊各有特点:初诊以清热利湿为主,湿从大小便而去;二诊中小便清,大便量多、不成形,去泽泻加滑石、蔻仁以加强健脾渗湿之力;三诊大便带奶瓣及颗粒,佐以山楂、麦芽消食健脾和胃;四诊黄疸退尽,脾运未复,为防止病情反复,巩固其疗效,将全方量减少,健脾助运,少佐以清热利湿。黄老紧守病机,抓住时机,自始至终贯穿"宣畅气机,通利三焦,重点中焦祛湿",使湿热有出路,体现了黄老重视脾、固护脾的"理脾"(运脾)学术思想,同时使祛湿而不伤阴,养阴柔肝而不碍湿。黄老对芳香燥湿助运之品苍术的应用游刃有余,使黄疸消退明显,又确保母乳喂养,故疗效显著,值得学习。

(整理:岳志霞,刘启艳,王乔,孙海鹏　　审阅:彭玉)

141. 辨治小儿黄疸,湿热熏蒸,湿重于热之阳黄证

目黄,呕吐,大便稀,湿热熏蒸,湿重于热之阳黄证。 治以清热化湿,清利肝胆。

患者:罗××,女,5岁	医案编号:078H016
中医诊断:黄疸(阳黄——湿重于热)	西医诊断:急性甲肝
治法:清热化湿,清利肝胆	方药:茵陈蒿汤合三仁汤加减
主诉:目黄2日,伴呕吐、大便稀1日	

初诊(1998年8月13日):家长发现患儿近2日精神萎软,目黄,尿黄少,未予重视。1日前出现恶心、呕吐2次,为清水或胃内容物,非喷射状,食不下,不好动,乏力,大便黄稀,每日约3次,无脓血,小便短赤,前来就诊。病后无发热、腹痛、厌油、口渴,皮肤无黄染。否认肝炎病史,有外出进餐史。体查:望之精神软,面色黄,双眼巩膜轻度黄染,全身皮肤未见黄染,咽不红,舌尖质红苔白,心、肺(-),腹平软,肝脏在肋缘下约1.5 cm处可扪及,质中等,无压痛,边缘清楚,脾脏未扪及,脉稍滑。尿三胆检查:(+)。

刻下症:目黄,恶心呕吐,食不下,疲乏无力,尿黄赤短少,大便黄稀少,口不渴,舌尖质红苔白,肝大,脉滑。患儿有外出进餐史,恐食入湿毒等不洁之物,蕴结肠道,湿毒之邪化热熏蒸肝胆,肝开窍于目,故早期见目黄;湿热下注,故见尿黄赤短少;湿热中阻脾胃运化失常,脾胃失和,大肠传导失职则出现食不下、呕吐、便稀;湿重于热则出现口不渴、舌苔白、便溏、乏力。西医诊断:急性黄疸型肝炎?中医诊断为黄疸,证属湿热内蕴,湿重于热之阳黄,治宜清热化湿,清利肝胆。方拟茵陈蒿汤合三仁汤加减:茵陈10 g,山栀10 g,板蓝根12 g,败酱草12 g,苍术10 g,薏苡仁10 g,茯苓10 g,丹参10 g,厚朴6 g,滑石10 g,前胡10 g,藿香6 g,甘草6 g。3剂,水煎服,每次100 mL,每日5次,每日1剂。嘱:①查肝功能、乙肝表面抗原;②从即日起隔离35日,注意处理粪便;③低脂肪、高蛋白清淡饮食;④卧床休息。

二诊(1998年8月18日):目黄、尿黄赤颜色变淡,大便成形,精神稍好,能食少许食物,疲乏无力好转。体查:望之精神稍可,面色黄、目黄色变淡,全身皮肤未见黄染,舌尖质红苔白,脉稍滑。病毒标志物检查:HAsAg(+)。肝功能检查:谷丙转氨酶184 U,麝浊14 U,麝

絮（＋＋＋＋），提示肝功能异常（未查胆红素）。西医诊断：急性甲肝。本期湿热渐祛，黄疸消退，药已对证，守初诊方去藿香，加黄柏。处方：茵陈 10 g，山栀 10 g，板蓝根 12 g，败酱草 12 g，苍术 10 g，薏苡仁 10 g，茯苓 10 g，丹参 10 g，厚朴 6 g，滑石 10 g，前胡 10 g，黄柏 6 g，甘草 6 g。3 剂，煎服法同初诊。嘱继续消化道隔离。

三诊（1998 年 8 月 26 日）：尿多清亮不黄，大便数日未解，吐止，食量增加。无发热，无腹痛。体查：望之精神好，巩膜轻度黄染，皮肤黄染未现，舌质淡苔白，脉稍滑。药证相符，患者巩膜黄染开始消退。由于用药及时，皮肤黄染未现，病情进入缓解期，尿多清亮不黄，食量增加，为中焦湿热除，脾运渐复。继续清热利湿，清利肝胆，加山楂助脾健运。处方：板蓝根 10 g，茵陈 10 g，金钱草 10 g，前胡 6 g，苍术 10 g，茯苓 10 g，薏苡仁 10 g，败酱草 15 g，丹参 10 g，五味子 6 g，黄芩 6 g，白芍 6 g，山楂 6 g，甘草 6 g。5 剂，煎服法同初诊。嘱 3 周后复查肝功能，注意饮食不可过量。

四诊（1998 年 9 月 2 日）：诸症愈，目黄消失，皮肤无黄染，二便正常，稍感乏力，饮食尚可。体查：目黄消失，皮肤无黄染，舌质淡红苔白，肝脏肋下约 0.5 cm 可扪及，质软。本病为急性甲肝缓解期，守三诊方加虎杖以清解余邪，健脾助运。处方：板蓝根 10 g，茵陈 10 g，金钱草 10 g，前胡 6 g，苍术 10 g，茯苓 10 g，薏苡仁 10 g，败酱草 15 g，丹参 10 g，五味子 6 g，黄芩 6 g，白芍 6 g，山楂 6 g，虎杖 6 g，甘草 6 g。5 剂，煎服法同初诊。嘱：①注意患儿休息、营养；②要求服完药后暂停。2 周后复查痊愈。

按：急性病毒性肝炎有甲、乙、丙、丁、戊等不同分型。甲肝的黄疸前期为数日至 1 周，症候与皮肤黄疸不明显者，可因消化不良或上呼吸道感染症状而致误诊。临床表现为迅速出现疲乏、食欲缺乏、头晕、恶心、肝区痛或不适感，伴有或不伴有发热，主要体征为黄疸、肝大或肝脾大。肝大通常在右肋下缘 2～3 cm，质略硬而有触痛，肝区叩击痛常见。甲肝病程一般为 2～4 周。发病前多有不洁饮食史，粪－口传播是甲肝的主要传播途径。甲肝为自限性疾病，绝大多数病例预后良好。儿童多因不注意个人饮食卫生习惯，极易在暑天过食冰冷之物或不洁饮食，故夏季肠道传染病发病率较高。急性黄疸型肝炎在消化道传染病中多见，其中以甲肝为多，其传染性强。本医案有不洁饮食史，正如《金匮要略》曰："谷气不消，胃中苦浊，浊气下流，小便不通……身体尽黄。"加上发病正值立秋后、处暑前，时值天气炎热多雨，天暑下迫地湿上蒸，热与湿邪相间为患，故发病急、病程短，所幸发现及时，仅见目黄，全身皮肤黄染尚未显现就治愈，可见对该病发现早，治疗及时，恢复较快。黄老抓住目黄，尿黄少，恶心，非喷射状呕吐，大便黄稀，虽皮肤无黄染，但乏力、食不下，仍按照急性肝炎进行鉴别诊断、预防、隔离防治等，按阳黄湿重于热辨治，辨证思路清晰。对病理产物湿热来源考虑有二：一为误食不洁食物的湿毒之邪，二为暑月之中的外感湿热之邪，治疗以健脾利湿清热为原则，坚持茵陈蒿汤加减治疗，初诊、二诊为茵陈蒿汤合三仁汤加减，以清热退黄，清暑利湿，清利肝胆；三诊、四诊黄疸逐渐消退，症状好转，饮食增加，但为防食滞中焦，肝胆湿热复生，故加用消食健脾药物，符合黄老时时顾及小儿"脾常不足"，恐伤脾运水湿停聚，时时固护患儿脾胃功能的学术思想。同时指导家长应予患儿合理饮食，以防损伤脾胃。黄老治疗黄疸常用苍术、薏苡仁、茯苓、厚朴、藿香健脾行气利湿,滑石、茵陈、山栀、板蓝根、败酱草清热利湿。

(整理:岳志霞,刘启艳,王乔,孙海鹏　审阅:彭玉)

142. 辨治小儿黄疸,湿热熏蒸,湿重于热之阳黄证

黄疸便稀,脾运失健,湿热熏蒸,湿重于热之阳黄证。治以清热燥湿,利胆健脾。

患者:刘××,男,42日	医案编号:078H017
中医诊断:黄疸(阳黄——湿重于热)	西医诊断:黄疸原因(母乳性黄疸)
治法:清热燥湿,利胆退黄	方药:茵陈蒿汤加减
主诉:全身皮肤黄染40日,伴大便稀溏	

初诊(1998年12月23日):患儿出生后第3日开始皮肤黄染,出生后第6~10日黄染达高峰,一直未退,大便黄干。20日前因黄疸服中药,黄染稍退,大便稀,近来每日8~10次,量一般,尿淡黄量多。未曾确诊,亦未停喂母乳。病后精神好,体重增长,睡眠好,吃奶好,易溢奶,无发热、哭吵。患儿母亲系G1P1,患儿系顺产。体查:望之精神好,全身皮肤、巩膜黄染明显,色鲜明,颜面少许红疹,咽不红,舌质稍红苔白厚,心、肺(-),腹平软,肝脾未扪及,指纹紫。血常规检查:血红蛋白浓度123 g/L,红细胞计数$3.9×10^9$/L,白细胞计数$9.8×10^9$/L。

刻下症:巩膜、全身皮肤黄染,黄色鲜艳,大便稀溏,尿黄量多,吃奶好,颜面红疹,舌质稍红苔白厚,指纹紫。患儿出生后第3日发生黄疸,此为生理性黄疸,但黄疸持续40日未退,为病理性黄疸,多责之于湿热之邪,蕴于脾胃,熏蒸胆,胆失疏泄,外溢肌肤而致黄疸。其大便稀溏,易溢乳,舌苔厚,均为脾常不足,脾运失健,水湿内停之征象。本病为黄疸,证属湿热熏蒸,湿重于热之阳黄,治当清热燥湿,利胆退黄。方拟茵陈蒿汤加减:苍术10 g,茯苓10 g,黄柏6 g,栀子6 g,田基黄10 g,茵陈10 g,金钱草10 g,车前草10 g,薏苡仁10 g,陈皮6 g,厚朴6 g,芡实6 g,甘草6 g。2剂,水煎服,每次10~20 mL,每日4~5次,每日1剂。嘱:①查肝功能及乙肝表面抗原;②口服葡萄糖水;③母亲饮食减少油腻、辛辣。

二诊(1998年12月28日):服药后黄染未退,但大便成形,近2日未解,易反乳,食欲好,小便清。体查:望之精神好,巩膜、全身皮肤黄染依旧,颜面红疹消退,舌质红苔白厚,指纹紫。肝功能检查:正常。乙肝表面抗原检查:(-)。患者服药后黄疸依旧,湿热仍在,治以清热利湿为主,故初诊方中加用赤芍、滑石、生地、通草、黄柏、栀子加量,以加强清热化湿。处方:苍术10 g,茯苓10 g,黄柏10 g,栀子10 g,田基黄10 g,茵陈10 g,金钱草10 g,车前草10 g,薏苡仁10 g,赤芍10 g,滑石12 g,生地10 g,通草10 g,甘草6 g。3剂,煎服法同初诊。同时嘱母亲减少母乳次数,观察患儿黄染颜色深浅是否与母乳减少有关,奶量不足时可添加

牛奶等奶制品,必要时做溶血方面的检查。

三诊(1998年12月30日):减少母乳后黄疸有消退。一般情况好,二便调,食好。体查:舌质淡红苔白稍厚,指纹紫。患者黄疸有消退,但较慢,继用清热利湿之法。用二诊方去苍术,加当归、桔梗,茯苓加量。处方:茯苓15 g,黄柏10 g,栀子10 g,当归10 g,田基黄10 g,茵陈10 g,金钱草10 g,车前草10 g,薏苡仁10 g,赤芍10 g,滑石12 g,生地10 g,通草10 g,桔梗6 g,甘草6 g。3剂,煎服法同初诊。嘱:①母乳喂养每日不能少于3次;②添加牛奶,必要时停喂母乳。

四诊(1999年1月4日):服药与适量减少母乳喂养次数后,皮肤黄染有消退。体查:一般情况好,舌质平,指纹紫。减少母乳后黄疸消退,考虑为母乳性黄疸,治疗继予清热利湿。处方:黄柏6 g,栀子6 g,田基黄10 g,茵陈10 g,金钱草10 g,车前草10 g,薏苡仁10 g,赤芍10 g,当归10 g,滑石12 g,生地10 g,通草10 g,桔梗6 g,甘草6 g。4剂,煎服法同初诊。嘱母亲减少母乳,添加牛奶,必要时停喂母乳。

五诊(1999年1月7日):黄疸消退明显,母乳保持每日3次,大便干。守四诊方:黄柏6 g,栀子6 g,田基黄10 g,茵陈10 g,金钱草10 g,车前草10 g,薏苡仁10 g,赤芍10 g,当归10 g,滑石12 g,生地10 g,通草10 g,桔梗6 g,甘草6 g。4剂,煎服法及医嘱同初诊。随访,保持适量母乳后,黄疸退尽治愈。

按:母乳性黄疸常指母乳喂养的新生儿在出生后3个月内仍有黄疸,西医认为一般不需要任何治疗,停喂母乳24~48 h,黄疸可明显减轻,但对胆红素较高者应密切观察或干预。本医案母乳喂养减少后黄疸消退,肝功能正常,考虑为典型单纯母乳性黄疸,本应停止母乳,但在服用中药后,尚能保持适量母乳喂养以利于孩子成长。《幼科释谜》曰:"此胎黄之候,皆因乳母受湿热而传于胎儿也。"母亲胎内湿热传于胎儿,与孕中喜食辛辣之物、生产感受湿热邪毒及胎儿出生后母亲的饮食(乳汁会受其影响)密切相关。患儿出生后即发生生理性黄疸,消退时间延长,至婴儿期黄染未退,此为病理性黄疸,多责之于湿热之邪,蕴于脾胃,熏蒸胆,胆失疏泄,外溢肌肤而致黄。本医案患儿就诊时大便稀溏,易溢乳,舌苔厚,均为脾运失健、水湿内停之症状,故黄老辨其黄疸为湿重于热之阳黄证。服药期间嘱适量减少母乳,增加牛奶,达到通过中药既能保持适量母乳喂养,又能消退黄疸的目的。

(整理:岳志霞,刘启艳,王乔,孙海鹏　　审阅:彭玉)

143. 辨治黄疸,湿热熏蒸肝胆之阳黄证

酗酒,脘痛便稀,目黄尿黄,湿热内蕴之阳黄。治当清热利湿退黄,顾护脾胃,佐以养阴柔肝。

患者:王××,男,37岁	医案编号:078Q074
中医诊断:黄疸(阳黄——湿热熏蒸肝胆)	西医诊断:酒精性肝病
治法:清热利湿,退黄助运	方药:茵陈蒿汤加减
主诉:脘痛便稀、目黄尿黄半个月	

初诊(2008年12月8日):患者半个月前因饮酒过量,出现脘腹隐痛不适,目黄,尿黄,曾于外院检查,诉其转氨酶、胆红素升高(具体数值不详),肝炎病毒标志物检测(−),经静脉滴注治疗(具体不详)后,黄疸消退不明显。现目黄,尿黄,全身皮肤黄染,前来就诊。病后乏力,食少,大便稀,每日1~2次,无发热及呕吐。B超检查发现脂肪肝3年,有胆囊水肿,均未治疗。有饮酒史15年,且嗜酒,平素嗜食肥甘厚味。否认高血压、结核病、肝炎、胆结石等病史。体查:望之精神可,全身皮肤、巩膜轻度黄染,黄色鲜明,舌质红苔薄黄,心、肺(−),腹软,剑突下轻压痛,无反跳痛及肌紧张,肝脾未扪及,脉弦滑。

刻下症:脘腹隐痛不适,目黄,尿黄,皮肤黄色鲜明,乏力,食少便稀,舌质红苔薄黄,脉弦滑。患者因嗜酒与嗜食肥甘厚味,日久湿浊内生化热,形成痰热偏盛体质。现因饮酒过量,酒体属阴,酒汁入胃则易遏阻清阳,与体内宿积之痰热胶结,湿热内蕴胃肠,上熏蒸肝胆,胆汁不循常道而浸淫肌肤则皮肤黄染、目黄,黄色鲜明;下流膀胱则尿黄。湿热阻滞中焦气机,气机不畅则脘腹隐痛不适,食少,乏力,大便稀;舌质红苔薄黄、脉弦滑皆为湿热熏蒸肝胆之征象。本病起病急、病程短,黄染颜色鲜明,结合症状体征,辨证为黄疸,证属阳黄,湿热熏蒸肝胆,为实证,治以清热利湿退黄。方拟茵陈蒿汤加减:茵陈20 g,黄柏15 g,炒山栀15 g,黄芩20 g,五味子15 g,垂盆草20 g,生地20 g,滑石20 g,青皮15 g,川楝子15 g,香附15 g,白芍20 g,北柴胡15 g,甘草10 g。3剂,水煎服,每日1剂。嘱:①饮食有节,少食肥甘厚腻之品,戒酒;②避免用对肝脏有损伤的药物,以免肝功能损害,必要时保肝治疗;③卧床休息。

二诊(2008年12月11日):脘痛减轻,仍有黄染,食欲减退、乏力、便稀。体查:望之精神好,舌质红苔薄稍黄,脉弦滑,为中焦湿热未化之征象。初诊方去五味子、垂盆草、青皮、北柴胡等,黄柏、炒山栀加量,加茯苓、苍术、白术、法半夏、鸡内金等以增加健脾燥湿之力。处方:茵陈20 g,黄柏20 g,炒山栀20 g,香附15 g,川楝子15 g,白芍20 g,生地20 g,滑石20 g,蔻仁10 g[后下],茯苓20 g,法半夏10 g,苍术20 g,白术20 g,鸡内金20 g,甘草10 g。3剂,煎服法同初诊。

肝胆病证

三诊(2008 年 12 月 15 日):脘痛消,黄疸渐退,尿黄减轻,食欲增强,有腹胀,乏力。体查:望之精神好,皮肤、巩膜黄染稍减退。舌质红苔黄,脉细弦。药已对证,肝胆湿热有缓解之势,腹胀、乏力未解,为脾运受损,痰湿宿积较深,中焦气机壅滞所致,配消积导滞助运之品。守二诊方加减:茵陈 20 g,黄柏 20 g,炒山栀 15 g,生地 15 g,滑石 20 g,苍术 15 g,茯苓 20 g,鸡内金 15 g,蔻仁 10 g^(后下),青皮 15 g,陈皮 15 g,金钱草 30 g,白芷 15 g,薏苡仁 20 g,枳壳 15 g,槟榔片 10 g,炒麦芽 15 g,炒谷芽 15 g,甘草 10 g。3 剂,煎服法同初诊。

四诊(2008 年 12 月 18 日):黄疸消退,小便变清,大便稍稀,每日 1 次,腹胀减。体查:饮食、乏力好转,皮肤、巩膜黄染继续减轻,舌质红苔稍黄,脉弦缓。三诊后肝胆湿热渐化,皮肤、巩膜黄染继续消退,尿清,腹胀缓解,中焦湿滞已化。药证相符,三诊方去青皮、陈皮、枳壳、槟榔片等,以防行气之品过于香燥伤阴,加川楝子理气止痛,加白术、山药、白芍健脾养阴柔肝。处方:茵陈 20 g,黄柏 15 g,炒山栀 15 g,金钱草 30 g,滑石 20 g,苍术 20 g,茯苓 20 g,鸡内金 20 g,蔻仁 15 g^(后下),薏苡仁 20 g,白术 20 g,山药 30 g,白芍 20 g,川楝子 15 g,甘草 10 g。3 剂,煎服法同初诊。嘱适量增加易消化、营养之品,适当室内活动,忌饮酒。

按:《圣济总录》说:"大率多因酒食过度,水谷相并,积于脾胃,复为风湿所搏,热气郁蒸,所以发黄为疸。"本医案患者有长期饮酒史,嗜食肥甘厚味,有痰热宿积胃肠,因饮酒过量诱发黄疸,以脘腹隐痛不适、目黄尿黄等为主诉,因肝功能检查正常,排除病毒性肝炎、药物等因素所致,结合其脂肪肝,考虑与酗酒关系密切,诊断为酒精性肝病所致黄疸,保肝戒酒是治疗的最主要措施。本病与中医黄疸中的"谷疸"相似,《金匮要略》说:"谷气不消,胃中苦浊,浊气下流,小便不通……身体尽黄,名曰谷疸。"本例饮食不节,嗜酒过度,是发生黄疸的主要因素。

本医案黄疸在诊治中消退慢,症状缓解慢,曾在外院治疗无效,黄老应用清热利湿退黄三诊治疗后,皮肤、巩膜黄染才开始消退。本医案虽已完全治愈,但如患者不戒酒,不改变嗜食肥甘厚味的饮食习惯,又可因饮食不慎导致黄疸反复。本医案黄老治疗特点:一是紧守病机,本例黄疸三诊后才有消退之征象,仍坚持以清热利湿退黄为原则,以茵陈、黄柏、山栀、滑石、生地为主药,随证配伍疏肝行气,消积导滞,健脾助运之品对证治疗,获得疗效。二是辨治其大便稀、腹胀,中焦湿滞,转枢之机难以恢复之征象,黄老不用茵陈蒿汤中的大黄,其是"无里实可下",佐以香附、川楝子疏肝行气止痛。方中茵陈味苦,性平、微寒,寒能清热,苦能燥湿,既能发汗使湿热从汗而出,又能利水使湿热从小便而去,是治疗黄疸的要药。再取《伤寒论》治疗黄疸另一方"栀子柏皮汤"之义,加重茵陈、黄柏、山栀用量,黄柏清利湿热,与清热退黄的山栀同用,则相得益彰,利导湿热从小便而出。甘草一药,不但能解毒泻火,还能利小便。同时在消积导滞药物的选择上多配伍使用 2~3 味消积化滞药物,达到荡涤胃肠湿热之功,如用消积导滞之青皮、枳壳、槟榔片、陈皮、薏苡仁,佐以炒麦芽、炒谷芽、鸡内金等消积化滞,且炒麦芽、炒谷芽还有疏肝行气之功。三是"见肝之病,知肝传脾",因肝胆湿热内蕴,治疗中始终固护脾胃,后期养阴柔肝以防肝气横逆犯土。另外,应注意患者精神、饮食调摄,保持心情愉快,肝气调达;禁食辛辣、油腻、酒热之品,防止助湿生热,碍脾运化,有助于病情康复。

(整理:杨红梅,彭玉,朱未旻,刘启艳,王乔,孙海鹏　　审阅:彭玉)

144. 辨治头痛,肝肾不足,肝气失疏,气滞血瘀之证

头痛,尿频,肝肾不足,肝气失疏,气滞血瘀之证。急则疏肝息风,通络止痛;缓则活血通络,健脾助运化湿。

患者:曾××,男,41 岁	医案编号:078Q079
中医诊断:头痛(肝气失疏,气滞血瘀)	西医诊断:血管神经性头痛?
治法:散风止痛活血	方药:自拟方
主诉:反复头痛 1 年,加重伴尿频 1 周	

初诊(2008 年 11 月 24 日):患者近 1 年来常因劳累或情绪不佳时反复出现头痛,以颞部为主,时伴手足麻痛,失眠,严重时服止痛药或安眠药(具体不详)可缓解,但无眩晕、视物昏花,无恶心、呕吐,亦未系统诊治。1 周前头痛加重,感双侧腰部胀痛,膝痛,伴尿频、尿急、尿黄,无尿痛,无尿量减少,无肉眼血尿,无发热。病后饮食可,眠差,大便正常,体重无明显减轻。自述近年工作压力大。否认高血压病史,无外伤史。体查:血压 128/80 mmHg。望之精神可,面色不华,舌质晦淡苔白,脉细弦,心、肺、腹(-),双侧腰部无压痛,双肾区无叩击痛。尿常规检查:未见异常。

刻下症:头痛,腰部胀痛,膝痛,尿急、尿频,尿黄少,眠差,面色不华,舌质晦淡苔白,脉细弦。头为诸阳之会,颞部为肝、胆二经所布,胆经行头之侧,肝经行头之巅,二经均主疏泄。本例患者因工作压力大,情绪紧张,肝气郁结失于疏泄,循肝胆之经上扰清窍引起头痛,颞侧为主,情绪波动时加重,失眠;肝风时有内动则手足麻痛;头痛日久,久痛入络,络脉不畅,易形成瘀血,故有舌晦,头痛部位相对固定,脉细弦。腰为肾之府,肾主骨,主膀胱气化,腰膝痛、尿急、尿频等为肝肾不足、膀胱气化无权失司所致。本病为头痛,证属肝肾不足,肝气失疏,气滞血瘀,病位在肝肾,治宜散风止痛活血。处方:天麻 30 g,丹参 20 g,川芎 20 g,怀牛膝 20 g,白芷 15 g,刺蒺藜 15 g,蔓荆子 15 g,当归 20 g,鸡血藤 15 g,生地 20 g,熟地 20 g,女贞子 30 g,黄柏 15 g,甘草 10 g。3 剂,水煎服,每日 1 剂。嘱注意休息,防感冒,注意血压。

二诊(2008 年 11 月 28 日):头痛减轻,腰部及膝痛缓解,尿急、尿频好转,时有头昏目眩,头重痛,尿黄减轻,眠尚可,食可,便调。体查:舌质暗苔黄,脉弦细。药证相符,故头痛减轻;时有头昏目眩,头重痛,舌质暗为瘀血、湿蒙清窍之征象,治以益气活血,化湿止痛,故初诊方佐以益气祛湿之品。处方:白芷 15 g,川芎 15 g,天麻 20 g,法半夏 15 g,泽泻 20 g,炒白

术20 g,蔓荆子15 g,刺蒺藜15 g,当归15 g,薏苡仁20 g,生地15 g,熟地15 g,甘草10 g。3剂,煎服法同初诊。嘱休息。建议患者有条件时做颈椎X线或CT检查,继续观察血压。随访,患者头痛复发明显减少。

按:《金匮翼》曰:"偏头痛者,由风邪客于阳经,其经偏虚者,邪气凑于一边,痛连额角,久而不已,故谓之偏头痛也。"偏头痛相当于西医的血管神经性头痛,现病因不清,与工作压力、环境、心情等引起血管紧张的因素有关。头痛是临床常见的一种自觉症状,可由多种疾病引起,一般认为与风、瘀血关系密切。本例患者头痛发作有因,部位相对固定,又正值中年,工作压力大,精神紧张是头痛复发的主要原因之一。病位与肝肾有关,因此适当地放松和调剂也是治疗方法之一。本例为肝气失疏,肝阳偏亢,发为头痛,而久痛入络,气滞血瘀是疼痛加重的原因之一。同时小便不利与肾、膀胱关系密切。因此,治疗分两步走:一是急则治疗头痛,治宜疏肝息风,通络活血止痛,用天麻、白芷、刺蒺藜、蔓荆子散风通络止痛;用丹参、川芎、当归、鸡血藤补血活血通络,寓"治风先治血,血行风自灭"之义;怀牛膝、熟地、女贞子滋补肝肾,柔肝制肝;佐以生地、黄柏清利下焦湿热。二是头痛缓解后,治疗的重心转移至活血通络,健脾助运化湿,同时要求患者适当进行运动,适当放松。随访,患者头痛复发明显减少。

(整理:孙海鹏,彭玉,朱未旻,刘启艳,王乔   审阅:彭玉)

---

145. 辨治眩晕,肝肾阴虚,肝阳上亢之证

头昏失眠耳鸣,肝肾阴虚,肝阳上亢之眩晕。 前期治以重镇平肝,息风潜阳,佐以安神;后期补养肝肾。

患者:吴××,男,71岁	医案编号:078Q084
中医诊断:眩晕(肝肾阴虚,肝阳上亢)	西医诊断:①偏头痛;②高血压?
治法:镇肝息风,潜阳,佐以安神	方药:天麻钩藤饮加减
主诉:反复头昏伴失眠、耳鸣3个月	

初诊(2009年4月30日):患者3个月前无明显诱因出现阵发性耳鸣、失眠、头昏,当其偏头痛发作时,耳鸣、失眠持续不减且加重,头昏反复发生,纳差,精神软,眠差多梦。病后二便正常,无晕厥、胸闷、心慌,无呕吐、视物昏花、发热。平素性情较急躁。患者有偏头痛史20年,可因疲倦、劳累、感冒等复发,时轻时重,未彻底治愈,常服用止痛药后疼痛可好转。其母有偏头痛史。否认高血压病史。体查:血压150/90 mmHg,心率80次/min。望之精神尚可,面色潮红,咽不红,舌质嫩红苔白,心、肺(-),脉弦细。

刻下症:反复偏头痛,头昏阵作,耳鸣,失眠多梦,纳差神倦,舌质嫩红苔白,脉弦细,血压150/90 mmHg。患者为老年人,肝肾亏虚,长期有偏头痛史,病程日久,阴不制阳,肝阳上亢,

以致肝风内动,故偏头痛反反复复,因劳累可发作。肝肾阴虚,肝血不足,无以充养精髓,故头昏、耳鸣、失眠多梦,偏头痛发作时加重。患者面色潮红,性急,舌质嫩红,脉细弦为肝阴不足,阴虚内热之征象。此期应注意患者血压和情绪变化,收缩压升高,舒张压在临界线上。本病为眩晕,证属肝肾阴虚,肝阳上亢,肝风内动,为虚实夹杂之证,根据急则治标,治以镇肝息风潜阳为主,佐以安神。方拟天麻钩藤饮加减:磁石50 g$^{(先煎)}$,天麻20 g,钩藤15 g$^{(后下)}$,川芎20 g,石菖蒲10 g,细辛4 g,白芷15 g,刺蒺藜15 g,炒枣仁20 g,泽泻20 g,法半夏10 g,地龙15 g,甘草10 g。6剂,水煎服,每次80 mL,每日2次,每日1剂。嘱勿受风寒,保持心情舒畅。

二诊(2009年5月7日):服药后头昏头痛减轻,仍耳鸣、失眠。体查:望之精神可,面色潮红,舌质淡红苔薄白,脉细弦。药证相符,头晕头痛症状好转,血压基本正常。因患者病程日久,肝血亏虚,阴液不足恢复所需时间较长,故耳鸣、失眠仍存。初诊方去地龙、细辛、法半夏、刺蒺藜,加柏子仁以助炒枣仁养心安神,丹参、当归以助川芎活血化瘀之功,代赭石平肝潜阳,石决明为凉肝镇肝之要药。处方:磁石50 g$^{(先煎)}$,天麻20 g,钩藤15 g$^{(后下)}$,川芎20 g,石菖蒲10 g,白芷15 g,炒枣仁20 g,泽泻20 g,代赭石40 g$^{(先煎)}$,石决明50 g$^{(先煎)}$,柏子仁20 g,丹参20 g,当归15 g,夏枯草20 g,甘草10 g。煎服法同初诊。随访,头痛愈。

按:本医案为老年患者,偏头痛病程日久,反复发作,系肝血亏虚,气滞血瘀所致。本次以头晕、失眠、耳鸣为主诉就诊,归属"眩晕"范畴。眩晕在《黄帝内经》中又称为"眩冒",认为其为肝所主,与髓海不足、血虚、邪中等多种因素有关。如《素问·至真要大论》曰"诸风掉眩,皆属于肝";《素问·六元正纪大论》云"木郁之发……甚则耳鸣眩转";《灵枢·海论》言"髓海不足,则脑转耳鸣,胫酸眩冒,目无所见,懈怠安卧"。本病病机为肝肾亏虚,肝阳上亢,肝风内动。患者血压处于高血压临界线,黄老以治眩晕为主,用天麻钩藤饮加减,具有平肝息风,清热活血,补益肝肾之功效。黄老用药特点:一是以磁石、天麻、钩藤为君药,配代赭石、石决明、刺蒺藜等,重镇平肝,潜阳息风;二是重镇之品使用剂量大,均在40 g以上;三是养阴安神,用炒枣仁养心柔肝;四是适当使用活血化瘀之品,以助气血运行。患者服药后眩晕症缓,如要治愈,之后应以补益肝肾为主,继续调理,可惜患者眩晕治愈后未再继续服药调理。

黄老强调治疗老年眩晕时,因其体质多虚,多为慢性病,一是关注血压,二是关注有无冠心病,以警惕"眩晕乃中风之渐"。对于无基础疾病者,一般疗效显著。有高血压者应配合降压药使用。

(整理:冷丽、朱未旻、刘启艳、王乔、孙海鹏   审阅:彭玉)

146. 辨治眩晕，肝肾阴虚，经脉瘀阻之证

年老肝肾阴虚动风而眩晕。治疗先镇肝息风，活血通络，佐以滋补肝肾；后期调理以滋补肝肾，调整阴阳为主。

患者:雷××,男,70 岁　　　　　　　医案编号:078Q089

中医诊断:眩晕(肝肾阴虚,经脉瘀阻)　　西医诊断:椎动脉型颈椎病

治法:镇肝息风,活血通络,佐以滋补肝肾

方药:天麻钩藤饮合桃红四物汤加减

主诉:头晕 1 周

初诊(2009 年 2 月 9 日):患者 1 周前情绪不佳,之后出现头晕,睡眠欠佳,时感面色潮红、出汗、目胀,饮食可,二便正常。病后无头痛、眼黑,无视物旋转,无胸闷心慌,无恶心呕吐,无鼻衄。有反复头晕病史 15 年,经常发生一过性头晕,曾 CT 检查提示有颈椎增生,未做系统治疗。头晕反复发生,休息后可缓解,可因劳累、感冒、生气等加重。否认高血压、冠心病等病史。体查:血压 132/76 mmHg。望之精神欠佳,面色正常,体瘦,咽微红,扁桃体无肿大,舌尖质红苔黄,心、肺(−),脉细涩。

刻下症:头晕,眠差,面色潮红,汗出,目胀,舌尖质红苔黄,脉细涩。患者为老年人,有头晕反复发作史 15 年,常因劳累、情绪不佳、感冒等加重,病程日久,体瘦,精神欠佳,故其有肝肾阴虚,阴虚动风的体质特点。本次发病因情志致病,肝气郁结,随内风上扰清窍,致络脉虚损或不通而头晕加重。肝开窍于目,肝气不舒则目胀;阴亏虚火上炎则舌尖质红苔黄;阴液亏虚,脉道失充,故脉细涩。患者有颈椎骨质增生,这是老年人常见的骨质退行性病变。本例血压正常,中医诊断为眩晕,证属肝肾阴虚,虚风内动,经脉瘀阻,治以镇肝息风,活血通络,佐以滋补肝肾。天麻钩藤饮合桃红四物汤加减:天麻30 g,钩藤15 g$^{(后下)}$,桃仁10 g,红花10 g,杜仲20 g,川芎15 g,丹参20 g,赤芍10 g,桑寄生20 g,怀牛膝20 g,熟地20 g,石决明50 g$^{(先煎)}$,泽泻20 g,代赭石40 g$^{(先煎)}$,甘草10 g。3 剂,水煎服,每日 1 剂。嘱经常做颈部保健操,避免睡弹簧床或使用软垫,必要时重新做 CT 检查。

二诊(2009 年 4 月 13 日):头晕减轻,无目胀,面色无潮红,汗少,睡眠好转,感小腿处皮肤痒。体查:血压 130/70 mmHg。望之精神可,咽(−),舌质红苔黄厚,脉弦涩。服药后肝阳潜制,虚风渐消,则头晕减轻,目胀消失,但肝肾阴亏,皮肤失于濡养,加之虚风内存,故感皮肤痒。药证相符,初诊方去石决明、桑寄生等,代赭石、川芎、赤芍加量,加当归、蝉衣、地肤子,以平肝潜阳疏风,活血化瘀通络。处方:天麻30 g,钩藤15 g$^{(后下)}$,桃仁10 g,红花10 g,杜仲20 g,川芎20 g,丹参20 g,赤芍15 g,怀牛膝20 g,熟地15 g,代赭石50 g$^{(先煎)}$,当归15 g,蝉衣10 g,地肤子15 g,甘草10 g。3 剂,煎服法同初诊。

三诊(2009年5月8日):二诊后头晕愈。近日因劳累而头晕复作,伴头痛,头重如裹,口干不欲饮。体查:血压130/80 mmHg。望之精神好,咽不红,舌质红苔黄腻,脉沉弦。因年老气血不足,劳累而复发头晕。头重如裹,口干不欲饮,舌质红苔黄腻为湿蒙清窍之征象。守二诊方去熟地、当归、赤芍、代赭石等,加藿香、石菖蒲、葛根以芳香化湿醒窍,加地龙、白芷通络止痛。处方:天麻30 g,钩藤15 g^(后下),桃仁10 g,红花10 g,杜仲20 g,川芎20 g,丹参20 g,怀牛膝20 g,藿香10 g,石菖蒲10 g,葛根20 g,地龙15 g,白芷15 g,甘草10 g。3剂,煎服法同初诊。

按:本医案患者有反复头晕病史15年,本次发病因情志致病,肝气郁结,虚风内动,经脉瘀阻发为眩晕。老年人眩晕常阴虚阳亢,劳倦、感冒、情志常是复发的诱因,患者所幸血压正常,因此治疗的关键在于缓解症状,预防诱因。初诊用天麻钩藤饮合桃红四物汤加减,镇肝息风,活血通络,芳香化湿,如用天麻、杜仲、钩藤平肝潜阳息风;川芎、丹参、赤芍、红花、桃仁贯穿始终,以期达"治风先治血,血行风自灭"及活血通络止痛之效,如能配合外治推拿、针灸效果更佳。二诊治愈后,又因劳累复发,除肝肾阴虚之外,还存在湿蒙清窍之征象,故三诊黄老用藿香、石菖蒲、葛根芳香化湿。后期调理以滋补肝肾,调整阴阳为主,可见对本病的预防也很关键,生活中应避免过劳、情绪波动。该患者伴有交感神经刺激的症状,如面色潮红、多汗、目胀,CT检查显示颈椎增生,在排除高血压后,西医考虑为椎动脉型颈椎病所致眩晕。

(整理:孙海鹏,彭玉,朱未旻,刘启艳,王乔　　审阅:彭玉)

147. 辨治眩晕,肝肾阴虚,肝阳上亢之证

老年高血压眩晕,肝肾阴虚,肝阳上亢之证。　治以平肝息风潜阳,滋肝补肾通络。

患者:张××,男,85岁　　　　　　　　　医案编号:078Q102

中医诊断:眩晕(肝肾阴虚,肝阳上亢)　　西医诊断:①高血压;②脑供血不足?

治法:平肝息风,补益肝肾　　　　　　　方药:天麻钩藤饮加减

主诉:眩晕、失眠伴走路不稳1个月

初诊(2009年2月9日):1个月前出现眩晕,失眠,伴走路不稳,腿软手抖,行走时需人搀扶。近日发现血压有升高,未服药前来就诊。病后食欲尚可,精神困乏,无耳鸣、盗汗、关节活动不利。就诊时测血压高达280/90 mmHg,嘱速去西医院急诊处理,但患者强烈要求服用中药治疗,嘱休息0.5 h后,测血压为150/70 mmHg。有夜尿多病史10年,每夜5~6次夜尿,量多。体查:血压150/70 mmHg。望之精神尚可,反应灵敏,神志清楚,面色潮红,行走不利,需人搀扶,咽不红(-),舌质红紫苔白少,心、肺(-),双下肢未见水肿,脉弦滑。

刻下症:眩晕,失眠,走路不稳,血压高,食欲尚可,夜尿多,大便正常,舌质红紫苔白少,

脉弦滑。患者年过八旬,肝肾阴虚,阴阳失衡,阴不制阳,肝阳上亢,故见眩晕、血压高、脉弦等症。肝主筋,肾主骨,肝肾阴虚,筋骨失养则筋萎骨弱,故走路不稳;心血不足,肝风扰动心神则失眠;阴虚血瘀,故见舌质红紫,面色潮红。苔白少、脉滑为水湿停聚之征象。本病为眩晕,证属肝肾阴虚,肝阳上亢,治以平肝息风,补益肝肾。方拟天麻钩藤饮加减:天麻30 g,钩藤15 g(后下),桑寄生30 g,杜仲30 g,川芎20 g,怀牛膝20 g,炒枣仁30 g,当归15 g,白芷15 g,泽泻15 g,赤芍15 g,丹参20 g,甘草10 g。1剂,水煎服,每次60 mL,每日1剂。嘱速到西医院心内科就诊,服用降血压药,避免情绪波动。

二诊(2009年2月23日):眩晕减轻,但仍失眠,乏力,精神困乏,夜尿多频,每夜5~6次。体查:血压120/84 mmHg。望之精神可,自动体位,咽不红,舌质淡红苔薄白,脉沉细。经初诊用天麻、钩藤平肝息风;桑寄生、杜仲滋补肝肾,使肝阳潜藏;怀牛膝引药下行,与桑寄生、杜仲配伍可以加强补肝肾、强筋骨的作用;炒枣仁安神定志,以解失眠。患者经治疗后肝阴渐复,上亢之肝阳得以制约,故眩晕好转;虚火不生则睡眠好转。夜尿频多为年高肾阳亏虚所致,血压正常,眩晕好转,治以滋阴平肝潜阳,活血通络。处方:王不留行20 g,鳖甲30 g(先煎),瞿麦15 g,熟地20 g,川芎15 g,当归15 g,红花10 g,桃仁10 g,白菊15 g,枸杞20 g,覆盆子20 g,泽泻15 g,炒枣仁30 g,朱茯神30 g,甘草10 g。1剂,水煎服,1.5日1剂。嘱保持心情愉快。

三诊(2009年7月27日):眩晕经前治愈5个月。近日眩晕复发,失眠,每夜尿7~8次,伴走路不稳,眼瞀。体查:血压140/80 mmHg。望之精神可,自动体位,舌质暗红苔薄黄少,心、肺(-),脉弦滑,左侧强于右侧。4个月前患者因眩晕、失眠、走路不稳、血压升高就诊,二诊后眩晕、失眠、走路不稳好转明显,血压较为平稳,但之后患者因年老行动不便,未继续进行调理。本次因眩晕、失眠、走路不稳复发前来就诊,病因、病机同初诊,为肝肾阴虚,肝阳上亢,伴眼瞀,为肝血不足所致;夜尿频仍是年老肾亏所致。西医诊断:高血压;脑供血不足。方拟天麻钩藤饮加减:天麻20 g,钩藤15 g(后下),川芎20 g,丹参20 g,怀牛膝20 g,石决明50 g(先煎),覆盆子15 g,王不留行20 g,炒枣仁20 g,赤芍15 g,杜仲20 g,桑寄生20 g,白菊15 g,合欢皮15 g,山枝茶15 g,甘草10 g。2剂,每日1剂。嘱降压药按照西医院要求服用,保持心情愉快,继续中药调理治疗。

按:本医案患者为年过八旬老人,就诊时收缩压高达280 mmHg,眩晕、失眠、走路不稳,黄老考虑为血压升高所致,为防止发生高血压脑病等危险,速叫患者前往西医院心内科急诊,但患者不愿就诊西医,门诊观察0.5 h后血压下降,黄老才拟方诊治。初诊以眩晕、失眠、走路不稳为主诉,治以平肝息风,补益肝肾为主。方拟天麻钩藤饮加减,方中天麻、钩藤、杜仲、桑寄生、怀牛膝滋补肝肾,平肝息风,可使肝阳得以潜藏,不再浮越;同时钩藤、杜仲、桑寄生、怀牛膝等均有不同程度的降压作用;炒枣仁安神定志,以解失眠多梦之症。经治好转,血压平稳,二诊眩晕好转,血压正常,但仍失眠,黄老调整用药,用鳖甲、熟地、枸杞滋补肝肾,王不留行、川芎、当归、红花、桃仁活血通经。患者治愈后未继续调理。黄老治疗老年人肝阳上亢所致眩晕或头昏,常选钩藤、天麻、石决明平肝潜阳,配桑寄生、杜仲滋补肝肾,以涵其木,在既往病例中均有验案。此外,黄老强调此类型眩晕应预防中风,警惕"眩晕乃中风之渐",必须严密监测血压、神志、肢体肌力、感觉等方面变化,以防病情突变,还嘱咐病人忌恼怒、急躁,按时服药,定期就诊,长期随访;嘱其家人监测病情变化,随时就诊。

(整理:谢莹,刘启艳,王乔,孙海鹏　　审阅:彭玉)

148. 辨治胁痛,肝胆湿热蕴结之证

胁痛,肝胆湿热蕴结之证。　初期治以清热利湿,理气止痛;后期健脾利湿,理气助运。

患者:蒲××,男,50 岁	医案编号:078Q104
中医诊断:胁痛(肝胆湿热蕴结)	西医诊断:胃肠型感冒
治法:清热利湿,理气止痛	方药:左金丸加减
主诉:右胁下隐痛、反酸 3 日	

初诊(2009 年 8 月 7 日):3 日前出现右胁下隐痛不适,脘腹胀满,反酸,欲吐,口苦口干不欲饮,不思食。病后无发热、呕吐、腹泻,无咳嗽,二便正常,精神尚可。病前 1 周有感冒史。否认暴饮暴食史,否认胆囊炎、胆囊结石、肝炎等病史。体查:体温 36.9 ℃。望之精神软,面色黄,咽不红,舌质红晦苔黄腻,心、肺(−),腹平软,无固定压痛点,肝脾不大,麦氏点(−),脉弦滑。

刻下症:右胁下隐痛不适,反酸,欲吐,口苦口干不欲饮,不思食,二便调,舌质红晦苔黄腻,脉弦滑。患者以右胁下隐痛不适为主要症状,归属中医"胁痛"范畴。他在 8 月发病,当地暑湿较重,暑气当令,病前有感冒病史,项胁痛,脘腹胀满,反酸,欲吐,口苦口干不欲饮,考虑为外感湿热未尽之征象;因其性黏滞,余邪阻滞中焦脾胃未解,脾失健运则脘腹胀满、反酸、食少;胃气不降反上逆故欲吐;胁为肝胆之位,湿热循经侵犯肝胆,肝胆疏泄失常,肝郁气滞不通,胆汁反逆,故生胁痛、口苦口干不欲饮。舌质红晦苔黄腻、脉弦滑均为湿热阻络之征象。本病为胁痛,证属肝胆湿热蕴结,治以清热利湿,理气止痛。方拟左金丸加减:黄连 6 g,吴茱萸 6 g,川楝子 15 g,元胡 15 g,白芍 20 g,香附 15 g,青皮 15 g,陈皮 15 g,苍术 20 g,白术 20 g,茯苓 20 g,炒山楂 15 g,砂仁 10 g[后下],茵陈 20 g,金钱草 20 g,甘草 10 g。3 剂,每日 1 剂。嘱:①禁食肥甘厚味,宜清淡易消化饮食;②注意有无右下腹痛。

二诊(2009 年 8 月 10 日):胁痛、反酸已止,但大便稀,每日 3 ~ 4 次,脘胀,无口苦口干,有食欲。体查:望之精神好,面色正常,舌质暗红有齿痕苔黄腻,心、肺、腹(−),脉弦滑。本病为湿热郁结肝胆,用左金丸治疗,黄连配吴茱萸一则清肝泻胃热,二则疏肝解郁,以使肝气条达,郁结得开;佐以健脾燥湿、行气清热之苍术、川楝子、茵陈,使湿热从大便而去,故胁痛、反酸症状消失。但大便稀、脘腹胀满、舌有齿痕为脾运未复之征象,舌质暗红苔黄腻为湿热

未尽之征象,恐质黄连过于苦寒伤胃,吴茱萸过于辛热伤阴,初诊方去黄连、吴茱萸。方拟运脾汤加减:苍术 15 g,白术 15 g,茯苓 20 g,山药 20 g,薏苡仁 20 g,蔻仁 10 g^(后下),炒山楂 15 g,扁豆 15 g,川楝子 15 g,元胡 15 g,青皮 15 g,陈皮 15 g,白菊 20 g,黄芩 20 g,金钱草 20 g,夏枯草 15 g,甘草 10 g。3 剂,煎服法及医嘱同初诊。3 剂后效果好,治愈。

按: 本医案以胁痛为主诉,伴反酸、口苦、食少等肝脾不和症状,病程短,以邪实为主,按照"胁痛"辨治,病位在肝脾,证属肝胆湿热蕴结。郁结少阳,枢机不利,肝胆经气失于疏泄,导致胁痛。正如《素问·缪刺论》中言:"邪客于足少阳之络,令人胁痛,不得息。"左金丸主治由肝郁化火,横逆犯胃,肝胃不和,肝火犯胃所致之胁肋疼痛。肝之经脉布于胁肋,肝经自病则胁肋胀痛,其胁痛为气郁化火所致,故原方黄连与吴茱萸用量比例为6:1,重用黄连苦寒泻火为君,佐以辛热之吴茱萸,既能降逆止呕,制酸止痛,又能制约黄连之过于寒凉。二味配合,一清一温,苦降辛开,以达相反相成之效。本医案患者胁痛乃湿热蕴结肝胆经脉,阻滞中焦气机,使肝胆失于调达之机,脾胃失于升降之转枢而致,其热乃湿热,不同于肝胃郁火,故黄老初诊取"左金丸"之义,将黄连与吴茱萸用量比例调整为1:1,取黄连苦寒清肝泻胃热,吴茱萸辛热既疏肝解郁,又反佐以制黄连之寒,二药辛开苦降,肝胃同治,同时配以川楝子、元胡、香附、青皮理气通络止痛,苍术、白术、茯苓、炒山楂、砂仁、白芍、陈皮健脾燥湿助运;茵陈、金钱草清热利湿。服药后效果明显,胁痛、反酸止,但大便稀、脘腹胀,此为肝气已疏,湿热未尽,脾困失运之症状,恐黄连过于苦寒伤胃,吴茱萸过于辛热伤阴,故用自拟运脾汤健脾利湿,理气助运,继用川楝子、元胡、金钱草、夏枯草、白菊、黄芩等行气清热。二诊后随访,已痊愈。

本医案体现了黄老善用古方,又不拘于古方,取其方义,辨证化裁,为我所用的临证思想,也体现了黄老自拟运脾汤善治一切因脾运失健所致之腹泻、厌食、腹痛、胁痛、食积等的学术思想,方中体现了"时时固护脾阴"的学术观点。

(整理:彭玉,谢莹,刘启艳,孙海鹏　　审阅:彭玉)

149. 辨治头痛,肝阳上亢,肝脾不调之证

头痛,肝阳上亢,肝脾不调之证。 治以平肝息风,理气止痛,降逆和胃。

患者:周××,女,43 岁　　　　　　　医案编号:078Q137

中医诊断:头痛(肝阳上亢,肝脾不调)

西医诊断:①继发性头痛:颈椎增生?②植物神经功能紊乱?

治法:平肝息风,理气止痛,降逆和胃　　　方药:半夏白术天麻汤加减

主诉:头痛、颈项不适 1 个月

初诊(2009 年 6 月 22 日):患者近 1 个月因工作压力大,出现头痛,以头顶及项部为甚,曾到外院做 CT 检查,提示颈椎增生(具体部位不详),治疗未愈。现头痛加重,颈项不适,食少打嗝,食后尤甚,时有恶心,矢气多,心烦失眠。病后精神好,月经正常,二便尚可,脾气急、易怒,无眩晕、视物昏花、晕厥,无发热、呕吐。否认高血压、外伤、肝胆疾病、传染病等病史。体查:血压 126/78 mmHg。望之精神尚可,面色正常,咽(-),舌质暗红苔薄黄,心、肺(-),脉沉弦。

刻下症:头痛,颈项不适,食少,呃逆,恶心,食后尤甚,矢气多,心烦失眠,舌质暗红苔薄黄,脉沉弦。病程 1 个月较短,头为诸阳之会,巅顶、头侧为足厥阴肝经循经之处,患者以头顶痛为主要症状,伴有颈项不适,加之其有颈椎增生病史,工作压力大,性急,易使肝气郁结,肝阳上亢,经脉易于阻滞不利则头痛,颈项不适;肝气横逆犯脾,肝脾不调则呃逆、食少、恶心;肝火上扰心神则心烦失眠。舌质红苔薄黄、脉沉弦为肝气郁结化火之征象,舌质暗有气滞血瘀之征象。本病为头痛,证属肝气郁结,肝阳上亢,肝脾不调,病位在肝、脾、心,为实证,治宜平肝潜阳,理气止痛,降逆和胃。方拟半夏白术天麻汤加减:天麻 20 g,钩藤 15 g^(后下),法半夏 10 g,川芎 20 g,白芷 15 g,蔓荆子 15 g,葛根 20 g,北柴胡 15 g,白芍 20 g,代赭石 30 g^(先煎),青皮 15 g,陈皮 15 g,旋覆花 15 g^(包煎),川楝子 15 g,茯苓 20 g,白菊 15 g,甘草 10 g。3 剂,水煎服,每日 1 剂。嘱调畅情志,注意休息,观察血压。

二诊(2009 年 6 月 25 日):头痛诸症好转,时有四肢麻木。体查:望之精神尚可,面色正常,舌质暗红苔白,脉沉弦。效不更方,初诊方去白芍、茯苓,加姜黄、桂枝活血行气通络而治四肢麻木。处方:天麻 20 g,钩藤 15 g^(后下),法半夏 10 g,川芎 20 g,白芷 15 g,蔓荆子 15 g,葛根 15 g,北柴胡 15 g,代赭石 30 g^(先煎),青皮 15 g,陈皮 15 g,旋覆花 15 g^(包煎),川楝子 15 g,白菊 15 g,姜黄 15 g,桂枝 10 g,甘草 10 g。3 剂,煎服法及医嘱同初诊。

三诊(2009 年 9 月 30 日):头痛偶作,有四肢酸沉。体查:望之精神好,舌质红苔薄微黄,脉沉弦。经平肝潜阳,理气止痛,降逆和胃,肝脾调和治疗后,食增,呃逆止,恶心消失,诸症明显好转。然肝血尚未充足,四肢经脉失于濡养,故有四肢酸沉。药证相符,二诊方加祛风除湿,活血止痛之品。处方:天麻 20 g,法半夏 10 g,川芎 15 g,白芷 12 g,蔓荆子 15 g,葛根 15 g,代赭石 20 g^(先煎),青皮 15 g,陈皮 10 g,独活 12 g,丹参 15 g,威灵仙 15 g,旋覆花 15 g^(包煎),川楝子 10 g,甘草 10 g。3 剂,煎服法及医嘱同初诊。

按:头为"诸阳之会""清阳之府",又为髓海之所在,居于人体最高位,五脏精华之血、六腑清阳之气皆上注于头,若肝阴不足,肝阳偏亢或肾精不足等均可导致头痛。"头风"一名,王肯堂在《证治准绳》中说:"医书多分头痛、头风为二门,然一病也,但有新久去留之分耳。浅而近者名头痛,其痛卒然而至,易于解散速安也;深而远者为头风,其痛作止不常,愈后遇触复发也。"黄老初诊用半夏白术天麻汤加减燥湿化痰,平肝息风;二诊四肢麻木考虑为肝血不足,气血瘀阻所致,故加姜黄、桂枝活血行气,通经止痛;三诊头痛愈,以四肢酸沉为主要症状,黄老考虑为病久瘀血阻滞经络,经络不通,内生湿邪所致,故加入丹参活血,威灵仙祛风除湿通络。三诊后病人头痛愈,但其有颈椎增生病史,如若休息不好,或伏案工作久,或压力过大,头痛、颈项不适亦可复发,故嘱加强锻炼,调适压力。

黄老治疗本医案头痛，用药体会有四：一是补肝体，用川楝子、白芍养阴柔肝；二是恢复肝之疏泄，用天麻、代赭石、旋覆花、白菊、钩藤、蔓荆子平肝息风而止痛，用川芎、青皮、北柴胡行气解郁；三是燥湿化痰，用法半夏、茯苓、陈皮；四是降逆和胃，用葛根、旋覆花、代赭石、柴胡调和肝脾，调畅气机，四肢酸沉则随证治之。

（整理：吴筱枫，张嫱，刘启艳，王乔，孙海鹏　　审阅：彭玉）

150. 辨治小儿头痛，肝肾不足，肝阳上亢之证

肝肾不足，肝阳上亢之头痛。初期治以疏肝通络，平肝潜阳；后期以健脾助运为主。

患者：彭××，女，11岁	医案编号：078Q143
中医诊断：头痛（肝肾不足，肝阳上亢）	西医诊断：头痛
治法：疏肝通络，平肝潜阳	方药：天麻钩藤饮加减
主诉：头痛1个月，加重1日	

初诊（2009年7月27日）：患儿1个月前因考试成绩不理想，家长责备后出现头痛，两侧胀痛，痛时恶心，但痛不定时，无规律性，每次持续数分钟，服止痛药或休息后可自行缓解，食少挑食，时有头晕，眠差，未予以治疗。病后二便可，无发热，痛时无胸闷、心悸、眩晕、晕厥，平素性急易怒。体查：望之精神一般，面色正常，头部无叩击痛，双乳已发育，眼睑无浮肿，咽不红，舌质淡苔白，心、肺(-)，腹平软，无压痛及包块，脉细弦。

刻下症：头颞部胀痛，不定时，无规律，痛时恶心，食少，性急易怒，头晕，眠差，舌质淡苔白，脉细弦。小儿为纯阳之体，"肝常有余"，肝主升发之气，主疏泄，其厥阴经脉上巅络脑。本例患儿11岁，正处于生长发育第二个高峰的青春期，此期阳气旺盛，充满生机，但易于冲动，相对"阴"显不足。因肝气过于升发，故出现头痛等；又因情志不畅，肝气郁结，易于化火伤阴，肝肾之阴不足，肝阳上亢则头痛加重，头晕，眠差，性急易怒；肝气横逆犯脾，脾失健运则食少恶心。本病为头痛，证属肝肾不足，肝阳上亢，为虚实夹杂之证，以实证为主，故以治肝为主，宜疏肝通络，平肝潜阳。方拟天麻钩藤饮加减：天麻15 g，石决明30 g^(先煎)，熟地15 g，制首乌15 g，石菖蒲6 g，枸杞15 g，白芷6 g，刺蒺藜10 g，怀牛膝10 g，杜仲15 g，川芎15 g，甘草10 g。3剂，水煎服，每次50 mL，每日4次，每日1剂。嘱调畅情志。

二诊（2009年7月30日）：头痛减轻，仍食少，恶心。体查：望之精神可，舌质淡红苔平，脉细弦。经疏肝解郁，通络止痛后头痛减轻，但脾运未复，"见肝之病，知肝传脾"，此期肝脾不和，宜健脾助运，以治脾为主。方拟运脾汤加减：天麻15 g，川芎6 g，白菊10 g，党参15 g，炒白术15 g，苍术10 g，陈皮6 g，炒山楂10 g，薏苡仁15 g，茯苓15 g，砂仁6 g^(后下)，当归15 g，山药15 g，甘草10 g。3剂，煎服法同初诊。嘱调畅情志，增强运动。

按:本医案以头痛为主诉,痛无定时,伴性急易怒,头晕,眠差,食少恶心,病位在肝脾,排除脑部、神经系统疾病。患儿11岁,处于生长发育的高峰期,升发之气旺盛,因情志不畅致气郁化火,阳亢伤阴,肝脾不和,与成人头痛的病理基础不同,为升发之气过亢。本例患者为儿童,肝气生发易亢,且平素性急易怒,易于气郁化火,故治疗以疏肝通络,平肝潜阳为主。黄老结合小儿生理、病理特点,初诊以治肝为主,疏肝通络,平肝潜阳,方拟天麻钩藤饮加减,用天麻、石决明、石菖蒲、刺蒺藜平肝潜阳;因小儿阴常不足,升发过盛,肝气郁结,肝阳上亢,水不涵木,阴不制阳,故加熟地、制首乌、枸杞、杜仲滋阴补肾,服药后头痛减轻。二诊以食差、恶心为主要症状,为肝木克脾土,肝脾不调所致,故以治脾为主,调和肝脾,佐以平肝息风,方拟运脾汤加减,以培补后天之本,濡养肝肾之阴。黄老认为,小儿升发之阳不宜攻伐太过,应以调畅气机为主,故仅用天麻,其质润多液,能养血平肝息风。只有对小儿升发之气小心呵护,才有利于小儿生长发育。

(整理:邢凤玲,张嫱,刘启艳,王乔,孙海鹏　　审阅:彭玉)

151. 辨治黄疸,湿热熏蒸之阳黄证

　　湿热熏蒸,热重于湿之黄疸。 治以清热利湿退黄。

患者:杨××,女,43岁	医案编号:078Q147
中医诊断:黄疸(阳黄——湿热熏蒸)	西医诊断:①黄疸原因? ②乙肝复发?
治法:清热利湿退黄	方药:茵陈蒿汤加减
主诉:食少半个月,面黄目黄、尿黄1周	

　　初诊(2009年7月23日):半个月前出现食少,大便干结,3日1次,无厌油,无发热、呕吐。近1周突然发现面目黄染,尿黄,偶有恶心呕吐,夜晚身热,未测体温,汗少,患者要求中医治疗。病后精神软,无腹痛,月经正常。否认服药史,但近期工作较累,常感乏力。既往有甲肝、乙肝等病史,曾因劳累后发现右腹不适、尿黄。既往曾发生过2次黄疸。体查:望之精神软,巩膜与全身皮肤轻度黄染,黄色鲜明,咽不红,舌质红苔黄,心、肺(-),腹平软,无包块,无反跳痛、肌紧张,肝脾未扪及,肝区无叩击痛,脉细弦。

　　刻下症:巩膜与全身皮肤轻度黄染,黄色鲜明,尿黄,食少,恶心呕吐,大便干,夜身热,舌质红苔黄,脉细弦。患者有肝炎病史及黄疸复发病史,现因劳累、压力大,引发体内湿热之邪,其湿热阻中焦,脾胃运化失常,则食少、恶心呕吐。湿热熏蒸,肝胆失利,肝失疏泄,胆汁外溢,浸淫肌肤,下流膀胱则尿黄。此次复发时间短,黄色鲜明,故属阳黄。身热、舌质红苔黄、大便干为热重于湿之征象。本病为黄疸,证属湿热熏蒸肝胆之阳黄,为实证,病位在肝胆,治以清热利湿退黄。方拟茵陈蒿汤加减:茵陈30 g,炒山栀15 g,黄芩20 g,黄柏15 g,金

钱草20 g,乌梅10 g,五味子10 g,生地20 g,白芍20 g,熟军10 g,滑石15 g,茯苓20 g,泽泻15 g,甘草10 g。3剂,水煎服,每次80 mL,每日4～5次,每日1剂。其他治疗:①维生素C片,每次2片,每日3次;②三磷酸腺苷片,每次2片,每日3次。嘱:①饮食有节,少食肥甘厚腻之品;②戒酒;③避免滥用对肝脏有损伤的药物,以免肝功能损害,必要时保肝治疗;④卧床休息;⑤隔离治疗。

二诊(2009年7月31日):黄疸开始消退,但未尽,食后腹微胀,大便干,3日1次。体查:望之精神稍好,皮肤、巩膜黄染稍退,舌质平,脉细弦。药证相符,食后腹微胀、大便干为脾运未复,运化无力,故守初诊方,增健脾助运消积之功。处方:茵陈20 g,金钱草20 g,炒山栀15 g,黄柏15 g,乌梅10 g,五味子10 g,车前子15 g^(包煎),蔻仁10 g^(后下),薏苡仁20 g,生地15 g,炒山楂15 g,苍术15 g,甘草10 g。3剂,煎服法及医嘱同初诊。

三诊(2009年8月10日):服药后黄疸退,食增,时有便秘,2日1次。体查:望之精神可,目黄、身黄退,舌质淡苔薄白,脉弦细无力。肝胆湿热缓解则皮肤、目睛黄染退,说明病情好转,但仍有便秘,腑气不畅,治疗仍守初诊方,配消积导滞助运之品。处方:茵陈20 g,金钱草20 g,玄参10 g,黄芩20 g,乌梅10 g,五味子10 g,白芍20 g,山药20 g,生地15 g,北柴胡15 g,炒山楂15 g,鸡内金15 g,蔻仁10 g^(后下),甘草10 g。3剂,煎服法及医嘱同初诊。

按:《金匮要略·黄疸病脉证并治》中"黄家所得,从湿得之"阐明了湿邪在黄疸发病中的重要性。《丹台玉案》指出"黄疸之症,皆湿热所成,湿气不能发泄,则郁而生热,热气不能宣畅,则固结而生湿,湿得热而益深,热因湿而愈炽,二者相助而相成,愈久愈甚者也",说明了黄疸发生的主要因素。本医案患者以身目发黄为主要症状,有肝炎病史,黄疸时间短,黄疸复发与劳累有关。黄疸病位与肝、胆、脾关系明显,病因、病理与湿、热、瘀有关。本例患者有甲肝、乙肝病史,体内湿热内蕴,湿为阴邪,其性重浊黏滞,人体感受易阻滞气机,致气机不畅。热为阳邪,其性炎上,易入血分,迫血妄行,若湿与热相合,胶固难解,湿得热益深,而热得湿愈炽,熏蒸肝胆,侵入血分致血脉瘀阻,血液运行失于常道,胆汁横溢犯于肌肤,而发黄疸。患者黄疸黄色鲜明,符合"阳黄"诊断。初诊中茵陈蒿汤应用全方,清热利湿,通腑退热,湿热从二便而去。方中茵陈味苦,性平、微寒,寒能清热,苦能燥湿,既能发汗使湿热从汗而出,又能利水使湿热从小便而去,是治疗黄疸的要药;茵陈配黄柏清利湿热,与清热退黄的炒山栀同用,则相得益彰,使湿热从小便而出;甘草一药,不但能解毒泻火,还能利小便;佐以滑石、生地清热利湿;因便秘故选用熟军,通腑泻热。二诊方中以治脾为主,增加健脾燥湿之力。黄疸消退较快,症状缓解后去熟军,继用上方清热利湿退黄,健脾助运,三诊后愈。

肝炎日久,肝功能有损害,西医辅以保肝治疗的成药较好,同时复发时需注意隔离观察、治疗,并注意餐具消毒,防止传染他人。注射用具及手术器械宜严格消毒,避免血液制品的污染,防止血液途径传播。注意起居有常,不妄作劳,顺应四时变化,以免正气损伤,邪气乘袭。

(整理:杨红梅,张嫱,刘启艳,王乔,孙海鹏 审阅:彭玉)

152. 辨治眩晕, 肝肾阴虚, 肝阳上亢之证

肝肾阴虚, 肝阳上亢之眩晕。 治宜补益肝肾, 平肝潜阳。

患者:曾××, 女, 63 岁　　　　　　　　　医案编号:078Q150
中医诊断:眩晕(肝肾阴虚, 肝阳上亢)　　西医诊断:①糖尿病;②高血压病
治法:补益肝肾, 平肝潜阳　　　　　　　方药:天麻钩藤饮加减
主诉:阵发性头昏 5 年多, 加重 1 周

初诊(2008 年 12 月 18 日):患者近 5 年无诱因出现阵发性头昏, 眩晕发作时有呕吐, 伴汗出、乏力、耳鸣, 因空腹血糖浓度保持在 10 mmol/L, 一直服用二甲双胍等治疗(具体不详), 但头昏发作逐渐加重, 现 1 周至月余发作 1 次, 记忆力大减。近 1 周头昏发作持续时间长, 难以缓解, 饮食少, 前来就诊。病后眠差, 精神尚可, 二便调, 头昏发作时无头痛、胸闷、心悸、晕厥、视物旋转, 无发热。有糖尿病病史 10 年, 有高血压病史, 否认心脏病、美尼尔综合征等病史。体查:血压 144/86 mmHg。望之精神可, 面色黄, 体瘦, 咽不红, 舌质红苔少, 心、肺、腹(-), 脉细无力。

刻下症:阵发性头昏, 汗出、乏力、耳鸣, 眠差, 记忆力减退, 呕吐, 食少, 舌质红苔少, 脉细无力。患者以头昏为主诉, 阵发性发作, 伴呕吐、汗出、头麻、耳鸣, 属中医"眩晕"范畴。患者有糖尿病、高血压病史, 多伴有动脉血管粥样硬化和毛细血管基膜增厚等改变, 可因脑供血不足发生眩晕。《外台秘要》说:"消渴者, 原其发动, 此则肾虚所致, 每发即小便至甜。"因此, 本病患者存在肝肾不足, 虚风内动之病理基础。因肝肾阴虚, 大脑失于濡养, 阴不制阳而致肝阳上亢, 肝风内动, 上扰清窍, 发为头昏, 眩晕时呕吐、汗出、头麻、耳鸣, 记忆力减退。舌质红苔少, 脉细弦为阴虚阳亢之征象。本病为眩晕, 证属肝肾阴虚, 虚风内动, 肝阳上亢, 为虚实夹杂之证, 治宜补益肝肾, 平肝潜阳。方拟天麻钩藤饮加减:天麻 20 g, 钩藤 15 g^(后下), 黄芩 20 g, 怀牛膝 20 g, 太子参 30 g, 川芎 20 g, 丹参 20 g, 天花粉 30 g, 黄芪 40 g, 炒白术 20 g, 葛根 15 g, 玉竹 30 g, 泽泻 20 g, 黄精 30 g, 甘草 10 g。3 剂, 水煎服, 每日 1 剂。嘱:①调适心情, 放松;②控制饮食;③注意休息。其他治疗:①建议做头颅血管多普勒超声检查;②糖尿病、高血压按照专科意见服药。

二诊(2008 年 12 月 22 日):头昏好转, 无阵发性发作, 无呕吐, 但头麻痛、昏闷, 仍耳鸣。体查:望之精神可, 舌质红苔黄, 脉沉弦。患者头昏好转, 但头麻痛、昏闷, 舌质红苔黄, 为风盛动痰化热之征象。此期以清热化痰治标为主, 暂缓补虚, 初诊方去黄芪、太子参、炒白术、黄精等;加胆南星清热化痰, 助黄芩清热之力, 白芷通络止痛, 磁石重镇平肝潜阳, 刺蒺藜镇肝风, 泻肝火, 益气化痰, 散湿破血, 消痈疽, 散疮毒, 石菖蒲芳香醒脑开窍, 石斛养阴生津止渴。处方:天麻 30 g, 钩藤 15 g^(后下), 黄芩 20 g, 川芎 20 g, 白芷 10 g, 丹参 20 g, 泽泻 15 g, 磁

肝胆病证

石 50 g^(先煎)，天花粉 30 g，茯苓 20 g，胆南星 10 g，刺蒺藜 15 g，石菖蒲 10 g，石斛 30 g，葛根 20 g。3 剂，煎服法及医嘱同初诊。

三诊(2008 年 12 月 26 日)：头昏好转明显，时而头麻痛，耳鸣，咽干。体查：望之精神可，舌质红嫩开裂苔少，脉沉弦。本例患者有慢性基础疾病糖尿病病史，其病程长，头昏在短时间内治愈较难，现服药后已缓解。药证相符，守二诊方，加活血通络之路路通、地龙、赤芍；因口干，舌质红嫩开裂，恐药性过于温燥，去钩藤等，加玉竹、黄芪养阴益气生津。处方：天麻 30 g，川芎 20 g，白芷 15 g，磁石 50 g^(先煎)，刺蒺藜 20 g，石菖蒲 10 g，天花粉 20 g，黄芪 30 g，玉竹 20 g，石斛 20 g，当归 15 g，地龙 15 g，赤芍 15 g，路路通 15 g，甘草 10 g。3 剂，煎服法及医嘱同初诊。

按：眩晕多以本虚标实为临床特点，本虚在于肝、脾、肾，治宜滋补精、气、血；标实在于风、火、痰，治宜息风、清热、祛痰；虚实夹杂者，其治则为补虚泻实，调整阴阳。本医案初诊虚实夹杂，用天麻钩藤饮加减补益肝肾，平肝潜阳，以天麻、钩藤为君药，配黄芪、太子参、炒白术、黄精益脾补气，用活血之川芎、丹参促进血行畅通，以防动血；因患者有消渴病史，故加葛根、天花粉、玉竹以生津止渴。二诊头昏虽有缓解，但取效较缓，头麻痛、昏闷，黄老责之于虚风动痰，痰蒙清窍，故二诊调整治则，以治标为主，加重平肝息风之品天麻的剂量；配磁石重镇平肝潜阳，刺蒺藜镇肝风，泻肝火，益气化痰，石菖蒲芳香醒脑开窍。三诊头昏明显好转，但肝肾阴虚之象显现，黄老紧守病机，守二诊方加活血通络之路路通、地龙、赤芍；因口干，舌质红嫩开裂，恐药性过于温燥，去钩藤等，加玉竹、黄芪等养阴益气生津之品而治愈。

眩晕的发病机理较为复杂，古医书中不乏："诸风掉眩，皆属于肝""髓海不足，则脑转耳鸣""无虚不作眩""无痰不作眩"等概括。本医案之眩晕为肝肾阴虚，肝阳上亢所致，夹有风、痰。本医案在初诊时单纯平肝潜阳，效果欠佳；二诊配清热化热，醒脑开窍之品，效果明显；三诊养阴益气，活血通络后诸症减轻，头昏未再发作。黄老治眩晕常用天麻钩藤饮加减，使用平肝潜阳之品，如天麻、钩藤、磁石、代赭石、石决明、刺蒺藜等，剂量较大，效果好。但要彻底治愈本医案患者，与糖尿病、高血压控制密切相关，需中西医结合治疗，关键在于血糖、血压的控制。

（整理：冷丽，张嫱，刘启艳，王乔，孙海鹏　　审阅：彭玉）

【肾系病证】

153. 辨治小儿水肿阳水, 风水相搏之证

肺脾气虚, 风水相搏之阳水。 初期治以清热利湿, 疏风为主; 后期健脾利湿, 疏风清热。

患者:沈××,男,6 岁 6 个月　　　　　　医案编号:078H038

中医诊断:小儿水肿(阳水——风水相搏)

西医诊断:①上呼吸道感染;②浮肿原因?

治法:清热利湿疏风　　　　　　方药:自拟方

主诉:反复颜面浮肿半年,加重 3 日

初诊(1998 年 7 月 21 日):患儿半年前感冒后,出现颜面下肢浮肿,在当地医院治疗(具体诊断及治疗不详)后好转,但每次感冒后颜面浮肿复发,反反复复一直未彻底治愈,未进行系统治疗。近 3 日因感冒,头颜面浮肿,汗少,尿黄多,食少,口干,咳嗽,无发热。曾查肝功能正常,尿素氮浓度 3.5 mmol/L。结核菌素试验:(−)。血常规检查:血红蛋白浓度 117 g/L,白细胞计数 6.2×10^9/L,中性粒细胞比率 25%,淋巴细胞比率 75%。尿常规检查:尿蛋白(−),细颗粒管型 4~6 个/HP,白细胞 0~2 个/HP,上皮细胞 1~2 个/HP。体查:望之精神软,面色㿠白,颜面按之非凹陷性浮肿,双下肢水肿,咽红明显(++),扁桃体红,Ⅱ度肿大,舌质淡红根苔黄腻,心、肺、腹(−),脉数稍滑。

刻下症:反复颜面浮肿,汗少,尿黄多,食少,口干,咳嗽,咽红显著,扁桃体红肿,舌质淡红根苔黄腻,脉数稍滑。患儿病初因感受风热湿邪,肺失通调,不能通调水道,水气不化,水液泛滥肌肤而致水肿。病后治疗不彻底,反复感冒致肺脾气虚,不能布津致水饮内停,且每因外感邪气而引动伏邪,颜面浮肿复发或加重。病久,肺病及脾,脾运失健则食少。咳嗽,咽红显著,扁桃体红肿,舌苔黄腻均为复感风热之征象。本病为水肿,证属肺脾气虚,风水相搏之阳水,治当清热利湿疏风。自拟方:板蓝根 10 g,黄芩 10 g,射干 6 g,僵蚕 6 g,银花 10 g,连翘 10 g,竹叶 6 g,滑石 10 g,茯苓 10 g,猪苓 6 g,泽泻 6 g,白术 10 g,玄参 6 g,麦冬 6 g。2 剂,水煎服,每次 150 mL,每日 4 次,每日 1 剂。嘱低盐饮食,卧床休息,每周复查尿常规 1 次。

二诊(1998 年 7 月 23 日):颜面浮肿消退,尿量多,食量增加,咳减。体查:咽部充血减轻,扁桃体红肿逐渐消退,舌质淡红苔黄腻,心、肺(−),脉数稍滑。外感已解,水从小便而

走,肺气得宣,故咳减,咽部红肿消退。舌苔黄腻,为余邪未清,治宜健脾利湿,佐以清解余邪,初诊方去猪苓,加薏苡仁、扁豆以健脾利湿。处方:板蓝根10 g,黄芩10 g,射干6 g,僵蚕6 g,银花10 g,连翘10 g,竹叶6 g,滑石10 g,茯苓10 g,泽泻6 g,白术10 g,玄参6 g,麦冬6 g,薏苡仁10 g,扁豆6 g。3剂,煎服法及医嘱同初诊。

三诊(1998年7月27日):肿消咳愈,无乏力,尿少。体查:望之精神好,咽部微红,扁桃体红肿消退,舌质红苔薄黄,脉数。尿常规复查(2次):尿蛋白(-)(±),细颗粒管型偶有出现。药证相符,继续治以健脾利湿,疏风清热。继予二诊方:板蓝根10 g,黄芩10 g,射干6 g,僵蚕6 g,银花10 g,连翘10 g,竹叶6 g,滑石10 g,茯苓10 g,泽泻6 g,白术10 g,玄参6 g,麦冬6 g,薏苡仁10 g,扁豆6 g。3剂,煎服法及医嘱同初诊。随访,用三诊方3剂后痊愈。

按:本医案患儿以反复颜面非凹陷性浮肿为主诉,其复发原因大多为感冒所致,检查中除尿常规发现细颗粒管型外,肾功能、肝功能正常,病前无紫癜、感染病史。因初次浮肿时是否服用泼尼松不详,故西医在诊断、治疗方面有一定困难。黄老将其归属于"水肿"辨治。抓住浮肿这一主要症状,灵活运用中医基础理论辨证论治。其浮肿责之为肺脾两脏虚弱,且风水相搏为患。水肿期急则治标,待肿消后以固本为主。该患儿急性期治疗得法,浮肿很快消退,由于患儿未坚持继续治疗,其缓解期的治疗未得以实施,水肿又可因复感外邪而复发。用中药治疗水肿,尤其是西医无法确诊的病案,中药确有奇效。在我们门诊的病案中,除儿童外,对成人原因不明的水肿,经过辨证用药,都能取得较好效果。但由于门诊病人不能坚持就诊,往往在水肿期消退后认为病已愈,很难在缓解期坚持固本的治疗,这就是造成水肿反复发作的主要原因之一。

(整理:刘楚,张力文,彭玉,孙海鹏　　审阅:彭玉)

154. 辨治水肿,脾失运化,湿热内蕴之证

脾失运化,湿热内蕴之水肿证。　治以清热化湿,健脾助运。

患者:吴××,女,3岁	医案编号:078H047
中医诊断:水肿(脾失运化,湿热内蕴)	西医诊断:浮肿原因?
治法:清热化湿,健脾助运	方药:二妙散合五苓散加减
主诉:颜面浮肿复发1日	

初诊(1998年3月16日):患儿1个月前,无明显诱因出现颜面浮肿,伴腹胀痛,无尿少、尿痛,服中药参苓白术散加减后症状减轻。今晨起家长又发现患儿颜面浮肿,自诉腹痛,不玩耍,精神软,出汗,身热,未测体温,尿黄少。病后纳可,大便正常,双下肢无浮肿,无咳嗽。

体查:体温 36.8 ℃。望之神倦,面色苍黄,颜面、双眼睑浮肿,咽不红,舌尖质红苔黄厚腻,心、肺(－),腹软,移动性浊音(－),肠鸣音活跃,膨胀,腹壁皮下脂肪 0.6 cm,扣诊不满意。

刻下症:颜面浮肿,腹痛,神软乏力,汗出,身热不扬,尿黄少,大便调,食可,腹部软,舌尖质红苔黄厚腻,指纹紫。1 个月前曾发生过 1 次浮肿,经服中药治疗后肿消,说明患儿素有脾虚,脾虚则土不制水,水不归经而横溢皮下,出现浮肿。此次浮肿不明显,发热、尿黄少及舌苔黄厚腻等均为湿热内侵之征象;脾虚水湿不运,停聚中焦,则腹胀;面色苍黄,乏力,汗出为脾虚之征象。诊为复感湿热之水肿证。本病为水肿,证属脾虚失运,湿热内蕴,为阳水,治当清热化湿,健脾助运。方拟二妙散合五苓散加减:苍术 6 g,黄柏 6 g,滑石 10 g,茯苓 10 g,厚朴 3 g,槟榔片 3 g,泽泻 6 g,白术 10 g,薏苡仁 10 g,黄芩 6 g,甘草 6 g。3 剂,水煎服,每次 100 mL,每日 4 次,每日 1 剂。嘱卧床休息,注意观察是否发热,观察尿量。

二诊(1998 年 3 月 19 日):浮肿消退,无腹胀腹痛,玩耍如常人,食欲好,二便好,不发热。体查:舌质淡红苔白而不厚,指纹淡紫,腹软不胀,肠鸣音正常,移动性浊音(－)。药证相投,湿热已除,故治以健脾益气,培补其本。自拟参苓白术散加减:泡参 10 g,茯苓 6 g,白术 6 g,扁豆 6 g,薏苡仁 6 g,藿香 6 g,乌梅 6 g,陈皮 6 g,山药 6 g,甘草 6 g。3 剂,煎服法及医嘱同初诊。

三诊(1998 年 3 月 22 日):肿消痛止,玩耍如常人,脾运得健,水湿得行,则浮肿消退;气血生化有源,则行动、精神如常人。继用二诊方巩固。处方:泡参 10 g,茯苓 6 g,白术 6 g,扁豆 6 g,薏苡仁 6 g,藿香 6 g,乌梅 6 g,陈皮 6 g,山药 6 g,甘草 6 g。3 剂,煎服法同初诊。嘱注意调理患儿脾胃功能,避免感冒。

按:该患儿已反复出现 2 次水肿,第 1 次为单纯脾虚所致,本次为复感湿热,湿热内蕴所致。黄老审因论治,湿热得除,脾运渐复,舌苔黄厚腻、浮肿消退。此型在小儿中较常见,但若愈后不坚持服用健脾益气之品,脾虚未复,调护不当,浮肿仍可复发。

(整理:刘楚,张力文,孙海鹏,陈竹   审阅:彭玉)

155.辨治淋证,湿热内蕴之证

尿频尿急,膀胱湿热下注之淋证。 初期治以清热利湿通淋,后期治以健脾助运。

患者:冯××,男,65 岁	医案编号:078Q070
中医诊断:淋证(湿热内蕴)	西医诊断:急性泌尿系统感染
治法:清热利湿,通淋	方药:八正散加减
主诉:尿急、尿频、尿痛、尿黄少 1 个月	

初诊(2008 年 11 月 24 日):患者 1 个月前无诱因出现尿急、尿频、尿痛、尿黄少,伴腰膝

酸软,痛时牵及小腹,排便时有灼热感,无尿线中断,大便正常。病后时感倦怠,眠差,无发热、盗汗、咳嗽。既往无类似病症。体查:望之精神可,面色正常,咽不红,舌质红苔黄腻,心、肺(-),腹平软,肾区无叩击痛,脉沉细。小便常规检查:黄清,蛋白(-),白细胞(+)。

刻下症:尿急,尿痛,尿频,尿黄少,腰膝酸软疼痛,小便灼热,倦怠,眠差,舌质红苔黄腻,脉沉细。湿热下注膀胱则尿急、尿频、尿痛、尿黄少,小便时灼热疼痛;未予以治疗,体内湿热壅盛,故尿痛、尿频1个月未愈。肾与膀胱相表里,腰为肾之府,膀胱湿热搏结,开合不利,必致肾气化失调,表现为腰膝酸软疼痛、倦怠。舌质红苔黄腻为湿热之征象。因有膀胱刺激征(尿急、尿频、尿痛),尿常规检查有白细胞,西医考虑为急性泌尿系统感染,必要时可使用抗生素。同时注意防范转为慢性泌尿系统感染。本病为淋证,证属湿热内蕴,下注膀胱,为热证、实证,病位在膀胱,治以清热利湿为主。方拟八正散加减:杜仲30 g,续断20 g,怀牛膝20 g,熟地20 g,瞿麦20 g,萹蓄20 g,海金沙15 g^(另包),狗脊20 g,黄柏15 g,生地15 g,蒲公英20 g,紫花地丁20 g,土茯苓30 g,山茱萸20 g,三七粉6 g^(吞服),白芷10 g,甘草10 g。3剂,水煎服,每日1剂。三七粉吞服,每次2 g,每日3次。嘱多饮水,少憋尿,清淡饮食,注意休息。

二诊(2008年11月28日):尿频、腰痛减轻,时怕冷,腹部牵扯疼痛缓解,大便稀,每日3次,伴食少、失眠。体查:望之精神可,舌质红苔薄黄,脉沉细。小便常规检查:正常。药证相符,清热利湿奏效,故诸症减轻。患者年过六旬,现怕冷、便稀、食少、眠差,为本虚(脾肾两虚)之象显现,用苍术、白术、陈皮、茯苓、藿香健脾助运利湿,炒枣仁、柏子仁、钩藤养心安神,萹蓄、瞿麦清热利湿通淋,杜仲、续断壮腰活络。处方:杜仲20 g,续断20 g,瞿麦15 g,萹蓄15 g,茯苓15 g,陈皮10 g,白芍20 g,苍术15 g,白术15 g,苏叶10 g,藿香10 g,炒枣仁20 g,柏子仁20 g,钩藤15 g^(后下),三七粉6 g^(吞服),甘草10 g。3剂,煎服法同初诊。三七粉吞服,每次2 g,每日2次。

按:该患者年过六旬,病程1个月,以尿急、尿痛、尿频、腰膝酸软为主要症状,辨证为膀胱湿热下注之淋证,治以清热利湿通淋为主。二诊湿热渐祛,但本虚症状显现,怕冷、便稀、食少、眠差,为余邪未尽,脾肾两虚,虚实夹杂所致,治以健脾助运利湿。治疗中,黄老均用三七粉吞服,以活血通络定痛。二诊后患者尿频、尿急、尿痛之症已除,仅有腰膝酸软之症,嘱其自行服用六味地黄丸调治。

(整理:邢凤玲,朱未旻,刘楚,张力文,孙海鹏   审阅:彭玉)

156. 辨治肾病水肿, 肝肾阴虚夹湿热之证

单纯型肾病, 水肿, 反复蛋白尿, 肝肾阴虚夹湿热之证。 初期治以清热养阴利湿, 佐以疏风解表; 后期用散剂温补肾阳。

患者: 罗××, 男, 3岁6个月 　　　　　医案编号: 078Q085

中医诊断: 水肿(肝肾阴虚夹湿热) 　　　　西医诊断: 单纯型肾病

治法: 清热养阴利湿, 佐以疏风解表 　　　　方药: 自拟方

主诉: 反复浮肿、蛋白尿1年, 加重2日

初诊(2009年4月20日): 患儿近1年浮肿、尿少、蛋白尿, 当地确诊为单纯型肾病, 持续应用糖皮质激素泼尼松治疗1年, 每当激素由足量15 mg/次、每日1次减量为7.5 mg/次, 或开始减量半个月至1个月1次时, 因感冒、腹泻或无任何诱因, 患儿的浮肿、尿少、蛋白尿会再次复发, 以致1年来依赖激素, 无法减量。近2日无诱因患儿眼睑及下肢出现轻度浮肿, 尿量较少, 泼尼松仍用维持量7.5 mg/次, 每日1次, 未加量。患儿因泼尼松口服1年, 时间较长, 食欲旺盛, 有颜面潮红、满月脸、胡须增多、水牛背、矮小、长胖等库欣综合征表现, 夜晚常有脚趾抽筋、咬牙、出汗, 自诉腿痛, 故求助中医。平素易于感冒、腹泻。体查: 眼睑浮肿, 按之凹陷, 身材较矮小, 虚胖, 满月脸, 长有胡须, 颜面潮红, 咽微红, 舌质红苔黄腻, 心、肺(-), 腹软, 指纹紫滞。尿常规检查: 尿蛋白(+), 白细胞0~1个/HP。肝功能、肾功能检查: 正常。血胆固醇、血浆蛋白检查: 正常。

刻下症: 眼睑及下肢浮肿, 尿少, 颜面潮红, 水牛背, 脚趾抽筋, 咬牙, 腿痛, 出汗, 舌质红苔黄腻, 指纹紫滞, 尿蛋白阳性。患儿使用激素1年, 浮肿、尿少、蛋白尿反复发作, 每次均需激素加量后症状才会减轻。常因感冒、腹泻或无明显诱因浮肿反复, 或激素减量后病情反复。患儿属激素依赖, 且没有进行正规的治疗。病程长, 反复水肿、激素依赖为本虚, 属脾肾阳虚; 颜面潮红、咽红、多汗、浮肿尿少、舌质红苔黄腻为标实, 属肝肾阴虚内热夹湿热。现浮肿加重, 尿蛋白阳性, 舌质红、咽红, 考虑为外感风热所致。本病为水肿, 证属肝肾阴虚夹湿热。按照标本缓急, 目前以清热养阴, 疏风解表为主。处方: 女贞子10 g, 旱莲草6 g, 黄柏6 g, 车前子6 g(另包), 山药10 g, 太子参10 g, 苍术10 g, 白术10 g, 薏苡仁10 g, 银花3 g, 连翘6 g, 板蓝根10 g, 防风6 g, 益母草6 g, 白茅根15 g, 麦冬15 g, 甘草6 g。3剂, 水煎服, 每次40 mL, 每日4~5次, 2日1剂。其他治疗: ①口服泼尼松, 仍维持7.5 mg/次, 每日1次; ②继续观察尿蛋白情况, 每周复查2次尿常规。嘱限盐饮食, 避免感冒。

二诊(2009年4月26日): 浮肿减轻, 自诉脚趾痛。体查: 望之精神好, 面色白, 舌质红苔微黄花剥, 咽红, 咽后壁淋巴滤泡增多。尿常规检查: 尿蛋白(±), 白细胞0~2个/HP。患儿浮肿反反复复, 激素一直不能减量至5 mg/次, 每日1次以下, 存在激素依赖, 现因复感

风热,浮肿加重,黄老维持原有激素量(7.5 mg/次,每日1次),未加剂量,用中药清热利咽、养阴利湿后,浮肿消退,尿蛋白继续阴转,说明患儿对中药治疗敏感,治疗有效,激素维持原量;现有咽红、咽后壁淋巴滤泡增多,虽无咳嗽、发热等肺系病症状表现,应警惕复感外邪致病情加重,为预防感冒,防止浮肿加重,守初诊方加减治疗。处方:女贞子10 g,旱莲草6 g,黄柏6 g,黄芩6 g,僵蚕6 g,蝉衣6 g,防风6 g,牛蒡子6 g,山慈菇6 g,菟丝子10 g,黄精10 g,生地10 g,泽泻6 g,甘草6 g。3剂,煎服法同初诊。嘱强的松继用原量。

三诊(2009年5月3日):服药后浮肿逐日消退,食量减少,至昨日浮肿完全消退。体查:舌质红苔黄厚腻,不咳,尿黄、尿量一般,食可。尿常规检查:尿蛋白(-),白细胞0~1个/HP。患儿激素维持原量,尿蛋白持续阴转,病情平稳,因有激素依赖不能急于减量,中药继续清热养阴利湿。现患儿肿消,但舌苔一直黄厚腻不退,为肝胆湿热蕴结中下焦所致,效不更方,守二诊方加减治疗。处方:女贞子10 g,旱莲草6 g,黄柏6 g,何首乌10 g,僵蚕6 g,山茱萸6 g,淫羊藿6 g,泡参10 g,白术10 g,太子参10 g,银花10 g,连翘6 g,生地10 g,泽泻6 g,北沙参10 g,甘草6 g。4剂,煎服法同初诊。

四诊(2009年5月6日):浮肿消退,时有鼻衄,烦躁,睡眠不安。体查:咽红(+),口腔黏膜充血,舌质红苔花剥。尿常规检查:尿蛋白(-),白细胞0~1个/HP。表邪未解,仍有轻度浮肿,宜清热养阴,活血化瘀,兼益气宣肺。患儿尿蛋白持续阴转约1个月,病情稳定,黄老标本同治,一是用中药汤剂治疗标证,防止感冒;二是用散剂治疗本虚证,为下一步即将进行的激素减量做好准备,防止激素撤离后的反跳现象,减轻机体对激素的依赖性。据文献报道,温补肾阳中药有类似激素的作用,并可预防感染及其并发症,改善身体状况。本期为激素维持量减量期间,激素开始减量为5 mg/次,每日1次。嘱:①注意休息;②每周2次复查尿常规,观察尿蛋白情况。本期中医治则为清热养阴,益气宣肺,活血化瘀,拟方分内服汤剂与散剂。中药汤剂内服治标实,随时辨证用药。处方:女贞子10 g,旱莲草6 g,黄柏6 g,知母10 g,板蓝根6 g,白花蛇舌草6 g,生地10 g,淫羊藿6 g,何首乌10 g,白术10 g,太子参10 g,茯苓10 g,白茅根15 g,山栀10 g,乌梅6 g,丹参10 g,甘草6 g。5剂,煎服法同初诊。中药散剂温补肾阳治本虚:淫羊藿10 g,补骨脂10 g,三七粉6 g,何首乌15 g,熟地15 g,西洋参6 g,山药15 g,茯苓10 g,女贞子20 g,红花10 g,黑黄豆30 g,黑粳米30 g,黑芝麻10 g,紫河车50 g,泽泻15 g,僵蚕10 g。上述药物研成粉剂备用,每次2 g,每日2次,遇感冒、腹泻、浮肿时停用。激素减量,5 mg/次,每日上午口服1次。

患儿按此治疗方案,经8个月中西医结合治疗,一直将激素减至维持量2.5 mg/次,每日1次,浮肿基本没有反跳,尿蛋白持续阴转。之后继续2.5 mg/次,隔日1次,维持6个月左右,直至最后停用激素。温补肾阳散剂在停激素后继服2个月方停用,病愈。

按:本医案为一例典型单纯型肾病所致水肿、蛋白尿,因持续服用激素治疗1年,不仅出现库欣综合征表现,还有激素依赖,机体由最初的脾肾阳虚转化为肝肾阴虚夹湿热,浮肿、尿少、蛋白尿、舌质红苔黄厚腻等交替出现。《景岳全书》有云:"凡水肿等证,乃肺、脾、肾三脏相干之病。盖水为至阴,故其本在肾;水化于气,故其标在肺;水唯畏土,故其制在脾。今肺虚则气不化精而化水,脾虚则土不制水而反克,肾虚则水无所主而妄行。"该患儿患单纯型肾

254

病,本就迁延难愈,长期只靠口服糖皮质激素治疗,加上稚阴稚阳之体,肾阴阳俱虚,黄老从本源入手,以"滋水涵木"为基本治疗原则,在维持激素原剂量不变的基础上,治以清热养阴利湿,佐以疏风解表,使患儿尿蛋白持续阴转约1个月,病情稳定。为保证激素继续减量,黄老一是有意延长激素维持量时间;二是因温补肾阳中药有类似激素作用,用其替代激素,以达到减量的预防作用。所以,黄老一方面用中药汤剂治疗标实证,如感冒、腹泻、食积、咳嗽等随证治之;另一方面用中药制成散剂治疗脾肾阳虚,肝肾阴虚等本虚之证,以防激素减量或撤离后机体出现反跳现象,减轻机体对激素的依赖性。本医案经加用中药温补肾阳,宣肺益气健脾,活血化瘀后,在激素减量中未发生病情反复,显示温补肾阳的中药效果明显,可减轻机体对激素的依赖性及副作用,对治疗肾病确实有效。

（整理:冷丽,彭玉,朱未旻,张力文,孙海鹏　　审阅:彭玉）

157. 辨治遗尿,脾肾阳虚,寒湿内蕴之证

先天不足,后天失养,肺、脾、肾虚之遗尿。 先期治以温固下元,健脾醒脑为主;后期治以健脾益气助运。

患者:赖××,女,4岁6个月　　　　　　医案编号:078Q087

中医诊断:遗尿(脾肾阳虚,寒湿内蕴)　　西医诊断:营养不良

治法:温固下元,健脾醒脑　　　　　　　方药:缩泉丸加减

主诉:遗尿2年,加重1个月

初诊(2009年2月23日):患儿2岁后开始遗尿,因年幼家长未予重视,也未治疗。近1个月遗尿加重,每夜达5~6次,如家长不能定时叫醒则尿床,但患儿难以叫醒。患儿平素食少,进食时间长,每次可达1 h,多汗,易感冒,饮食稍不慎即易腹泻。母亲妊娠期时反应大,进食少,系G1P1;患儿系平产。患儿系混合喂养,辅食难以添加,现每晚入睡前喝奶250 mL。体查:体重14 kg。望之精神可,面色白,体瘦,头发疏黄,咽不红(-),舌质淡苔白厚满布,心、肺(-),腹平软,腹壁皮下脂肪0.5 cm。尿常规检查:(-)。

刻下症:遗尿夜频量多,难以唤醒,食欲不振,食少消瘦,多汗,易感冒、易腹泻,舌质淡苔白厚满布。因母亲妊娠期反应较大,饮食少,摄入不足,胎儿期有先天禀赋不足,小儿出生后辅食难以添加,喂养不当,气血生化不足,后天失养,致脾肾不足,脾虚失运则食欲不振、食少,易于腹泻,面白消瘦;肾气不足,膀胱气化功能失调则自幼小便调控功能差;日久肾阳不足,温化无力,膀胱失约,故见遗尿;加之脾失温煦,脾阳不振,水湿内困,蒙蔽清窍,故夜晚阴盛之时遗尿频繁,夜眠难以唤醒;多汗、易于感冒为肺气虚,卫外不固所致。舌质淡苔白满布均为水湿困脾之征象。本病为遗尿,证属脾肾阳虚,寒湿内蕴,病位在肺、脾、肾,为三脏虚

损,水液代谢失调之病,治以温固下元,健脾醒脑。方拟缩泉丸加减:黄芪10 g,白术10 g,桑螵蛸10 g,桂枝6 g,苍术10 g,薏苡仁10 g,麻黄10 g,山茱萸10 g,淫羊藿10 g,黄柏10 g,益智仁10 g,补骨脂10 g,甘草6 g。3剂,水煎服,每次20 mL,每日3次,2日1剂。嘱:①每晚入睡前,外用艾条隔姜温灸三阴交穴、长强穴各15 min,每日1次;②睡前少饮水,停睡前喝奶,喝奶改为早上;③夜晚定时叫醒。

二诊(2009年2月28日):遗尿次数减少,每晚2～3次,但大便稀量多,每日2～3次,仍汗多。体查:望之精神可,舌质淡苔白。服药后脾肾阳气渐复,膀胱气化得固,故遗尿次数减少,但脾肾阳气恢复尚待时日,气机尚未完全恢复,寒湿未尽,则大便稀量多。守初诊方,加黑附片、石菖蒲、茯苓、五味子、蔻仁等温阳健脾,化湿助运。处方:补骨脂10 g,益智仁10 g,桂枝6 g,石菖蒲6 g,炙远志6 g,苍术10 g,白术10 g,薏苡仁10 g,茯苓10 g,五味子6 g,蔻仁6 g(后下),山楂6 g,麻黄6 g,淫羊藿6 g,甘草6 g。4剂,煎服法同初诊。继续艾灸治疗。随访,可定时叫醒夜尿,遗尿基本治愈。

按:清代徐大椿说:"胕气不固,小便频数,精府亦因之以动,故遗精昼甚,明是阳虚气不施化焉。乌药顺九天之气,敷气化于胕中;益智补先天之火,缩小便于水府;山药糊丸,淡盐汤下,乃以专补脾阴兼益肾脏也。使脾肾两充,则阳化阴施,而精溺自分,积室完固,安有溺数遗精之患乎?"患儿4岁,夜尿频,符合遗尿诊断,结合患儿生产史、生长史、喂养史,黄老按脾肾阳虚,寒湿内蕴辨治,责之肺、脾、肾三脏虚损,故初诊以温固下元,健脾醒脑为主,遗尿有减少,但脾阳虚不可短时间恢复,寒湿内蕴未解。二诊中黄老在初诊方基础上调整用药,石菖蒲、蔻仁芳香,增强化湿醒脑之功,以助脾运;五味子因其辛、甘、酸、苦、咸五味皆备而有此名,具收敛固涩,益气生津,补肾宁心之功,患儿因肺、脾、肾三脏虚损,黄老方中配用其药,即取此意。

黄老治疗小儿遗尿常采用综合疗法:①配合外治,艾条隔姜温灸三阴交穴、长强穴,以温经通阳,增强疗效。内外法合用取得满意的疗效后,随访2次,患儿已治愈。②及早训练自主排尿。小儿遗尿在儿科较为常见,尤其现在使用"尿不湿",小儿易产生依赖性,在排尿习惯和控制能力训练方面较差,这是目前致小儿遗尿的原因之一。因此,对年龄较小的幼儿,应及早进行排尿控制训练,以减少该病的发生。训练时间最好是在孩子满1岁半以后,开始训练的时间不宜过早,因孩子的神经系统发育还不十分成熟,大脑皮层对皮层下中枢反射性排尿的控制机制还不十分完善,过早开始往往会失败,这就难免会打击孩子的自信心。③黄老在治疗过程中注重与家长的沟通,要求家长注意孩子生活起居的调理,要建立合理的生活制度。首先应避免白天过度劳累,安排孩子按时休息;其次在饮食上不要过咸,晚餐后少吃甜食,少饮高蛋白饮料,以免引起口渴,以及晚饭后尽量少喝水、饮料及吃水果等。④家长应该给孩子进行心理疏导,提醒孩子夜间起床排尿,切勿因遗尿而惩罚或责备孩子。

(整理:彭玉,朱未旻,张力文,孙海鹏　　审阅:彭玉)

158. 辨治癃闭,肾阳不足,寒湿停聚之证

肾阳不足,寒湿停聚之癃闭。初期治以补肾助阳,散寒止痛;中期佐以通络行气,清热利湿;后期补肝肾,行气散寒。

患者:姚×,男,52 岁	医案编号:078Q095
中医诊断:癃闭(肾阳不足,寒湿停聚)	西医诊断:慢性前列腺炎
治法:补肾助阳,散寒止痛	方药:自拟方
主诉:腰酸痛、夜尿频 2 个月,伴睾丸疼痛 3 日	

初诊(2009 年 5 月 7 日):患者 2 个月前反复出现腰酸痛,夜晚尿频,尿量少,性功能减弱,白天小便淋漓不尽,无尿痛、尿频,未进行系统治疗。近 3 日上症加重,伴睾丸疼痛,无红肿,时有怕冷。病后精神与饮食尚可,便调,无血尿,无发热。有前列腺炎病史 2 年,时有排尿困难,小便淋漓不尽;或尿线中断,未进行治疗。否认尿结石病史。体查:望之精神好,面色白无华,舌质淡有齿痕苔白,心、肺(-),脉沉弦。

刻下症:腰痛,夜尿频量少,小便淋漓不尽,睾丸疼痛,性欲下降,精神尚可,舌质淡有齿痕苔白,脉沉弦。患者有前列腺炎病史,前列腺肿胀可压迫尿道,影响排尿。肾主水,肾气不固,膀胱气化失司,均可致小便淋漓不尽,发为癃闭。肾阳虚,难以温化水液,水湿不化聚于下焦,寒主收引,经脉不利则挛缩,故睾丸痛。舌质淡有齿痕苔白为阳虚水饮内停之征象。本病为癃闭,证属肾阳虚,肾气不固,寒湿停聚。因起病缓慢,病程较长,夜尿频量少,舌质淡有齿痕苔白,为本虚证,又因寒湿阻滞而痛,故有标实之证,治宜补肾助阳,散寒止痛。自拟方:杜仲 20 g,续断 20 g,狗脊 20 g,桑寄生 20 g,怀牛膝 20 g,独活 15 g,羌活 15 g,白芷 15 g,山茱萸 20 g,枸杞 20 g,覆盆子 15 g,桂枝 10 g,五味子 10 g,菟丝子 15 g,淫羊藿 15 g,甘草 10 g。3 剂,水煎服,每次 100 mL,每日 3 次,每日 1 剂。嘱睡前少饮水。

二诊(2009 年 5 月 11 日):睾丸隐痛,腰痛减轻,夜尿次数减少,每晚 2 次,尿量少。体查:望之精神好,面色白,舌质胖有齿痕苔白滑,脉沉弦。经淫羊藿、菟丝子、杜仲补肾助阳,桑寄生、山茱萸、续断、狗脊补肝肾强筋固涩,独活、羌活、白芷、桂枝散寒止痛,则腰痛减轻,夜尿次数减少,但睾丸隐痛仍存。根据"腑以通为用",通则不痛,调整初诊方,用荔枝核、小茴香、橘核等行气散寒止痛;川楝子、蒲公英、黄柏等既清热利湿,又防止温热之性太过;王不留行通经活血。本期标实重于本虚,重在行气散寒止痛,清热利湿,佐以活血通络。自拟方:荔枝核 15 g,白花蛇舌草 20 g,橘核 15 g,川楝子 15 g,小茴香 10 g^(包煎),杜仲 30 g,续断 20 g,狗脊 20 g,桑寄生 20 g,山茱萸 20 g,生地 15 g,蒲公英 20 g,土茯苓 30 g,王不留行 20 g,黄柏 15 g,甘草 10 g。3 剂,煎服法同初诊。

三诊(2009 年 5 月 15 日):腰痛减轻,睾丸隐痛大减,夜尿少(仅 1 次),排尿顺畅。体

查:面色㿠白,舌质胖有齿痕苔白滑,脉沉弦。药证相符,诸症好转,疗效显著,守二诊方加乌药增强行气散寒止痛之功。需注意舌质胖有齿痕苔白滑为寒湿未化之征象,治以补肝肾,行气散寒。自拟方:荔枝核 15 g,橘核 15 g,川楝子 15 g,小茴香 10 g(包煎),乌药 15 g,杜仲 20 g,续断 20 g,狗脊 20 g,桑寄生 20 g,枣皮 20 g,蒲公英 20 g,紫花地丁 20 g,土茯苓 30 g,王不留行 20 g,滑石 15 g,黄柏 15 g,甘草 10 g。3 剂,煎服法同初诊。用三诊方 3 剂后,效果显现。

四诊(2009 年 5 月 18 日):夜尿正常,睾丸痛愈,时腰痛。体查:面色白,舌质胖红苔白滑,脉弦。肾阳渐复,温煦膀胱气化,肝经寒湿已化,故夜尿正常,睾丸痛愈,继守三诊方加减再进 3 剂。处方:荔枝核 15 g,小茴香 10 g^(包煎),杜仲 30 g,川楝子 15 g,续断 20 g,狗脊 20 g,桑寄生 20 g,山茱萸 20 g,土茯苓 30 g,王不留行 20 g,黄柏 15 g,滑石 15 g,琥珀 10 g,赤芍 15 g,白花蛇舌草 20 g,甘草 10 g。3 剂,煎服法及医嘱同初诊。随访,3 剂后痊愈。

按:癃闭是指以小便量少,点滴而出,甚则小便闭塞不通为主要症状的一种疾病。癃闭有虚实之分:实证多因湿热、气结、瘀血阻碍气化运行,虚证多因中气、肾阳亏虚而气化不行。《类证治裁》载:"闭者,小便不通;癃者,小便不利。"本病符合"癃闭"诊断。患者病程迁延,为肾阳虚,寒湿内蕴,虚实夹杂之证。黄老认为其肾阳不足,膀胱失于温煦,气化失约,故小便淋漓不尽;肾气不固,筋脉不坚,收涩无力,故腰痛、夜尿频。虚实夹杂,以虚为主,宜补肾以益其虚,温煦以化其气,要补而不滞。待阳气恢复,再用温热之品一来助阳,二来行气散寒通络,同时佐以少许活血通络药来调气血升降。前列腺炎是指前列腺特异性和非特异感染所致的急(慢)性炎症,从而引起的全身或局部症状。此病是中年男性最常见的疾病之一,发病年龄多在 15 ~ 55 岁,中医归属"劳淋""精浊""白浊""癃闭"等范畴。肾开窍于前后二阴,睾丸又是足厥阴肝经之脉循行的部位,故本病与肝、肾、膀胱关系密切。黄老初诊以补肾助阳治本为主,腰痛、夜尿频好转。但寒湿阻滞肝经未解,故二诊重在行气散寒止痛,佐以活血通络治标。三诊药已对证,守二诊方,疗效显著。而舌质胖有齿痕苔白滑为寒湿难以化解,实是肾阳不足之症状。

本医案治愈的关键:一是黄老使用入肝经的行气散寒止痛之品,如荔枝核、小茴香、橘核、乌药;二是取既有温阳之功,又有补肝肾、调气血、强筋骨之效的淫羊藿、菟丝子、杜仲、桑寄生、山茱萸、续断、狗脊等;三是用清热利湿的土茯苓、黄柏、白花蛇舌草,既兼制药性,防止过于温燥而伤阴,又有利湿之功;四是少佐以活血通络之品,防止久痛入络。诸药合用补而不腻,行而不燥,取得较好疗效。

(整理:谢莹,张力文,孙海鹏,彭玉　　审阅:彭玉)

159. 辨治水肿,脾肾阳虚之(阴水)证

水肿,脾肾阳虚之(阴水)证。 初期治以温阳利水,疏风清热,佐以益气;后期调肝肾,补气血。

患者:陈××,女,48 岁	医案编号:078Q096
中医诊断:水肿(阴水——脾肾阳虚)	西医诊断:慢性肾小球肾炎急性发作
治法:温阳利水,疏风清热	方药:自拟方
主诉:反复午后脚肿 1 年多,加重 2 日	

初诊(2009 年 4 月 13 日):患者有急性肾小球肾炎,近 1 年来下肢水肿反复发作,以脚踝为主,严重时自服利尿药后稍好转。近 2 日咽部不适,午后脚肿加重,按之凹陷不易恢复,腰部坠胀如缠千贯钱,自觉头昏、神疲乏力,小便短少,纳减便溏。外院尿常规检查尿蛋白呈阳性。病后无发热、咳嗽、血尿、吐泻。有急性肾小球肾炎病史 3 年;有高血压病史,口服硝苯地平缓释片、卡托普利(具体剂量不详)2 个月。3 日前外院尿常规检查:尿蛋白(+++),红细胞 1~3 个/HP。体查:望之精神尚可,面色萎黄,颜面不肿,咽红(+),舌质淡嫩有齿痕苔白滑,脉弦滑,心、肺(-),腹平软,无移动性浊音,双踝关节肿胀,凹陷性水肿,按之难复,皮肤有光泽。

刻下症:午后脚肿,按之凹陷,腹部坠胀,头昏,神疲乏力,小便短少,纳减便溏,面色萎黄,咽红,舌质淡嫩有齿痕苔白滑,脉弦滑。患者有急性肾小球肾炎病史 3 年,以下肢水肿反复发作为主诉,病程长,归属中医"水肿"范畴。因脾肾阳虚,健运失司,气不化水,下焦水湿外溢,故午后脚肿,按之凹陷不易恢复。腰为肾之府,因肾阳虚经脉失于温煦,故腰部坠胀,头昏,神疲乏力;肾阳虚衰,不能蒸腾津液布散全身,反聚为水,故尿蛋白阳性;水聚皮下,不行水道则小便短少;脾阳虚运化无力,则纳减便溏、面色萎黄。舌质淡嫩有齿痕苔白滑为水湿内聚之征象,咽红提示有外感风热之征象。本病为水肿,证属脾肾阳虚之阴水,复感风热,为本虚标实之证。因外感症状不重,脾肾阳虚症状及水肿明显,故治以温阳利水为主,佐以疏风解表。自拟方:淫羊藿 20 g,山茱萸 20 g,杜仲 20 g,续断 20 g,黄芪 40 g,玉米须 15 g,芡实 20 g,莲子肉 20 g,熟地 20 g,茯苓 20 g,僵蚕 15 g,防风 15 g,山药 30 g,板蓝根 20 g,甘草 10 g。4 剂,水煎服,每次 50 mL,每日 4 次,1.5 日 1 剂。降压药按照西医要求服用。嘱减少蛋白摄入,低盐饮食,卧床休息,观察血压、尿量。

二诊(2009 年 5 月 18 日):感冒愈,尿量增加好转。尿常规复查:尿蛋白(+),未见红细胞。现午后头昏乏力,腰酸胀,脚微肿。体查:血压 160/94 mmHg。望之精神好,面色萎黄,咽不红,舌质淡晦苔白滑,心、肺(-),双踝关节肿胀较前减轻,无凹陷。服药后腰部酸胀较前减轻,尿量增加,尿蛋白由(+++)减至(+),未见红细胞,外感愈。双踝关节微肿,但头

昏乏力,腰酸胀,脚肿因午后阳气渐衰而加重,故治以温振肾阳为重,初诊方去僵蚕、防风、板蓝根,加菟丝子、覆盆子、车前子温补肾阳化湿,仍重用黄芪。处方:淫羊藿 20 g,山茱萸 20 g,杜仲 20 g,续断 20 g,黄芪 40 g,玉米须 15 g,芡实 20 g,莲子肉 20 g,熟地 20 g,茯苓 20 g,山药 20 g,菟丝子 20 g,覆盆子 15 g,车前子 15 g$^{(包煎)}$,甘草 10 g。4 剂,煎服法、医嘱及其他治疗同初诊。4 剂后效果显现。

三诊(2009 年 6 月 22 日):腰酸减,尿蛋白持续(+),脚肿,无尿少、便溏。体查:血压 160/94 mmHg。望之精神可,面色萎黄,舌质淡晦苔白滑,心、肺(-),双踝关节微肿。小便常规检查:尿蛋白(+)。肾功能检查:正常。服药后腰部酸胀减轻,但尿蛋白持续阳性(+)不消,有脚肿、血压高的症状。调整二诊方,加天麻、钩藤平肝息风,益母草、车前草、白菊疏风化湿。反复水肿、高血压、尿蛋白阳性等是肾炎的主要表现,本医案符合西医慢性肾炎急性发作诊断。黄老辨其病位在肝、脾、肾,以脾肾两虚为主,以疏风温阳,益气利水来解除诱因,消肿,降低蛋白尿,保持血压稳定,故用淫羊藿、山茱萸、杜仲、续断为主药,配玉米须、茯苓等温阳利水,调肝肾,补气血,患者水肿、高血压、尿蛋白阳性经治明显好转。本期治以温阳利水,调补气血。处方:淫羊藿 20 g,山茱萸 20 g,杜仲 20 g,续断 20 g,白菊 15 g,天麻 20 g,钩藤 15 g$^{(后下)}$,川芎 20 g,益母草 20 g,茯苓 20 g,山药 30 g,覆盆子 15 g,车前草 15 g,玉米须 15 g,甘草 10 g。4 剂,煎服法及医嘱同初诊。

四诊(2009 年 7 月 27 日):腰酸痛减,脚肿午后微肿,余无不适。体查:望之精神好,面色萎黄,舌质淡有齿痕苔白,心、肺(-),脚踝关节微肿,无凹陷,脉弦滑。小便常规检查:尿蛋白(+)。病情平稳,尿蛋白(+)未增加,午后脚肿,治以调肝肾,补气血。调整处方:淫羊藿 20 g,山茱萸 20 g,杜仲 20 g,续断 20 g,山药 20 g,熟地 20 g,黄芪 40 g,玉米须 15 g,泽泻 15 g,女贞子 20 g,石决明 50 g,益母草 15 g,旱莲草 20 g,川芎 15 g,怀牛膝 20 g,甘草 10 g。4 剂,煎服法及降压药维持量同初诊。嘱低盐饮食。4 剂后效果显现。

按:本医案为慢性肾炎急性发作,下肢局部水肿持续时间长,尿蛋白持续在(+)不消,血压偏高,控制不理想。但患者一般情况好,因其居住地较远,虽有下肢轻微水肿,因复诊间隔时间较长,期间自行用四诊方维持,虽有明显好转,但要彻底治愈较难。《素问·汤液醪醴论》对水肿治疗提出"去菀陈莝""开鬼门""洁净府"3 条基本原则。张仲景宗《黄帝内经》之义,在《金匮要略·水气病脉证并治》中提出:"诸有水者,腰以下肿,当利小便;腰以上肿,当发汗乃愈。"因此,水肿的治疗原则应分阴阳而治,阳水主要治以发汗,利小便,宣肺健脾,水势壅盛则可酌情暂行攻逐,总以祛邪为主;阴水则主要治以温阳益气,健脾,益肾,补心,兼利小便,酌情化瘀,总以扶正助气化为主。虚实并见者,则攻补兼施。针对本医案,黄老坚持阴阳双补治疗,调肝肾,补气血,续筋骨,全方补而不滞,行而不泄,既能利水消肿、降压,又不碍湿滋阴。故始终以淫羊藿、山茱萸、杜仲、续断为主药,配熟地、山药、女贞子、旱莲草滋阴填精;大剂量用黄芪取气行则水行、血行,并有活血行水之功,同时具有良好的增强免疫力作用;方中玉米须有消肿、消尿蛋白、改善肾功能的效果,其性甘、平,有利尿、泄热、平肝、利胆之功效,治肾炎水肿、高血压效果好。《现代实用中药》中指出,玉米须为利尿药,对肾脏病浮肿性疾病、糖尿病等有效。如有条件,可将四诊方药制成散剂调服。在预防上,应特别注意水肿时忌盐、预防外感、避免过劳等。水肿消退后,还要紧守病机以固本,健脾益气补肾以资巩固,杜绝其复发。

(整理:彭玉,谢莹,张力文,孙海鹏　　审阅:彭玉)

160. 辨治水肿,脾肾阳虚之证

水肿,脾肾阳虚证。　初期治以温补脾肾,化气利水;后期治以燥湿健脾,活血化瘀。

患者:李××,男,72 岁　　　　　　　医案编号:078Q110

中医诊断:水肿(脾肾阳虚)

西医诊断:①水肿原因? ②慢性肾功能不全

治法:温补脾肾,化气利水　　　　　方药:济生肾气丸加减

主诉:面目及四肢浮肿半个月

初诊(2009 年 5 月 4 日):患者于半个月前出现面目及四肢浮肿,曾在外院住院治疗(具体用药及诊断不详),肿势稍有控制即出院,返家之后水肿时有复发。现面色苍白浮肿,下肢微肿,按之凹陷不起,腰酸胀,乏力食少,尿量少,每日 800～1000 mL,手足不温,要求中医诊治。病后无发热,无心悸,不咳,无腹胀、吐泻。有慢性肾功能不全、原发性高血压Ⅲ级、痛风、冠心病、陈旧性心肌梗死病史数年。体查:血压 140/90 mmHg。望之神疲,面色苍白,颜面、前额及双踝关节有轻度凹陷性水肿,皮肤有光泽,心率 80 次/min,咽不红,舌质暗红苔薄白,心、肺(－),腹平软,无移动性浊音,脉沉细无力。外院肝功能检查:谷丙转氨酶升高(具体数值不详),血尿酸浓度 4.13 mmol/L。小便常规检查:未做。

刻下症:面目及四肢微肿,按之凹陷不起,面色苍白,腰酸胀,乏力,尿少,手足不温,舌质暗红苔薄白。患者年事已高,阳气不足,加之患多种慢性心肾疾患,病程长,水肿反反复复。现面浮肢肿,腰酸胀,乏力,均为脾肾阳虚所致。肾阳虚不足无以温煦膀胱,气化失职,水液泛溢皮下而内停;肾阳不能温煦脾阳,脾失健运,水液代谢紊乱,不能行水,致水液内停,形成水肿。肾阳不足,温运不及则腰酸胀,手足不温,脉沉细;阳气虚无以运血则瘀滞,故见舌质暗红。本病为水肿,证属脾肾阳虚之阴水,为本虚标实之证,治以温补脾肾,化气利水。方拟济生肾气丸加减:淫羊藿 20 g,杜仲 20 g,续断 20 g,茯苓 20 g,炒白术 20 g,熟地 20 g,五味子 10 g,覆盆子 15 g,枸杞 20 g,菟丝子 15 g,薏苡仁 15 g,山茱萸 20 g,丹参 20 g,益母草 15 g,甘草 10 g。3 剂,水煎服,每日 1 剂。嘱:①低盐饮食,忌食辛辣;②注意休息;③观察尿量和水肿情况,观察血压。

二诊(2009 年 5 月 15 日):颜面、下肢肿胀减轻,精神稍好,食增,仍有腰酸胀,乏力,尿

量每日约 1000 mL。体查:面色白,舌质晦红苔薄微黄,脉细弦无力。双踝关节有轻度凹陷性水肿。服药后虽肿势减轻,精神好转,但本例患者年高久病,肾精亏耗,肾气内伐,命门之火不能温煦脾土,故脾肾阳虚,不能化气行水而致水液内停,形成水肿,加之水肿日久,瘀血阻滞而为病,所幸此次血压较为稳定,尿量减少不明显。应温阳与补髓共进,以桑寄生、熟地、枸杞、菟丝子、山茱萸滋补肾精;淫羊藿、杜仲、续断温壮肾阳;茯苓、炒白术、泽泻利水消肿;丹参、益母草活血化瘀,取"血行水亦行"之义;黄芪、川芎补气行气,有气行则水行、血行,加强活血行水之功;甘草调和诸药。合方共奏温运脾肾,化气行水,活血化瘀之效。方拟济生肾气丸加减:淫羊藿 20 g,杜仲 20 g,续断 20 g,桑寄生 20 g,茯苓 20 g,炒白术 15 g,熟地 20 g,枸杞 10 g,菟丝子 20 g,山茱萸 20 g,丹参 15 g,益母草 15 g,黄芪 40 g,川芎 15 g,泽泻 15 g,甘草 10 g。3 剂,煎服法及医嘱同初诊。3 剂后效果显现。

三诊(2009 年 5 月 25 日):水肿消,食增,活动后不累,仍腰酸乏力。体查:望之精神好,面色红,舌质胖苔薄微黄,脉细弦无力,双踝关节水肿消退。患者病情平稳,血压正常,尿量可,水肿消退,能下地轻微活动。药证相符,阳虚渐复,现仅腰酸乏力,为脾肾两虚症显,用二诊方,去川芎、熟地,加制首乌益气补血进治。方拟济生肾气丸加减:淫羊藿 20 g,杜仲 20 g,续断 20 g,桑寄生 20 g,茯苓 15 g,炒白术 20 g,枸杞 20 g,菟丝子 20 g,山茱萸 20 g,丹参 15 g,益母草 15 g,黄芪 40 g,泽泻 15 g,制首乌 20 g,甘草 10 g。5 剂,煎服法及医嘱同初诊。

四诊(2009 年 6 月 4 日):肿消食增,乏力减,精神好,面色红润,舌质胖苔薄白,脉细弦无力,双踝关节无水肿。诸症好转,但脾肾有待调养巩固。用三诊方去制首乌等,加狗脊、苍术加强温肾健脾之效,治以温肾助阳,燥湿健脾,活血化瘀。方拟济生肾气丸加减:淫羊藿 20 g,杜仲 20 g,续断 20 g,狗脊 20 g,桑寄生 20 g,茯苓 20 g,山茱萸 20 g,苍术 15 g,炒白术 15 g,黄芪 40 g,丹参 20 g,益母草 20 g,泽泻 15 g,菟丝子 15 g,甘草 10 g。3 剂,煎服法及医嘱同初诊。3 剂后痊愈。

按:本病为典型的脾肾阳虚之水肿,病因、病位明确。脾为水液代谢之枢纽,肾为主水之脏,脾肾阳虚,不能温化水液形成水肿。患者就诊前曾接受西医治疗半个月,疗效不佳,病程日久,以虚证为主,属于水肿之"阴水"范畴。《景岳全书》有云:"凡水肿等证,乃肺、脾、肾三脏相干之病。盖水为至阴,故其本在肾。"故黄老治疗本病始终以温肾、健脾、扶正为主,随证加减。综观本医案:①张仲景云"病痰饮者当以温药和之",故治疗首以温运脾肾,恢复气化而行水,用淫羊藿、狗脊、菟丝子。②病人年高久病,肾精亏损,故重用补肾强筋健骨之品,如桑寄生、山茱萸、续断、杜仲等。据报道,温补肾阳药有类似激素的作用,故有较好的消肿利尿、提高机体免疫力的作用。③苍术为"治湿家之要药",气味芳香悦胃,性温燥而醒脾助运,开郁宽中,疏化水湿,是黄老治疗水湿停聚水肿、腹泻常用药,故方中用苍术、白术、茯苓等健脾利湿药物消退水肿。④水肿日久,气虚瘀血阻滞,故加入活血化瘀药物,取"血行则水行"之义,如丹参、益母草。⑤考虑到气与津、血的关系,加入补气行气药物,气行则水行、血行,如大剂量用黄芪等加强活血行水之功,同时补气药具有良好的增强免疫力的作用。本医案病种多,病情复杂,疾病之间也相互影响,且患者年纪大,不愿住院治疗,故本医案只针对黄老治愈该例水肿的经验,而心、肾慢性疾病急性发作时仍按照西医的治疗方案对症治疗。黄老用中西医结合治疗比单纯用西药治疗,在消退水肿、增强体质方面疗效更好,且可减少西药的不良反应,必要时可用滋阴温肾健脾之品制成散剂或丸剂较长时间服用。在调摄上,应特别注意水肿时忌盐,预防外感,避免过劳等。水肿消退后,还要紧守病机以固本,健脾益气补肾以资巩固,杜绝其复发。

(整理:彭玉,谢莹,张力文,孙海鹏　　审阅:彭玉)

161. 辨治耳鸣,肝肾阴虚之证

肝肾阴虚,肝阳上亢之耳鸣。初期治以滋补肝肾,平肝潜阳为主;后期治以调和阴阳为主。

患者:凌××,男,20岁	医案编号:078Q123
中医诊断:耳鸣(肝肾阴虚,肝阳上亢)	西医诊断:耳鸣?
治法:滋补肝肾,平肝潜阳	方药:六味地黄丸加减
主诉:耳鸣2年,加重伴腰酸乏力1周	

初诊(2009年1月29日):患者2年前读大学期间无明显诱因出现耳鸣,声细而响亮,时有时无,断断续续,可自行缓解,但每日反复出现,夜晚明显,影响学习和睡眠。曾在西医院检查为"内耳道无异常",听力正常,未做治疗。1周前因复习考试,耳鸣加重,持续时间延长,伴腰酸乏力,精神软,眠差食少,少腹不适,时有口苦,求助于中医。病后时有精神不济,记忆力下降,不爱动,但无头晕眼花,无恶心呕吐,无心悸,二便调。体查:望之精神尚可,面色正常,体瘦,外耳道无分泌物,咽不红,舌质淡苔白,心、肺(-),脉细。

刻下症:耳鸣声细,腰酸乏力,神倦,眠差食少,少腹不适,口苦,舌质淡苔白,脉细。肾开窍于耳,腰为肾之府,患者为学生,平时用脑过度,肝肾不足,耳鸣2年,现因考试,久坐伤肾,久视伤血,思虑伤脾,暗耗阴血,肝肾阴不足,不能上充养清窍,濡养经脉,故耳鸣加重,伴腰酸乏力,记忆力下降,眠差。《灵枢·脉度》曰"肾气通于耳,肾和则耳能闻五音矣",病位多责之于肾。食少,少腹不适为脾失健运所致。阴血不足,肝阳上亢,化火熏蒸胆汁则口苦。本病为耳鸣,证属肝肾阴虚,肝阳上亢,治当滋补肝肾,平肝潜阳。方拟六味地黄丸加减:熟地20g,枸杞10g,桑葚15g,磁石50g^(先煎),石菖蒲10g,当归20g,夏枯草15g,山茱萸20g,丹皮15g,泽泻20g,黄精20g,茯苓20g,甘草10g。4剂,水煎服,每次50mL,每日4次,每日1剂。嘱调畅情志,适当锻炼身体。

二诊(2009年2月5日):腰酸减轻,口苦减轻,少腹不适、耳鸣仍存。体查:舌质平苔白,脉细无力。服药后症状减,守初诊方,去当归等,加肉苁蓉、菟丝子、覆盆子等补肝肾益精血。《本草经疏》曰:"肉苁蓉,滋肾补精血之要药……甘能除热补中,酸能入肝,咸能滋肾。"治以滋补肝肾,平肝潜阳。处方:熟地 20 g,枸杞 20 g,桑葚 15 g,磁石 50 g^(先煎),石菖蒲 10 g,夏枯草 15 g,山茱萸 20 g,泽泻 15 g,黄精 20 g,肉苁蓉 20 g,菟丝子 10 g,覆盆子 15 g,蝉衣 10 g,甘草 10 g。3 剂,煎服法及医嘱同初诊。

三诊(2009 年 2 月 16 日):精神好转,小腹不适消失,耳鸣减轻。体查:舌质平苔白,脉细无力。肝、脾、肾三阴并补,诸症减轻。阴阳互根,恐六味地黄丸过于滋腻,故以调和阴阳,巩固疗效。处方:枸杞 30 g,桑葚 20 g,磁石 50 g^(先煎),石菖蒲 10 g,夏枯草 20 g,山茱萸 20 g,黄精 20 g,淫羊藿 20 g,制首乌 20 g,赤芍 15 g,白芍 15 g,钩藤 15 g^(后下),甘草 10 g。3 剂,煎服法及医嘱同初诊。

按:耳鸣通常指患者自觉耳内鸣响,细如蝉声或暴如潮声,妨碍听觉的症状,一般听觉正常。《黄帝内经》有:"髓海不足,则脑转耳鸣。""上气不足……耳为之苦鸣。"《景岳全书》中说:"肾气充足,则耳目聪明。若劳伤血气,精脱肾惫,必致聋聩。"肾开窍于耳,肝脉入耳中,肝肾同源,故耳鸣以肝肾为本,多以风火痰瘀为标,临床上本虚标实较为多见。耳为肾之窍,为十二经宗脉之所灌注,内通于脑,而脑为髓之海,肾精充沛,髓海得濡,则听觉正常;肾精耗损,则髓海空虚,耳窍失养发为耳鸣。此外,少阳经脉上入于耳,肝胆之火循经上壅,易成耳鸣,而肝为肾之子,肾之不足日久则致肝阴不足,肝阳上亢,可使耳鸣出现虚实夹杂的症状,治疗时应补虚泻实。本医案患者为学生,年轻,肾气渐旺盛,但因读书,用脑过度,暗耗阴血,致肝肾不足,肝阳上亢,为肾气在充盈之期受损。黄老治疗本病与治疗老年耳鸣不同,采用《小儿药证直诀》中六味地黄丸加减,重用熟地为君,滋阴补肾,填精益髓;山茱萸为臣,养肝涩精,以助熟地充复肾中阴精;泽泻泻肾利湿,并防熟地之滋腻;丹皮清泻肝火,兼制山茱萸之温涩;茯苓健脾渗湿,以助脾运;枸杞、桑葚、黄精养肝益肾;夏枯草助丹皮清肝泻火;磁石、蝉衣平肝潜阳。诸药合用,使补中有泻,寓泻于补,以补为主,肾、肝、脾三阴并补,以补肾阴为主,构成通补开合之剂,共奏滋肾益精之功,故诸症好转。二诊加肉苁蓉、菟丝子、覆盆子补肾,酸甘益精,加强滋补肝肾之功。三诊中,黄老在滋补肝肾,清泻肝火中配以淫羊藿温肾助阳,即取"调和阴阳"之义,损其偏盛,补其偏衰,泻实补虚,使阴阳自和。如条件允许,可以采取针灸配合药物的疗法,采用针刺穴位的方式激活耳部神经,配合药物的作用,以达到更好的治疗效果。

(整理:邢凤玲,张力文,张嫱,孙海鹏   审阅:彭玉)

162. 辨治水肿，脾肾两虚之阴水

脾肾两虚之阴水水肿。治以益气渗湿，健脾助运为主。

患者:郭××,男,69 岁　　　　　医案编号:078Q134
中医诊断:水肿(阴水——脾肾两虚)　　西医诊断:泌尿系统感染?
治法:益气渗湿,健脾助运　　　　方药:参苓白术散加减
主诉:双小腿午后肿胀、乏力 1 个月

初诊(2009 年 8 月 24 日):1 个月前无明显诱因出现双膝关节以下肿胀,以午后为甚,伴乏力,走路累,时有心悸,食少,但无胸闷、尿频、尿急、尿少及腰痛,睡眠、精神尚可,二便调。病后血压正常。否认肾炎、高血压病史。体查:血压 120/50 mmHg。望之精神可,面色白,咽不红,舌质淡苔薄黄,心、肺、腹(-),脉弦细。双膝关节以下轻度肿胀,双踝关节处按之凹陷,恢复较慢。尿常规检查:未见异常。

刻下症:双小腿午后肿胀,凹陷性,乏力倦怠,心悸,食少,舌质淡苔薄黄,脉弦细。患者以双下肢肿胀为主诉,当属中医"水肿"范畴。患者年近七旬,脾肾两虚,阳虚不能温煦脾土,气虚不能化气行水,津液失于布散,加之午后重力影响,水液回流障碍,故双下肢肿胀,以午后尤甚,按之凹陷。心气不足则心悸,乏力、舌质淡、脉细为气虚之征象。本病为水肿,证属脾肾两虚之阴水,水肿部位在下肢,肿胀时间不长,治宜益气渗湿,健脾助运。方拟参苓白术散加减:黄芪 40 g,丹参 20 g,瓜蒌壳 20 g,党参 20 g,炒白术 15 g,茯苓 20 g,当归 15 g,白芍 20 g,麦冬 20 g,五味子 10 g,川芎 15 g,太子参 20 g,甘草 10 g。3 剂,水煎服,每次 80 mL,每日 4 次,每日 1 剂。嘱抬高下肢,低盐饮食。

二诊(2009 年 8 月 31 日):小腿肿消,但走路觉气累、短气,心悸,头昏,食可。体查:望之精神可,舌质稍红苔薄黄,脉弦细。初诊方中用大剂量黄芪、党参、太子参益气,使脾运渐复,水湿得行,则水肿减退;然心气虚无以推动血脉运行,心失血所养,故心悸、走路累、短气、头昏无缓解。心主血,肺主气,气虚久易致瘀血内停,故增加益气之品,配当归取"气生则血生,气行则血行"之义。本期水肿消退,以心悸为主,按"心悸"辨治,为气血两虚之证,治宜益气渗湿,健脾助运。初诊方加减:黄芪 40 g,西洋参 6 g,瓜蒌壳 20 g,党参 20 g,炒白术 20 g,茯苓 20 g,当归 15 g,白芍 20 g,麦冬 20 g,五味子 10 g,川芎 20 g,丹参 20 g,葛根 20 g,甘草 10 g。3 剂,煎服法同初诊。嘱:①低盐饮食;②建议心血管科就诊,排除心血管疾病。

三诊(2009 年 9 月 5 日):肿消,乏力好转,偶有心悸,食可。体查:望之精神可,舌质淡红苔薄白,脉细。气血得补,诸症减轻,药证相符,效不更方,仍按气血两虚之"心悸"辨治,守二诊方继进 5 剂调补。处方:黄芪 40 g,西洋参 6 g,瓜蒌壳 20 g,党参 20 g,炒白术 20 g,茯苓 20 g,当归 15 g,白芍 20 g,麦冬 20 g,五味子 10 g,川芎 20 g,丹参 20 g,葛根 20 g,甘草 10 g。

肾系病证

5剂,煎服法及医嘱同初诊。

按:《丹溪心法·水肿》将水肿分为"阴水"和"阳水"两大类,并指出:"若遍身肿,烦渴,小便赤涩,大便闭,此属阳水……若遍身肿,不烦渴,大便溏,小便少,不涩赤,此属阴水。"这一分类方法至今对指导临床辨证仍具有重要意义。本病为脾肾两虚之水肿,属阴水,病在局部下肢,以午后尤甚,伴心悸、头昏、乏力、气短,与心、脾、肾关系密切,虚实夹杂,因肿胀不甚,血压正常,故以治虚为主。黄老指出阴水主要治以温阳益气,健脾益肾,补心,兼利小便,酌情化瘀,总以扶正助气化为治。黄老用参苓白术散加减,从治脾入手治疗水肿,方中大剂量采用黄芪、党参、太子参、西洋参等益气、健脾、渗湿之品,益气补肾,气行则湿运,气行则血行;五味子益气生津,敛肺滋肾,《本草经疏》云"五味子主益气者,肺主诸气,酸能收,正入肺补肺,故益气也"。二诊肿消,以心悸为主要症状,伴乏力、气短、头昏,为气血两虚症状,宜气血双补。盖气无形,血则有形,有形不能速生,必得无形之气以生之。黄芪乃补气之圣药,用之于当归、川芎、丹参之中,自能助之以生血也,心血生则心有所养,心悸、头昏、短气、乏力可缓解。因患者年近七旬,还需排除心血管方面的疾病。

本医案以脾肾两虚之水肿为主诉就诊,经治愈后,出现气血两虚之心悸,病虽不同,但病因、病机相同。黄老的治疗紧守病机,应用"异病同治"而使患者痊愈。黄老强调,对该患者,应注意排除心源性水肿。

(整理:张嫱,张力文,孙海鹏　审阅:彭玉)

163.辨治小儿淋证,湿热下注之证

湿热下注之淋证。　治宜清热通淋。

患者:张××,女,2岁	医案编号:078Q142
中医诊断:淋证(湿热下注)	西医诊断:急性泌尿系统感染
治法:清热通淋	方药:八正散加减
主诉:尿频、尿黄少1周,伴尿痛3日	

初诊(2008年11月26日):患儿1周前无诱因尿频,尿黄少,曾有发热(体温37.2～38.5℃),在外院肌内注射青霉素、柴胡注射液等药物(具体用量不详)后,发热渐退,但尿频、尿黄少仍存。3日前患儿腹痛,尿痛,多汗,前来就诊。病后无呕吐,无腹痛腹泻,不咳,精神软,饮食好,平素体健。体查:体温37℃。望之精神软,面色正常,咽红(+),舌尖质红苔黄腻,心、肺(-),腹平软,肝脾未扪及,无包块及固定压痛点,肾区无叩击痛,下肢及眼睑无水肿,指纹紫。尿常规检查:黄,微混;脓细胞(++),白细胞(+++)。

刻下症:尿频、尿痛、尿黄少,腹痛,多汗,咽红,舌尖质红苔黄腻,指纹紫。尿常规检查:

有大量脓细胞、白细胞。患儿病前无诱因出现发热,咽红,伴有尿频、尿黄少,虽无咳嗽、鼻塞,仍考虑为外感湿热,湿热内蕴,下注膀胱,气化不利所致淋证。虽经治疗后热退,但治疗不彻底,尿频、尿黄少未愈,又出现尿痛、腹痛,尿常规检查见大量脓细胞、白细胞等,此为湿热蕴结下焦,灼伤经脉,经脉阻滞,络脉不通则致痛,舌象、指纹均为湿热之征象。本病为淋证,证属湿热下注,病位在下焦、膀胱,治当清热通淋。方拟八正散加减:萹蓄 6 g,瞿麦 6 g,海金沙 6 g,金钱草 10 g,木通 10 g,竹叶 6 g,黄芩 10 g,生地 6 g,杜仲 10 g,续断 6 g,车前草 6 g,甘草 6 g。3 剂,水煎服,每次 80 mL,每日 4~5 次,2 日 1 剂。嘱保持外阴清洁,多饮水,观察体温。其他治疗:①口服呋喃妥因,每次 50 mg,每日 2 次;②青霉素,肌内注射,每次 60 万 U,每日 2 次,继用 2 日。

二诊(2008 年 11 月 30 日):尿频好转,尿痛止,尿量增多,腹痛缓解。体查:望之精神好,咽不红(-),舌质淡红苔白厚,指纹红细。下焦湿热得除,经络疏通,膀胱气化正常,则诸症好转,但余邪未尽,继用初诊方。处方:萹蓄 6 g,瞿麦 6 g,海金沙 6 g,金钱草 10 g,木通 10 g,竹叶 6 g,黄芩 10 g,生地 6 g,杜仲 10 g,续断 6 g,车前草 6 g,甘草 6 g。3 剂,煎服法及医嘱同初诊。嘱停西药。

三诊(2008 年 12 月 4 日):尿频、尿痛愈,体温正常,小便清长。体查:望之精神好,舌质平,指纹淡,诸症愈。尿常规检查:黄清,尿蛋白(-),白细胞 0~1 个/HP(恢复正常)。故嘱其多饮水,注意 1 周后复查尿常规,以防病情反复。处方:银花 10 g,菊花 10 g。2 剂,泡水服,每日数饮。嘱以药汁代水饮,及早穿蒙裆裤 *。建议 2 周后复查尿常规。

按:小儿淋证较成人淋证少见,其病因大多为外感湿热或外阴不洁(婴幼儿多穿开裆裤)所致,少数为精神紧张(但尿常规正常)引起。本医案尿常规检查异常,结合症状,多为感受湿热所致,符合湿热下注之淋证,治宜清利湿热。急性期尿常规检查见较多脓细胞与白细胞,为及早控制感染及病情发展,黄老采用中西医结合治疗,西药以抗生素治疗为主,首用青霉素;中药以八正散加减治之。淋证多伴有腰痛,只因幼儿不会言语而不能诉说,故在清利湿热的同时,方中佐以杜仲、续断,取"肾与膀胱相表里"之义,补肾通络,效果往往优于单纯的清热利湿。

(整理:孙海鹏,张嬙,张力文　　审阅:彭玉)

---

* 即非开裆裤,下不赘述。

164. 辨治淋证，湿热下注之证

湿热下注之淋证。 治宜清热利湿通淋。

患者:王××,女,45 岁	医案编号:078Q145
中医诊断:淋证(湿热下注)	西医诊断:①泌尿系感染;②盆腔炎
治法:清热利湿通淋	方药:自拟方加减
主诉:小腹疼痛连脘伴尿频 1 个月	

初诊(2009 年 7 月 10 日):患者诉因天热,饮水少,1 个月前出现小腹胀痛,痛连脘腹,时有尿频、尿黄少,无尿痛、发热,因工作忙未就诊,曾服用止痛药(具体不详),效不显。现脘痛未减,尿频加重,不能憋尿。病后精神好,大便干,食少,无血尿,无水肿,无胸闷。平素经常有脘痛,白带量多,色黄,曾有盆腔炎病史,常服用抗生素(具体不详)治疗。体查:望之精神可,咽不红,舌质晦苔白满布,心、肺(-),腹平软,未触及包块,无压痛与反跳痛,肾区无叩击痛,脉细弦。尿常规检查:白细胞 3~6 个/HP,红细胞 1~5 个/HP。

刻下症:小腹疼痛,牵连脘腹疼痛,尿频、尿黄少,带下黄色量多,口不干,食少便干,舌质晦苔白满布,脉细弦。尿常规检查:有红细胞和白细胞,提示有感染。患者长期有盆腔炎病史,白带量多日久,下焦湿热内蕴,下注膀胱,阻滞脏腑经络,膀胱气化不利,水道失于约束则尿频、尿黄少,尿常规检查轻度异常。气机不畅则脘腹胀痛,长期服用抗生素治疗,药毒伤脾,脾运失健,寒湿内蕴,故舌质晦苔白满布。本病为淋证,证属湿热下注,为实证,治宜清热利湿通淋。处方:土茯苓 20 g,紫花地丁 20 g,蒲公英 20 g,白花蛇舌草 20 g,生地 15 g,苦参 15 g,黄柏 15 g,虎杖 20 g,当归 15 g,白芍 20 g,砂仁 10 g$^{(后下)}$,川楝子 15 g,杜仲 20 g,元胡 15 g,瞿麦 15 g,甘草 10 g。3 剂,水煎服,每次 50 mL,每日 4 次,每日 1 剂。嘱忌食辛辣,多饮水。

二诊(2009 年 7 月 16 日):服药后脘腹痛减轻,尿频减少,眠好食可。体查:舌质淡苔白腻,脉细弦无力。经清热解毒,健脾通淋后,湿热从小便而出,故尿频与脘腹痛减轻。此期脾运失健,水湿困阻中焦。继初诊方加减:土茯苓 20 g,紫花地丁 20 g,蒲公英 20 g,白花蛇舌草 20 g,苦参 15 g,虎杖 20 g,川楝子 15 g,杜仲 20 g,元胡 15 g,砂仁 10 g$^{(后下)}$,苍术 15 g,艾叶 10 g,玫瑰花 10 g,黄柏 15 g,萹蓄 15 g,甘草 10 g。3 剂,煎服法及医嘱同初诊。服药后痊愈。

按:淋证常见病位在膀胱和肾,发病与热、湿、虚相关,临床上分为湿热淋、血淋、石淋、膏淋、劳淋、气淋等。《素问·六元正纪大论》载:"淋之为病,小便如粟状,小腹弦急,痛引脐中。"本医案以小腹痛连脘腹,尿频、尿黄少,无尿血,泌尿系无结石,无乏力、气急等表现,病程短,故属实证,符合淋证中"热淋"之诊断。观患者病史,患盆腔炎多年,带下黄多,为湿热蕴结下焦所致,因治疗不彻底,湿热之邪侵犯肾与膀胱,致肾与膀胱气化不利,发生尿频。

《景岳全书》提出"凡热者宜清,涩者宜利,下陷者宜升提,虚者宜补,阳气不固者宜温补命门"的原则,故治宜清热利湿通淋,方中用紫花地丁、蒲公英、白花蛇舌草、土茯苓、苦参、黄柏、虎杖、瞿麦等清热利湿解毒之品为主药,配元胡、川楝子行气止痛;生地养阴清热生津;杜仲温阳补肾,蒸腾津液,提高膀胱气化功能;当归、白芍活血通络;苍术、砂仁温脾和中,化湿助运。诸药合用,热清湿祛,腹痛缓解,尿频消失,二诊治愈,之后转为治疗盆腔炎。

本医案为泌尿系感染,相对较轻,治疗及时,但需注意:盆腔炎如不继续治疗,休息不好,饮水少,泌尿系感染可再次发生。

（整理:邢凤玲,张嫱,张力文,孙海鹏　　审阅:彭玉）

165. 辨治耳鸣,肝肾阴虚,虚火上炎之证

耳鸣耳痛,腰痛,肝肾阴虚,虚火上炎之证。　治宜平肝潜阳,清肝泻火。

患者:陈××,女,36 岁　　　　　　医案编号:078Q146
中医诊断:耳鸣(肝肾阴虚,虚火上炎)　　西医诊断:耳鸣原因?
治法:平肝潜阳,清泻肝火　　　　　方药:自拟方
主诉:耳鸣 2 年,加重伴耳痛 1 周

初诊(2009 年 5 月 18 日):2 年前无诱因出现耳鸣,时轻时重,曾到外院检查双耳,结果正常。同时伴有腰胀、口苦、头昏眠差,因工作忙,未彻底治疗。近 1 周因工作忙,睡眠少,出现耳痛、腰酸胀痛、耳鸣加重,但听力正常。病后饮食可,时感疲倦,二便正常,无咳嗽发热、视物昏花、眼黑、晕厥。平时性急。否认外伤、高血压、梅尼埃病等病史。体查:望之精神尚可,面色白,咽不红,双外耳道未见分泌物,舌质晦苔白,心、肺(－),脉沉弦。

刻下症:耳鸣耳痛,腰酸胀痛,口苦,头昏眠差,性急,疲倦,舌质晦苔白,脉沉弦。患者为中年女性,耳鸣 2 年,虽病程较长,但听力及相关检查正常,可排除器质性病变。因工作繁忙,压力大,情绪紧张,性急,易肝气郁结,故有口苦、性急等。日久肝气郁结化火,灼伤耳脉,致耳鸣耳痛;耗伤阴液,致肝肾阴虚,则腰胀、头昏、眠差。舌质晦苔白为脾运失健,水湿内停之征象。本病为耳鸣,证属肝肾阴虚,肝阳上亢,虚火上炎,为虚实夹杂之证,以治标为主。自拟方:磁石 40 g(先煎),石菖蒲 10 g,郁金 10 g,炙远志 6 g,杜仲 20 g,钩藤 15 g(后下),夏枯草10 g,龙胆草 10 g,北柴胡 15 g,香附 15 g,续断 20 g,僵蚕 10 g,山茱萸 20 g,甘草 10 g。3 剂,水煎服,每次 50 mL,每日 3 次,每日 1 剂。嘱:①避免使用对耳有毒性的药物;②注意观察有无听力下降的情况发生;③休息,放松心情,调适压力。

二诊(2009 年 5 月 25 日):耳鸣稍好,偶有停歇,音减小,腰胀,现月经已行 1 日,色深,量一般。体查:望之精神尚可,面色少华,舌质嫩有齿痕苔白,脉沉弦。耳鸣稍有缓解,仍腰胀,

肝肾阴精不足,现月经来临,治疗中注意不可过于使用辛温活血化瘀之品。舌质嫩有齿痕苔白提示阴虚夹湿。继前方加减:磁石50 g$^{(先煎)}$,天麻20 g,石菖蒲10 g,郁金15 g,炙远志6 g,生地15 g,龙胆草12 g,黄芩20 g,川芎15 g,当归15 g,黄芪50 g,麦冬20 g,北沙参20 g,炒枣仁20 g,甘草10 g。3剂,煎服法及医嘱同初诊。

三诊(2009年6月1日):耳鸣减轻,时鸣时止,月经已停。体查:面色少华,舌质嫩淡苔白,脉细弦。服药后肝阳平,肝郁解,精血渐充足,虚火下行,则耳鸣减,时鸣时止。药证相符,效不更方。继二诊方加减:磁石50 g$^{(先煎)}$,天麻20 g,石菖蒲10 g,郁金10 g,炙远志6 g,龙胆草10 g,黄芩20 g,当归15 g,麦冬10 g,炒枣仁20 g,葛根15 g,柏子仁10 g,竹叶6 g,甘草10 g。3剂,煎服法及医嘱同初诊。药后愈。

按:耳鸣是一种人们在没有任何外界刺激条件下所产生的异常声音的感觉,可以短暂或持续性存在。如果是短暂性的耳鸣,一般是生理现象;持续性耳鸣,则常伴有耳聋等。西医一般分为耳源性疾病和非耳源性疾病:前者多与耳部疾病有关,后者多与耳部疾病无关。本医案患者听力检查正常,多为后者。《素问·阴阳应象大论》说:"肾主耳……在窍为耳。"《灵枢·脉度》指出:"肾气通于耳,肾和则耳能闻五音矣。"说明耳与肾关系密切,肾气充足则耳聪,听力好;反之则耳失聪,听力下降,耳鸣,耳聋。肝肾精血同源,肾精亏损,则肝血亦亏,清窍失养,故出现耳失聪、耳鸣等症时考虑与肝肾精血不足有关,且耳鸣实少虚多。耳鸣多与肾虚有关,耳鸣病虽小,彻底治愈不易,但显效比治愈容易得多。本医案患者以耳鸣为主诉,黄老辨治三诊,抓住"肝肾阴虚,虚火上扰"的病机,效不更方,疗效较为满意。例如初诊黄老根据伴随症状腰胀、口苦、头昏、眠差、性急等辨为肝肾阴虚,肝阳上亢,虚火上扰之证,治以滋肝养肾,平肝潜阳为主,佐以养心安神,以期患者神志安定,有利于病情的缓解和恢复;二诊正值患者经期,治以平肝潜阳,养阴安神为主,以磁石、天麻为主药镇惊安神聪耳;三诊耳鸣减轻,时鸣时止,药证相符,效不更方,守二诊方去生地、川芎等,加柏子仁养阴安神;竹叶清心泻热;葛根升发清阳,鼓舞脾胃阳气上升,津液布行,引药上行,经治疗患者耳鸣基本消失,疗效显著。但是,患者没有坚持长期就诊,之后间断随访,治愈。本病患者舌质一直为嫩或有齿痕,舌苔一直为白,提示中焦水湿内存,黄老从始至终用石菖蒲芳香化湿通窍,以防中焦气机阻滞,加重病情,从中可窥见黄老用药之细腻。

(整理:杨见辉,张嬬,张力文,孙海鹏   审阅:彭玉)

166.辨治小儿遗尿,肝经湿热之证

肝经湿热,下注膀胱,迫津外泄之遗尿。治以清热利湿。

患者:吴××,女,8岁2个月　　　　医案编号:078Q171

中医诊断:遗尿(肝经湿热)　　　　西医诊断:遗尿

治法:清热利湿　　　　　　　　　　方药:龙胆泻肝汤加减

主诉:遗尿1年

初诊(2009年2月12日):1年前,无明显诱因出现睡梦中不自觉尿床,每晚2~3次,1周有3~4个夜晚发生尿床,夜间家长必须定时唤醒患儿小便2~3次才行,但患儿唤醒很难,伴口干欲饮,尿黄赤短少,臊臭难闻,大便干结。平素患儿性格急躁易怒,常诉口渴,喜饮水,且饮水量较同龄儿童多。唇红,饮食调。病后无发热,无尿频、尿急、尿痛,无腰痛。体查:望之精神可,面微红,唇红,头发密,咽不红(-),舌质红根苔黄厚,心、肺(-),脉滑数,肾区无叩击痛。尿常规检查:未见异常。

刻下症:遗尿夜频,难以唤醒,口渴,喜饮水,尿黄赤短少,臊臭难闻,大便干结,性急易怒,唇红,舌质红根苔黄厚。患儿自幼体质好,无遗尿病史,现8岁学龄期,夜尿床1年,每夜2~3次,归属"遗尿"范畴。本病病程尚短,有口干喜饮,大便干结,小便短黄而臊臭,为湿热下注膀胱,迫津液外出而致遗尿;肝主疏泄,属木,主怒,患儿平素性格急躁易怒,故遗尿的发生与肝胆不利有一定关系,为肝胆湿热所致;唇面色红,舌尖质红根苔黄厚,脉滑数,均为肝经湿热之征象;夜晚难以唤醒,为湿邪蒙蔽清窍所致。本病为遗尿,证属肝经湿热,为实证,治当清热利湿。方拟龙胆泻肝汤加减:龙胆草4 g,北柴胡6 g,生地6 g,黄芩12 g,麻黄3 g,竹叶3 g,麦冬10 g,莲子心3 g,茯苓10 g,泽泻10 g,桑螵蛸10 g,山茱萸肉10 g,甘草6 g。3剂,水煎服,1.5日1剂。嘱每日睡前少饮水。

二诊(2009年3月3日):遗尿基本控制,1周偶有1次,微汗出,尿黄,食好,家长要求继续中药调理。体查:望之精神可,唇不红,咽不红,舌质淡红苔薄黄,心、肺(-)。患儿为肝胆湿热之体,尿黄便干,食好。处方:新鲜鱼腥草50 g,熬水,每日数次服用。3剂,水煎服,每日4次,每次50 mL,1.5日1剂。嘱少食辛辣燥火之品,睡前少饮水。随访,经服药治疗后患儿痊愈。

按:遗尿是指3岁以上小儿,夜间出现不自主尿床的一种疾病。多见于3~5岁小儿,多因先天不足,肾虚不固,湿热下注等因素导致,以虚证为多,与肺、脾、肾关系密切。常见证型有肾气不足型、脾肺气虚型、肝经湿热型、心肾不交型等。根据国外调查,有10%~15%的儿童患遗尿。我国同类资料表明,在校小学生平均发病率在10.77%左右。本医案患儿为小学生,年幼时无类似病史,发病1年,故与脏腑虚损,肺脾肾虚导致的遗尿有所不同。黄老根据

患儿口干喜饮、大便干结、小便短黄而臊臭、性急易怒、唇红等症状，认为与肝经湿热有关，故辨证中一是抓住"夜晚难于唤醒"，考虑其为湿邪上蒙清窍，故处方中配以麻黄，其味辛，性温，能发汗利尿(黄老认为麻黄有宣散湿邪，开窍醒脑之效，现代医学研究报道其有兴奋作用，可使患儿在夜间睡眠易于叫醒，减少遗尿次数)；二是抓住口干喜饮，大便干结，小便短黄而臊臭，唇红，舌质红苔黄厚，脉滑数等，考虑为湿热下注膀胱所致，患儿性急易怒，考虑与肝有关，故用龙胆泻肝汤加减清热利湿(龙胆草、北柴胡疏肝理气，清肝火；生地、麦冬、黄芩、竹叶清心火；桑螵蛸、山茱萸肉缩泉止遗)。本医案患者3剂药后而愈，嘱家长用本地盛产的新鲜鱼腥草(俗名"折耳根")熬水服用。鱼腥草味辛，性寒凉，能清热解毒除湿，健胃消食，治实热、热毒、湿邪及脾胃积热等。新鲜的鱼腥草鲜嫩而气味浓，能开胃进食，帮助消化，用于食欲不振，消化不良，有胃热者尤宜。

龙胆泻肝汤清肝泻火，龙胆草味苦，儿科少用，但本医案中黄老治疗湿热遗尿，以龙胆草为君药，清肝胆经湿热，收效明显，但中病即止，以防苦寒伤阴。

(整理：彭玉，詹伟，张力文，孙海鹏　　审阅：彭玉)

167. 辨治耳鸣，心肾不交之证

心肾不交之耳鸣证。初期治以滋阴降火，养心安神；后期壮腰补肾。

患者：张××，男，39岁	医案编号：078Q196
中医诊断：耳鸣(心肾不交)	西医诊断：耳鸣
治法：滋阴降火，养心安神	方药：知柏地黄丸加减
主诉：耳鸣伴腰酸、早泄1个月	

初诊(2009年6月15日)：1个月前因工作忙，自觉体力不支，出现耳鸣如蝉，腰膝酸软，并有早泄，口唇红，心烦失眠，大便干，口干，求助中医。病后精神好，食可，睡眠不安，难入睡，小便正常。患者有耳鸣史4年，耳鸣如蝉，夜晚明显，时有时无，未系统治疗，曾伴有腰酸、早泄。否认传染病病史。体查：血压125/80 mmHg。望之精神可，面色正常，有倦容，咽不红，舌质红苔黄，心、肺(-)，脉细弦，双下肢及腰按之无凹陷性水肿，腰部无叩击痛。

刻下症：耳鸣如蝉，心烦失眠，腰酸早泄，唇红口干，大便干，舌质红苔黄，脉细弦。肾开窍于耳，肾气盛则耳聪。患者正值壮年，应肾气充足，现出现耳鸣、腰酸早泄、心烦失眠等心肾不交之症状，考虑为过度劳倦或房劳过度所致。肾精受损，致耳窍失养，故耳鸣；久不治，致肾精亏损，故病情加重。腰为肾之府，肾精不固则早泄、腰酸；肾水不能上济于心，心火独亢则心烦失眠，唇红口干。本病为耳鸣，证属心肾不交，治当滋阴降火，养心安神。方拟知柏地黄丸加减：女贞子30 g，枸杞20 g，生地20 g，夏枯草15 g，熟地20 g，黄柏20 g，知母20 g，石菖蒲 20 g,川芎 15 g,杜仲 20 g,泽泻 15 g,磁石 50 g$^{(先煎)}$,炒枣仁 20 g,山枝茶 15 g,柏子仁 20 g,甘草 10 g。3 剂,水煎服,每次 200 mL,每日 3 次,每日 1 剂。嘱:①禁食辛辣、香燥之物,以免耗散精血,损伤肝肾;②禁食咸寒、甜腻之物,以免酿湿化痰,上扰清窍,加重耳鸣;③调畅情志;④忌房劳过度。

二诊(2009 年 6 月 19 日):服药后,腰痛减轻,睡眠好转,但仍耳鸣。体查:口痛、发红,舌质暗红,脉细弦。考虑为虚火内盛所致,故加滋阴补肾之龟板、续断、狗脊、桑寄生等,配三七粉以助行气活血,治以滋阴补肾,养阴清热。方拟知柏地黄丸加减:女贞子 30 g,枸杞 20 g,龟板 20 g$^{(烊化)}$,生地 20 g,熟地 20 g,知母 20 g,黄柏 15 g,杜仲 20 g,续断 20 g,狗脊 20 g,炒枣仁 20 g,桑寄生 20 g,山枝茶 15 g,三七粉 6 g$^{(吞服)}$,甘草 10 g。3 剂,煎服法及医嘱同初诊。

三诊(2009 年 6 月 22 日):腰酸愈,睡眠好,耳鸣次数减少,口不痛。体查:望之精神好,舌质红嫩有齿痕苔白滑,脉弦滑。药证相符,心肾交通,肾水上济于心,心火降,则症状减轻。此期以壮腰补肾为主,清余热。用杜仲、续断、狗脊、独活、羌活、怀牛膝强筋壮腰,生地、熟地、山茱萸配黄柏、知母滋阴降火,治以壮腰补肾,清余热。处方:杜仲 20 g,续断 20 g,狗脊 20 g,独活 15 g,羌活 15 g,生地 20 g,熟地 20 g,怀牛膝 20 g,炒枣仁 20 g,山茱萸 20 g,山枝茶 15 g,黄柏 15 g,泽泻 15 g,知母 15 g,甘草 10 g。3 剂,煎服法及医嘱同初诊。随访,用三诊方 3 剂后痊愈。

按:本医案为耳鸣,即自觉耳内鸣响的症状。耳鸣是五官科临床中最常见的症状之一。据临床统计,17% ～20% 的成人有耳鸣,65 岁以上老人可达 28%,所有耳疾中耳鸣出现率高达 85%。绝大多数耳鸣属耳源性,少数属非耳源性,如血液、内分泌、肾脏或血管等病变也可引起耳鸣;耳鸣还与患者的心理、精神因素及体质条件等有关。早在《黄帝内经》中即有"耳鸣""耳中鸣""耳苦鸣""耳数鸣"等多种说法。清代许克昌、毕法《外科证治全书》中说:"耳鸣者,耳中有声,或若蝉鸣,或若钟鸣,或若火熇熇然,或若流水声,或若簸米声,或睡着如打战鼓,如风入耳。"耳鸣、耳聋常同时出现,如宋代王怀隐等所撰《太平圣惠方》中说:"耳鸣不止,则变成聋也。"清代沈金鳌《杂病源流犀烛》中也说:"耳鸣者,聋之渐也,惟气闭而聋者则不鸣,其余诸般耳聋,未有不先鸣者。"耳鸣,既可以是多种疾病的一个症状,也可单独成为一个疾病,但耳鸣致病以虚者为多,因肾开窍于耳,故与肾的关系最为密切。《景岳全书》说:"耳为肾窍,乃宗脉之所聚,若精气调和,肾气充足,则耳目聪明,若劳伤血气,精脱肾惫,必至聋聩。故人于中年之后,每多耳鸣,如风雨,如蝉鸣,如潮声者,皆是阴衰肾亏而然。经曰:人年四十而阴气自半,半即衰之谓也。"对于耳鸣,若无其他伴随症状,很少引起患者重视,只有出现了其他伴随症状时患者才会就诊,所以往往容易贻误病情,错过最佳治疗时间。

本医案患者正值壮年,以耳鸣、腰酸、失眠等症状就诊,已经严重影响生活质量。黄老根据患者的临床表现,辨为肾虚、心肾不交所致,用女贞子、枸杞、生地、熟地、杜仲等补肾之品,滋阴益肾,下可固肾之本,上可平息相火,交通心肾,以抚心神;初诊药后患者腰酸、失眠症状减,但仍耳鸣,黄老酌情加滋阴益肾之品,同时根据二诊中患者的舌象,佐以活血之品,亦有通络之意。本医案患者为 39 岁的中年男性,其早泄、失眠可因劳倦过度,肾精亏虚,发生一过性的耳鸣,现经滋阴补肾壮腰,清热平肝后,肾气充足,耳鸣好转,腰痛、失眠愈。但若是老年人,则难以恢复。

(整理:彭玉,张力文,孙海鹏　　审阅:彭玉)

168. 辨治小儿水肿脾肾虚弱,复感风热,兼阴虚之证

脾肾虚弱,复感风热,兼阴虚之水肿。 治以健脾化湿,补肾利尿,佐以疏风清热。

患者:曹××,男,3 岁　　　　　　　　　　　医案编号:078Q201

中医诊断:小儿水肿(脾肾虚弱,复感风热,兼阴虚)

西医诊断:肾病综合征

治法:健脾化湿,补肾利尿,佐以疏风清热　　　方药:自拟方加减

主诉:反复感冒、眼睑浮肿、蛋白尿 1 年

初诊(2007 年 11 月 14 日):患儿 1 年前因感冒后出现水肿、蛋白尿,在当地医院确诊为肾病综合征,予以激素泼尼松治疗,水肿消退,尿蛋白阴性出院。返家之后激素减量治疗,但 1 年来患儿易于感冒,每因感冒而水肿加重,尿蛋白转为阳性,激素难以减量,维持在 10 mg/次,每日 2 次。现患儿体质较弱,易于感冒,轻度浮肿,尿量一般,尿蛋白(＋＋＋),食好,多汗,睡眠尚可。病后患儿时好时坏,烦躁易哭,水肿难以消退,家长要求中医治疗。体查:望之精神尚可,体胖,面色白,满月脸,眼睑轻度浮肿,咽红,扁桃体无肿大,舌质淡红苔白,腹软,稍胀气,移动性浊音(－),肝脾未扪及,双踝关节轻度水肿,凹陷不明显,脉细数。尿常规检查:尿蛋白(＋＋＋),未见白细胞、红细胞。

刻下症:眼睑肿,尿量可,多汗,易感冒,不好动,舌质淡红苔白,脉细数。患儿有 1 年多肾病病史,激素使用不规范,因利尿、补钙、补钾、应用抗生素、尿蛋白等因素,患儿表现为两颧潮红,满月脸,烦躁,咽红,为肝肾阴虚之征象。本病为肾病,属水肿激素足量期间,证属脾肾虚,水湿内停,复感风热,为本虚标实之证,治当健脾化湿,补肾利尿,佐以疏风清热。自拟方加减:生地 10 g,熟地 10 g,山茱萸 10 g,桑寄生 10 g,灵芝 10 g,肉桂 12 g,女贞子 10 g,旱莲草 6 g,山药 12 g,黄芪 15 g,茯苓 10 g,炒白术 10 g,淫羊藿 10 g,菟丝子 10 g,车前子 6 g^(包煎),防风 6 g,僵蚕 6 g,泽泻 6 g,薏苡仁 10 g,甘草 6 g。3 剂,水煎服,每次 100 mL,每日 4 次,1.5 日 1 剂。激素治疗:泼尼松,每次 10 mg,每日 2 次,早晚服用。嘱:①补充钙片;②低盐饮食;③休息,避免激烈运动;④每周 1～2 次尿常规检查,观察尿蛋白变化。

二诊(2008 年 3 月 21 日):4 个多月中药加上西药,激素用量每次 10 mg,每日 2 次,口服,浮肿消退,尿蛋白阴性已 2 个月,患儿感冒次数明显减少,饮食好。体查:望之精神尚可,

面色稍红润,双眼睑无水肿,两颧仍轻微潮红,满月脸,腹软,稍胀气,移动性浊音(-),肝脾未扪及,双踝关节轻度水肿,凹陷不明显,舌质淡红苔白,脉细数。尿常规检查:尿蛋白(-)。服药后尿蛋白转阴,水湿、风热已祛。中药以治本为主,守初诊方加减,治以健脾补肾化湿,佐以疏风,防止感冒。处方:熟地 10 g,山茱萸 10 g,灵芝 10 g,肉桂 10 g,女贞子 15 g,旱莲草 6 g,山药 12 g,黄芪 15 g,炒白术 10 g,防风 6 g,淫羊藿 10 g,菟丝子 10 g,僵蚕 6 g,白芍 6 g,杜仲 12 g,制首乌 12 g。4 剂,煎服法及医嘱同初诊。激素治疗,减量为 10 mg,隔日 1 次,早上服用。

三诊(2008 年 9 月 13 日):服二诊方后无浮肿,易于感冒,感冒后尿蛋白则增加,但能控制在(+)至(++)之间,激素仍维持。体查:面色稍红润,两颧轻微潮红,满月脸,咽充血,咽后壁淋巴滤泡增生,扁桃体无肿大,舌质淡红苔稍黄厚,脉细数。尿常规检查:尿蛋白(-)至(+)。现有咽充血,舌质淡红苔稍黄厚,为余邪未尽之征象。治疗标本同治,将中药分为两种:一种治本,用自拟肾病一方培脾补肾,活血化瘀;另一种治标,用自拟肾病二方疏风清热,益气养阴除湿。另激素维持原剂量不变。使用肾病二方时停用肾病一方。肾病一方:黄芪 20 g,炒白术 15 g,山茱萸 10 g,仙灵脾 10 g,熟地 15 g,知母 10 g,山药 20 g,灵芝 15 g,黄精 15 g,覆盆子 10 g,桑寄生 15 g,益母草 10 g,黄芩 15 g,茯苓 15 g,甘草 10 g,虫草适量另服。肾病二方:黄芩 10 g,银花 12 g,板蓝根 12 g,牛蒡子 6 g,僵蚕 6 g,黄芪 20 g,炒白术 15 g,薏苡仁 10 g,玉米须 6 g,防风 6 g,荆芥 6 g,甘草 6 g。4 剂,煎服法及医嘱同初诊。随访,用三诊方 4 剂后痊愈。

四诊(2009 年 2 月 29 日):服三诊方后已痊愈,尿蛋白一直阴转。但近 1 个月来感冒缠绵难愈,近 1 周打喷嚏,汗多。体查:望之精神好,眼睑及下肢无浮肿,尿蛋白复现(+++)。望之面色稍红润,双眼睑无水肿,咽红,舌质红苔微黄,脉细数。尿常规检查:尿蛋白(+++)。现因感冒 1 个月未愈,余邪未尽,打喷嚏,不肿,精神好,尿蛋白月复现加重(+++),无水肿。黄老考虑为患儿正虚,肺、脾、肾不足,外邪难以祛除,加重湿瘀内阻,宜标本同治,补脾肾,利尿除湿,疏风活血。处方:苍耳子 10 g,益母草 15 g,玉米须 10 g,熟地 15 g,黄芪 15 g,杜仲 20 g,桑寄生 20 g,茯苓 15 g,山药 20 g,银花 15 g,莲子肉 15 g,枣皮 6 g,甘草 6 g。4 剂,煎服法及医嘱同初诊。每周 2 次尿常规检查。

五诊、六诊:①五诊(2009 年 3 月 7 日):服上方后,眼睑及下肢无浮肿,尿蛋白仍(+++),但精神、食欲好,无咳嗽,激素维持原量,观察尿蛋白。尿常规检查:尿蛋白(+++)。药后尿蛋白仍持续(+++),患儿无咳嗽。体查:望之精神好,无水肿。激素未减量,继续观察。拟在四诊方基础上加芡实 10 g,治以固肾收涩。②六诊(2009 年 3 月 14 日):药后尿蛋白(+)至(++),一般情况尚可。体查:望之精神好,面色稍红润,双眼睑无水肿,咽红,舌质淡红苔微黄,脉细数。尿常规检查:尿蛋白(+)至(++)。五诊药后尿蛋白减少为(+)至(++),六诊继用五诊方,巩固疗效。处方:苍耳子 10 g,益母草 15 g,玉米须 10 g,熟地 15 g,黄芪 15 g,杜仲 20 g,桑寄生 20 g,茯苓 15 g,山药 20 g,银花 15 g,莲子肉 15 g,枣皮 6 g,芡实 10 g,甘草 6 g。4 剂,煎服法及医嘱同初诊。随访,痊愈。

七诊至十一诊:①七诊(2009年5月10日):尿蛋白已转阴性1个多月,无不适,感冒少,激素减量为7.5 mg/次,隔日1次,进入激素维持阶段。中药恢复用三诊肾病一方,以培脾补肾,活血化瘀。②八诊:(2009年6月11日):激素减量后,尿蛋白持续阴性,泼尼松减量为5 mg/次,隔日1次。处方同七诊。③九诊(2009年11月11日):八诊后激素5 mg/次维持5个多月,期间有多次感冒,但尿蛋白均为阴性,患儿无任何不适。中药继用肾病一方,激素减量为2.5 mg/次,隔日1次。④十诊(2010年2月10日):九诊后激素2.5 mg/次维持1个月后停用,偶有感冒,但尿蛋白阴性。继服中药,如尿蛋白持续阴性,2个月后可停用中药。⑤十一诊(2010年4月16日):激素已停用4个月,中药停用,患儿各项检查均正常,尿蛋白(-)。体查:望之精神好,面色稍红润,双眼睑无水肿,无满月脸,咽充血,咽后壁淋巴滤泡增生,舌质淡红,脉细。因感冒复现尿蛋白(+++),经过3周的疏风化湿,益气养阴,在未增加激素用量的情况下,患儿尿蛋白已经转阴。

以上为七诊至十一诊患儿用药情况,因病情平稳,效不更方,用肾病一方继续培脾补肾,活血化瘀。处方:黄芪20 g,炒白术15 g,山茱萸10 g,淫羊藿10 g,熟地15 g,知母10 g,山药20 g,灵芝15 g,肉桂15 g,覆盆子10 g,桑寄生15 g,益母草10 g,黄芩15 g,茯苓15 g,甘草10 g,虫草适量[另服]。4剂,煎服法及医嘱同初诊。随访,痊愈。

按:本医案是小儿水肿。《素问·水热穴论》云:"肾者,胃之关也,关门不利,故聚水而从其类也。上下溢于皮肤,故为浮肿。""勇而劳甚,则肾汗出,肾汗出逢于风,内不得入于脏腑,外不得越于皮肤……传为浮肿……故其本在肾,其末在肺。"《素问·至真要大论》又云:"诸湿肿满,皆属于脾。"可见水肿发生与肺失通调、脾失转输、肾失开阖及三焦气化不利有密切关系。黄老认为肾病的病理多为正虚标实,提出"培补脾肾,活血化瘀",自拟肾病一方和肾病二方配合激素,中西医结合治疗肾病,主要是为了减轻激素的不良作用,防止激素在减量、撤离时病情的反复、反跳或依赖,恢复机体抵抗力。

本医案是用中西医结合治愈肾病的病例,历时约3年。黄老分析患儿水肿、尿蛋白易于反复的主要原因在于肺、脾、肾虚,卫外不固,易于感邪所致,故在水肿消退后,根据患儿正虚标实情况,自拟肾病一方、肾病二方,用于治本和治标两个不同时期。例如:感冒时培脾补肾,易于留寇,但如扶正祛邪,使水湿易祛。观本医案,激素10 mg/次维持1年期间,平时无感冒时使用肾病一方,感冒时使用肾病二方以疏风清热,益气养阴。之后减量为7.5 mg/次,隔日1次,直至停用激素约11个月,均用肾病一方培脾补肾,活血化瘀。本医案激素减量极为慎重:一是减量中尿蛋白持续(+)较长,因感冒病情易反跳,不利于激素减量;二是尿蛋白反跳时,抓住患儿有无水肿及其精神状态,找出复发的原因,再考虑激素是否加量,同时坚持中医辨证,标本同治,随证加减;三是尿蛋白转阴初期,激素减量缓慢,观察病情有无反跳,约1个月后再次减量;四是激素减量时始终坚持用肾病一方,尤其是在停用激素后。中药均围绕培补脾肾,益气养阴。

黄老治疗肾病的用药经验:①对于因感冒后尿蛋白反复,不是盲目将激素加量,而是尽量找出水肿及尿蛋白复发的原因,做到有的放矢,使治疗有针对性;②因肾病而肺、脾、肾虚弱,正虚标实,外邪难尽,故激素减量过程宜缓慢,以观察尿蛋白转阴为主,不必硬性确定间隔多少时间,但建议在病情稳定、尿蛋白转阴后,两次减量间隔 20～30 日为宜;③无论患儿有无瘀血,宜早期使用活血通络之品。

(整理:彭玉,张力文,孙海鹏　　审阅:彭玉)

169. 辨治水肿,脾肾两虚,湿浊内停之(阴水)证

脾肾两虚,湿浊内停之脾肾两虚证。　治以培脾补肾,疏风除湿,活血通络。

患者:黄××,男,70 岁	医案编号:078Q202
中医诊断:水肿(阴水——脾肾两虚,湿浊内停)	西医诊断:痛风性肾病,慢性肾衰竭
治法:培脾补肾,疏风除湿,活血通络	方药:肾病一方加减
主诉:身倦乏力、身痛肢肿 1 个月,加重伴身痒 1 周	

初诊(2010 年 1 月 5 日):患者有痛风病史 20 年,1 个月前因受凉出现发热、鼻塞、流涕、身倦乏力,出现头痛、身痛、关节痛等,体温 38.7 ℃,经社区诊所口服降温、抗病毒药物(具体不详)治疗后,感冒愈,但身倦乏力及头痛、身痛、关节痛未缓解,出现食少、头面及下肢肿胀、尿少等,就诊于中国人民解放军第四十四医院。肾功能及电解质检查:肌酐浓度 415 μmol/L,尿素氮浓度 18.99 mmol/L,尿酸浓度 701 μmol/L,血钾浓度 5.4 mmol/L。住院治疗 10 日症状未缓解,转入外院肾内科住院治疗。外院肾功能及电解质检查:肌酐浓度 352.28 μmol/L,尿素氮浓度 16.21 mmol/L,尿酸浓度 506 μmol/L,血钾浓度 5.42 mmol/L;24 h 尿蛋白 262 mg,癌胚抗原 7.01 μg/L。确诊为痛风性肾病、慢性肾衰竭。住院期间曾 1 次发生高血钾症危象,经抢救及西药对症治疗,血钾浓度恢复正常。同时服用中成药尿毒清,经 10 余日治疗仍肢肿尿少,困倦,趾指关节疼痛,食少,恶心,身痒,血压 150/80 mmHg。自行要求停用尿毒清及西药,出院求助中医治疗。病后精神尚可,无发热、吐泻。因有痛风病史,长期服用药物。体查:望之精神尚可,面色白,皮肤未见皮疹及出血点,咽不红(−),舌质淡胖苔白厚,心、肺、腹(−),脉细弦,双下肢无畸形,双下肢非凹陷性水肿。

刻下症:身倦,肢肿尿少,趾指关节疼痛,食少,恶心,身痒,舌质淡胖苔白厚。老年患者,脏腑功能及抗病能力低下,有痛风病史,经脉不利,长期持续的高尿酸血症致使过多的尿酸盐结晶沉淀在肾脏,致肾脏损害,加上长期服用止痛药,损伤脾胃,脾肾阳气不足,水湿不能输布,气机不利,酿生湿浊,外注皮肉关节,内留脏腑。此次因复感风邪,正虚无力抗邪,邪毒内陷,水湿不运,溢于皮下、关节则肢肿,尿少,困倦;外邪留滞肌肉关节致气血不畅,经络不通,不通则痛,引起关节疼痛;脾运受阻,困阻中焦,则食少、恶心。清代林佩琴《类证治裁》载:"痛风,痛痹之一症也……初因风寒湿郁痹阴分,久则化热致痛,至夜更剧。"本病病机为

脾肾两虚,湿浊滞留皮下、关节,正虚标实,属水肿(阴水证),治宜培脾补肾,疏风除湿,活血通络。方拟肾病一方加减:熟地20 g,枸杞20 g,桑寄生20 g,淫羊藿20 g,山萸萸20 g,泽泻15 g,茯苓15 g,威灵仙20 g,益母草15 g,制首乌20 g,覆盆子20 g,山药30 g,葛根15 g,秦艽15 g,丹皮15 g,甘草10 g。5剂,水煎服,每日1剂。其他治疗:口服丹参滴丸,每次5粒,每日3次。嘱:①适量服用小苏打;②防寒保暖,避免感冒;③低盐、低脂、低嘌呤饮食;④每日监测血压,遵医嘱服用降压药;⑤记24 h尿量,若24 h尿量少于500 mL,及时到医院就诊。

二诊(2010年3月11日):服初诊方2个多月,精神好转,食增,肿消,尿量一般,尿常规检查正常,关节痛及皮肤痒减轻,血压收缩压仍在136～150 mmHg。体查:精神好转,面色转佳,双下肢肿消,咽不红,舌质淡苔白厚,脉弦。肾功能及电解质检查:肌酐浓度264 μmol/L,尿素氮浓度8.51 mmol/L,尿酸浓度421 μmol/L,血钾浓度5.6 mmol/L。诸药合用,温肾健脾,除湿利尿,疏风通络。患者服药2个月后食增,肿消,精神好转,血压基本平稳,肾功能及电解质检查指标下降,药证相符,效不更方,守初诊方治疗。3剂,煎服法及医嘱同初诊。

三诊(2010年4月12日):服二诊方后,食增尿好,身痒止,关节不痛,仅肩颈处痛。血常规检查:白细胞计数3.8×10^9/L,血红蛋白浓度90 g/L。肾功能及电解质检查:肌酐浓度85 μmol/L,尿素氮浓度3.74 mmol/L,尿酸浓度256 μmol/L,血钾浓度4.69 mmol/L。体查:望之精神好,双下肢无水肿,咽不红,舌质淡苔白,脉弦。经3个月扶正固本治疗,患者各项指标逐步恢复正常,一般情况好,效不更方,继用二诊方。3剂,煎服法同初诊。肩颈痛配合外治方法,用局部热敷法治疗,以温通局部经脉。嘱:①防寒保暖,避免感冒;②低盐、低脂、低嘌呤饮食。

四诊(2010年4月28日):患者近日感冒,头昏乏力,脚趾关节痛复发,但无尿少、肢肿,食可。体查:望之精神软,咽红,双下肢无水肿,舌质淡苔白厚稍黄,脉细弦。患者正虚,复感外邪,湿滞关节,经脉不利则趾关节疼痛,因感邪不重,故小便正常,无水肿,但需及时控制,否则易引发肾病。守三诊方,将秦艽、威灵仙用量加至30 g,以散寒通络,除湿止痛,治宜培脾补肾,活血通络,散寒止痛。处方:熟地20 g,枸杞20 g,桑寄生20 g,淫羊藿20 g,山萸萸20 g,泽泻15 g,茯苓15 g,威灵仙30 g,益母草15 g,制首乌20 g,覆盆子20 g,山药30 g,葛根15 g,秦艽30 g,丹皮15 g,甘草10 g。6剂,煎服法同初诊。嘱:①防寒保暖,避免感冒;②低盐、低脂、低嘌呤饮食;③监测血压,按医嘱服用降压药。

五诊(2010年5月12日):患者感困倦恶心,左腰胀痛,无肢肿、尿少。体查:望之精神软,咽红,双下肢无水肿,舌质淡苔白厚稍黄,脉沉细无力。肾功能及电解质检查:血钾浓度5.8 mmol/L,尿素氮浓度12.83 mmol/L,肌酐浓度322 μmol/L,尿酸浓度433 μmol/L。因正虚抗邪乏力,令邪气不去,而咽红、舌苔黄提示外寒有渐化热之征象。各项检查指标有上升之趋势,调整治则,标本同治:治本以防病进展;治标以祛除外邪,缓解症状。治疗仍以补肾健脾,疏风清热,散寒除湿为要,调整处方。处方:枸杞20 g,桑寄生20 g,淫羊藿20 g,山萸萸20 g,泽泻20 g,茯苓20 g,威灵仙20 g,秦艽20 g,益母草15 g,丹皮15 g,丹参20 g,山药30 g,苍术20 g,白术20 g,鸡内金6 g^(吞服),银花10 g,板蓝根20 g,青果10 g,甘草10 g。4剂,煎服法及医嘱同四诊。

六诊(2010 年 7 月 22 日):患者仍感困倦恶心,头昏乏力。体查:望之精神仍差,咽红,舌质淡苔薄白,脉弦。肾功能及电解质检查:血钾浓度 5.2 mmol/L,尿素氮浓度 18 mmol/L,肌酐浓度 420 μmol/L,尿酸浓度 436 μmol/L。尿常规检查:尿蛋白(+ -)。患者病情未得到有效控制,肾功能及电解质检查结果亦显示病情仍在进展中,暂停中药,改用中药泡脚之法。四肢为经络之根,经气之所起为经气始生始发之地,用药液趁热泡脚,加穿厚衣取汗,令药物之力从肌肤渗入,又从汗液而透出,通过这一循环,来降低肾功能指标,消除毒素,达到固本治标的目的。研究足底与人身之脏腑相互对应,能通过足浴刺激足底,调理脏腑,固本治标。洗脚方:威灵仙 30 g,细辛 10 g,白芷 20 g,防己 30 g,麻黄 20 g,桂枝 20 g,川芎 20 g,红花 15 g,生姜 15 g。外用,5 剂,上药煎水,趁热泡脚,并加厚衣取汗,每日 1 剂。医嘱同五诊。

七诊、八诊:①七诊(2010 年 8 月 25 日):感冒已痊愈,诸症缓解。患者症状减轻,肾功能指标下降,病情开始缓解,表明药物熏蒸之法有效,继用洗脚方泡脚,中药内服继用,观察病情。外院肾功能及电解质检查:血钾浓度 5.2 mmol/L,尿素氮浓度 8.2 mmol/L,肌酐浓度 200 μmol/L,尿酸浓度 400 μmol/L。尿常规检查:尿蛋白(-)。②八诊(2010 年 11 月 1 日):一直用七诊方内服、外洗 3 个月,现精神、食欲均好,关节不痛,皮肤痒月余,时搔起红疹,无肢肿。体查:望之精神较前明显好转,咽不红,舌质淡苔薄白,脉弦。外院肾功能及电解质检查:血钾浓度 5.4 mmol/L,尿素氮浓度 10.43 mmol/L,肌酐浓度 272 μmol/L,尿酸浓度 432 μmol/L。患者主要症状消失,显效,各项检查恢复正常,仍守六诊方,治以培脾补肾,疏风活血,通络止痛,配合外治以疏风除湿温阳,活血通络。处方:熟地 20 g,枸杞 20 g,桑寄生 20 g,淫羊藿 20 g,山茱萸 20 g,泽泻 15 g,茯苓 15 g,威灵仙 30 g,益母草 15 g,制首乌 20 g,覆盆子 20 g,山药 30 g,葛根 15 g,秦艽 30 g,丹皮 15 g,甘草 10 g。5 剂,煎服法同六诊。嘱:①防寒保暖,避免感冒;②低盐、低脂、低嘌呤饮食。洗脚方:威灵仙 30 g,细辛 10 g,白芷 20 g,防己 30 g,麻黄 20 g,桂枝 20 g,川芎 20 g,红花 15 g,生姜 15 g。5 剂,将上药煎成液,趁热泡脚,同时穿厚衣取汗。随访,用药 5 剂后显效。

按:本医案为痛风性肾病、慢性肾衰竭的老年患者,因肾功能受损,尿素氮、肌酐升高,反复水肿难消而求助中医。黄老认为患者久病,脾肾虚弱,水液泛溢肌肤致水肿难消,湿浊、瘀血留注关节,发生关节疼痛。西医治疗只能对症治疗,疗效不显,肿消不明显,肾功能指标下降缓慢,加上较长时间服用泻下之尿毒清(大黄、黄芪、桑枝、黄芩、白术、茯苓、山药、首乌、丹参、车前子),损伤脾胃,耗气伤阴,使水湿、瘀血更难以消除。黄老分析本医案以肢肿为主诉,按"水肿"论治,病机为脾肾两虚,湿瘀阻络。本医案治疗有两个阶段:第一阶段水肿期,健脾温肾,除湿利尿,活血化瘀,疏风通络,自拟肾病一方加减治疗 4 个月,肿消痛止,精神好,食增,身痒止,各项检查指标下降,病情好转。但如要治愈,需治愈痛风,才能彻底恢复肾功能。第二阶段,因感冒致痛风复发,检查指标上升后,配合外洗方泡脚,在取得明显疗效后,继用中药内外治疗。黄老认为,在肾病治疗中,如配合中药洗脚,能取得较好效果。趁热洗脚,穿厚衣取汗,旨在增加药液的渗入,使药液透过皮肤达于体内,降低尿素氮、肌酐浓度,以消除毒素,与腹膜透析有相似之处。本病在增加中药泡脚后,尿素氮、肌酐浓度下降较为理想,其机理有待进一步研究和探索。

(整理:张力文,陈竹　审阅:彭玉)

【妇科病证】

170. 辨治月经后期，肝肾亏虚证

月经后期，肝肾亏虚证。初期治以补益肝肾，益气养血调经；后期治以补益肝肾，疏肝益气调经。

患者：黄×，女，39 岁　　　　　医案编号：078Q100

中医诊断：月经后期（肝肾亏虚）　西医诊断：月经延迟？

治法：补益肝肾，益气养血调经　　方药：大补元煎加减

主诉：月经 2 个月未行

初诊（2009 年 5 月 18 日）：近 2 个月来未行月经，诉体倦乏力，腰膝酸软，小腹时有隐痛，头晕耳鸣，少气懒言，二便调。病后无潮热盗汗，无恶心呕吐。近半年来月经量少，颜色淡红，但经期时间正常。生育有 1 子。体查：望之神疲，面色晦暗，眶下尤甚，咽不红，舌质暗淡苔薄白，心、肺（－），腹平软，未触及包块，脉沉。尿妊娠试验：（－）。

刻下症：经期延迟，经血量少色淡，腰膝酸软，头晕耳鸣，乏力懒言，小腹隐痛，面色晦暗，舌质暗淡苔薄白，脉沉。患者临近中年，半年来月经量少色淡，体倦乏力，腰膝酸软，说明肝肾精血亏少，冲任不足，由于血海不能按时满溢，故月经延迟 2 个月未行。肾主骨生髓，而脑为髓海，腰为肾府，肾虚，精血亏虚，则头晕耳鸣，腰膝酸软。肾色黑，肾虚则肾色上泛，故见面色晦暗。乏力懒言、舌质淡苔薄白、脉沉均为肝肾亏虚之征象。小腹时有隐痛，舌质暗，应考虑有气滞血瘀。四诊合参，本病为月经后期，证属肝肾亏虚，治以补益肝肾，益气养血调经。方拟大补元煎加减：黄芪 40 g，党参 20 g，阿胶 20 g（烊化），当归 15 g，白芍 15 g，熟地 20 g，生地 20 g，女贞子 30 g，旱莲草 20 g，杜仲 20 g，桑寄生 20 g，枸杞 20 g，制首乌 20 g，山茱萸 20 g，甘草 10 g。3 剂，每次 50 mL，每日 4 次，每日 1 剂。嘱禁食生冷，保持心情愉快。

二诊（2009 年 5 月 22 日）：月经仍未行，自觉乳房胀痛，情绪波动时尤甚，腰膝酸软、乏力懒言、头晕耳鸣较前缓解。体查：望之精神尚可，面色渐转红润，舌质暗苔白，心、肺（－），腹平软，未触及包块，脉沉弦。虽精神、面色好转，但因月经仍未行，伴乳房胀痛及情绪波动明显，考虑为肝脉夹乳而行，肝气郁结所致，治以补益肝肾，疏肝益气调经。初诊方去旱莲草、山茱萸等，加川楝子、青皮、香橼皮、益母草、灵芝等疏肝理气，补肾活血调经之品。处方：黄芪 40 g，党参 20 g，阿胶 20 g（烊化），当归 15 g，白芍 20 g，生地 20 g，熟地 20 g，女贞子 30 g，

桑寄生 20 g,川楝子 15 g,青皮 15 g,枸杞 20 g,香橼皮 15 g,制首乌 20 g,益母草 15 g,灵芝 20 g,甘草 10 g。煎服法同初诊。嘱禁食生冷,调畅情志。

三诊(2009 年 5 月 25 日):月经来潮,无腹痛,略感腰酸乏力。体查:望之精神可,面色红润,舌质淡红苔白,脉细弦。服药后肝肾精血得补,冲任气血调和,血海满溢,故月经来潮。二诊方去青皮、香橼皮等以防过燥伤阴,加香附、杜仲等,加大黄芪剂量。处方:黄芪 50 g,党参 20 g,阿胶 20 g^(烊化),当归 15 g,白芍 20 g,熟地 20 g,女贞子 30 g,桑寄生 20 g,杜仲 20 g,灵芝 20 g,川楝子 15 g,制首乌 20 g,香附 15 g,甘草 10 g。4 剂,每次 50 mL,每日 4 次,每日 1 剂。嘱调畅情志。4 剂药后治愈。

按:本医案为典型的肝肾亏虚兼肝郁气滞之月经后期,本虚标实,本虚为肝肾不足,标实为气滞血瘀,肝气郁结。3 次诊治中黄老均在补益肝肾、调经基础上,根据标本缓急进行辨治,关键在于疏肝理气之品的应用。例如:初诊偏以治本,用大剂量黄芪、党参益气以助血生,佐以女贞子、桑寄生、枸杞补益肝肾,填精生血,当归、生地、熟地养血益阴,药性偏于益气养血,月经未至;二诊肝气郁结,乳房胀痛显著,加川楝子、青皮、香橼皮、灵芝等疏肝理气,活血调经之品后,冲任气血调和,血海满溢,故月经来潮;三诊黄老考虑青皮、香橼皮有破气之嫌,故改用行气之力较为平和的香附,以防耗伤肝肾之阴,继加杜仲补肝肾、强筋骨,巩固治疗效果。

(整理:谢莹,彭玉,孙海鹏   审阅:彭玉,陈竹)

---

171. 辨治崩漏,脾肾两虚,气血亏虚之证

崩漏淋漓不尽,脾肾两虚,气血亏虚之证。 治宜大补元气,滋阴补血活血。

患者:刘××,女,22 岁	医案编号:078Q129
中医诊断:崩漏(脾肾两虚,气血亏虚)	
西医诊断:①功能性子宫出血;②中度贫血	
治法:大补元气,滋阴补血活血	方药:四君子汤合四物汤加减
主诉:月经量多半年,淋漓不尽半个月	

初诊(2009 年 3 月 26 日):近半年,患者每次月经来潮时,经血量多,淋漓不尽,每次需 10～15 日,期间曾因经血量多不止 20 余日,外院诊断为功能性子宫出血,采取清宫术后月经止。本次月经已经行 20 日未干净,经血量时多时少,淋漓不尽,曾服止血药(具体不详)无效。现阴道少量流血,色红,无血块,伴乏力,特求助中医治疗。病后精神软,饮食不佳,眠差多汗,手心热,二便调,无发热及腹痛。有乙肝大三阳病史 5 年,功能性子宫出血、子宫肌瘤、贫血等病史 1 年。曾因月经量多,输血 2 次。平素月经量一般,经行 5～7 日,间隔 25～28

日。未生育。体查:望之精神软,面色苍白,唇色淡,眼结膜苍白,咽不红,舌质淡苔白,心、肺、腹(-),手指甲色淡,脉细无力。外院血常规检查:血红蛋白浓度 60.3 g/L,白细胞计数 3.2×10^9/L,血小板计数 170.2×10^9/L。

刻下症:月经淋漓不尽,量少色红,乏力食少,眠差多汗,手心热,面、唇、眼结膜、指甲及皮肤颜色苍白,舌质淡苔白,脉细无力。本病为功能性子宫出血,因经期延长、出血量多,以致引起中度贫血。患者以"月经量多,淋漓不尽,经期延长"为主诉就诊,月经量多,病程半年,归属中医"崩漏"范畴。贫血、乏力,以及面、唇、眼结膜、指甲与皮肤颜色苍白,舌质淡苔白,脉细无力等,均为经期延长、月经淋漓不尽、失血所致。阴阳互根,阴血不足,气无所附,气随血脱,发生崩漏。又可因崩漏致经血丢失,使气更虚,二者形成恶性循环,致崩漏难愈。一方面脾肾两虚,脾虚不能统血,肾虚冲任不固,以致血不归经,气虚血滞,瘀血即成;另一方面离经之血妄行,瘀阻胞宫,使新血不得归经,致崩漏日渐加重。精血亏损,阴虚生内热,热扰心神,故眠差、手心热。黄老认为本病是由"崩"发展为"漏",病为"崩漏",证属脾肾两虚,气血亏虚,血瘀胞中,为虚实夹杂之证。遵循治崩以止血为先,以防晕厥虚脱,待血少或血止后,审因论治,按照"急则治其标,缓则治其本"的原则,治宜大补元气,兼滋阴补血活血,达到补气止血之目的。方拟四君子汤合四物汤加减:黄芪 40 g,西洋参 6 g,炒白术 20 g,当归 20 g,阿胶 20 g $^{(烊化)}$,熟地 20 g,川芎 20 g,白芍 20 g,茯苓 20 g,桑葚 15 g,首乌 30 g,甘草 10 g。阿胶烊化后,兑药汁服用。5 剂,水煎服,每次 50 mL,每日 4 次,每日 1 剂。嘱:①多休息;②增加营养;③头晕严重时,建议到医院输血或静脉滴注。其他治疗:继续服用西医给予止血药。

二诊(2009 年 4 月 6 日):服药后月经逐渐减少、干净。现面色、肤色较前好转,食增,眠好,仍乏力。体查:望之精神稍好,舌质淡苔白,脉细无力。服药后月经已净,药证相符,但气血不足之证仍在,守初诊方,去川芎等减轻行血之力,用潞党参代替西洋参,加杜仲、桑寄生补肝肾,固冲任,仍用桑葚滋阴补血生津。处方:黄芪 50 g,潞党参 20 g,炒白术 20 g,当归 15 g,阿胶 20 g $^{(烊化)}$,熟地 20 g,制首乌 20 g,白芍 15 g,桑葚 20 g,杜仲 20 g,桑寄生 20 g,甘草 10 g。3 剂,煎服法及医嘱同初诊。

按:崩漏是指妇女非周期性子宫出血,其发病急骤,暴下如注,大量出血者为"崩";病势缓,出血量少,淋漓不绝者为"漏"。临床多以"崩漏"并称,多见于青春期、更年期妇女。《诸病源候论》曰:"冲任之脉虚损,不能约制其经血,故血非时而下……多因血热、气虚、肝肾阴虚、血瘀、气郁等损及冲任,冲任气虚不摄所致。"本医案为脾肾亏虚,气血两虚所致,由崩转化为漏,以治本为主。黄老初诊用四君子汤合四物汤加减治疗,四君子汤贵在补气,四物汤贵在补血,方中以西洋参代替人参,助黄芪补气养阴之效。方中重用黄芪并配当归,取"当归补血汤"之义,治宜补气生血,使气旺血生。黄芪用量虽不是当归的 5 倍,但治疗本义有二:本医案证为阴血亏虚,恐一时滋阴、补血、固里不及,阳气外亡,故重用黄芪补气而专固肌表,循"有形之血不能速生,无形之气所当急固"之理;"有形之血生于无形之气",故用黄芪大补脾肺之气,以资化源,使气旺血生。配以少量当归养血和营,则浮阳秘敛,阳生阴长,气旺血生,气血充足。《医学衷中参西录》曰:西洋参能补助气分,兼能补益血分,并用养血止血之阿胶,故血能止。二诊方中除用益气补血之品外,还佐以滋阴之熟地、阿胶与益精血之制首乌,取"精血同源"之义。

本医案仅针对崩漏治疗,已愈。嘱定期在月经中期行中药调理,加强营养,预防感冒。

（整理:邢凤玲,彭玉,张嫱,孙海鹏　　审阅:彭玉,陈竹）

172. 辨治带下病,肾虚,湿热下注之证

肾虚夹湿热,内蕴胞宫,湿热下注之带下病。治以清热利湿止痒,固肾。

患者:郭××,女,41岁	医案编号:078Q172
中医诊断:带下病(肾虚——湿热下注)	西医诊断:慢性盆腔炎
治法:清热利湿止痒,固肾	方药:自拟方
主诉:白带黄臭3年,加重2个月	

初诊(2009年1月9日):患者近3年来白带黄臭,阴痒。平时外用洗剂,阴痒可缓解,经行期间阴痒加重。曾用消炎药(具体不详),但用药无规律,白带黄、多、臭,时轻时重,经行正常。近2个月上症加重,伴经行时间紊乱或延后1周,尿黄少,尿频,前来就诊。病后因白带量多,外阴潮湿瘙痒,久坐则腰酸不适,无发热,经行无小腹胀痛,略感腰酸,血量正常,血块少。平素食少。否认外阴不洁史,否认传染病、泌尿系统疾病等病史。体查:望之精神可,面色正常,咽不红,舌质胖苔白,心、肺(－),腹平软,无包块与压痛,脉细弦。白带涂片检查:未查到滴虫、霉菌。

刻下症:带下黄、臭、量多,外阴潮湿瘙痒,月经紊乱,腰酸不适,尿频,尿黄少,舌质胖苔白,脉细弦。肾气充足,则冲、任、带三脉充盈,月经、带下正常。患者带下黄、臭、量多已3年,当责之于肾,为湿热内蕴胞宫,下注而致;带多,外阴局部潮湿,皮肤难耐湿热之侵而瘙痒,为湿热夹风邪所致;本病反复难愈,湿热内蕴下焦日久,必伤于肾,肾气受损,则尿频、黄、少,月经紊乱,腰酸不适。而患者平素食少,其舌质胖苔白,为脾虚之征象。本病为带下病(黄带),证属肾虚夹湿热下注,治疗应标本同治,治以清热利湿止痒,固肾为主。处方:苦参10g,黄柏10g,蛇倒退15g,生地15g,知母20g,泽泻15g,当归15g,桑寄生20g,山茱萸20g,白果15g,杜仲30g,白花蛇舌草20g,蒲公英20g,紫花地丁20g,土茯苓30g,甘草10g。3剂,水煎服,每日4次,每日1剂。外洗药:蛇倒退30g,乌梅15g,黄柏20g,野菊花20g。2剂,水煎,取药汁先熏后外洗。嘱忌辛辣饮食,保持外阴清洁。

二诊(2009年1月16日):带黄减少,腰酸减轻。体查:咽不红,舌质胖有齿痕苔白,脉细弦无力。经内外合治,使下焦湿热渐祛,故症状减轻。舌质胖有齿痕为肾虚之征象。药已

对证,守初诊方,加莲子肉健脾补胃,止泻固精,益肾涩精止带;因恐过于清热利湿伤阴,去知母、白花蛇舌草、土茯苓等。处方:苦参10 g,黄柏10 g,蛇倒退15 g,生地15 g,泽泻15 g,当归15 g,桑寄生30 g,山茱萸20 g,白果15 g,蒲公英20 g,紫花地丁20 g,莲子肉20 g,甘草10 g。3剂,煎服法同初诊。外用药:蛇倒退30 g,乌梅15 g,黄柏20 g,野菊花20 g。2剂,水煎服,煎服法及医嘱同初诊。服药后患者症状明显改善。

三诊(2009年1月22日):白带量减少显著,稍黄,阴痒。现月经正行第2日,量一般。体查:望之精神可,面色正常,咽不红,舌质嫩淡苔白,脉沉细弦无力。服药后胞宫湿热渐清,肾气渐盛,冲任饱满,故带下量减,阴痒渐轻,经行。带仍黄,为湿热仍存之征象。继用二诊方治之,去蒲公英等,加金樱子、芡实、杜仲固肾止带。处方:苦参10 g,黄柏10 g,蛇倒退15 g,生地15 g,桑寄生30 g,山茱萸20 g,紫花地丁20 g,白果20 g,莲子肉30 g,芡实20 g,金樱子15 g,杜仲30 g,甘草10 g。煎服法及医嘱同初诊。暂停外洗药。经内外联合治疗,患者痊愈。

按:《沈氏女科辑要》中王孟英按:"带下,女子生而即有,津津常润,本非病也。"此处指生理性带下,以润泽阴户,防御外邪。若带下量明显增多,或色、质、气味异常,即为带下病,常见为脏腑功能失常,湿从内生;或下阴直接感染湿毒虫邪,致使湿邪损伤任带,使任脉不固,带脉失约,带浊下注胞中,流溢于阴窍,发为带下病。本病符合带下病诊断,主要是脾肾本虚,任脉失固,湿热损及胞宫、阴部所致,因病程长,可生湿毒虫邪或夹风,以致阴痒难愈。

《女科证治约旨》中说:"若外感六淫,内伤七情,酝酿成病,致带脉纵弛,不能约束诸脉经,于是阴中有物,淋漓下降,绵绵不断,即所谓带下也。"对于带下病的病因,《沈氏女科辑要笺正》中曰"夫带下俱是湿证",故带下病以湿邪为患,尤其是黄带,多为湿热下注所致。结合本医案病程较长,病情缠绵,反复发作,难愈速愈,并伴有月经不调,其治疗当因势利导,除湿固带。《沈氏女科辑要笺正》曰:"治遗浊者,固不可仅以兜涩之能事也,当因势利导治之。"黄老对本医案的治疗,清热利湿与固肾止带共进,内外合治,并根据症候选择固本与祛邪之偏重,又结合病史,认为若仅一味清热利湿,势必伤阴耗气;若固肾则湿热难祛,这正是本医案较长时间难以治愈和易于复发的关键所在。

方中药组成有三类:一是以苦参清热燥湿,祛风杀虫,利尿,配黄柏、生地清下焦湿热为主药;二是蛇倒退、蒲公英、紫花地丁清热解毒利湿;三是杜仲、桑寄生、山茱萸固肾补肾,配白果、莲子肉、芡实、金樱子固肾涩带。配合外洗,补虚与祛邪同进,标本同治,共奏清热利湿,固肾止带之效。经三诊治愈,之后嘱经期尤需注意外阴卫生,避免复发。

(整理:彭玉,詹伟,孙海鹏 　审阅:彭玉)

173. 辨治月经不调(月经推迟),肝气郁结,阴虚内热之证

肝气郁结,阴虚内热之月经不调。治以疏肝理气,养阴调经,佐以补肝肾,养阴血。

患者:朱××,女,33 岁	医案编号:078Q194
中医诊断:月经不调(肝气郁结,阴虚内热)	西医诊断:月经不调
治法:疏肝理气,养阴调经	方药:自拟方
主诉:烦躁、手足心热 1 个月,伴月经延迟、阴道流血 1 日	

初诊(2009 年 6 月 19 日):患者 1 个月来烦躁,手足心热,经期延迟 8 日,近 1 日阴道出现少许流血,色红,外院诊察排除早孕。患者近 2 个月工作忙,压力大,眠少多梦,食欲不振,食后腹胀,精神尚可,二便正常。体查:望之精神可,面色白,咽不红,舌质胖红苔薄黄,脉细弦。

刻下症:烦躁,手足心热,经期推后,阴道流血,色红量少,眠少多梦,食欲不振,食后腹胀。本医案患者为育龄妇女,月经推迟 8 日,虽以烦躁、手足心热为主要症状就诊,但仍需先排除早孕之可能。本病之因,为患者工作压力大、紧张致思伤脾,脾虚失运,中焦气机不畅,故而食少,食后腹胀,舌质胖。《灵枢·五音五味》曰"妇人之生,有余于气,不足于血",故女子多肝郁、肝血不足之证。本病烦躁,手足心热,舌质红,脉细弦,为肝阴不足,阴虚血热所致;月经推迟,量少,为肝气郁结,肝血不足,阴虚内热所致。本病为月经不调(月经推迟),证属肝气郁结,阴虚内热,治宜疏肝理气,养阴通经。自拟方:北柴胡 15 g,白芍 20 g,香橼皮 15 g,川楝子 15 g,青皮 12 g,陈皮 12 g,黄芩 20 g,香附 15 g,炒白术 15 g,当归 15 g,熟地 20 g,生地 20 g,茯苓 20 g,砂仁 6 g$^{(后下)}$,山茱萸 20 g,杜仲 20 g,甘草 10 g。3 剂,水煎服,每次 100 mL,每日 4 次,每日 1 剂。嘱勿食冷饮,调畅情志,适当运动,放松心情。

二诊(2009 年 6 月 25 日):服初诊方后烦躁、手足心热减轻,腹胀好转,但月经仍未行。体查:望之精神可,舌质平苔黄,脉细弦无力。经熟地、山茱萸、白芍、杜仲补肝肾,养阴,生地、北柴胡、黄芩清虚热,香橼皮、川楝子、青皮、陈皮、香附疏肝理气,诸症减轻。但冲、任二脉精血未充盈,则月经未至。守初诊方,补肝肾,养阴血,去川楝子、青皮、陈皮等疏肝行气,以防过于香燥伤阴,加党参、女贞子、桑寄生补肝肾。自拟方:北柴胡 15 g,白芍 20 g,香橼皮 15 g,香附 15 g,党参 20 g,炒白术 20 g,当归 15 g,女贞子 30 g,山茱萸 20 g,生地 20 g,熟地 20 g,杜仲 20 g,桑寄生 20 g,黄芩 15 g,甘草 10 g。3 剂,煎服法及医嘱同初诊。随访,服二诊方 3 剂后显效。

按:本病为妇科月经不调证。《女科撮要》曰:"夫经水,阴血也,属冲、任二脉所主,上为乳汁,下为月水。"女子经、带、胎、产以肝为枢纽,肝藏血,主疏泄,全身各部化生之血皆藏于肝,其余部分下注血海,而为月经,故月经是否能如期而至,与肝及冲、任二脉精血是否充盈

关系密切,故有"女子以肝为先天"之说。月经推迟或延期在经行期育龄女性比较常见,常与月经量少并见,多由久病失血或产后耗伤精血,或肝脾虚营血虚少,或先天不足,肾虚,冲任未充盈所致,与肝、脾、肾关系密切,但以肝为主。本病因情绪、压力致病,有脾虚失运和阴虚内热之症状,故月经推后7日以上,符合月经不调(月经推迟)诊断,在排除怀孕后,考虑为肝气郁结,肝血不足,阴虚内热所致。《临证指南医案》云:"女科病,多倍于男子,而胎产调经为主要。"黄老治疗时疏肝理气与补肝肾同进,初诊以疏肝理气为主,"夫经水出诸肾,而肝为肾之子,肝郁则肾亦郁矣……舒肝肾之气,非通经之药也;补肝肾之精,非利水之品也。肝肾之气舒而精通,肝肾之精旺而水利,不治之治,正妙于治也"。故用香附、香橼皮、川楝子、青皮、陈皮疏肝理气,调畅气机。二诊以补肝肾为主,药用熟地、山茱萸、白芍、杜仲、女贞子、桑寄生。1周后患者月经行,诸症愈。

(整理:彭玉,孙海鹏　　审阅:陈竹)

【皮肤病证】

174. 辨治小儿麻疹之出疹期

高热皮疹，小儿麻疹顺证。治以清热解毒，宣肺透疹。

患者:赖××,男,9个月	医案编号:078H005
中医诊断:小儿麻疹(顺证)	西医诊断:麻疹(出疹期)
治法:清热解毒,宣肺透疹	方药:清热透表汤加减
主诉:发热5日,伴咳嗽、皮疹2日	

初诊(1998年3月16日):5日前开始发热,体温在39.5 ℃左右波动,伴咳嗽,流涕,曾做血常规检查无异常,予利巴韦林肌内注射及口服退热药后,仍高热不退。2日前家长发现患儿颜面、颈部开始出现红色皮疹,逐渐增多并向胸背部蔓延,伴咳嗽气急,流清涕,泪水汪汪,尿短黄,精神软,喜睡,无惊厥、声音嘶哑。患儿为早产儿,出生体重2 kg。体弱,近1个月反复出现咳嗽,发热,一直使用西药(具体不详)。未接种麻疹疫苗。体查:体温39.5 ℃,心率120次/min,呼吸30次/min。望之神倦,热性病容,前囟门平坦,约2.0 cm,颜面部、颈部、胸背部可见细小点状红色皮疹,疹点色泽鲜红、分布均匀,高出皮肤,疹间皮肤颜色正常,四肢皮肤未见皮疹,双眼睑红肿,眼结膜充血明显,多泪,口腔、面颊黏膜充血,有黏膜疹,麻疹黏膜斑(+),咽红明显(++),舌质红少津苔白厚,心(-),双肺呼吸音粗糙,未闻及啰音,腹(-),指纹紫。

刻下症:高热微汗出,颜面、颈部、胸背部有红色细小皮疹,咳嗽气急,流清涕,泪水汪汪,尿短黄,神疲喜睡,面红目赤,麻疹黏膜斑(+),全身皮肤可见分布均匀的红色细小皮疹,疹间皮肤颜色正常,咽红显著,舌质红少津苔白厚。患儿系早产儿,先天禀赋不足,故经常反复外感,未及时接种麻疹疫苗。患儿高热5日,伴细小红色皮疹3日,流清涕、泪水汪汪,有黏膜疹、麻疹黏膜斑,考虑为麻疹见形期(出疹期)。持续高热不退、皮疹、咽红目赤、尿黄等为感受麻毒时邪,直犯肺脾,麻毒为阳邪,毒甚热深,热毒炽盛,正邪交争,抗邪外出所致。邪在肺卫,肺失宣降则咳嗽、流清涕等;邪入气分,正气祛邪外出,疹以外透为顺,故皮疹从全身由上而下依次透发,口腔发黏膜疹。麻疹黏膜斑(+)为麻疹出疹期特殊体征。本医案结合病史、预防接种史、发热与皮疹特点,诊为麻疹(顺证)见形期,治以清热解毒,宣肺透疹。方拟清热透表汤加减:银花10 g,连翘6 g,板蓝根10 g,紫草6 g,牛蒡子6 g,蝉衣6 g,葛根6 g,桑叶 6 g,黄芩 10 g,杏仁 6 g,甘草 6 g。3 剂,水煎服,每次 10 mL,每日 4 次,1.5 日 1 剂。嘱:①观察体温;②是否声音嘶哑、便血,以及咳喘、发绀、惊厥及皮疹颜色等情况;③当体温超过 39.5 ℃时,予退热药口服;④注意居室通风,保持口腔、眼部卫生;⑤多饮水;⑥呼吸道隔离,避免外出吹风。

二诊(1998 年 3 月 23 日):身热渐退,体温逐渐下降,咳嗽渐减,无声音嘶哑。皮疹 2 日前已达手足心,皮疹已出齐。现偶有低热,皮疹按序回收,皮肤可见糠麸状小脱皮,部分有棕色斑痕。体查:体温 37.5 ℃,心率 110 次/min。精神好转,口腔黏膜光滑,麻疹黏膜斑(-),咽部充血,舌质红苔白厚,心(-),双肺呼吸音粗,闻及痰鸣音。此时麻疹热渐退,疹按序回收,进入疹回期(缓解期),为邪退正胜。但余邪未尽,尚见低热、皮肤脱屑、咳嗽、咽红、舌质红苔白厚、肺部闻及痰鸣音之征象,此为疹回期麻毒时邪未尽,耗阴炼液为痰,肺气阴不足。药已对证,宜扶正养阴,健脾助运,透邪外出。处方:杏仁 10 g,前胡 6 g,黄芩 6 g,紫菀 6 g,枳壳 3 g,款冬花 6 g,北沙参 10 g,泡参 10 g,麦冬 6 g,扁豆 6 g,山楂 6 g,神曲 6 g,麦芽 6 g,甘草 6 g。3 剂,煎服法同初诊。嘱多饮水,避免受寒、感冒,注意神志有无改变。方中泡参扶正气以助透表;款冬花、北沙参、麦冬养阴透疹;余邪未尽,故用前胡、黄芩、紫菀清邪。

三诊(1998 年 3 月 30 日):服药后第 2 日热已退,咳大减,痰少,疹退。现体温平稳,不咳,食量恢复,但多汗。皮肤脱屑,有棕色斑痕,较前多。体查:体温 36.5 ℃。望之精神好,皮肤偶有数粒红色细小丘疹、色素沉着斑,舌质红苔白厚。治以益气养阴为主,佐以活血疏风。方拟参苓白术散合消风散加减:太子参 6 g,北沙参 6 g,茯苓 6 g,山药 10 g,苍术 6 g,白术 6 g,薏苡仁 10 g,防风 6 g,当归 6 g,蝉衣 3 g,麦芽 6 g,陈皮 3 g,神曲 6 g,甘草 6 g。3 剂,煎服法及医嘱同初诊。随访,麻疹病愈,但患儿仍常患上呼吸道感染。

按:本医案为麻疹顺证典型医案。患儿为早产儿,体弱,未及时接种麻疹疫苗。感受麻毒时邪(麻疹病毒),从明显咳嗽、泪水汪汪、流清涕、高热不退到麻疹黏膜斑、皮疹出现 5 日时间,起病急。服药 1 周后体温逐渐下降,皮疹消退后脱皮,进入缓解期,历经 20 日。患儿麻疹 3 期表现均逐一显现,所幸诊断及时,治疗早而无并发症。黄老根据麻疹不同时期进行透疹治疗,初期以疏风清热,辛凉透疹为主;见形期以清热解毒透疹为主,使热毒随疹出而泄;回形期毒随疹泄,肺胃阴伤,以养阴益气透疹为主,体现了黄老治疗麻疹三期"透、清、养"的治疗原则。黄老抓住不同时期的辨证特点,方随法出,药随证变,随证施治,邪祛正复,疾病痊愈。

(整理:岳志霞,李春,孙海鹏,陈竹　　审阅:彭玉)

175. 辨治小儿湿疹，湿热内蕴之证

反复颜面皮疹，湿热内蕴之湿疹。 治以清热凉血化湿，疏风止痒。

患者：施××，女，4个月	医案编号：078H007
中医诊断：小儿湿疹（湿热内蕴）	西医诊断：湿疹（渗出型）
治法：清热凉血化湿，疏风止痒	方药：消风散加减
主诉：全身反复皮疹3个月，加重3日	

初诊（1997年5月19日）：患儿自生后20日颜面部出现细小红色疹子，红肿、瘙痒，渐延至头顶与全身皮肤。颜面部皮疹有融合，曾多次就医，内服马来酸氯苯那敏、维生素C等及外用氟冰霜，均无明显效果。近3日患儿全身皮疹增多明显，颜面、头颈部皮肤红肿，皮疹处有流水，抓痒明显，烦躁易哭，严重影响患儿睡眠、饮食。患儿病后大便正常，睡眠、饮食差。否认药物过敏史。系母乳喂养，其母临产前1个月从宁波迁居贵阳，孕期喜吃海鲜。体查：望之精神好，哭吵，抓痒，面颊部皮肤肿胀潮红，丘疹融合成片，有部分渗出、结痂，头颈部皮肤红肿渗出明显，全身皮肤可见细小红色丘疹，皮肤干燥、充血，咽部无充血，心、肺（-），舌尖质红苔白腻，指纹稍紫不滞。

刻下症：烦躁易哭，头颈、颜面与全身皮肤红疹，部分融合成片，或流水，或有抓痕，舌尖质红苔白腻，指纹紫。患儿母亲喜食海鲜，海鲜属腥发之物，多食易酿湿生热，传于胎儿，故患儿胎内湿热较甚，加之在异地出生，出生地潮湿，水土不服，出生后20日即发皮疹，产前与产后湿热之邪搏结皮肤，湿热之邪蕴而不解，从肌肤发为皮疹，且皮疹日渐加重，表现为皮疹融合成片，皮肤红肿、渗出、流水、结痂、抓痒，舌尖质红苔白腻等。故病为湿疹，为湿热内蕴，搏结肌肤，治以清热凉血化湿，疏风止痒。方拟消风散加减：丹皮6g，当归6g，玄参6g，白鲜皮6g，防风3g，生地6g，连翘3g，蛇床子6g，茯苓10g，黄芩6g，山栀6g，蝉衣3g，竹叶3g，甘草3g。3剂，水煎服，每次40mL，每日5次，每日1剂。嘱其母少吃海鲜，患儿多饮水。

二诊（1997年5月26日）：服药后头顶、颜面、全身湿疹逐渐消退，颜色变浅，红肿消退，与前次就诊时相比明显好转，皮疹已干燥，有脱屑，无渗出，睡眠易惊，吃奶尚可。体查：舌质淡红苔白微腻，指纹淡红。初诊药证相投，全身湿疹基本消退，颜面红肿、皮疹渗出已退，患儿皮肤又现红润，活泼如常，说明湿热内蕴渐除，故守初诊方，但恐苦寒伤阴，去山栀等，以继清余邪，巩固疗效。处方：丹皮6g，当归6g，玄参6g，白鲜皮6g，防风3g，生地6g，连翘3g，蛇床子6g，黄芩6g，蝉衣3g，竹叶3g，甘草3g。3剂，煎服法及医嘱同初诊。复诊，全身湿疹基本消退，颜面已无红肿、渗出。

按：本医案为婴儿典型湿疹（渗出型），皮疹重，有流水与渗出，抓痒甚，皮肤红肿，反复发

作,以颜面、头顶皮肤潮红、肿胀明显,且湿疹融合成片,呈现出红色皮疹抓痒—肿胀渗出—干燥结痂—脱皮的过程,其父母多方投医,焦虑之心可想而知,抱最后一线希望求治中医。接诊患儿后,黄老审明病因,乃胎内与出生后湿热内蕴所致,故治以凉血活血(丹皮、当归、生地),清热化湿(蛇床子、白鲜皮、山栀等),疏风止痒(蝉衣、防风)。诸药合用,收效显著,复诊所见患儿,与初诊时判若两人,活泼如常。中药治疗湿疹,若辨证准确,疗效明显。

(整理:岳志霞、孙海鹏、陈竹　　审阅:彭玉)

176. 辨治小儿紫癜,血热妄行之证

小儿紫癜,血热妄行之证。 治以清热凉血止血。

患者:周××,女,8岁	医案编号:078H021
中医诊断:紫癜(血热妄行)	西医诊断:过敏性紫癜
治法:清热凉血止血	方药:自拟方
主诉:双下肢紫癜半个月,加重5日	

初诊(1997年7月9日):患儿半个月前无明显诱因发现双下肢皮肤有紫色斑点,大如米粒,小如针尖,色红不痒,皮肤无红肿及发热,关节活动自如,未予以治疗。10日前紫斑自然消退。5日前双下肢皮肤又出现红色斑点,较前次增多,紫斑大小、颜色同前,不痒,呈对称性,自诉口鼻干燥,喜饮水,便干尿黄,食可。病后精神好,无关节痛与腹痛,无鼻衄、便血、皮疹、发热与咳嗽。体查:体温36.5 ℃。望之精神可,面色正常,双下肢皮肤有密集、大小不一的红色斑点,大如米粒,小如针尖,色鲜红,压之不褪色,不高出皮肤,可见少许紫色斑点,胸背部皮肤未见紫斑;咽红,舌质红苔薄白,心、肺(-),腹软,无压痛,脉细。血常规检查:血红蛋白浓度130 g/L。尿常规检查:正常。心电图检查:正常。

刻下症:双下肢对称性红色斑点,如米粒或针尖状大小,色鲜红,不痒,口鼻干燥,口渴,食可,便干尿黄,舌质红苔薄白,脉细。平素喜饮冷水,余无特殊。本病属"血证"范畴。患儿有口鼻干燥,便干尿黄,舌质红,紫斑色红,素喜饮凉水,为体内热盛之征象;热甚则迫血妄行,血不循经,泛溢于肌肤,故见皮下紫癜,色红,量多。本病为紫癜,证属血热妄行,为实证,病位在血分。紫癜的发生与气血关系密切,心主血,肝藏血,脾统血,血在脉中运行有赖于心之推动、脾之统摄、肝之储藏。因此,气不摄血或血热妄行均致血行脉外,发生紫癜,治以清热凉血止血。自拟方:白茅根10 g,生地10 g,连翘10 g,大蓟10 g,小蓟10 g,玄参10 g,乌梅6 g,僵蚕6 g,葛根10 g,赤芍10 g,泡参10 g,射干10 g,茯苓10 g,甘草6 g。2剂,水煎服,每次80 mL,每日4次,每日1剂。嘱避免感冒,注意休息。

二诊(1997年7月28日):本病病程短,患儿一般情况好,为紫癜轻证,经清热凉血止

血,血分之热减轻,故未见新增紫癜;口干鼻燥,夜晚咳嗽,无发热。体查:皮肤未见新增红斑,原红斑颜色褪为紫色,左外鼻道可见1个溃疡点,咽微红,舌质淡红苔薄白,脉平,心、肺(-)。服药后皮下紫癜未增多,原有紫斑渐退,但口干鼻燥、鼻有溃疡,说明肺热仍盛。故初诊方去茯苓、玄参,加银柴胡、黄芩清肺热;咳嗽为肺气失宣,加紫菀、款冬花、五味子止咳化痰。处方:白茅根10 g,生地10 g,连翘10 g,大蓟10 g,小蓟10 g,黄芩10 g,乌梅6 g,僵蚕6 g,葛根10 g,赤芍10 g,泡参10 g,射干10 g,紫菀10 g,银柴胡6 g,款冬花10 g,五味子6 g,甘草6 g。3剂,煎服法同初诊。

三诊(1997年8月4日):服药后皮下紫癜消退,咳止,二便可,食好。体查:望之精神好,紫癜消退,颜色变浅,外鼻道溃疡结痂,咽不红,舌质淡苔薄白,心、肺(-)。服药后症状减轻,咳止,皮下紫癜消退,药证相符,守二诊方,加竹叶清余热,去葛根、泡参、射干、紫菀。处方:白茅根10 g,生地10 g,连翘10 g,大蓟10 g,小蓟10 g,黄芩10 g,乌梅6 g,僵蚕6 g,赤芍10 g,银柴胡6 g,款冬花10 g,竹叶6 g,五味子6 g,甘草6 g。3剂,煎服法同初诊。

四诊(1997年8月11日):昨日因感冒,咽部不适,双下肢紫斑复现,但量少色红,无发热,流涕。体查:咽红,舌质淡苔薄白,心、肺(-)。尿常规检查:正常。体温36.5 ℃。患儿流涕,咽部不适为外感风热之症状,紫癜因外感风热伤络而复发,所幸量少,治以疏风清热,凉血止血为主。处方:白茅根10 g,生地10 g,黄芩10 g,大蓟10 g,小蓟10 g,乌梅6 g,蝉衣6 g,葛根10 g,赤芍10 g,当归6 g,防风6 g,红花6 g,竹叶6 g,五味子6 g,甘草6 g。3剂,煎服法同初诊。

按:患儿紫癜经清热凉血止血后痊愈,又因余热未解,复外感风热,内外合邪伤络,致皮下紫癜复发。黄老调整治疗方案,以清热疏风,凉血止血为主,加用蝉衣、葛根、防风增强疏风清热之力,加当归活血化瘀以生新血。随访,服药后感冒痊愈,紫癜未复发。本医案提示紫癜可因外感风热复发,故应以预防感冒为先。

(整理:岳志霞,孙海鹏,陈竹　　审阅:彭玉)

177. 辨治小儿水痘,邪郁肺卫之证

水痘,邪郁肺卫之证。　治以清热解毒,佐以除湿。

患者:牟××,男,4岁	医案编号:078H029
中医诊断:水痘(邪郁肺卫)	西医诊断:水痘
治法:清热解毒,佐以除湿	方药:银翘散加减
主诉:皮肤水疱疹1日	

初诊(1998年1月15日):1日前家长发现患儿全身皮肤出现红色疹子、水疱,皮肤瘙

痒,伴流清涕,鼻塞,尿黄,大便正常,疑似水痘,前来就诊。患儿病后精神好,无发热、咳嗽,曾服板蓝根冲剂效果欠佳。近日患儿在幼儿园有水痘接触史。未接种水痘疫苗。体查:体温36.8 ℃。望之精神好,颜面、胸背部皮肤可见红色斑丘疹、水疱、结痂,水疱壁薄透亮,根盘红肿,皮疹向心性分布,咽部充血,舌质淡红苔白,心、肺(-)。

刻下症:全身皮肤有红色斑丘疹、水疱,结痂,瘙痒,流清涕,鼻塞,尿黄,舌质淡红苔白,脉浮。外感时行之邪从口鼻而入,蕴郁肺脾,肺主皮毛,外邪袭肺,故流涕、鼻塞;脾主肌肉,邪毒与内湿相搏,湿热从肌表外发则发为水疱。本病为水痘初起,风热轻证,病位在肺脾,治当清热解毒,佐以除湿。方拟银翘散加减:银花6 g,连翘6 g,竹叶6 g,板蓝根10 g,苍术10 g,薏苡仁10 g,茯苓10 g,防风6 g,蝉衣6 g,荆芥6 g,桔梗6 g,黄芩6 g,甘草6 g。3剂,水煎服,每次80 mL,每日4~5次,1.5日1剂。嘱:①避免抓破水痘,以防感染;②注意精神状态和体温;③避免食用辛辣食物与发物,以清淡食物为佳。

二诊(1998年1月19日):服药后疹减,涕止,口干饮水。今日大便黄稀2次,纳可,无呕吐。体查:望之精神好,原有水疱已结痂,未见新增水疱,咽不红,舌质红少津苔白,脉浮,心、肺(-),体温36.5 ℃。患儿外感时行之邪,搏结肌肤,从肺脾而发,故皮肤可见斑丘疹、水疱。经清热解毒除湿,邪毒外透,内湿渐化,故皮肤水疱减少。本期治当清余邪,调脾胃,继用初诊方加减。处方:银花6 g,竹叶6 g,黄芩6 g,板蓝根10 g,麦芽6 g,建曲6 g,苍术10 g,茯苓10 g,薏苡仁10 g,白芍6 g,生地6 g,甘草6 g。2剂,水煎服,每次80 mL,每日4~5次,2日1剂。

按:水痘由疱疹病毒所致,为儿科常见传染病,传染性极强。《小儿药证直诀》载:"其疮出有五名,肝为水,以泪出如水,其色青小。肺为脓,如涕稠浊,色白而大。心为斑,心主血,色赤而小,次于水。脾为疹,小次斑疮,其主裹血,故赤色黄浅也。"本例患儿,皮肤发红色斑丘疹、水疱,瘙痒,流清涕,鼻塞,为水痘初起,风热轻证,病位在肺脾。因诊断早,治疗早,经中药疏风、清热、解毒、除湿、止痒治疗后,效果较好。

(整理:岳志霞,孙海鹏,陈竹　　审阅:彭玉)

178. 辨治痒风,阴虚内热,虚风内动之证

老年人,反复皮肤瘙痒,阴虚内热,虚风内动之痒风。治以清热凉血,以达"血行风自灭"之目的。

患者:张××,男,68岁	医案编号:078Q081
中医诊断:痒风(阴虚内热,虚风内动)	西医诊断:慢性荨麻疹
治法:清热凉血,止痒	方药:犀角地黄汤加减
主诉:全身反复皮肤瘙痒8年,复发3日	

初诊（2009 年 2 月 9 日）：8 年前，因遇风吹，周身皮肤出现瘙痒，经西医治疗（具体不详）后好转，后每遇风吹，周身皮肤便出现红疹、瘙痒，遇热更甚，但自行用西药（具体不详）涂擦后，瘙痒暂时得到缓解。3 日前，因天气变化，被风吹后，皮肤瘙痒复发，自服西药不能缓解，故特来就诊。现患者皮肤瘙痒甚，多处可见皮疹，色淡红，有抓痕，并见皮下出血，午后两颧发红。体查：望之精神尚可，病后无发热，二便调。

刻下症：全身皮肤瘙痒，遇热更甚，伴散在淡红色皮疹、抓痕、皮下出血，午后两颧发红，舌质红苔黄，脉细数。否认皮肤传染病病史；有皮肤过敏史，皮疹春、冬季节多发。患者年过六旬，全身反复皮肤瘙痒达 8 年，病程长，反复难愈，此乃邪毒郁滞，阴血亏耗，虚风内生，每感受风、热之邪，内外合邪，客于经络，则血热妄行，皮疹随之而发，冬、春季节尤甚。因毒可随疹泄，故皮疹时隐时现，皮肤瘙痒，甚则出现抓痕、皮下出血等。午后颧红，舌质红苔黄，脉细数，为阴虚内热之征象。本病为痒风，证属阴虚内热，虚风内动，治以清热凉血，止痒。方拟犀角地黄汤加减：水牛角 30 g$^{（先煎）}$，生地 15 g，紫草 15 g，丹皮 15 g，苦参 12 g，黄柏 10 g，川芎 15 g，蝉衣 10 g，黄芩 15 g，土茯苓 20 g，地骨皮 15 g，赤芍 10 g，茯苓 15 g，甘草 10 g。3 剂，水煎服，每日 1 剂。嘱避免受风，忌食辛辣。

二诊（2009 年 3 月 1 日）：皮肤瘙痒缓解，仍有散在性陈旧的红疹，部分融合，散在皮下出血。体查：望之精神可，颧红，陈旧性皮疹散在，未见新疹，皮疹部分融合，皮下有少许紫斑，咽不红，舌质红绛苔黄而少，脉细数。服药后皮肤瘙痒开始缓解，说明病有转机，但皮疹尚未完全消散，此乃风热未清所致，守初诊方去黄柏、茯苓、苦参、土茯苓、紫草等，加防风、苍耳子疏散风邪，防风又可散内外之风；配白花蛇舌草、徐长卿，同时水牛角加量，以增清热之功；乌梅配甘草，有酸甘化阴之效。处方：水牛角 50 g$^{（先煎）}$，丹皮 15 g，徐长卿 15 g，苍耳子 15 g，乌梅 15 g，地骨皮 20 g，蝉衣 15 g，生地 15 g，赤芍 15 g，白花蛇舌草 20 g，川芎 15 g，防风 15 g，甘草 10 g。3 剂，煎服法同初诊。

三诊（2009 年 3 月 9 日）：皮肤瘙痒减轻，散在红疹，手抓则起红痕，皮肤干燥，散在细小出血。体查：皮肤散在陈旧性红疹、红痕，皮下紫斑色暗渐消，舌尖质红苔黄，脉弦细。服药后皮肤瘙痒症状大减，皮疹已渐退，因阴液不足，阴虚内热仍存，后期宜滋阴清热，进行调理，故改以滋阴清热为治。因痒疹逐渐减少，为血热减轻，故去水牛角等，用白鲜皮、炒山栀等清热解毒之品。处方：徐长卿 10 g，苍耳子 10 g，地骨皮 20 g，乌梅 10 g，蝉衣 10 g，地黄 15 g，白鲜皮 20 g，麦冬 20 g，当归 15 g，川芎 15 g，炒山栀 15 g，甘草 10 g。3 剂，煎服法同初诊。随访，痊愈。

按：本医案为以皮肤瘙痒、抓痕、皮下紫斑为特点的慢性反复发作性皮肤疾病，黄老按照"痒风"论治。《圣济总录》言："论曰风瘙痒者，表虚卫气不足，风邪乘之，血脉留滞，中外鼓作，变而生热。热则瘙痒，久不瘥。淫邪散溢，搔之则成疮。"临床上，痒风是以皮肤瘙痒、结痂等症状为特点的一类皮肤病，病名最早见于《外科正宗》。本病患者病程长达 8 年，反复发作，冬季、春季及遇热发作明显，此为阴虚内热、虚风内动之体复感风邪，风邪客于经络，血热妄行，皮疹从肌肤而发。黄老先以凉血、散瘀、祛风治其皮肤瘙痒，待标症解除，继以滋阴清热为治,治其阴虚之本。二诊后,痒疹逐渐减少,为血热减轻,故三诊去水牛角,用白鲜皮、炒山栀等清热解毒之品。诊治3次痊愈。

（整理:彭玉,朱未旻,孙海鹏　　审阅:彭玉）

179.辨治小儿皮疹,阴虚内热,湿热内蕴之证

阴虚内热,湿热内蕴之皮疹。初期治以养阴清热,健脾利湿;后期治以益肝补肾,清解余邪。

患者:魏××,女,13岁　　　　　　　医案编号:078Q106
中医诊断:皮疹(阴虚内热,湿热内蕴)　西医诊断:皮疹原因?
治法:养阴清热,健脾利湿　　　　　　方药:自拟方
主诉:皮疹1年,加重1周

初诊(2009年8月10日):1年前无明显诱因患儿全身出现皮肤红疹,颜面尤甚,疹如针尖大小,色红密集,摸之碍手,瘙痒,时有水疱,家长未系统诊治,治疗用药不详,患儿身上皮疹、抓痒逐渐消退,颜面皮疹减轻,但时有反复。1周前患儿无诱因颜面红疹突然增多,疹尖有白点,抓破后有少许流水,无痒痛,无发热、咳嗽,病后曾服清火的中成药(具体不详),效果不明显。病后精神好,口干,尿黄,多汗,大便调。否认药物与食物过敏史,否认传染病病史。平素体健。月经初潮11岁,经行时间正常,时有腹痛和血块。体查:望之精神可,面色正常,颜面有较多散在的米粒样疹子,色暗红,压之无褪色,疹间皮色正常,疹尖有白点,疹子无融合、结痂,躯干四肢皮肤未见皮疹,咽不红,舌质红苔薄白,心、肺(－),脉细弦无力。

刻下症:颜面红疹,米粒大小,摸之碍手,疹尖色白,破后有水,无痒感,无水疱,口干,尿黄,多汗。患儿正值青春期,阳气旺盛,激素水平不稳定,本身容易出现皮疹。患儿有皮疹病史1年,因疹无瘙痒,为病邪在里,体内热盛所致,非外风致病。皮疹色红,口干尿黄,舌质红,为热入营血,迫血外出,溢于皮肤所致。疹尖色白,破后有水,为湿热内蕴之征象。经行有血块、腹痛,为气滞血瘀之征象。本病病程较长,病情反复,热盛易伤阴,故有口干多汗。本病为皮疹,证属阴虚内热,湿热内蕴,治宜养阴清热,健脾利湿。自拟方:苦参10 g,黄柏15 g,蝉衣15 g,防风15 g,女贞子20 g,旱莲草15 g,生地15 g,玄参10 g,山茱萸20 g,徐长卿10 g,白芍15 g,制首乌20 g,当归15 g,甘草10 g。3剂,水煎服,每日1剂。嘱:①保持肌肤清洁;②避风;③清淡饮食,忌食辛辣。

二诊(2009年8月14日):服药后红疹好转,未新增,口干好转,尿黄减轻,汗减,月经至,经行正常。体查:望之精神可,颜面皮疹开始消退,疹子变瘪,颜色淡,未见新增皮疹,咽不红,舌质红苔白,心、肺(－),脉细弦。服药后皮疹较前消退,舌质红。经养阴清热、健脾利

湿后,阴液得补,虚风得除,方中防风、蝉衣疏风,苦参、黄柏清热燥湿,湿热渐清则皮疹消退缓解。药证相符,守初诊方,去防风、蝉衣、玄参、徐长卿、制首乌,加茯苓、薏苡仁,以助健脾化湿之力;加紫草凉血活血,解毒透疹,以助清热燥湿之力。治以养阴清热,健脾利湿。自拟方:女贞子20 g,旱莲草10 g,黄柏15 g,苦参10 g,生地15 g,当归15 g,白芍15 g,山茱萸20 g,茯苓20 g,紫草10 g,薏苡仁15 g,甘草10 g。3剂,煎服法及医嘱同初诊。3剂药后效果显现。

三诊(2009年8月20日):颜面大部分皮疹已消退,额部尚有少许皮疹,未新增皮疹。体查:口不干,额部有少许皮疹,疹消处无色素沉着,舌质稍干尖红苔白,心、肺(-),脉沉细弦。体内湿热已除,皮疹好转,但额部余少许皮疹质稍干。舌尖质红,为余热未尽之征象。效不更方,去白芍,继加蝉衣、防风疏风,加桑叶、知母清解余热,治以益肝补肾,清解余邪。二诊方加减:女贞子20 g,旱莲草15 g,黄柏15 g,苦参12 g,生地15 g,当归15 g,山茱萸15 g,茯苓20 g,紫草10 g,防风10 g,蝉衣10 g,桑叶10 g,知母15 g,甘草10 g。3剂,煎服法及医嘱同初诊。3剂药后痊愈。

按:本医案患儿处于青春期,体内阳气旺盛,体内热易盛,与湿相搏结易于发为皮疹,故青春期青少年多有皮疹发生。本病病程1年,体内热易于耗伤阴液,黄老辨为阴虚内热,湿热内蕴之证,效果明显,三诊而愈。方中女贞子、旱莲草、山茱萸益肝补肾,配苦参、黄柏补肾泻火更佳;紫草性寒,有清热凉血,解毒透疹之功,经见《本草正义》:"紫草气味苦寒,而色紫入血,故清理血分之热。古以治脏腑之热结,后人则专治痘疡,而兼疗瘢疹,皆凉血清热之正旨……且一切血热妄行之实火病……皆在应用之例"。黄老临床上对血热毒盛之皮疹、麻疹或斑疹等透发不畅,常用蝉衣、牛蒡子、连翘、荆芥配伍,清热透疹效好;常与凉血解毒药如丹皮、赤芍、当归、生地等同用,以取"清热凉血活血则风自灭"之义。

(整理:谢莹,孙海鹏,陈竹　　审阅:彭玉)

180. 辨治小儿紫癜,血热夹湿之证

反复紫癜,血热夹湿证。初期治以清热解毒凉血,疏风除湿;后期治以清解余邪,健脾养阴益气。

患者:廖某,女,9岁	医案编号:078Q111
中医诊断:紫癜(血热夹湿)	
西医诊断:①过敏性紫癜;②上呼吸道感染	
治法:清热解毒凉血,疏风除湿	方药:自拟方
主诉:反复皮下紫癜伴阵发性上腹痛1个月	

初诊(2009年5月12日):患儿1个月前感冒后,出现双下肢皮肤皮疹,小如针尖,大如米粒,大小不一,色红不痒,伴腹部阵痛,双踝关节红肿疼痛,行走不便,自诉病发时咽部不适,曾在外院诊为过敏性紫癜,检查血常规、血小板、尿常规均正常。经口服泼尼松10 mg/次,每日2次,3日后皮疹消退,但腹部隐痛仍在,一日数发,每次数分钟至20 min可自行缓解,双踝关节疼痛,双下肢皮肤偶有数粒紫色皮疹再现,故求助中医。病后纳可、二便正常,精神尚可,无发热、黑便、吐泻、头昏、尿血、鼻出血、齿龈出血、水肿。既往无类似病史,无药物过敏史,否认传染病病史。体查:望之精神好,面色正常,咽红,扁桃体Ⅱ度红肿,舌尖质红苔黄厚,脉细,心、肺(-),腹平软,剑突下轻压痛,肝脾未扪及。

刻下症:上腹隐痛阵作,每日数发,下肢紫癜,双踝关节疼痛,咽红,舌尖质红苔黄厚。血常规检查:血红蛋白浓度130 g/L,血小板计数95×10^9/L,白细胞计数8.2×10^9/L,中性粒细胞比率64%,淋巴细胞比率36%。尿常规检查:尿蛋白(±),大量磷酸盐。小儿病前有感冒史,治疗后余邪未尽,蕴郁于皮毛肌肉之间,当遇风热之邪从口鼻而入,与气血相搏,热伤血络,迫血妄行,溢于脉外,渗于皮下,发为紫癜。热与湿邪相搏,结于关节,郁于肠间,则关节肿痛,腹部疼痛。舌尖质红苔黄厚为湿热之征象,湿性黏滞,易滞留关节、经脉、肠间,故紫癜反复难愈。本病为紫癜,证属血热夹湿,治以清热解毒凉血,疏风除湿。自拟方:生地10 g,紫草10 g,黄芩10 g,黄连6 g,玄参10 g,茯苓10 g,山栀10 g,薏苡仁15 g,元胡6 g,赤芍6 g,防己10 g,防风10 g,蝉衣6 g,甘草6 g。3剂,水煎服,每次100 mL,每日4次,每日1剂。嘱:①注意休息;②避免感冒;③进食无渣、易消化饮食,多饮水;④3日复查1次尿常规,观察有无关节肿胀,以防紫癜性肾炎发生;⑤注意观察腹痛发作情况。

二诊(2009年5月15日):服药后,腹痛发作间隔时间延长,以胃脘为中心,阵痛不定时,痛时恶心,喜屈曲位。双踝关节疼痛,咽部不适,无腹泻。体查:望之精神好,面色正常,双下肢皮下紫癜颜色变浅,未再新增,但上肢皮下可见新增数粒针尖大小红色皮疹,咽红,扁桃体Ⅰ度肿大,充血减轻,舌质淡红苔黄腻,脉细。腹平软,剑突下压痛。大便隐血检查:(+)。尿常规检查:(-)。服药后腹阵痛次数减少,紫癜时有反复,此为风热湿邪未尽所致。肠间被灼伤之脉络未愈,血溢肠间故有便血,治以清热解毒,凉血利湿为主。自拟方:生地10 g,紫草10 g,黄芩10 g,玄参15 g,薏苡仁10 g,赤芍15 g,防己15 g,桑枝10 g,银花10 g,连翘10 g,竹叶6 g,苦参10 g,厚朴6 g,赤小豆10 g,甘草6 g。3剂,水煎服,每日1剂。其他治疗:①泼尼松,减轻肠道水肿充血与腹痛,10 mg/次,每日2次;②维生素K_4,8 mg/次,每日2次。嘱每周复查血常规、尿常规、大便隐血,忌食粗纤维食物,卧床休息,观察有无腹痛与新增紫癜等。

三诊(2009年5月22日):双踝关节痛止,仍有腹痛,大便正常。体查:望之精神好,咽红,舌尖质红苔稍黄腻,脉细。皮下紫癜未再新增,原有紫癜色暗,渐消退。腹部无固定压痛点。血常规复查:血红蛋白浓度110 g/L,白细胞计数9.0×10^9/L,血小板计数110×10^9/L,中性粒细胞比率68%,淋巴细胞比率32%。出血时间、凝血时间正常。大便常规检查:(-)。大便隐血检查:(-)。尿常规检查:(-)。药证相符,血热渐除,血循经中,紫癜消退,双踝关节痛止,但腹痛,舌尖质红苔黄腻,提示中焦湿热未除,气机阻滞不畅。紧守二诊方,去桑枝、银花,加仙鹤草、丹皮加强凉血活血之功。血常规、尿常规、大便常规检查正常,大便隐血检查(-),再口服激素1周后开始减量。自拟方:生地10 g,紫草10 g,黄芩10 g,玄参15 g,薏苡仁10 g,赤芍15 g,防己15 g,连翘10 g,竹叶6 g,苦参10 g,厚朴6 g,赤小豆10 g,丹皮6 g,仙鹤草6 g,甘草6 g。3剂,水煎服,每日1剂。其他治疗:泼尼松减量至7.5 mg/次,每日2次;维持1周后再减至5 mg/次,每日2次。医嘱同二诊。

四诊(2009年5月28日):服药后症减轻明显,食可,二便正常,偶有腹痛。紫癜消退未现。体查:望之精神好,咽不红,舌尖质红苔稍黄厚,脉细。效不更方,紧守三诊方,再进3剂,用黄芩、生地、紫草、丹皮、赤芍、仙鹤草清热凉血止血,苦参、厚朴、赤小豆、薏苡仁健脾燥湿。因中焦热毒湿盛,肠道黏膜受损,血行脉外,经脉气机阻滞,故腹痛一直未缓解,舌苔腻难以化解。经口服激素抗过敏、消肿,三诊后诸症缓解明显,故四诊效不更方。激素继续减量后,病情无反跳或加重,治法同初诊。自拟方:生地10 g,紫草10 g,黄芩10 g,玄参15 g,薏苡仁10 g,赤芍15 g,防己15 g,连翘10 g,竹叶6 g,苦参10 g,厚朴6 g,赤小豆10 g,丹皮6 g,仙鹤草6 g,甘草6 g。3剂,水煎服。医嘱同三诊。其他治疗:泼尼松继续减量为5 mg/次,每日1次,5日后停药。

五诊(2009年6月11日):腹痛、关节痛消失,紫癜愈,仅多汗。体查:望之精神好,皮下无紫癜,舌尖质红,舌苔稍黄厚。三大常规检查均正常。患儿热毒湿渐除,血循常道,故诸症愈。多汗为气阴两虚,腠理不固所致。现激素已停1周,病情稳定。治以清解余邪,健脾养阴益气。自拟方:苍术10 g,薏苡仁10 g,厚朴6 g,黄芩6 g,赤芍10 g,竹叶6 g,生地6 g,茯苓10 g,枳壳6 g,陈皮6 g,滑石10 g,甘草6 g。3剂,水煎服,每日1剂。停激素。因患儿上学,家住郊区,就诊不便,家长要求暂停服药。嘱:①注意调理患儿饮食起居;②避免感冒诱发;③若紫癜复发,速就诊。3剂后治愈。

按:本医案为典型过敏性紫癜,以腹痛、双踝关节疼痛为主诉,皮下反复紫癜出现,治疗中大便隐血(+),腹痛阵作难愈,关节疼痛缓解较慢。黄老配合口服激素中西医结合治疗,中药清热解毒,凉血利湿,以祛除热毒湿;西药激素抗过敏、消除肠道血管水肿。短时间内腹痛、关节痛止,紫癜消失,大便隐血(-),血常规、尿常规、大便常规检查及出血时间、凝血时间正常。本医案中西医结合治疗过敏性紫癜的效果强于单用中药或西药治疗的效果,其优势在于:①中药既可消除风热湿胶着之邪,又可减缓激素减量后的病情反跳;②治疗贵在坚持,患儿湿热之邪黏滞难消,致紫癜、腹痛、关节肿痛反复难愈,因此,增强家长信心是保证患儿能坚持服用中药、治愈疾病的基础,同时在激素维持量期间放缓减量时间,能有效防止或减少病情复发,起到缩短病程的作用。

(整理:谢莹,孙海鹏,陈竹　　审阅:彭玉)

181. 辨治小儿湿疹,湿热内蕴之证

湿疹,湿热内蕴之证。 治以清热祛湿,疏风止痒,佐以养阴生津。

患者:高××,男,4个月	医案编号:078Q112
中医诊断:湿疹(湿热内蕴)	西医诊断:婴儿湿疹
治法:清热祛湿,疏风止痒	方药:自拟方
主诉:头面、颈部反复湿疹3个月	

初诊(2010年4月27日):患儿出生后1个月以来,头面部出现红色细小皮疹,如针尖大小,抓痒,家长自用外用药(具体不详)涂擦,但皮疹时轻时重,反复发作,逐渐蔓延至颈部,皮疹时有流水,但流水不多,患儿烦躁不安,夜间哭闹。病后无发热、皮肤红肿,吃奶好,小便色黄,大便正常。患儿为混合喂养(母乳＋奶粉),尚未添加辅食。患儿母亲系G1P1;患儿系足月儿,平产,出生体重3.2 kg。体查:望之精神好,面色正常,头面、前额、眉、下颌部、颈部可见红色针尖大小斑丘疹、疱疹,疹尖可见白点,局部皮疹融合、有渗出、结痂,皮肤粗糙、增厚,咽不红,舌质淡红苔白滑,心、肺(－),指纹紫。

刻下症:头面、颈部红色皮疹,皮疹如针尖大小,流水不多,抓痒,烦躁不安,夜间哭闹,尿黄,舌质淡红苔白滑,指纹紫。孕母喜吃辛辣之物。患儿出生后皮肤即出现头面、颈部红色皮疹,有流水、渗出、结痂,皮肤粗糙、增厚,抓痒。这种情况一是与孕母孕期食用辛辣之物有关,胎内湿热较盛;二是生后外受风湿,与内蕴湿热胶结,从肌肤而发,因风热为阳邪,风善行数变,头为诸阳之首,故疹发以头面部为甚,疹痒并逐渐蔓延增多。疹反复发作3个月未愈,疹痒致烦躁、夜间哭闹不安。舌苔白滑、小便色黄为湿热内蕴之征象。本病为湿疹,证属湿热内蕴,为实热之证,治以清热祛湿,疏风止痒。自拟方:地骨皮4 g,徐长卿4 g,乌梅3 g,蝉衣3 g,地肤子6 g,苍耳子6 g,防风4 g,生地4 g,紫草4 g,黄柏4 g,甘草4 g。4剂,水煎服,2日1剂。暂停使用外搽药。嘱:①多饮水;②注意颜面皮肤的清洁,避免刺激性用品。

二诊(2010年5月4日):湿疹渐退,抓痒较前减少,夜间仍哭闹,饮食好,大小便正常。体查:疱疹、红斑渐退,多处结痂,舌质红苔白滑,指纹红细。服药后,湿热之邪得解,故湿疹渐退,但患儿病程已久,余邪尚待清解。本医案为受风湿外侵,湿热内蕴所致湿疹,初诊以清热祛湿,疏风止痒为主,方用地骨皮、徐长卿、生地、紫草、黄柏清热利湿凉血,蝉衣、苍耳子、地肤子、防风疏风止痒。服药后疹痒减轻,但因病程较长,一是湿热胶结难以清解,二是易于损伤阴液,三是苦寒清热又恐耗伤阴液,故二诊守初诊方,相应减少苦寒清热之品,如徐长卿、紫草、黄柏等;加清热利湿之白鲜皮、丹皮、僵蚕等,同时丹皮凉血活血,取"血行风自灭"之义;白芍助乌梅养阴生津,又不碍湿。治以清热祛湿,疏风止痒,佐以养阴生津。处方:地骨皮4 g,丹皮4 g,乌梅4 g,蝉衣3 g,地肤子6 g,白鲜皮6 g,防风4 g,僵蚕4 g,桂枝3 g,白

皮肤病证

芍6 g,大枣3枚,甘草4 g。4剂,2日1剂。煎服法及医嘱同初诊。4剂药后效果显现。

三诊(2010年6月22日):皮疹愈,夜间无哭闹,饮食正常,二便正常。已加少许蛋黄,恐皮疹复发就诊。体查:望之精神好,头面、颈部皮疹已退,结痂多有脱落,无新疹出现,舌质淡红苔薄白,指纹红细。因二诊后皮疹已消退,未复发。近期因添加辅食鸡蛋,为防湿疹复发,家长要求继续服药。湿疹易于复发,本病疹消后,阴液耗伤,未及时调养,恐余邪未尽,守二诊方,减僵蚕、桂枝、白芍,加生地、黄柏清热利湿,薏苡仁健脾燥湿,赤芍助丹皮凉血活血,再进4剂。治以养阴清热,疏风止痒。处方:地骨皮4 g,丹皮4 g,乌梅3 g,蝉衣3 g,地肤子6 g,白鲜皮6 g,防风4 g,大枣3枚,生地6 g,黄柏4 g,薏苡仁6 g,赤芍3 g,甘草4 g。4剂,煎服法及医嘱同初诊。4剂后痊愈。

按:湿疹是一种常见的过敏性炎症性皮肤病,常有多种形态,容易减轻、加重或复发,边界一般不太清楚。皮疹容易发生于两侧并或多或少对称,根据急性或慢性程度而有红斑、丘疹、水疱、糜烂、鳞屑、结痂、色素增加或减少、皲裂或苔藓样变化等不同表现,其中数种表现往往混杂在一起,有时先后发生。因常发生在小婴儿,又称为"奶癣",多与孕母孕期饮食有关。黄老根据皮疹形态,按照湿疹亚急性期论治,病理因素不离风、热、湿,治疗中始终以清热祛湿,疏风止痒为主,并随证加减。初诊以清热祛湿,疏风止痒为主,方用地骨皮、徐长卿、生地、紫草、黄柏清热利湿凉血,蝉衣、苍耳子、地肤子、防风疏风止痒。服药后疹痒减轻,但因病程较长,故二诊守初诊方,相应减少苦寒清热之品,如徐长卿、紫草、黄柏等,加清热利湿之白鲜皮、丹皮、僵蚕等;白芍助乌梅养阴生津,且不碍湿,还可柔肝息风;加桂枝辛温通阳,可兼制药物过于寒凉。另据现代药理研究报道,桂枝、白芍合用有消炎、抗过敏的作用。

(整理:谢莹,孙海鹏,陈竹　　审阅:彭玉)

182.辨治麻疹(顺证)出疹期,麻毒炽盛之证

高热皮疹,麻疹(顺证)出疹期,麻毒炽盛之证。　治以疏风清热,解毒透疹。

患者:王×,男,9岁6个月	医案编号:078Q119
中医诊断:麻疹(顺证出疹期)(麻毒炽盛)	西医诊断:麻疹(出疹期)
治法:疏风清热,解毒透疹	方药:自拟方
主诉:发热3日,全身皮疹1日	

初诊(2009年4月28日):患儿3日前无明显诱因突然高热(体温39.5 ℃),伴咳嗽、流清涕、咽喉疼痛,服用西药及退热药(具体不详)后,体温偶有下降,继之又高热不退,体温39.2～39.8 ℃。1日前家长发现患儿全身满布皮疹,疹子先从耳后出现,继之头面部、胸腹部、背部出现,泪多,涕多且带有血丝,汗少。病后精神疲乏,大便调,尿黄,无吐泻、头痛、腹

痛,无惊厥。平素体质较弱,体重增长慢。患儿原居住贵州省习水县,1个月前迁居贵州省贵阳市。预防接种史不详,否认麻疹接触史,否认药物过敏史。体查:体重22 kg。热性病容,神倦颈软,面赤目红、唇红,双眼泪汪汪、睑结膜充血,颌下及浅表淋巴结不肿大;耳后、头面部、胸腹、背部皮肤满布红色细小丘疹,疹间皮肤颜色正常,四肢皮疹较少,手足心未见皮疹;口腔颊黏膜充血,麻疹黏膜斑(+),咽红(+),扁桃体无肿大,舌质红苔黄厚,心、肺(-),脉数。血常规检查:白细胞计数7.1×10^9/L,中性粒细胞比率62%,淋巴细胞比率38%。

刻下症:发热,全身皮疹,神倦,面赤目红、唇红,双眼泪汪汪、睑结膜充血,耳后、头面部、胸腹、背部皮肤满布红色细小丘疹,疹间皮肤颜色正常,四肢皮疹较少,口腔颊黏膜充血,麻疹黏膜斑(+),咽红(+),舌质红苔黄厚,脉数。患儿起病急、高热持续不退,3日后全身出现红色皮疹,麻疹黏膜斑(+),伴多泪、流清涕,符合麻疹早期临床诊断标准。麻毒时邪,从口鼻而入,首犯肺卫,肺失清宣,故病初见发热、流涕、咳嗽等类似感冒的表证。麻为阳邪,喜透,脾主肌肉,麻毒侵入气分,正气祛邪外出,则全身满布皮疹,此为麻毒外透顺证之征象。热毒内盛,故症见面红目赤,眼泪汪汪,两颊黏膜红赤,咽红,舌质红苔黄,脉数。本医案患儿高热3日,现虽有流涕、泪汪汪、麻疹黏膜斑(+),但全身皮疹按序出透,疹子颗粒分明,无疹出不畅、疹色晦暗、疹出即隐、神昏谵语等发生,皮疹的出疹顺序、时间等与麻疹顺证出疹期一致,故表明麻疹已进入出疹期,属顺证。一旦疹子在四肢出透而达四末(手足心),即为麻疹透齐。麻邪随疹外透而出,体温逐渐下降。此期麻毒炽盛,病位在肺脾,根据"麻为阳毒""麻喜清凉""麻不厌透"的原则,治疗务必使腠理开,微微汗出,麻毒易由内透外,由里出表,故以宣透解毒为治则,治以疏风清热,解毒透疹。自拟方:北沙参10 g,玄参10 g,太子参10 g,山药10 g,地骨皮10 g,连翘6 g,黄芩6 g,生地10 g,桑叶6 g,僵蚕6 g,蝉衣6 g,建曲6 g,甘草6 g。3剂,水煎服,每次150 mL,每日4次,每日1剂。嘱:①体温超过39.5 ℃时,服退热药对乙酰氨基酚混悬滴剂5 mL;②保持室内空气流通,避免直接吹风受寒;③口腔、鼻腔、眼睛要保持清洁;④多吃清淡、易消化食物,以软食或半流质为宜;⑤多补充水分;⑥隔离至疹退后6日;⑦卧床休息。

二诊(2009年5月5日):服药后第2日疹子全部透齐达手足心,发热开始消退,体温渐正常,咽痛好转,声音嘶哑,口干,微咳,头面部、胸腹部皮疹开始脱屑,二便好,眠可,有食欲,时感乏力,无心悸、胸闷。体查:望之精神尚可,面色白,唇干裂,咽红,麻疹黏膜斑(-),头面部、胸腹部、背部皮疹消退,皮肤呈糠麸状脱屑,有棕色色素沉着,舌质红少津苔薄白,脉细,心、肺(-)。患儿疹已透齐,热退,胃纳转佳,精神渐复,均为麻毒已外透、邪退正复之征象,此时进入麻疹疹回期(缓解期)。因热病伤津耗液,故有唇干、舌少津、皮肤脱屑、声音嘶哑、微咳等肺气阴不足之症状,治宜益气养阴,清解余邪。处方:北沙参10 g,玄参10 g,太子参10 g,山药10 g,地骨皮10 g,连翘6 g,黄芩6 g,生地10 g,桑叶6 g,僵蚕6 g,蝉衣6 g,建曲6 g,甘草6 g。3剂,煎服法同初诊。3剂后痊愈。

按:本医案为典型的麻疹顺证。患儿就诊时间不同,所处麻疹时期不同,因此,掌握麻疹三期的诊断非常重要。本医案体现了疹前期、疹出期、疹回期的完整辨治过程,可见麻疹从起病、病程、发热与皮疹关系、伴随体征与症状,三期临床表现突出,诊断不难,但因患儿迁居,预防接种史及流行病学资料不详,对诊断有一定影响。临床上小儿发热、皮疹较多,关键在于从发热与皮疹关系、皮疹特点、特殊体征上加以鉴别。治疗以"疹不厌透"为主,以透为顺,内传为逆,顺应其性。麻毒在出疹期变化最快,与患儿体质、感邪轻重密切相关,因此,在出疹期要密切观察皮疹形态、颜色改变、出疹顺序、体温变化等,以防内传厥阴,上扰心神,出现逆证。护理中注意通风,多饮水,注意口腔、眼的清洁,避免发生局部炎症。因麻疹为病毒感染,西医无特异性药物治疗,临床上以中医治疗为主。本医案患儿二诊后疹回热退,病愈,未发生并发症。

(整理:谢莹,孙海鹏,陈竹   审阅:彭玉)

183. 辨治口疮,脾胃湿热蕴结之证

好食辛辣之品,口周疱疹,湿热蕴结于脾胃之口疮。 治以清胃泻火,佐以疏风养阴。

患者:魏×,女,32岁	医案编号:078Q161
中医诊断:口疮(脾胃湿热蕴结)	西医诊断:皮疹?
治法:清胃泻火,佐以疏风养阴	方药:三黄白虎汤加减
主诉:口周疱疹1周	

初诊(2009年6月1日):1周前因过食辛辣食品后,口周、下颌皮肤出现红疹或疱疹,痒痛,抓破后时有流脓,口干舌燥喜饮水,自服清热药后疹子消退不明显。病后因疼痛食少,尿黄,无发热咳嗽,全身皮肤未见皮疹及出血点。因月经延迟未行,自觉双乳胀痛,脾气急躁。口周、下颌红疹,时呈疱疹,抓破后时有流脓,疹痒痛,食少,尿黄,性急。既往体健,喜食辛辣之品,经期常延后,月经约40日1行,经行伴腹痛。否认药物、食物过敏史,否认传染病病史。体查:望之精神可,口唇周围、下颌皮肤可见丘疹,色红、黄豆大小,周围皮肤红肿,破溃处有淡黄色液体渗出与结痂,较密集,部分有融合;咽不红,舌质边有齿痕苔薄黄,心、肺(-),脉细弦无力。小便早孕试验:(-)。

刻下症:颜面皮疹色红、黄豆大小,周围皮肤红肿,破溃处有淡黄色液体渗出及结痂,较密集,部分有融合。舌质边有齿痕苔薄黄,脉细弦无力。患者平时嗜食辛辣之物,日久伤及脾胃,易酿生湿热,故患者为热盛之体。脾主肌肉,足阳明胃经环绕嘴唇,现口周、下颌皮疹色红、疱疹难消、痒痛,责之为中焦脾胃湿热内蕴,热夹风、湿之邪循经上熏发为皮疹。口干喜饮水、尿黄、舌苔薄黄为热盛之征象。观其舌质边有齿痕,脉细弦无力,结合病史,经行延迟、腹痛,其体质本有气血不足。本病为口周皮肤发生皮疹,有破溃,归属"口疮"范畴,证属脾胃湿热蕴结,以治标为主,清胃泻火,佐以疏风养阴。方拟三黄白虎汤加减:石膏

40 g^(先煎),知母20 g,玄参15 g,黄芩20 g,蒲公英20 g,紫花地丁20 g,地骨皮20 g,紫草20 g,川芎15 g,香附15 g,蝉衣10 g,黄柏15 g,生地15 g,天花粉20 g,甘草10 g。3剂,水煎服,每次50 mL,每日4次,每日1剂。嘱:①忌辛辣食物,宜清淡饮食;②切勿用手挠抓;③少用化妆品。

二诊(2009年6月12日):服药后2日红疹开始消退,1周前皮疹愈,大便干。现月经行第2日,经血量不多,色红,无血块,痛经好转,较前明显减轻。无口干舌燥,食增,尿黄减轻,性急。体查:口唇周围、下颌皮肤可见丘疹,色红、黄豆大小,周围皮肤红肿,破溃处有淡黄色液体渗出与结痂,较密集,部分有融合;咽不红,舌质边有齿痕苔薄黄,脉细弦无力,心、肺(-)。本医案皮疹夹有疱疹,疱疹抓破后流水及痒痛,为热夹风、湿之邪内蕴所致,黄老责之阳明热盛,用白虎汤清胃泻热,配黄芩、黄柏、紫草等清热解毒利湿,热退疹消;用川芎等疏肝通络,行气活血,气行则血行,故月经至,乳胀好转。药证相符,初诊方加减。处方:石膏40 g^(先煎),知母20 g,玄参15 g,黄芩20 g,地骨皮20 g,紫草15 g,川芎15 g,天花粉20 g,石斛20 g,山药30 g,竹叶6 g,麦冬20 g,蝉衣15 g,黄柏15 g,甘草10 g。4剂,水煎服,每次50 mL,每日4次,1.5日1剂。医嘱同初诊。随访,经服药后患者痊愈。

按:口疮发生与饮食密切相关。饮食过于辛辣,损伤脾胃,致脾胃湿热内生。因脾主肌肉,足阳明胃经绕唇而循,脾胃湿热壅盛,循经上熏,发于肌肤,则唇周疱疹色红,疹破后有液体渗出。湿热壅盛,阻滞气机,故见经期延迟、经行腹痛及乳胀。经清胃泻火利湿,佐以活血理气,湿热去,经脉通,则疹消,经行而下,腹痛减,乳胀消,诸症愈。因恐日久热盛伤阴,故疹退后仍用石膏、知母、黄芩、黄柏等清余热,用天花粉、石斛、山药、麦冬、玄参、地骨皮等养阴清热,巩固疗效。二诊服药后,患者痊愈。

（整理:詹伟,孙海鹏,陈竹　　审阅:彭玉）

---

184. 辨治小儿湿疹、泄泻,湿热内蕴之证

喂养不当,痰食（湿）积中阻,化生湿热,湿热外泄发为湿疹,在内下注大肠导致泄泻。异病同治,治以清热利湿,健脾助运,祛风止痒。

患者:何××,男,4个月	医案编号:078Q173
中医诊断:①湿疹;②泄泻(湿热内蕴)	西医诊断:①湿疹;②小儿腹泻
治法:清热利湿,健脾助运,祛风止痒	方药:自拟方
主诉:面部皮疹1个月,伴大便稀溏3日	

初诊(2010年1月26日):1个月前患儿无明显诱因出现面部两颊、前额、眉间皮肤发红,继之出现较密集的红色小米粒样皮疹,融合成片,水疱破后流黄色渗出液,痒,烦躁不安,

哭吵明显,皮疹遇哭吵或热时颜色鲜红明显,安静或凉爽时皮疹淡红色。家长自予氟冰霜治疗后,症状未能缓解,皮疹处皮肤增厚,颜色红。3日前初次给患儿添加蛋黄,食后即大便稀,偶带黏液,每日5~6次。病后尿黄少,精神及饮食尚可,无发热、呕吐、惊厥。患儿母亲妊娠期间喜食辛辣之品,系G1P1;患儿系剖宫产,出生体重3.5 kg。已接种结核、乙肝疫苗。患儿系混合喂养,每日母乳4次,奶粉3次(每次150 mL)。体查:体温36.3 ℃。望之精神可,前囟约1.2 cm,平坦,左耳后可扪及1个黄豆大小淋巴结,轻度肿大、质软、活动;面部有红色丘疹和疱疹,以两颊、前额、眉间皮肤为甚,皮疹呈米粒样大小,融合、密集成片,部分融合处皮肤粗糙、增厚,疱疹破溃后有黄色结痂,脸颊两侧皮损呈对称分布,背部皮肤有少量红色丘疹,散在分布,四肢未见皮疹;咽红(+),口腔黏膜光滑无疱疹,舌尖质红苔黄腻,心、肺、腹(-),指纹紫滞。

刻下症:颜面红色米粒样丘疹、疱疹密集成片,部分融合处皮肤粗糙、增厚,有黄色分泌物与结痂,皮疹遇热或哭吵时色鲜红,抓痒、烦躁、哭吵不安;大便稀,偶带黏液,每日5~6次,尿黄少。患儿母亲在妊娠期间喜食辛辣之品,胎儿宫内受孕母湿热之传,加之生后母乳不足,添加奶粉,以致风燥湿热郁结肌肤。初生婴儿阴常不足,阳常有余,风、热、燥均为阳邪,头为诸阳之会,风善行数变,夹热、湿邪上扰清阳之府,湿热熏蒸肌肤则发为皮疹,故疹遇热甚。正如《诸病源候论》所说:"疮者,由肤腠虚,风湿之气,折乎血气,结聚所生……递相对,如新生茱萸子。痛痒搔抓成疮,黄汁出,浸淫生长,折裂,时瘥时剧。"本医案皮疹时间短,色红流黄水,遇热加重,抓痒,烦躁、哭吵不安,舌尖质红苔黄腻,均为湿热内蕴之征象;湿热外泄,发为皮疹,上扰心神则哭吵不安;湿热下注大肠,水谷不分,加之患病时添加辅食,脾运失健,水谷停聚中焦,水谷夹湿热合污而下,发为泄泻,且量多次频,带黏液,尿黄少。皮疹抓痒为湿热夹风邪内蕴之征象。本病为湿疹、腹泻,虽为两病,但证属湿热内蕴,为喂养不当,痰食(湿)积中阻,化生湿热,湿热外泄发为湿疹,在内下注大肠,导致泄泻。异病同治,治宜清热利湿,健脾助运,祛风止痒。自拟方:黄柏4 g,蝉衣3 g,苍术6 g,白术6 g,茯苓6 g,地骨皮4 g,生地榆4 g,防风3 g,荆芥3 g,乌梅4 g,大枣3枚,白芍3 g,甘草4 g。3剂,水煎服,每次10 mL,每日4~5次,2日1剂。嘱暂停添加辅食,多饮水。

二诊(2010年2月2日):大便好转,每日1~3次,呈糊状,饮食尚可。体查:面部丘疹及疱疹明显减少,躯干可见少许红色丘疹。病情好转,药证相符,守初诊方,去黄柏、生地榆等,以防苦寒伤阴;加山药、莲子肉、陈皮以助健脾益气养阴,加僵蚕以清热疏风止痒。处方:苍术6 g,白术6 g,茯苓6 g,蝉衣4 g,地骨皮6 g,防风3 g,荆芥3 g,乌梅4 g,大枣3枚,山药10 g,莲子肉6 g,僵蚕3 g,陈皮4 g,甘草4 g。3剂,煎服法及医嘱同初诊。随访,服药后患儿明显好转。

三诊(2009年2月9日):腹泻愈,湿疹好转,药证相符,以固护脾胃,守二诊方,去荆芥等,加薏苡仁、白芍继进。处方:苍术6 g,白术6 g,茯苓6 g,莲子肉6 g,薏苡仁6 g,地骨皮4 g,蝉衣4 g,乌梅4 g,大枣3枚,白芍4 g,防风4 g,僵蚕4 g,甘草4 g。3剂,煎服法同初诊。其他治疗:1周后补充维生素D胶囊,每次1粒,隔日1次。嘱家长逐步添加辅食。随访,经治疗后患儿痊愈。

按:湿疹是儿科最常见疾病,在新生儿和小婴儿多见,有过敏体质或家族史者易发,与母亲在妊娠期的饮食习惯和婴儿出生后饮食有关。本病临床有急性、亚急性、慢性之分:急性期称为"疮",慢性期称为"癣"。中医认为湿疹乃因禀赋不耐风湿,热客于肌肤而成;或因脾失健运,营血不足,湿热稽留,以致血虚风燥,湿热郁结,肌肤失养。急性湿疹发作多责之于心,多数呈密集粟粒大的小丘疹、丘疱疹或小水疱,基底潮红。亚急性、慢性期多责之于肝脾:亚急性湿疹为急性湿疹炎症减轻后,或急性期未及时适当处理,拖延时间较久而发生,皮损以小丘疹、鳞屑和结痂为主,仅有少数丘疱疹或小水疱糜烂,可有轻度浸润;慢性湿疹为反复发生难愈,出现皮肤增厚、浸润及表面皮肤粗糙等。湿疹发展过程中各阶段症状表现不同,其病机亦有改变:病初为风湿热邪客于肌肤,湿热蕴结,熏蒸于外,湿热留恋,湿阻成瘀,风湿热瘀;后期风热伤阴化燥,瘀阻经络,致血不营肤,气阴两虚,血虚风燥。正如《外科正宗》所说:"儿在胎中,母食五辛,父餐炙煿,遗热于儿,生后头面遍身发为奶癣,流脂成片。"患儿母亲在妊娠期间喜食辛辣之品,胎儿宫内受孕母湿热之传,加之出生后母乳不足,添加奶粉,以致风燥湿热郁结肌肤。初生婴儿阴常不足,阳常有余,风、热、燥均为阳邪,头为诸阳之会,风善行数变,夹热、湿邪上扰清阳之府,湿热熏蒸肌肤则发为皮疹,故疹遇热甚。本医案湿疹有胎内感受湿热因素,出现红痒、流黄水、腹泻,故与风、热、湿关系密切。阳邪多犯上焦,故湿疹头面部首当其冲发为皮疹,治疗不及时可发展为慢性湿疹。因喂养不当,内外邪气交织,湿困脾土,转输失运,则清浊不分合污而下发为腹泻。《素问·至真要大论》曰"诸痛痒疮,皆属于心""诸湿肿满,皆属于脾",故本医案湿疹疮痒、腹泻均与湿有关,病机相同,病位在脾。黄老采用异病同治法,抓住湿邪,从脾论治,从始至终清中焦湿热,燥中焦湿滞,用清热利湿,健脾助运,疏风止痒3组药物组合,收到奇效。病之后期,用自拟方加减,益气养阴,固护脾胃。黄老治疗婴幼儿湿疹有较多医案,用自拟运脾汤调理不同疾病所致的脾失健运,有较多体会。

（整理:詹伟,孙海鹏,陈竹　　审阅:彭玉）

185. 辨治小儿皮疹,风热未尽,肺胃热毒之证

风热犯肺未解,痰食积于肠胃,肺胃热毒上扰肺窍,颜面、鼻部皮疹红肿。治以疏风清热解毒,佐以消积化滞。

患者:石××,女,3岁	医案编号:078Q174
中医诊断:皮疹(风热未尽,肺胃热毒)	西医诊断:皮疹原因?
治法:疏风清热解毒,佐以消积化滞	方药:导赤散加减
主诉:颜面、鼻部红疹干燥1周	

初诊（2010年3月13日）：1周前咳嗽，经治疗（具体不详）后咳减，但颜面部皮肤出现对称性、散在、红色、菜籽样皮疹数粒，以鼻为中央往外蔓延，皮疹逐渐增多、融合，但无流水、溃烂。患儿自诉鼻干燥不适，喜用手挖鼻，以致抓破鼻孔外皮肤，磨舌吃手，伴口臭，喜饮水，大便干结，2日1次，尿黄。病后精神好，饮食减，四肢少许皮疹，无发热，无水疱。体查：望之精神好，颜面可见对称性皮疹，色红成片，菜籽样；双外鼻道无红肿，但鼻孔外缘、鼻唇沟皮肤发红、干燥，有抓破、黄色结痂；臀部、四肢皮肤可见少许皮疹，无水疱，无红肿；咽红（+），口腔黏膜光滑，未见溃疡与疱疹，舌质红苔白微腻，指纹紫滞。

刻下症：颜面部皮肤以鼻为中央，出现对称性、散在、红色、菜籽样皮疹，鼻干燥，挖鼻，鼻部皮肤抓痕，磨舌吃手，口臭，喜饮水，食减，大便干结，尿黄，舌质红苔白微腻，指纹紫滞。患儿感受外邪犯肺，致咳嗽，风热未解，内伏于肺。《素问·五脏生成》曰："肺之合皮也，其荣毛也。"肺主皮毛，开窍于鼻，肺热未解势必外泄或上扰肺窍。风善行数变，热为阳邪，头为诸阳之会，热毒外泄则疹从颜面皮肤透出，热上扰肺窍，则咽红，鼻干燥、不适，以致鼻孔外缘皮肤发红，干燥，有抓破、黄色结痂；肺与大肠相表里，体内痰食积于胃肠化热，以致腑气不通，则磨舌吃手，口臭，喜饮水，食减，大便干结，尿黄。舌质红苔白微腻、指纹紫滞为湿热之征象。本病为皮疹，证属风热未尽，肺胃热毒，为实证，治宜疏风清热解毒，佐以消积化滞。自拟方：竹叶6 g，生地10 g，桑叶6 g，菊花6 g，白鲜皮10 g，蒲公英10 g，车前草10 g，地肤子10 g（包煎），玄参6 g，知母6 g，焦山楂6 g，甘草6 g。3剂，每次50 mL，每日4次，每日1剂。鼻部用四环素可的松软膏外涂，一日数次，外用。嘱：①忌辛辣、香燥食品，清淡饮食；②勿用手挖鼻孔。

二诊（2010年3月20日）：口臭、尿黄减轻，喜饮水，大便稀，每日1次，昨日偶咳。体查：颜面红，皮疹消退，鼻干有抓破，咽红，舌质淡苔白。经导赤散及清热疏风之品治疗后，肠胃湿热清，肺内余热除，故疹消、口臭、尿黄减轻。体内积热从大肠出，故大便转稀，但余邪未尽，故仍有鼻干、咳嗽。药证相符，效不更方，去地肤子、车前草、白鲜皮等，加山栀、黄芩等。处方：竹叶6 g，生地10 g，桑叶9 g，菊花9 g，蒲公英10 g，玄参6 g，知母6 g，山栀6 g，黄芩10 g，前胡10 g，防风6 g，蝉衣6 g，甘草6 g。3剂，煎服法同初诊。

三诊（2010年3月27日）：口臭无，鼻干好转，时流清涕，微咳，喉中有痰，饮食好，大便时稀，每日1~2次。体查：望之精神好，颜面正常，皮疹消退，左侧外鼻道抓破处稍有充血，咽微红，舌质淡红苔白厚，心、肺（-）。肺胃热渐清，则鼻干、口臭减，皮疹退。但舌苔白厚，喉中有痰，大便时稀，为脾虚运化无力，中焦湿邪未尽之征象；咽微红、流清涕，微咳，为复感外邪之征象，治宜扶正与祛邪并进。此为上呼吸道感染，属中医"感冒"范畴，证属肺脾气虚，余邪未尽，复感外邪，治以清解余邪，佐以益气助运。处方：防风6 g，黄芪10 g，炒白术10 g，桑叶9 g，菊花9 g，蝉衣6 g，蒲公英10 g，竹叶6 g，山栀6 g，杏仁6 g，车前子6 g（包煎），茯苓10 g，陈皮6 g，法半夏6 g，甘草6 g。4剂，煎服法及医嘱同初诊。随访，经服药后患儿痊愈。

按：本医案以颜面红疹，鼻干，鼻尖、鼻孔外侧及鼻唇沟等皮肤抓破为主诉，但口腔、手足、臀部等未见皮疹，在排除传染病，如手足口病之后，黄老按照"皮疹"辨治，鼻为肺之窍，故本病病位在肺,病性属风热夹湿,初诊治以疏风清热利湿,止痒;服药后上焦湿热已清,皮疹消退,药证相符,但外感余邪未尽,二诊守初诊方;三诊肺脾气虚,痰湿未尽,方中取"玉屏风散"之义,益气固表,以桑叶、菊花、蝉衣、蒲公英、竹叶、山栀清解余邪,杏仁、车前子、茯苓、陈皮、法半夏宣肺化痰。经治患儿痊愈,嘱其加强锻炼,少吃辛辣之物。

(整理:詹伟,孙海鹏,陈竹　　审阅:彭玉)

186. 辨治皮疹,脾胃湿热,久蕴伤阴,虚风上扰之证

脾胃湿热,久蕴伤阴,虚风上扰之皮疹。 治以养阴清热利湿,疏风止痒。

患者:高×,女,35 岁	医案编号:078Q176
中医诊断:皮疹(湿热内蕴,虚风上扰)	西医诊断:皮疹?
治法:养阴清热利湿,疏风止痒	方药:自拟方
主诉:面部皮疹 1 个月	

初诊(2009 年 11 月 2 日):患者 1 个月前面部出现淡红色皮疹,如麻粒大小,抓痒,大便秘结,数日 1 次,眠差,时有口臭,口干不喜饮水。曾服清火药,皮疹未消退。病后食可,精神好,月经正常,无发热,全身未见皮疹。否认传染病病史。体查:望之精神可,面部可见淡红色米粒大小皮疹,高出皮肤,抚之碍手,分布均匀,未融合成片,咽不红,舌质胖苔黄厚腻,心、肺(-),脉细弦。

刻下症:颜面红疹,麻粒大小,抚之碍手,分布均匀,抓痒,口臭,口干不欲饮,大便秘结,眠差,舌质胖苔黄厚腻,脉细弦。患者面部淡红色皮疹,痒感盛,伴口臭,大便秘结,舌苔黄厚腻,为脾胃湿热,久蕴伤阴,虚风上扰头面部之症状;舌质胖,口干不欲饮水,为脾运不足,水湿停聚之症状。病程 1 个月,久必化热,耗伤阴液,故口干眠差。皮疹抓痒为风邪上扰之征象。本病为皮疹,证属脾胃湿热,久蕴伤阴,虚风上扰,治宜养阴清热利湿,疏风止痒。自处方:女贞子 30 g,旱莲草 20 g,生地 20 g,熟地 20 g,玄参 15 g,防风 15 g,黄柏 15 g,地肤子 15 g,蝉衣 10 g,山茱萸 20 g,丹皮 15 g,肉苁蓉 20 g,知母 20 g,甘草 10 g。3 剂,每次 50 mL,每日 4 次,每日 1 剂。嘱:①忌食鱼腥及辛辣食物,清淡饮食;②避免搔抓。

二诊(2009 年 11 月 9 日):颜面红疹明显消退,脘胀,仍口臭便干,口干不欲饮,睡眠可,近 2 日项背胀痛。体查:颜面皮疹明显减少,色淡,抓痒减轻,散在分布,咽不红,舌质嫩红苔薄黄,脉细。药证相符,风邪祛,脾胃湿热渐化则皮疹逐渐消退,颜色变浅,痒感减轻,舌苔黄腻消失。舌质嫩红为阴虚症状显现。但口臭便干仍存,伴脘胀,乃为湿热中阻未尽,原方中熟地质厚味重,过于滋阴,困阻脾运所致,故守初诊方,去生地、熟地等,加枳实、厚朴等消食

行气除胀,加羌活、独活等疏经通络止痛。处方:女贞子 30 g,旱莲草 20 g,葛根 20 g,枳实 15 g,厚朴 15 g,防风 15 g,玄参 15 g,地肤子 20 g,蝉衣 10 g,山茱萸 20 g,丹皮 15 g,知母 20 g,羌活 12 g,独活 12 g,甘草 10 g。5 剂,煎服法及医嘱同初诊。随访,服药治疗后患者痊愈。

按: 本医案为女性患者,以颜面部皮疹 1 个月为主诉就诊,伴口臭、便干、舌质胖苔黄厚腻、脉细弦。黄老结合症状和体征,辨为脾胃湿热,久蕴伤阴,虚风上扰犯头面肌肤所致,治宜养阴清热利湿,疏风止痒,以二至丸(女贞子、旱莲草)为君药,配生地、熟地、玄参、肉苁蓉、山茱萸补肝肾,养阴清热;丹皮活血凉血,取"血行风自灭"之义;黄柏、知母清中焦脾胃湿热;防风、蝉衣、地肤子疏风止痒。初诊服药后皮疹明显减少,痒感减轻,但因湿热内蕴,方中滋阴之品如熟地等滋阴碍湿,阻滞中焦湿热,气机不畅,故脘胀出现,舌质嫩红等阴虚内热症状显现,故二诊去生地、熟地等,加枳实、厚朴等消食行气除胀,服药后皮疹治愈。本医案治法为标本同治,但需注意养阴不碍湿,利湿不伤阴。

(整理:邢凤玲,詹伟,孙海鹏   审阅:彭玉)

---

187. 辨治小儿紫癜,气阴两虚,夹湿瘀之证

气虚失摄,阴虚内热,夹湿瘀之紫癜。 治以益气养阴,清热凉血,益气托毒。

患者:李××,女,11 岁	医案编号:078Q195
中医诊断:紫癜(气虚失摄,阴虚内热,夹湿瘀)	西医诊断:过敏性紫癜肾炎
治法:益气养阴,清热凉血	方药:自拟方
主诉:皮下紫癜 3 日	

初诊(2009 年 6 月 12 日):3 日前患儿下肢皮肤突然出现紫癜,下肢较多,紫癜呈针尖大小或片状,色红,不痒,伴双脚浮肿,按之无凹陷,自诉乏力,病后口干,饮食尚可,尚能坚持上课。病后无发热、鼻衄、齿龈出血、便血。有过敏性紫癜肾炎病史 3 个月,因皮下紫癜、双脚浮肿住院治疗,用药不详,之后紫癜没有复发。平素体质较弱,易于感冒。否认传染病病史与食物过敏史。体查:望之精神软,双下肢皮肤可见散在紫斑,不高出皮肤,针尖大小或片状,色紫红,压之不褪色,臀部可见少许紫斑,其余皮肤未见;咽不红,舌边尖质红暗苔白滑,心、肺(-),双脚浮肿,按之无凹陷,脉细弦。尿常规检查:隐血(++),尿蛋白(±),红细胞(++),白细胞 3~6 个/HP。

刻下症: 皮下紫癜,针尖大小,色红不痒,下肢明显,双脚浮肿,神倦乏力,口干。舌边尖质红暗苔白滑,脉细弦。患者素体较弱,易于感冒为肺脾气虚,卫外不固所致。3 个月前因感冒后余邪未尽,风热之邪与气血相搏,热伤血络,迫血妄行,溢于脉外,渗于皮下,发为紫癜。

气血化生于脾,脾统血,肝藏血,源于肾而主在心,血在脉中周而复始循环流行,依赖于心之推动,脾之统摄,肝之储藏。病位在心、肝、脾、肾。早期多为风热伤络,血热妄行,属实证;病久气虚则统摄无权,气不摄血,血液不循常道而溢于脉外,久则伤及肾阴,致阴虚火旺,火热灼伤血络,渗于脉外,可致紫癜反复发作;伤及肾与膀胱血络,而显微镜检查尿血,病由实转虚,或虚实夹杂。因血溢络外,碍滞气机,湿留注关节,故见脚肿。口干,舌边尖质红暗为阴虚内热,血行不畅之征象;乏力,脚肿,舌苔白滑为脾肾不足,水湿停聚之征象。本病为紫癜(肌衄),证属气虚失摄,阴虚内热,夹湿瘀,治当益气养阴,清热凉血。自拟方:白茅根15 g,生地15 g,女贞子20 g,旱莲草15 g,大蓟15 g,小蓟15 g,乌梅10 g,地骨皮15 g,大枣5 枚,蝉衣10 g,黄芪20 g,当归15 g,赤芍10 g,薏苡仁15 g,山茱萸15 g,苍耳子10 g,甘草10 g。5 剂,水煎服,每次100 mL,每日4 次,每日1 剂。嘱卧床休息,清淡、低盐饮食。

二诊(2009 年6 月18 日):紫癜逐渐消退,双下肢水肿已消,显微镜检查血尿消失,现咽痛,微咳。体查:血压144/70 mmHg。望之精神可,紫癜较前消退,未见新鲜紫癜,咽红,扁桃体Ⅰ度至Ⅱ度肿大,舌质红苔黄,脉细弦。尿常规检查:各项指标正常。服药后湿热得清,气血渐复,故紫癜、水肿消退,尿常规检查恢复正常。患者感受风热,肺气失宣则咽痛咳嗽。舌质红苔黄、脉细弦乃余热未尽之征象。因复感风热,过于滋补易于碍邪外出,故以疏风清热祛邪为主,如外邪不出则紫癜有复发可能,待祛邪后再守前法益气养阴,凉血止血。方拟益气上感汤加减:牛蒡子10 g,地骨皮15 g,大枣5 枚,白茅根12 g,荆芥10 g,薄荷10 g^(后下),银花15 g,连翘10 g,苍耳子6 g,射干6 g,僵蚕10 g,青果10 g,甘草6 g。3 剂,煎服法及医嘱同初诊。随访,用二诊方3 剂后显效。

按:本医案是过敏性紫癜肾炎,归属儿科紫癜。其发病之初,有外感病史,病机多由气阴亏损,正不胜邪,邪热入血,扰动血络,迫血妄行,外溢肌肤而发紫癜;内渗肾脏则见尿血,热盛血瘀是其主因,以血尿、蛋白尿为主要症状。故阴虚火旺既是温热病邪日久热耗津液的病理产物,又是继续引起紫斑、血尿的病因、病机。本医案为紫癜复发,证属气虚失摄,阴虚内热,夹湿瘀。患者发病前有紫癜史,过敏性紫癜肾炎诊断明确,因素体虚弱,气阴亏虚,感受风热而诱发,为邪实而正虚。本虚标实,以血热、血瘀、湿热为标实,以肺脾肾虚,气阴不足为本虚。久病失治误治,则可伤及脾肾,导致膀胱气化失司,开合不利,脾肾气虚,水湿泛滥则身肿,肾失开合则尿闭,从而形成过敏性紫癜肾炎的尿少、水肿等肾损害的临床表现。因此,早期治疗和护理尤为重要。因复感风热,诱发血分伏热,瘀血阻滞与体内储积之水湿互结是本病的病机,故黄老初诊治以益气养阴,清热凉血为主,佐以利湿,用女贞子、旱莲草、乌梅、山茱萸养阴生津;生地、赤芍、当归凉血活血;地骨皮、蝉衣清解风热;苍耳子、薏苡仁祛除湿邪;黄芪配大枣、甘草取益气固表之义,托邪外出,以防过于疏风清热耗伤气阴,不利外邪透发。二诊时患者紫癜、水肿已消,尿常规检查正常,但因复感风热之邪,故以疏风清热为先,方用自拟益气上感汤加减,二诊后邪热得解,气血渐复,紫癜、水肿消退,患儿上学。

过敏性紫癜肾炎是由过敏性紫癜而引发的肾损害,为过敏原(如食物、药物、细菌、病毒、毒素等)引起免疫复合物形成并沉积于肾脏,诱发免疫性损伤及血管性炎症。研究表明,本病是一种免疫性疾病,特征为血尿,可伴有轻度蛋白尿。约40%患者有肾小球损害,多于紫癜后8周内出现。但也可发生于2年后,甚或在出疹以前,就目前西医尚无特效疗法,多采用中西医结合治疗方法,在病人的预后效果上明显优于单纯西医治疗。因此,本医案患者虽紫癜消失,水肿消,尿常规检查正常,但长期随证调治非常重要,期望能阻断或减轻肾损害。

（整理:詹伟,孙海鹏　　审阅:彭玉）

【肢体经络病证】

188. 辨治腰痛,肾气不足,湿热阻络之证

腰痛喜按,尿黄,肾气不足,腰府失养,湿热阻络之腰痛。治以补肾通络,清化湿热。

患者:罗×,女,14岁 医案编号:078Q060
中医诊断:腰痛(肾气不足,湿热阻络) 西医诊断:泌尿系统感染?
治法:补肾通络,清化湿热 方药:自拟方
主诉:腰酸痛半年,加重1周

初诊(2009年3月13日):患者半年来无任何诱因出现腰部酸胀疼痛,以午后或活动后明显,喜按揉,无尿频、尿痛,未做任何治疗,时感疲乏。近1周腰痛明显加重,影响活动,自觉活动后劳累,尿黄,无腹痛,无发热,无血尿。病后大便正常,饮食好,精神尚可,无浮肿。体查:望之精神可,面色正常,无浮肿,咽不红,舌质淡胖苔薄白,腹平软,心、肺(-),肾区无叩击痛,双下肢无浮肿,脉稍滑。否认外伤史。尿常规检查:尿蛋白(±),白细胞0~4个/HP。

刻下症:腰部酸胀疼痛,喜按揉,午后和活动后加重,尿黄,大便正常,饮食好,精神尚可。腰为肾之府,腰酸胀疼痛,喜按揉半年,乏力,舌质胖淡,当责之于腰府失养,小儿肾常不足,一是病久肾气不足以滋养腰府,随病程延长,又未治疗,患儿腰痛与乏力逐日加重,午后及活动后明显;二是尿黄、尿常规中有白细胞,考虑为湿热下注膀胱使腰痛加重。本病为腰痛,证属肾气不足,湿热阻络,治当补肾通络,清化湿热。自拟方:狗脊10 g,杜仲10 g,黄柏10 g,车前子10 g^(包煎),茯苓10 g,泽泻10 g,元胡10 g,独活6 g,赤芍6 g,川芎10 g,甘草6 g。3剂,水煎服,每次150 mL,每日4次,每日1剂。嘱:①复查尿常规,以晨尿为佳;②注意休息。

二诊(2009年3月15日):腰酸痛大减,仍有疲乏,尿黄,无尿痛。体查:望之精神可,面色正常,无浮肿,咽不红,舌质淡红苔薄白,心、肺(-)。尿常规检查:尿蛋白(-),白细胞3~8个/HP。下焦膀胱湿热未解,尿黄、尿常规中白细胞未减,初诊方加海金沙、金钱草、萹蓄等清热利尿;因腰痛减轻,去川芎、赤芍。处方:狗脊10 g,杜仲10 g,黄柏10 g,车前子10 g^(包煎),茯苓10 g,泽泻10 g,元胡10 g,独活6 g,海金沙10 g^(包煎),金钱草15 g,萹蓄10 g,甘草6 g。3剂,煎服法同初诊。嘱注意休息。

三诊(2009年3月20日):腰痛愈,疲乏消失,尿淡黄。体查:望之精神好,舌质淡红薄

白,脉滑。尿常规检查:尿蛋白(-),白细胞0~1个/HP。服药后患者腰痛愈,精神好,尿常规检查恢复正常,药证相符,理应继续巩固,但患者要求停药。嘱:①其注意饮食、休息,不可久坐;②腰部注意保暖。

按:本医案患者为学生,半年来无诱因出现腰部酸胀疼痛,尿黄,无发热,无血尿,无浮肿,黄老诊断为肾气不足,湿热阻络之腰痛。《七松岩集》指出:"然痛有虚实之分,所谓虚者,是两肾之精神气血虚也,凡言虚证,皆两肾自病耳。"本医案患者腰痛较久,喜按揉,伴乏力,属虚证;但尿黄,尿常规检查有白细胞,黄老考虑为湿热蕴结下焦所致,为本虚标实之证。《证治汇补》指出:"唯补肾为先,而后随邪之所见者以施治,标急则治标,本急则治本,初痛宜疏邪滞,理经隧;久痛宜补真元,养血气。"黄老标本同治,初诊用狗脊、杜仲补肝肾,强腰膝;元胡、川芎、赤芍活血行气止痛;独活胜湿止痛;黄柏、车前子、泽泻清湿热;茯苓健脾渗湿。全方共奏补肾通络,清化湿热之效。二诊腰痛减轻,仍尿黄,尿常规有白细胞,黄老考虑为膀胱湿热未解,加海金沙、金钱草、萹蓄等清热利尿后治愈。

儿科临床以"腰痛"为主诉的病证较少,该患者为大龄儿童,临床表现不重,但日渐影响学习、运动。黄老辨证中抓住腰酸痛时间长,时轻时重,乏力及尿黄等特点,辨证为肾气不足,膀胱湿热,属本虚标实之证,治疗宜祛邪与扶正并用。方中狗脊、杜仲补肾通络,配合清利湿热及活络之品,使络脉湿热渐除,疼痛减轻。因尿常规检查中白细胞时高时低,加之尿黄,湿热下注不能排除,故二诊中加海金沙、金钱草等清热利尿之品,使邪从小便而出。后期宜补肾,因患者不愿治疗而停止。本医案与单纯的尿频、尿痛等膀胱湿热证不同。

(整理:彭玉,刘楚,孙海鹏   审阅:彭玉)

189. 辨治痹证,气血不足,痰瘀痹阻之证

气血不足,痰瘀痹阻,指(趾)麻腰痛之痹证。治以益气温经,和血通痹。

患者:郭××,男,68岁　　　　医案编号:078Q113
中医诊断:痹证(气血不足,痰瘀痹阻)　西医诊断:①糖尿病;②高血压病
治法:疏风通络,益气活血
方药:黄芪桂枝五物汤合独活寄生汤加减
主诉:手足指(趾)端麻木2个月

初诊(2009年6月8日):2个月前自觉手足指(趾)端麻木,伴全身骨节疼痛,腰膝酸软,时有胸闷气短、乏力,受寒、劳累后指麻、腰酸痛加重,但四肢活动正常,无心悸、胸痛、头晕、昏倒、发热、吐泻。病后精神软,食欲一般,二便正常。有高血压病史5年,糖尿病病史3年,现服降压药、降糖药,维持剂量,血压、血糖控制正常。外院头颅CT及颈椎X线检查:除提

示颈椎有轻度增生外,余无异常。血尿酸检查正常。体查:血压 150/95 mmHg。望之精神可,面色晦暗,四肢活动自如,无红肿,关节形态正常,咽不红,舌质暗红苔黄,心、肺、腹(－),四肢指(趾)端无压痛,皮肤无红肿,脉弦滑。

刻下症:手足指(趾)端麻木,全身骨节疼痛,腰膝酸软,胸闷气短、乏力,精神软,舌质暗红苔黄,脉弦滑。患者有糖尿病、高血压数年,一直服药控制,加之年过六旬,脏腑功能日衰,气血津液运行不畅,久之,瘀阻为络,津凝为痰,痰瘀痹阻,血行不畅,脏腑、筋脉失于气血濡养,可由经络而病及脏腑,形成脏腑痹。一是出现以手足指(趾)端麻木、全身骨节疼痛、腰膝酸软、乏力、脉弦为主要症状的骨痹,肾主骨,肝主筋,肝肾失养,肝风内动,筋骨不利,则痰浊瘀血,阻于经髓,深入关节筋脉所致;二是出现以胸闷气短、舌质暗红、面晦为主要伴随症候的心痹,此为心肺气血不足,气血运行不畅而致。黄老认为患者有糖尿病、高血压病史,脏腑功能不足,气血津液运行不畅,易形成痰瘀痹阻,引起以手足麻痛为主,伴胸闷气短的痹证。本病为痹证,证属气血不足,痰瘀痹阻,为本虚标实之证,治宜益气温经,和血通痹。方拟黄芪桂枝五物汤合独活寄生汤加减:黄芪 40 g,桂枝 15 g,川芎 15 g,威灵仙 20 g,当归 15 g,羌活 12 g,独活 12 g,白芷 12 g,薏苡仁 20 g,鸡血藤 15 g,木瓜 15 g,怀牛膝 20 g,姜黄 15 g,地龙 15 g,枣皮 20 g,赤芍 12 g,甘草 10 g。3 剂,水煎服,每日 1 剂。嘱低盐、低糖饮食,调畅情志,少食多餐。

二诊(2009 年 6 月 18 日):手足麻木与全身骨节疼痛、腰膝酸软稍减轻,口干。体查:望之精神可,面色好转,舌质胖红暗苔黄,脉沉弦滑。黄老初诊重用黄芪以甘温益气;桂枝散风寒而温经通痹,与黄芪配伍,益气温阳,和血通经,且桂枝得黄芪益气而振奋卫阳;加上羌活、独活、白芷、威灵仙祛风湿,止痹痛;鸡血藤、怀牛膝、地龙补血活血,通络止痛,益肝肾;川芎、赤芍、姜黄活血行气,通经止痛;木瓜平肝舒筋,和胃化湿。服药后痹痛症候缓解,药证相符,黄老认为痹证多由素本"骨弱肌肤盛"而致,故二诊仍守初诊方,加西洋参、党参、太子参、炒白术、乌梅,以增强补气生血,健脾养阴之功。处方:黄芪 40 g,桂枝 15 g,木瓜 15 g,姜黄 15 g,怀牛膝 20 g,当归 15 g,川芎 15 g,鸡血藤 15 g,威灵仙 20 g,羌活 15 g,独活 15 g,炒白术 20 g,地龙 15 g,党参 20 g,赤芍 15 g,丹参 20 g,太子参 20 g,西洋参 6 g[另包],乌梅 10 g,甘草 10 g。3 剂,每日 1 剂,煎服法及医嘱同初诊。西洋参隔水蒸,取汁兑入中药服用。

三诊(2009 年 6 月 25 日):手足麻木,全身痛,气短麻痛大减。体查:血压 130/85 mmHg。望之精神可,面色正常,舌质嫩红苔白、染黑苔,脉弦滑,心、肺(－)。经补气生血、通(阳)经活络,肝肾阴血渐充盈,筋脉舒展,瘀血渐化,虚风内停,故手足麻痛、身痛减轻,舌质红暗减轻。药已对证,二诊方加减。方拟黄芪桂枝五物汤合独活寄生汤加减:黄芪 40 g,桂枝 15 g,木瓜 15 g,姜黄 15 g,怀牛膝 20 g,当归 15 g,川芎 15 g,鸡血藤 15 g,威灵仙 15 g,独活 15 g,羌活 15 g,炒白术 20 g,地龙 15 g,党参 20 g,赤芍 10 g,丹参 20 g,西洋参 6 g[另包],五加皮 15 g,甘草 10 g。3 剂,煎服法及医嘱同初诊。西洋参隔水蒸,取汁兑入中药服用。3 剂后显效。

按:临床上引起手足指(趾)端麻木的原因较多,如痛风、一过性脑缺血、颈椎病、糖尿病、末梢神经炎、臂神经受压等。本医案患者有糖尿病、高血压病史,虽血糖、血压控制较好,但糖尿病可引起广泛性的血管病变和神经损伤,甚至并发心血管、神经病变,故在排除颈椎增生、脑血管供血不足、痛风后,本病多考虑为糖尿病所致的并发症。糖尿病患者多为肝肾不足,阴虚内热体质。《丹溪心法》曰:"手足麻者,属气虚;手足木者,有湿痰死血。"本医案以手足指(趾)端麻木为主诉,伴胸闷气短,全身骨节尽痛,乏力,舌质红暗,黄老按照"痹证"治疗,为气血不足,痰瘀痹阻,血行不畅,筋脉失养所致,用黄芪桂枝五物汤合独活寄生汤加减治之,重用黄芪,配桂枝既可温养卫气营血以扶正,又可散风寒,通血脉,祛除邪气;独活、羌活、怀牛膝、当归、川芎、威灵仙、鸡血藤等祛风湿,止痹痛,益肝肾,补气血;二诊加西洋参、党参、太子参、炒白术、乌梅,以增强补气生血,健脾养阴之功,达到气行则血行之效;三诊治疗效果明显。患者难以坚持长期养肝补肾,活血通络,治疗也难以从根本上治愈,如糖尿病、高血压控制不好,饮食、情绪调理不好,仍可复发。

(整理:彭玉,谢莹,孙海鹏　　审阅:彭玉)

190. 辨治痹证,肝肾阴虚,气虚血瘀之证

肝肾阴虚,气虚血瘀证,手足指(趾)麻之痹证。治以补血和血,通络化瘀,补肝肾。

患者:许××,女,72岁	医案编号:078Q116
中医诊断:痹证(肝肾阴虚,气虚血瘀)	西医诊断:脑出血后遗症(缓解期)
治法:补血和血,通络化瘀	方药:四物汤加减
主诉:手足指(趾)尖麻1个月	

初诊(2009年6月5日):患者2个月前因高血压发生脑出血,在外院住院期间曾做CT检查,提示颅内有血管瘤,经治疗后恢复较好,能行走后出院。近1个月时常感觉手足指(趾)尖麻木,有逐渐加重趋势,但皮肤对疼痛、寒温感觉正常,伴头昏,现血压正常,时有咳嗽,痰少,睡眠可,精神尚好,无视物昏花、眩晕,无发热、吐泻。平素体质较弱,有贫血史,曾因贫血致血红蛋白浓度低至2.0 g/L;有肺部感染史,稍有不慎即发生咳嗽。体查:血压130/75 mmHg。望之精神差,面色苍白,能行走,咽不红(-),舌质嫩红苔少,心、肺、腹(-),四肢肌张力正常,腱反射正常,脉弦滑稍数。

刻下症:足指(趾)尖麻木,头昏,咳嗽,痰少,素体弱,有贫血史。患者为老年人,有贫血、肺部感染、高血压等病史,患者因多脏器功能受损,日久气血日渐衰弱,气血不足,脉络空虚,肝肾不足,肝失濡养,阴不制阳,则有虚风内动等体质特点。因脑出血,瘀血阻滞经脉入络,经脉失利,络脉不通,气血运行不畅,加之肝肾阴虚,经脉失于濡养,虚风内动,以致发生手足

指（趾）尖麻木，头昏。本病为痹证，也是脑出血后遗症之一，证属肝肾阴虚，气虚血瘀，为虚实夹杂之证，治宜补血和血，通络化瘀。方拟四物汤加减：黄芪30 g，地龙15 g，川芎15 g，当归15 g，天花粉20 g，石斛20 g，赤芍10 g，麦冬20 g，玉竹20 g，姜黄12 g，丹参20 g，怀牛膝20 g，西洋参6 g^{（另煎，兑服）}，山药20 g，生地15 g，鸡血藤15 g，三七粉4 g^{（吞服）}，紫珠草15 g，甘草10 g。3 剂，每日 1 剂。嘱：①按时服用降压药；②生活起居有规律，避免过度劳累，保持充足的睡眠、休息；③清淡饮食；④调畅情志；⑤观察血压。

二诊（2009 年 6 月 12 日）：服药后手足指（趾）尖麻减，头昏减，仍有微咳。体查：血压120/70 mmHg。望之精神可，咽不红，舌质嫩红无苔，脉弦滑。服药后肢端麻木减轻，药已对证，初诊方加太子参增强补气之力，桃仁、红花增强活血之功；气虚卫外不固易致外风痹阻筋脉关节，故加姜黄、木瓜、路路通祛风通络；因年老，久病肝肾不足，配山茱萸补益肝肾，北沙参养阴清肺止咳，治以补肝肾，补血和血，通络化瘀。自拟方：黄芪30 g，太子参30 g，川芎15 g，姜黄15 g，木瓜15 g，怀牛膝20 g，赤芍15 g，地龙15 g，桃仁10 g，红花10 g，生地20 g，熟地20 g，鸡血藤15 g，山药30 g，北沙参20 g，山茱萸20 g，女贞子30 g，路路通20 g，甘草10 g。3 剂，每日 1 剂。医嘱同初诊。3 剂后显效。

三诊（2009 年 6 月 18 日）：手足尖麻大减，微咳，咽部不适。体查：血压 106/58 mmHg。望之精神可，咽红，舌质嫩红，仍无舌苔，心（－），双肺呼吸音粗，未闻及痰鸣音，脉弦滑。药证相符，手足尖麻大减。现复感风热，则咽红，咳嗽，咽部不适。因感邪不重，仍以治本为主，二诊方去太子参、北沙参、山茱萸、女贞子等益气养阴之品；加薄荷疏风，青果、胖大海疏风清热利咽；加羌活、独活既可祛表之风，又治风寒湿痹；重用黄芪40 g以增强益气之功。本期证属气虚血瘀，复感风热，治以养血和血，通络化瘀，佐以疏风清热。方拟桃红四物汤加减：黄芪40 g，川芎15 g，姜黄15 g，怀牛膝20 g，赤芍10 g，地龙15 g，桃仁10 g，红花10 g，鸡血藤15 g，青果10 g，胖大海10 g，羌活15 g，独活15 g，路路通15 g，薄荷10 g^{（后下）}，山茱萸20 g，甘草10 g。5 剂，每日 1 剂。

四诊（2009 年 7 月 2 日）：服药后手足尖麻木减轻已半个月，现偶有麻木，早晚微咳。体查：血压140/80 mmHg。望之精神可，咽红，舌质嫩红苔少，心、肺（－），脉弦滑。药证相符，效不更方，继三诊方加僵蚕、射干清咽，制首乌强筋骨。本期证属气血不足，瘀血未尽，治以益气活血，疏风通络。处方：黄芪40 g，川芎15 g，姜黄15 g，怀牛膝20 g，赤芍15 g，地龙15 g，桃仁10 g，红花10 g，鸡血藤15 g，僵蚕15 g，射干12 g，山茱萸20 g，制首乌20 g，薄荷10 g^{（后下）}，胖大海10 g，甘草10 g。5 剂，每日 1 剂，煎服法同初诊。嘱自服降压药。

五诊（2009 年 7 月 20 日）：偶有肢麻，咳平，有脚心热。体查：血压130/70 mmHg。望之精神可，舌质嫩红少苔，脉弦滑。外邪已祛，去射干、薄荷、胖大海。病程日久，气不化津，必出现阴液亏虚，故患者苔少，伴脚心热为阴虚内热所致，加知母、熟地、生地、地骨皮以滋阴清虚热，山药益气与滋阴兼收。处方：黄芪40 g，川芎15 g，姜黄15 g，怀牛膝15 g，赤芍15 g，地龙15 g，桃仁10 g，红花10 g，鸡血藤15 g，知母20 g，生地20 g，熟地20 g，地骨皮15 g，山茱萸20 g，山药20 g，甘草10 g。5 剂，每日 1 剂，煎服法及医嘱同初诊。

六诊(2009 年 8 月 3 日):服药后头昏愈,手足心热退,偶有肢末麻,微咳。体查:血压 130/74 mmHg。望之精神可,面色正常,咽不红,舌质嫩红苔少,心、肺(-)。气血渐充足,阴虚内热渐清,手足麻木已愈。以治本为主,五诊方加山茱萸、丹参、黄精、石斛、天花粉、麦冬补肝肾,养阴益气,继进 2 剂巩固疗效。处方:黄芪40 g,川芎20 g,姜黄15 g,怀牛膝20 g,赤芍15 g,地龙15 g,桃仁10 g,红花10 g,鸡血藤15 g,知母20 g,生地20 g,熟地20 g,山茱萸20 g,丹参20 g,黄精20 g,石斛20 g,天花粉20 g,麦冬20 g,甘草10 g。2 剂,每日1 剂,煎服法及医嘱同初诊。2 剂后痊愈。

按:痹证为邪阻经络导致气血运行不畅的病证。一般多以正气虚衰为内因,风、寒、湿、热之邪为外因,主要表现为肌肉、筋骨、关节等部位酸痛或麻木、重着、屈伸不利等。本医案以四肢指(趾)尖麻木为主诉。《丹溪心法》曰:"手足麻者,属气虚;手足木者,有湿痰死血;十指麻木,是胃中有湿痰死血。"本医案中患者有高血压、脑出血等病史,属于中风后遗症缓解期。患者年老体弱多病,其正气虚,肝肾阴虚,阴不制阳,虚风内生;加之气虚无力推动血脉运行,血行不畅,络脉空虚,瘀血内生,阻滞脉络,二者相合,必致四肢麻木。故黄老标本同治,补血和血,通络化瘀,以四物汤主之,该方化瘀生新,以祛瘀为核心,辅以养血行气。方中以强劲的破血之品桃仁、红花为主,力主活血化瘀;以甘温之熟地、当归滋阴补肝,养血调经;芍药养血和营,以增补血之力;川芎活血行气,调畅气血,为血中气药,以助活血之功。诸药合用使瘀血祛、新血生、气机畅。初诊黄老将黄芪用至30 g,配西洋参以增强黄芪补气之力,使气行则血行,达到活血化瘀之目的;加姜黄、怀牛膝、三七粉、鸡血藤行血通络,紫珠草止血散经络瘀血,且可防颅内血管瘤破裂出血。服药后手足指(趾)尖麻木及头昏减轻。五诊后舌无苔、脚心热等阴虚内热之症状显现,此为病程日久,脉络瘀阻,气不化津,阴液亏虚,故黄老治疗时少佐以滋阴清热之知母、地骨皮,手足麻木治愈。知母归肺、胃、肾三经,《本草纲目》曰:"肾苦燥,宜食辛以润之;肺苦逆,宜食苦以泻之。知母之辛苦寒凉,下则润肾燥而滋阴,上则清肺金泻火,乃二经气分药也。"纵观本医案,患者年老,有脑出血病史,以指(趾)麻木为主要症状就诊,证属肝肾阴虚,气虚血瘀,为本虚(肝肾阴虚,气虚)标实(痰瘀)之证。手足尖麻木乃气血不足,经脉空虚所致。黄老抓住"气虚血瘀"病机,以桃红四物汤随证加减,养血和血,通络化瘀,手足尖麻木治愈。患者在治疗中因正气渐强,尚能抵御外邪所致之咳嗽,可见抗病能力亦增强。

(整理:彭玉,谢莹,孙海鹏   审阅:彭玉)

191. 辨治痹证,肝肾阴虚,湿瘀痹阻之证

久病肝肾阴虚,湿瘀痹阻之痹证。 治以补肝肾,健脾化湿,活血通络。

患者:刘××,女,78 岁　　　　　　　　医案编号:078Q122

中医诊断:痹证(肝肾阴虚,湿瘀痹阻)

西医诊断:①脑梗死;②脑供血不足?

治法:补肝肾,健脾化湿,活血通络　　　　方药:补阳还五汤加减

主诉:头胀、手足麻 5 年,加重伴脘腹胀、食少 1 周

初诊(2009 年 8 月 10 日):患者 10 年前开始出现血压不稳定,在 150/90 mmHg 至 160/100 mmHg 之间波动,休息好则血压平稳,无头晕、胸闷、心悸,未予系统检查与治疗。5 年前开始出现头胀、手足麻木、脘腹不适,易于感冒,常有高热、汗出,但不影响正常生活,曾在外院行 CT 检查,提示脑梗死、脑供血不足表现,曾服丹参片、降压药等治疗(具体不详),以及养胃食疗。1 周前头胀,手足麻木感加重,伴口麻,失眠,脘腹胀,食少,精神软,血压不高,特求助于中医治疗。病后无眩晕、心悸,二便可。既往有脑供血不足、脑梗死等病史 5 年,有高血压病史;否认肝胆疾病病史。体查:血压 160/80 mmHg,心率 52 次/min。望之精神欠佳,神志清楚,反应尚可,肢体活动自如,面色黑,体瘦,咽不红,舌质暗红开裂苔薄白,心、肺、腹(-),脉弦细迟无力。

刻下症:头胀,手足麻,口麻,失眠多汗,脘腹胀,食少乏力,舌质暗红有裂纹苔薄白,脉弦细迟无力。患者年近八旬,老年体虚,肝肾不足,清窍肢体筋脉失养,故有头胀,手足麻。日久未调养,肝肾阴虚,虚风内动则上症加重,舌质有裂纹,口麻,失眠。气虚血行不畅,经脉瘀阻,则舌质暗,脉细弦无力迟。常服养胃之品,恐过于滋腻碍脾,加之年老脾胃运化无力,故常有脘胀食少。平素易于感冒,发热、汗出为肺气虚,卫外不固之征象。本病为痹证,证属肝肾阴虚,湿瘀痹阻经脉,为本虚标实之证,以肝肾阴虚与五脏虚损为本,以风、湿、瘀为标,治宜补肝肾,健脾胃,益气活血通络,标本同治。方拟补阳还五汤加减:天麻 20 g,黄芪 30 g,泡参 20 g,丹参 20 g,防风 15 g,地龙 15 g,白芷 15 g,炒白术 15 g,怀牛膝 20 g,鸡血藤 15 g,当归 15 g,川芎 15 g,山药 20 g,枳壳 10 g,茯苓 15 g,甘草 10 g。3 剂,水煎服,每次 80 mL,每日 4 次,每日 1 剂。嘱:①避风,防感冒;②清淡饮食;③调畅情志;④休息;⑤口服降压药(自备)。

二诊(2009 年 8 月 13 日):手足麻木与脘腹胀减轻,饮食增加,时有头胀,仍口麻,眠差。体查:望之精神可,咽不红,舌质嫩红苔少,脉弦迟。血压 138/100 mmHg,心率 46 次/min。经益气活血通络后,手足麻木减轻;脾运渐复,水湿运化,则脘胀减轻,食增。但头胀、口麻、眠差仍存,为肝肾阴虚,经脉清窍失养所致,守初诊方,加合欢皮、夜交藤、炒枣仁等以养心安

神,治以补肝肾,健脾化湿,活血通络。处方:天麻20 g,黄芪30 g,泡参20 g,丹参15 g,地龙15 g,川芎15 g,白芷12 g,炒白术20 g,怀牛膝10 g,山药20 g,白菊15 g,炒山楂15 g,合欢皮15 g,夜交藤15 g,炒枣仁20 g,甘草10 g。3剂,煎服法及医嘱同初诊。因患者心率过缓,建议其转心血管科就诊。

按:本医案为老年患者,肝肾不足,有脑梗死、脑供血不足及高血压等病史,头胀、手足麻木数年,以脘腹胀不适、易于感冒、高热汗出为主诉就诊,神清,活动好,血压尚稳定,但心率较缓,脉无力迟。《济生方》云:"皆因体虚,腠理空疏,受风寒湿气而成痹也。"一般说来,痹证新发,实证为多,风、寒、湿、热、痰、瘀之邪明显,邪在经脉,累及筋骨、肌肉、关节;痹证日久,耗伤气血,由经络累及脏腑,出现相应的脏腑病变,以虚证为主;病程缠绵,日久不愈,常为痰瘀互结,肝肾亏虚之虚实夹杂证。因此,黄老认为痹证辨证的关键是辨邪之偏盛和正之虚实。本病患者为老年人,体虚肝肾不足,病程长,观其证,病及五脏,以肺脾气虚,肝肾阴虚为本,以湿阻中焦,气滞血瘀为标,为本虚标实之证。故黄老初诊标本同治,以治肺脾为主,予补阳还五汤加减,补肺益气固表,理气通络,取"脾旺能胜湿,气足无顽麻"之义。本医案患者经治后脘腹胀减,食增,手足麻木减轻,主要症状消失后,患者因年高不愿就诊,且因其心率缓,血压不稳定,建议其转西医心内科就诊。本医案患者因有脑梗死病史,手足麻木尚不能完全治愈,嘱进一步调养。

黄老建议当老年患者出现手足麻木等痹证时,应排除颈椎增生、脑供血不足、痛风、高血压等病。治疗痹证,一般采用中西医结合治疗,黄老重视养血活血,常选用天麻、杜仲、地龙、丹参、怀牛膝、鸡血藤、川芎,以疏风通络,活血化瘀,即"治风先治血,血行风自灭"之义。

（整理:邢凤玲,彭玉,张嫱,孙海鹏　　审阅:彭玉）

【汗　证】

192. 辨治小儿汗证,气阴两虚之证

病后失调,自汗盗汗,气阴两虚之汗证。治以健脾益气,养阴敛汗。

患者:单××,男,1岁6个月	医案编号:078H020
中医诊断:汗证(气阴两虚)	西医诊断:佝偻病
治法:健脾益气,养阴敛汗	方药:参苓白术散加减
主诉:多汗2个月	

初诊(1997年7月20日):患儿2个月前患肺炎治愈后,出现多汗,汗多不分昼夜,自汗盗汗,头部、肩部尤甚,夜眠汗多可浸湿床单、衣服,每晚均需更换衣服,伴食欲不振,神倦乏力,眠差易醒。病后大便正常,不咳,不发热。有肺炎病史。体查:望之精神软,面色白,方颅,前囟0.5 cm,体瘦,全身皮肤湿润,咽不红,舌质淡苔薄白,无鸡胸及肋缘外翻,心、肺(-),指纹紫。

刻下症:自汗盗汗,头肩尤甚,浸湿床单、衣服,食欲不振,神倦乏力,眠差,舌质淡苔白,指纹紫。小儿"肺常不足,脾常不足",因患肺炎后,气阴耗伤,加之病后失于调养,肺气虚损,腠理不密,卫外不固,故自汗盗汗。脾虚失运,则食欲不振,神倦乏力。"汗血同源",汗多2个月,久之则心血暗耗,心失所养则眠差易醒;肺主皮毛,司表里开阖;汗为心之液,气血津液所化生,脾为气血津液生化之源,故病因为心、肺、脾三脏功能失调,病位在心、肺、脾。本病为汗证,证属气阴两虚,治当健脾益气,养阴敛汗。自拟参苓白术散加减:泡参10 g,黄芪6 g,太子参6 g,茯苓6 g,白术6 g,山药6 g,白芍6 g,乌梅6 g,砂仁6 g^(后下),广木香3 g,麦芽6 g,煅龙骨6 g,煅牡蛎6 g,甘草6 g。2剂,水煎服,每次50 mL,每日4次,2日1剂。嘱:①继续口服钙剂,每次2片,每日3次;②避免感冒。

二诊(1997年7月24日):汗出减少,但大便溏稀,每日1~2次,食少。昨夜身有微热(未测体温),微咳,伴干呕,尿黄少,无呕吐、腹痛。体查:体温36.8 ℃。望之精神好,面色白,皮肤无湿润,咽红(+),心、肺(-),皮肤未见皮疹,舌质淡苔薄白。服药后汗出减少,但便溏、食少等脾虚症候显现,加之复感风热,肺气失宣,故有身热、咳嗽。本期气阴两虚,复感风热,虚实夹杂,本虚标实,如继续养阴敛汗,恐闭门留寇,故先治标,疏风清热解表为先,待邪祛后再健脾益气,养阴敛汗,扶正固本。方拟银翘散加减:银花6 g,连翘6 g,牛蒡子6 g,

黄芩6 g,防风6 g,荆芥6 g,僵蚕3 g,蝉衣3 g,桑叶6 g,菊花6 g,麦芽6 g,法半夏6 g,陈皮3 g,竹叶3 g,甘草6 g。3剂,煎服法同初诊。

三诊(1997年7月30日):咳嗽、身热等感冒症愈,汗出较前减少,以盗汗为主。仍有食少,大便干。体查:望之精神好,咽不红,舌质淡苔薄白。经疏风解表清热后,外邪已解,此期表现以食少、盗汗等气阴两虚症状为主,治以健脾益气助运,养阴敛汗,以培其本。选用自拟方参苓白术散加减,用太子参、白术、茯苓、砂仁、薏苡仁健脾益气助运,乌梅、白芍配甘草以酸甘化阴,佐以山楂、麦芽开胃消积。诸药合用共奏健脾益气助运、养阴固本之功。处方:太子参6 g,白术6 g,茯苓6 g,砂仁6 g^(后下),薏苡仁6 g,扁豆3 g,乌梅3 g,槟榔片3 g,白芍6 g,山药6 g,山楂6 g,麦芽6 g,甘草3 g。3剂,煎服法同初诊。

四诊(1997年8月6日):汗出减少明显,仅有头汗,食欲恢复,食量增加,患儿活泼好动,二便正常。体查:望之精神好,面色红润,活泼好动,心、肺(-),舌质淡苔薄白。服药后肺脾功能恢复,气血津液生化有源,腠理致密,卫外功能增强,故汗出减少,汗证渐愈。药证相符,紧守三诊方去扁豆、砂仁,加枳实。处方:太子参6 g,白术6 g,茯苓6 g,薏苡仁6 g,乌梅3 g,槟榔片3 g,白芍6 g,山药6 g,山楂6 g,麦芽6 g,枳实3 g,甘草3 g。3剂,煎服法同初诊。

按:汗证是指不正常出汗的一种病证,即小儿在安静状态下,日常环境中,全身或局部出汗过多,甚则大汗淋漓。中医认为汗是人体五液之一,是由阳气蒸化津液而来。心主血,汗为心之液,阳为卫气,阴为营血,阴阳平衡,营卫调和,则津液内敛;反之,若阴阳脏腑气血失调,营卫不和,卫阳不固,腠理开阖不利,则汗液外泄。小儿汗证的发生,多由体虚所致,病因是禀赋不足,调护失宜。心主血,汗为心液;肺主气,司开阖,主皮毛;脾主运化,主肌肉,为气血化生之源,故汗证与心、肺、脾功能失调关系密切。患儿以汗出为主诉,因肺炎病后气阴耗伤,失于调养,肺气虚损,卫外不固,腠理不密,汗液外泄则汗出难收,属虚证。眠差、汗多、食少、神倦乏力等症,均为心、肺、脾虚弱的表现,病因、病位清楚。黄老治疗中紧守病机,化裁参苓白术散,益脾补肺养心,使气血生化有源,心阴得养,故汗证减轻而愈。临床汗证以2~3岁小儿多见,因其体虚汗多,腠理不密,易被外邪所侵,常发展成为反复呼吸道感染。

(整理:彭玉,岳志霞,李艳静,孙海鹏　　审阅:彭玉)

193.辨治小儿汗证,肺脾气阴两虚,营卫不和之证

多汗易感,消瘦,肺脾气阴两虚之汗证(肺结核)。　治以益气固表,养阴敛汗。

患者:褚××,男,5岁5个月	医案编号:078Q130
中医诊断:汗证(气阴两虚,营卫不和)	西医诊断:肺结核
治法:益气固表,养阴敛汗	方药:运脾散加减
主诉:多汗1年,加重1个月	

初诊(2008年12月15日):患儿近1年汗出明显增多,白天稍动即汗出如水,盗汗明显,夜眠汗多浸湿衣服、被褥、枕巾,汗出为全身性,汗出时轻时重,遇天热则汗出明显。家长误以为天热所致汗多,未予重视,也未服药。近1个月已渐入冬季,患儿汗多未减,反有加重趋势,且伴饮食减少,口干饮水,身体消瘦,家长急求助中医治疗。病后精神尚可,无午后潮热、皮疹、吐泻,无咳嗽。患儿平素易感,常有发热或扁桃体炎等。无慢性咳嗽史,否认肺结核病史及接触史。曾接种卡介苗2次,第1次接种为出生时,3岁时做结核菌素试验,结果为阴性,故再行复种,之后未复查结核菌素。体查:体重15 kg。望之精神可,面色白,体瘦,山根色青,头部汗多,头发湿润,全身浅表淋巴结无肿大,咽不红,扁桃体Ⅱ度肿大,舌质淡红苔白厚,心、肺(-),脉平。

刻下症:自汗盗汗,全身汗出如水,夜晚盗汗甚,食少口干,喜饮水,消瘦,舌质淡红苔白厚。汗为人体之津液,"汗血同源",汗多则耗伤阴血。肺主气,主皮毛,脾主运化,主肌肉,肺脾之气充盈则营卫调和,皮毛腠理开阖自如,汗出正常;反之,肺脾气虚,营卫失和,营阴不能内守,腠理疏松,汗液从皮毛外泄发为汗证。患儿平素有易感、食少、消瘦、面色苍白、山根色青等肺脾气虚之体质特点,加之汗多1年,阴液耗伤,阴伤则气无所附,日久气阴两伤,卫阳夜入于里,营阴不能内守,故夜盗汗甚,汗出如水。卫阳不固,腠理及毛孔开泄难闭,故易外感;阴液不足,无以上承、濡养机体则口干、消瘦。食少、舌苔白厚、扁桃体Ⅱ度肿大为脾运失健,痰湿内阻中焦之征象。本病为汗证,证属肺脾气阴不足,营卫不和,治当益气固表,养阴敛汗。方拟运脾散加减:黄芪15 g,白术10 g,苍术10 g,薏苡仁10 g,茯苓10 g,乌梅6 g,五味子6 g,煅龙骨20 g（后下）,煅牡蛎20 g（后下）,党参10 g,山药10 g,麦芽6 g,谷芽6 g,山楂6 g,甘草6 g。4剂,水煎服,每次80～100 mL,每日4次,每日1剂。嘱:①建议做结核菌素试验,必要时做胸部X线检查,以排除结核病;②避免外感;③观察下午体温变化。

二诊(2008年12月22日):汗出大减,仅运动后有汗出,食少,口干缓解。近2日有微咳,喉中痰鸣,无发热。体查:体温37.1 ℃。望之精神可,面色白,咽红(+),扁桃体Ⅱ度肿大,心、肺(-),舌尖质红苔黄腻,脉细。结核菌素试验:强阳性,直径为20 mm×20 mm。经益气养阴,生津敛汗后,营卫调和,腠理得固,故汗出减少。但患儿汗出日久,气阴两伤,气虚则活动后汗出。现复外感风热犯肺,灼津为痰,肺失宣肃则咳嗽,喉中痰鸣,舌尖质红,咽红,扁桃体肿大;湿热蕴结中焦,脾运失健则舌苔黄腻。患儿肺脾气阴不足,复感风热,本虚标实,治宜疏风清热,健脾助运。自拟方加减:防风6 g,牛蒡子6 g,黄芩10 g,生地10 g,太子参15 g,白术15 g,茯苓10 g,苍术10 g,神曲6 g,法半夏6 g,玄参10 g,薏苡仁10 g,甘草6 g。5剂,煎服法同初诊。建议行胸部X线检查以排除肺结核。

三诊(2008年12月26日):服药后咳平痰少,近2日汗出稍增多,仍食少,无发热。体查:体温37.0 ℃。望之精神好,咽微红,扁桃体Ⅱ度肿大不红,舌尖质红苔黄稍厚,心、肺(-),脉细。胸部X线检查提示肺内结核菌感染。根据结核菌素、胸部X线检查结果,肺结核诊断成立。现肺脾气阴两伤渐复,汗出减少,食少、舌苔黄稍厚难以缓解,考虑为脾虚失运,中焦湿热所致,治以养阴益气补肺为主。自拟方加减:黄芪15 g,白术10 g,薏苡仁10 g,

茯苓 10 g,乌梅 6 g,五味子 6 g,生地 10 g,神曲 6 g,萹草 10 g,百部 10 g,麦冬 10 g,天冬 10 g,甘草 6 g。5 剂,煎服法同初诊。嘱:①注意隔离患儿;②保证休息,增加营养;③按照肺科医院要求服用抗结核药半年,期间每个月定期复查 1 次肝功能,治疗半年后复查。

按:汗证是儿科常见病证,以头汗多见,常见于佝偻病、营养不良、厌食、肺结核等慢性疾病者。本医案患者以多汗 1 年为主诉,符合汗证诊断。患儿虽有卡介苗 2 次接种史,否认肺结核病病史及接触史,但黄老结合患儿消瘦、食少、多汗、病程长等体质与症候特点,治疗期间坚持先排除肺结核,经结核菌素检查为强阳性、胸部 X 线检查提示肺内结核菌感染,故西医肺结核诊断成立。结核病是一种严重危害身体健康的慢性传染病,20 世纪 80 年代以来,结核病疫情在全球出现复燃的趋势,积极预防是关键。治疗期间多次行结核菌素试验、胸部 X 线检查,有利于提高阳性率。由此可见,儿科汗证临床诊治首先需要排除传染性疾病。

肺结核属于中医"肺痨",大多归属"虚劳""虚损"一类病证。宋代《三因极一病证方论》始以"痨瘵"定名。《丹溪心法》倡"痨瘵主乎阴虚"之说,突出病机重点,确立了滋阴降火的治疗大法。《医学正传》中确立了杀虫与补虚的两大治疗原则。本患儿多汗 1 年,病初因肺脾两虚,营卫失和,腠理开阖失司,以致多汗易感;后因多汗耗伤阴血,加重气阴耗伤。肺阴受损,子盗母气,脾运受损,湿热蕴结中焦与阴虚内热胶着,以致后期食少、舌苔黄腻难以化解。对本病的治疗若滋阴则碍湿,祛湿则伤阴,但若一味敛汗,阴无所复,未必见效;单纯滋阴,卫表不固,亦汗无所固。黄老抓住病机根本,以养阴益气补肺为主,固表敛汗,在患儿尚没有服用抗结核药之前,经中药内服使阴液得复,肌表得固,多汗大减,主要症状消失,食增,精神好。后期配合抗结核药,中西医结合而治愈。

(整理:吴筱枫,张嫱,李艳静,孙海鹏　　审阅:彭玉)

194. 辨治小儿汗证,肝肾阴虚夹湿证

烦躁多动,汗出,嗜血细胞综合征,热灼阴液,肝肾阴虚夹湿之汗证。治以养阴利湿,佐以益气。

患者:杨××,女	医案编号:078Q154
中医诊断:汗证(肝肾阴虚夹湿)	西医诊断:嗜血细胞综合征
治法:养阴利湿,佐以益气	方药:自拟方
主诉:烦躁多动、手心燥热、多汗 1 周	

初诊(2009 年 9 月 30 日):患儿 1 个月前因持续高热不退 28 日,体温一直在 39℃左右

波动,稽留热,伴皮疹,在外院以"发热原因不详"收治住院,期间检查 EB 病毒*核心抗原
(EBNA - IgG)阳性,提示 EB 病毒感染,经抗病毒、支持疗法等治疗后,患儿仍持续高热不
退,肝脏增大至肋缘下 6 cm,脾轻度肿大,红细胞、白细胞、血小板计数下降,即血三系下降,
骨髓穿刺检查提示增生抑制。转入外院诊治,血三系仍低,骨髓增生明显抑制,肝脏增大至
肋下9 cm,脾脏肋下 4 cm,血清铁蛋白浓度 9584 μg/L。确诊为嗜血细胞综合征,予以抗感
染、输血及"右旋美托咪啶 + 依托泊苷 + 环孢素"等方案,化学药物治疗(以下简称"化疗")
25 日后,肝脾缩小(肝脏缩小为肋下 6 cm,脾脏肋下未扪及),血三系上升好转,骨髓片提示
完全缓解骨髓象,血清铁蛋白浓度下降,病情缓解。后因 EB 病毒控制不住,建议患者返家进
行中医治疗,定期回院复查。就诊时口服地塞米松,每2 周按 3 片、3 片、2 片剂量连续服用 3
日(与依托泊苷不同周用),依托泊苷 100 mg + 5% 葡萄糖注射液 250 mL 静脉滴注持续 3 h,
每日 1 次,每 2 周用 1 日(与地塞米松不同周用),口服钙剂、环孢素(早 50 mg、晚 25 mg)等
治疗。目前患儿食欲旺盛,烦躁多动爱哭,好发脾气,手心燥热,腹胀尿黄,夜尿多,说梦话,
喜抱不愿意走路,体重增长迅速,唇周长胡须,毛发增多,面色潮红,多汗,大便成形,每日 1 ~
2 次,量多。病后无惊厥、胸闷、浮肿、血尿。家长要求降低 EB 病毒就诊。否认药物过敏史,
否认肝胆疾病病史。按期完成预防接种。体查:体温 36.8 ℃,体重 15 kg。望之精神好,满
月脸,水牛背,毛发增多,面色潮红,长胡须,咽不红,心、肺(-);腹软,胀气,肚脐凸显,肝肋
下约 2 cm 处扪及,质软,边缘清,脾未扪及,腹部未扪及包块;舌质淡红苔白稍厚,指纹紫滞。
2009 年 9 月 25 日外院检查:白细胞计数 6.96 × 10^9/L,血红蛋白浓度 107 g/L,血小板计数
150 × 10^9/L,EB - DNA 7.15 × 10^5 copies/mL,血清铁蛋白浓度 699 μg/L,自然杀伤细胞比
率6.1%。

刻下症:烦躁多动爱哭,手心燥热,多汗,腹胀尿黄,夜尿多,说梦话,性急面红,喜抱乏
力,食好腹胀,舌质淡红苔白稍厚。肝藏血、肾藏精、主骨,本病患儿因持续高热 1 个月不退,
热盛灼伤阴液,致精血不足,肝肾阴虚,故血三系减少,骨髓抑制;阴虚无以涵养肝木,虚风内
扰则烦躁、多动、爱哭、性急、多梦;虚热迫液外出则手心燥热,多汗;因使用大量激素,故出现
满月脸,水牛背,毛发增多,长胡须,面色潮红,食欲旺盛,长胖(体重增长较为迅速)等库欣综
合征表现,这些均为激素的不良反应。因小儿不会言语,其喜抱不愿意走为肝肾两虚、疲乏
之征象,肾虚气化不利则夜尿多。此期因服用激素,患儿饮食量增加,超越脾胃功能,脾失健
运,水湿易于停聚,表现为腹胀、舌苔白厚。本病为汗证,证属肝肾阴虚夹湿,治疗宜养阴清
热,养阴不碍湿,利湿不伤阴。自拟方:太子参10 g,黄芪10 g,炒白术10 g,白芍 6 g,生地
6 g,薏苡仁10 g,五味子6 g,乌梅6 g,枳壳6 g,法半夏6 g,茯苓10 g,板蓝根10 g,蒲公英
10 g,神曲6 g,甘草6 g。2 剂,水煎服,每次 50 mL,每日 3 次,1.5 日 1 剂。嘱:①多鼓励患
儿,多与患儿沟通,增强治疗信心;②避免到人多的公共场所;③避免感冒;④清淡饮食。

二诊(2009 年 10 月 3 日):烦躁易动减轻,手心燥热,汗多,睡眠好,尿黄,性急、面红缓

---

* EB 病毒是疱疹病毒科嗜淋巴细胞病毒属的成员,基因组为 DNA。

解。体查:望之精神好,库欣综合征表现明显,咽不红,心、肺(－),腹平软,肝肋下2指可扪及,边缘清楚,柔软,腹部无压痛和包块,舌质淡红苔薄白,指纹紫。激素使用1个月,未减量,现激素不良反应出现。患儿因不停往返医院治疗,加上形体改变,不愿与人交流,且易于哭吵,发脾气,颜面潮红,库欣综合征表现明显,体质呈现出肝肾阴虚之征象。临床上大量或较长时间使用激素后易于耗伤肝肾之阴,当有库欣综合征出现时易夹湿。本病考虑为长期使用激素期间,肝肾之阴耗伤,加之饮食量倍增,易致脾失健运,水湿停聚,故初诊中抓住苔白厚,按肝肾阴虚夹湿论治,烦躁易动减轻。药证相符,继用初诊方健脾益气养阴,去利水渗湿之品枳壳、薏苡仁、法半夏等;加枸杞、山药、生地益气补益肝肾,竹叶、滑石利尿,炒麦芽行气消食助运,治以健脾益气,养阴柔肝,清解余邪。自拟方:太子参10 g,黄芪15 g,炒白术10 g,枸杞10 g,乌梅6 g,五味子6 g,山药6 g,白芍6 g,生地6 g,竹叶6 g,滑石15 g,板蓝根12 g,蒲公英10 g,茯苓10 g,炒麦芽6 g,甘草6 g。3剂,煎服法同初诊。用二诊方后症状明显改善,嘱复查血常规。

三诊(2009年10月10日):手心热减轻,尿色淡黄,汗出较前减少,化疗第10周昨日已结束,激素暂停期间食可。体查:望之精神好,库欣综合征表现,咽不红,心、肺(－),舌尖质红苔白厚,指纹紫。理化检查:血红蛋白浓度112 g/L,血小板计数316×10⁹/L,白细胞计数5.7×10⁹/L,中性粒细胞比率50.7%,淋巴细胞比率44.6%。经初诊、二诊健脾益气,养阴柔肝,清解余邪后,现手心热减轻,尿淡黄,汗较前少,阴虚症状较前明显减轻,但舌苔仍白厚。治疗守二诊方,以健脾养阴为主,加首乌以增强补肝肾,强筋骨之力,治以健脾益气,养阴柔肝,清解余邪。自拟方:太子参10 g,黄芪15 g,炒白术10 g,枸杞10 g,乌梅6 g,五味子6 g,山药6 g,白芍6 g,生地6 g,竹叶6 g,滑石15 g,板蓝根12 g,蒲公英10 g,茯苓10 g,炒麦芽6 g,首乌6 g,甘草6 g。5剂,煎服法及医嘱同初诊。服用三诊方3剂后,症状明显改善。

四诊(2009年11月7日):经三诊健脾益气,养阴柔肝,清解余邪治疗后,现手心热减轻,尿淡黄,汗减少,精神好,体力逐渐恢复,诸症缓解。现食减考虑为停用激素,食量恢复正常。方配薏苡仁健脾渗湿;槟榔片消积下气;山慈菇清热解毒(针对病毒);地骨皮凉血除蒸,清肺降火;黄精滋肾润脾,补脾益气,治以健脾益气,养阴柔肝,清解余邪。自拟方:黄芪15 g,首乌6 g,黄精6 g,地骨皮10 g,炒白术10 g,枸杞10 g,五味子6 g,山慈菇6 g,板蓝根10 g,蒲公英10 g,炒麦芽6 g,槟榔片6 g,茯苓10 g,薏苡仁10 g,竹叶6 g,甘草6 g。5剂,煎服法及医嘱同初诊。随访,经4次就诊治疗,已痊愈。

按:汗证主要是指由于阴阳失调,营卫不和,腠理开阖不利,而引起汗出过多的病证。本医案患儿为EB病毒感染所致的嗜血细胞综合征,因高热不退阴伤,表现为烦躁多动,手足心热,多汗,血三系减少,骨髓抑制,肝脾大;使用大量的激素与免疫抑制剂,致患儿阴血亏虚,抵抗力下降,免疫力低下,出现一系列肝肾阴亏,气血不足,脾虚夹湿之症状。黄老将本病归属于"汗证"范畴,结合患儿较长时间大量使用激素及进行化疗,按照"肝肾阴虚夹湿"辨证论治:初诊肝肾阴虚,内热夹湿,治以养阴利湿柔肝为主。二诊药证相符,守前方继清余邪,减少利水渗湿之品,增加补益肝肾之力。感染性嗜血细胞综合征是一种与急性病毒感染有关的良性嗜血组织细胞增生症，多发于儿童，其特点为单核－巨噬细胞增生活跃，患者多有明显高热，肝、脾、淋巴结肿大，血三系降低(贫血，血小板计数减低，白细胞计数明显减少，淋巴细胞明显增高等)，骨髓抑制等。西医治疗、控制原发病，给予抗病毒、激素、丙种球蛋白，多应用免疫抑制剂及小剂量化疗，目的是使器官功能损害减轻至最低程度。目前如免疫治疗、造血干细胞移植、胸腺素、α－干扰素和环孢素 A 等治疗，对调节免疫功能、减少化疗远期不良反应有一定效果。本病为继发性嗜血细胞综合征，化疗近 2 个月，血三系及骨髓抑制、肝脾缩小向好的方向发展，病情较稳定，但 EB 病毒控制不住，血清铁蛋白浓度下降缓慢，激素不良反应及肝肾阴亏症候明显。黄老根据症状，对明显有库欣综合征表现者常从补益肝肾着手治疗，同时健脾化湿，清解余邪，标本同治，治疗关键在于选用养阴不碍湿、利湿不伤阴之品。三诊后诸症缓解明显。黄老按照汗证——肝肾阴虚夹湿论治，三诊中均注重养阴和利湿，现汗减少，偶有手足心热，症状明显缓解。四诊时，去补气生津之品太子参、生地、乌梅、首乌等，增加黄精滋肾润脾，补脾益气；地骨皮凉血除蒸，清肺降火；山慈菇清热解毒；薏苡仁健脾渗湿；槟榔片消积下气。本医案中家长治疗的目的是希望用中药降低患儿 EB－DNA 值，使肝大缩小，黄老治疗中坚持辨证论治，紧守养阴清热利湿之法，是本病激素停药期间病情无反跳、治愈好转的关键。之后患儿去外院复查，EB－DNA 值下降，血三系上升。经治疗后，患儿无烦躁易动，汗少，活泼，心情好，喜玩耍，库欣综合征表现已逐渐减轻。之后患儿因感冒、皮疹常复诊，仍在继续调理中。1 个月后患儿家长自行停用西药，患儿各项检查指标已恢复正常，EB－DNA 值下降，血三系上升至正常，淋巴细胞比率正常，自然杀伤细胞与血清铁蛋白浓度恢复正常，取得满意疗效。

（整理：詹伟，李艳静，张力文，孙海鹏，陈竹　　审阅：彭玉）

195. 辨治汗证，阳气不足，肺脾气虚之证

卫阳不足，营阴失于内守而汗出之汗证。　治以温阳通经散寒，养血益气。

患者：温××，女，58 岁　　　　　　　　医案编号：078Q177

中医诊断：汗证(阳气不足，肺脾气虚)

西医诊断：①更年期综合征；②植物神经功能紊乱?

治法：温阳通经散寒，养血益气　　　　　方药：黄芪桂枝五物汤加减

主诉：怕冷、出汗半年

初诊（2009 年 3 月 26 日）：患者近半年来怕冷，加衣可缓解，伴手足欠温，阵发性出汗，以自汗为主；遇风即流涕，打喷嚏，易于感冒，曾服药(具体不详)，效果不佳，感冒反复发生，怕冷、易出汗未见缓解，病后时感乏力、气短，饮食可，二便正常，精神尚好，无肢麻、头昏。平

素体质较弱。否认高血压病史,否认结核病等传染病病史。现已闭经 10 年。体查:血压 128/88 mmHg。望之精神可,面色白,咽不红,舌质嫩胖有齿痕苔白滑,脉细无力。

刻下症: 怕冷,汗多,易感冒,遇风即流涕,打喷嚏,食可,舌质嫩胖有齿痕苔白滑,脉细无力。患者女性,年近六旬,闭经 10 年,以怕冷、自汗为主诉,应考虑与更年期的雌激素水平有关。阳气主外,卫阳不足,皮肤失于温煦则怕冷,添衣后可缓;阳气不达四末则手足欠温;卫阳不足,营阴失于内守,则自汗出,遇风即流涕,打喷嚏,易于感冒。患者阴阳平衡失调,未及时调养,故病情逐渐加重,出现乏力、气短、舌质嫩胖有齿痕苔白滑等肺脾气虚之症状,所幸饮食尚好。本病为汗证,证属阳气不足,脾肺气虚,治宜温阳通经散寒,佐以养血益气。方拟黄芪桂枝五物汤加减:黄芪40 g,炒白术 20 g,潞党参20 g,丹参15 g,当归15 g,桂枝 12 g,茯苓 20 g,白芍 20 g,熟地20 g,川芎 15 g,葛根 15 g,干姜 10 g,甘草 10 g。3 剂,每次 50 mL,每日 4 次,每日 1 剂。嘱注意监测血压,观察有无肢体麻木。

二诊(2009 年 4 月 2 日):患者服药后诸症好转,时有四肢末冷,食可。体查:望之精神可,咽不红,舌质胖裂苔白少,心、肺(-)。用黄芪桂枝五物汤使在表之阳气得补,营卫调和,配当归、茯苓、熟地、川芎、丹参益气温经,和血通痹。阴阳渐调和,诸症好转,药证相符。现舌质胖有裂痕苔少,为脾虚水湿不运之症状,守初诊方加佩兰、砂仁等增强健脾化湿之功,治以温阳通经散寒,健脾化湿。处方:黄芪 40 g,炒白术 15 g,潞党参 20 g,当归 15 g,桂枝 10 g,茯苓 15 g,白芍 20 g,葛根 10 g,熟地 20 g,川芎 15 g,佩兰 10 g,砂仁 10 g(后下),姜黄 15 g,干姜10 g,甘草 10 g。3 剂,煎服法及医嘱同初诊。经治患者病情好转,症状消失,治愈。

按:《素问·阴阳应象大论》曰:"阴在内,阳之守也;阳在外,阴之使也。"说明阴阳平衡,腠理致密,营阴内守。本医案患者因阳气不足致阴阳平衡失调,卫阳不固,腠理疏,营阴失于内守而外泄则发为汗证。叶天士《临证指南医案》中有云:"阳虚自汗,治宜补气以卫外。"《景岳全书》中亦有云:"补方之制,补其虚也。凡气虚者,宜补其上,人参黄芪之属也……故善补阳者,必于阴中求阳,则阳得阴助而生化无穷。"故黄老根据中医的整体观念,阴阳同治,达到治病求本的目的。初诊方拟黄芪桂枝五物汤加减,黄芪为君,甘温益气,补在表之卫气;桂枝散风寒而温经通痹,与黄芪配伍,益气温阳,和血通经。桂枝得黄芪益气而振奋卫阳,黄芪得桂枝固表而不致留邪。芍药养血和营而通脉,与桂枝合用,调营卫而和表里,两药为臣;干姜辛温之力大于生姜,助桂枝温通阳气;配川芎、当归、茯苓、熟地、丹参活血养血通脉,使阳气通达四末。现代药理研究表明,本方具有镇静、扩血管、增强机体免疫力等作用。二诊药证相符,守初诊方加砂仁、佩兰等芳香醒脾化湿。随访,患者诉出汗、怕冷已治愈。

(整理:詹伟,李艳静,孙海鹏,陈竹　　审阅:彭玉)

【其他病证】

196. 辨治小儿痢疾，湿热内蕴之证

饮食不洁，湿热毒侵，灼伤肠膜，内迫大肠之痢疾。治以清热燥湿，调气和血。

患者:黄××,男,3岁	医案编号:078Q178
中医诊断:痢疾(湿热内蕴)	西医诊断:急性细菌性痢疾
治法:清热燥湿,调气和血	方药:芍药汤加减
主诉:大便稀夹黏液血便2周,伴脘腹胀满、食少1周	

初诊(2009年5月16日):2周前外出吃冷饮后即出现大便稀,每日7~8次,大便呈水样泡沫状及夹有少量血丝,伴腹痛即泻、发热(未测体温)。曾在外院诊为痢疾,氨苄西林、双黄连等静脉滴注,治疗1周后,大便稀次数较前减少。现因脘腹胀满,大便稀,每日5~6次,量少,时有黏液少许,不思食,口干不欲饮水,时低热、乏力、尿少,故前来就诊。病后精神疲软,不喜玩耍,汗出不多,否认惊厥、呕吐、咳嗽。否认传染病病史。按期接种。体查:体温37.1℃。望之精神软,面色萎黄,眼眶无凹陷,皮肤弹性可,脱水征(-),咽不红,舌质淡红苔厚水滑、染苔,心、肺(-),腹平软,无明显压痛与反跳痛,肝脾未触及,指纹紫滞。大便常规检查:黄稀便;红细胞3~8个/HP,脓细胞0~成堆/HP。

刻下症:黏液稀便,次多量少,脘腹胀满,不思食,口干不欲饮,身热乏力,尿少,汗少,舌质淡红苔厚水滑、染苔,指纹紫滞。大便常规检查见大量白细胞,有脓细胞。患儿因进食不洁之物,湿热毒侵,脾胃受损,脾运失健,水谷停聚,塞滞肠中,灼伤肠膜,内迫大肠,清浊不分致黏液稀便、下痢赤白或黏液便,大便常规检查中白细胞(+++),脓细胞成堆等。湿热阻滞肠道,腑气不通则腹痛,泻甚则阴液耗伤,故口干、尿少,好在患儿无脱水征,阴液丢失不重,未出现阴阳两伤之症状。脾失健运,胃不受纳,胃肠湿热内盛,故不思食,舌苔厚滑,不欲饮水,倦怠乏力,指纹紫滞。本病为痢疾,证属湿热内蕴,湿重于热,治宜清热燥湿,调气和血。方拟芍药汤加减:芍药15 g,黄连6 g,槟榔片6 g,黄芩6 g,广木香6 g,厚朴6 g,苍术10 g,茯苓10 g,薏苡仁10 g,法半夏6 g,葛根6 g,甘草6 g。3剂,每次30~50 mL,每日5次,1.5日1剂。嘱:①温开水兑服口服补液盐,随时饮用,以防脱水;②进食易消化食物,多饮水,暂停牛奶及肉类;③暂停西药。

二诊(2009年5月19日):大便次数减少,每日3~5次,稀便或水样便,泡沫少,无血

丝,食少,偶腹痛,无呕吐。湿热渐祛,腑气通,则大便次数减少,腹痛减轻,热平,精神好转。药证相符,守初诊方加减。处方:芍药15 g,黄连6 g,槟榔片6 g,黄芩10 g,苦参15 g,黄柏6 g,茯苓10 g,元胡6 g,广木香6 g,银花炭10 g^(另包),葛根6 g,甘草3 g。3剂,煎服法及医嘱同初诊。

三诊(2009年5月24日):大便次数减少,每日2~3次,开始成形,偶带泡沫,腹痛止,食量增加。二诊方诸药合用,湿祛热清,气血调和,故大便成形,便次减少,治疗出现明显转机。脾运渐复,中焦气机调畅,则腹痛止,食量增加。效不更方,加赤芍、当归养血活血,体现治痢"行血则便脓自愈"之义。处方:芍药15 g,黄连6 g,槟榔片6 g,黄芩10 g,苦参15 g,黄柏6 g,茯苓10 g,元胡6 g,广木香6 g,银花炭10 g^(另包),赤芍6 g,当归6 g,甘草3 g。3剂,煎服法及医嘱同初诊。患者服药后症状明显改善。嘱停口服补液盐。

四诊(2009年6月1日):泻止便调,每日1~2次,余无不适。体查:舌质淡苔白厚,指纹紫。湿热蕴结中焦,脾运功能受损,恢复较慢,水湿不化,则舌质淡苔白厚,治以健脾助运,益气养阴。方拟运脾汤加减:苍术10 g,白术10 g,茯苓10 g,泡参10 g,薏苡仁10 g,枳壳6 g,白芍10 g,法半夏6 g,木香6 g,神曲6 g,山楂6 g,乌梅6 g,砂仁6 g^(后下),山药10 g,甘草6 g。5剂,每日1剂。嘱清淡饮食,忌不消化食物,多饮水。随访,患者经治疗已痊愈。

按:本医案患者有饮食不洁史,湿热塞滞肠中,气血失调所致急性细菌性痢疾。病因明确,诊断清楚。西药对症治疗1周病情有好转,但余邪不解,故求治中医。张秉成《成方便读》中云:"夫痢之为病,固有寒热之分,然热者多而寒者少,总不离邪滞蕴结,以致肠胃之气不宣,酿为脓血稠黏之属。虽有赤白之分,寒热之别,而初起治法皆可通因通用。故刘河间有云:行血则便脓自愈,调气则后重自除,二语足为治痢之大法。"黄老应用芍药汤加减正是此意。方中黄芩、黄连味苦,性寒,入大肠经,功擅清热燥湿解毒,以除致病之因,为君药;重用芍药养血和营,缓急止痛,又可兼顾湿热邪毒熏灼肠络,伤耗阴血之虑;广木香、槟榔片行气导滞,"调气则后重自除",三药相配,调和气血,为臣药。芍药汤本来清热燥湿之力颇强,二诊时黄老加清热燥湿导滞之苦参、黄柏,待热祛湿渐除时,配合使用赤芍、当归增强其行气调血之力。可见芍药汤立意不在止痢,而重在治致痢之本。配伍特点:气血并治,兼以通因通用;寒热共投,侧重于热者寒之。后期用自拟运脾汤加减,以调理脾胃,养阴益气为主,保护脾胃之阴。

(整理:邢凤玲,詹伟,孙海鹏   审阅:彭玉)

197.辨治小儿鼻衄,肺脾两虚,气不摄血之证

反复鼻衄,肺脾两虚,气不摄血之鼻衄。 治以益气补血,活血止血。

患者:张××,男,7岁　　　　　　　　医案编号:078H019

中医诊断:鼻衄(肺脾两虚,气不摄血)　　西医诊断:①贫血(轻度);②佝偻病

治法:益气补血,活血止血　　　　　　　方药:八珍汤加减

主诉:反复鼻衄1个月

初诊(1997年6月12日):患儿近1个月来无明显诱因反复流鼻血,以右侧鼻为主,夜间、晨起明显,血色鲜红,量一般,因反复出现4次,曾就诊均未治愈,此次因昨夜又出现鼻出血,前来就诊。病后精神尚可,不咳,无发热、头昏,无皮下紫癜,二便正常,平素食少,多汗,易反复感冒。体查:望之精神可,面黄无华,右侧外鼻道可见有少许血性分泌物,未见溃疡与黏膜红肿,全身皮肤无皮疹、紫癜,咽不红,舌质淡红苔薄白,心、肺(-),肋缘外翻,鸡胸,脉细。血常规检查:血红蛋白浓度117 g/L,白细胞计数9.3×10⁹/L,中性粒细胞比率58%,淋巴细胞比率42%。

刻下症:反复右侧鼻出血,夜间、晨起明显,鼻血色红,量一般,食少,多汗,舌质淡红苔薄白,脉细,有肋缘外翻、鸡胸等佝偻病骨骼畸形,有贫血。鼻为肺之窍,鼻衄的发生与肺及气血关系密切。患儿素有食少,多汗,易感冒,有佝偻病骨骼畸形及贫血,为肺脾两虚之征象。因病程长,脾胃虚弱,脾气不统血,土不生金,肺失所养,故血溢脉外发为鼻衄。本病为鼻衄,属“血证”范畴,证属肺脾两虚,脾虚气不摄血,治以益气补血,活血止血。方拟八珍汤加减:太子参10 g,当归6 g,白术10 g,茯苓10 g,白茅根10 g,地榆10 g,生地10 g,白芍6 g,川芎6 g,大蓟6 g,小蓟6 g,辛夷花6 g^(包煎),甘草6 g。3剂,水煎服,每次100 mL,每日4次,每日1剂。嘱忌挖鼻孔,增加富含铁的营养食物。

二诊(1997年6月16日):鼻衄已止,自述身体发热,多汗,食少。体查:体温36.7 ℃。望之精神好,面色较前红润,舌质淡红苔白厚,脉细,心、肺(-)。经益气止血后,鼻衄已止,但多汗,食少,舌苔白厚,为脾虚失运之征象。自诉身热,但体温正常,为体质虚弱,脏腑功能失调,虚热内生之征象。因有内热,初诊方去川芎,加黄芩、黄柏清热。处方:太子参10 g,当归6 g,白术10 g,茯苓10 g,白茅根10 g,地榆10 g,生地10 g,白芍6 g,大蓟6 g,小蓟6 g,黄芩6 g,黄柏6 g,辛夷花6 g^(包煎),甘草6 g。3剂,煎服法同初诊。

按:凡血自鼻道血液外溢者,为鼻衄。鼻衄属“血证”范畴,鼻为肺之窍,故鼻衄的发生与肺及气血关系密切。患儿素有食少,多汗,易感冒,为肺脾两虚之征象。因病程长,脾虚失运,气不统血,土不生金,肺失所养,故血溢脉外发为鼻衄。治疗血证,应结合症候虚实及病情轻重来辨证论治。《景岳全书》说:“凡治血证,须知其要,而血动之由,唯火唯气耳。故察

火者,但察其有火无火;察气者,但察气虚气实。"一般血证可归纳为治火、治气、治血3个原则。本医案中黄老根据患儿体质,抓住肺脾两虚症候特征,以补益气血为主,佐以凉血止血为治则,初诊后鼻衄已止,但食少、多汗症状仍在,且有身热、舌苔白厚、脉细,说明妄行之血热已平,而肺脾之虚未解,故二诊继续健脾补肺,加清热燥湿之黄芩、黄柏而治愈。因患儿不能坚持长期服药,故肺脾两虚,气不摄血不能彻底治愈,这也是其鼻衄反复发作的原因。本医案治疗的关键在于治本,患儿之后继续调理脾胃,食增,鼻衄未再发生。

(整理:岳志霞,刘启艳,孙海鹏　　审阅:彭玉)

198. 辨治痄腮,温毒在表之证

腮肿痛,风温邪毒之痄腮,温毒在表。治以疏风清热,散结消肿;后期治以益气养阴。

患者:柳××,女,4岁	医案编号:078Q061
中医诊断:痄腮(温毒在表)	西医诊断:流行性腮腺炎
治法:疏风清热,散结消肿	方药:清温败毒散加减
主诉:右侧腮部疼痛半日	

初诊(2008年12月16日):今晨起患儿自诉右侧腮部疼痛,仅在吞咽食物时感腮部疼痛加重,时流清涕,精神尚可,无头痛、腹痛,二便正常,无发热,不咳。幼儿园有腮腺炎接触史。未接种腮腺炎疫苗。体查:望之精神好,面色正常,右侧面颊部以耳垂为中心出现漫肿,边缘不清楚,触之有压痛及弹性感,外表皮肤不红,张口不利,左侧腮部无红肿,右侧腮腺管口红,无分泌物,咽红(+),扁桃体不肿大,舌质淡红苔黄,心、肺(-),脉细。血常规检查:白细胞计数6.8×10^9/L,中性粒细胞比率68%,淋巴细胞比率32%。

刻下症:右侧腮肿痛,皮肤无红肿,压痛,咀嚼疼痛加重,流清涕,右侧腮腺管口红,咽红(+),舌质淡红苔黄,脉细。患儿发病仅半日,起病急,有腮腺炎接触史,为风温邪毒从口鼻而入,侵犯少阳经脉,循经上攻,与气血相搏,壅阻少阳经脉,郁而不散,结于腮部,故腮部漫肿疼痛。流涕、咽红、舌苔黄为风温在表之征象。本病为痄腮(诊断为腮腺炎),证属风温邪毒,为实证,治宜疏风清热,散结消肿。方拟清温败毒散加减:黄芩6 g,黄柏6 g,赤芍6 g,板蓝根6 g,射干6 g,僵蚕6 g,升麻6 g,大青叶6 g,浙贝6 g,防风3 g,荆芥3 g,海蛤壳10 g,甘草6 g。3剂,水煎服,每次50 mL,每日4~5次,每日1剂。外敷:独角莲15 g,青黛10 g,用米醋磨后,加青黛调,外敷患处,每日1~2次。嘱:①小儿休息,暂时隔离;②饮食宜清淡;③观察患儿有无头痛、腹痛,以防出现并发症。

二诊(2008年12月21日):服药后第2日右侧腮部肿胀开始消退,疼痛减轻,至第3日肿胀消失,无疼痛,现多汗,食可,无发热。体查:右侧腮部肿消,右侧腮腺管口无红肿及分泌物,咽微红,张口不受限,舌质淡红苔黄厚腻,脉平。风温热毒渐除,少阳经脉疏通,故肿消痛减,但余邪未尽,故清余邪兼益气固表。初诊方去荆芥、防风、升麻、赤芍等疏风清热凉血之药,加柴胡和解少阳之经气。处方:板蓝根10 g,黄芩6 g,黄柏6 g,僵蚕6 g,海蛤壳10 g,浙贝6 g,黄芩10 g,泡参10 g,苍术10 g,柴胡6 g,白芍6 g,甘草6 g。3剂,煎服法及医嘱同初诊。继续外敷,外敷方药同初诊。

三诊(2008年12月30日):右侧腮肿愈2日,又发现左侧腮部红肿、疼痛,无发热、恶寒、咳嗽。体查:左侧以耳垂为中心出现漫肿,左腮腺管口红肿,右侧腮部肿消,咽红明显(++),舌质淡红苔黄。患儿系余邪未清又蕴结少阳经脉,故右侧消退数日左侧复起,为双侧腮腺肿大的发病过程,宜疏风清热,消肿散结,配合外敷。方拟清温败毒散加减:黄芩6 g,黄柏6 g,赤芍6 g,板蓝根6 g,射干6 g,僵蚕6 g,升麻6 g,大青叶6 g,浙贝6 g,防风3 g,荆芥3 g,海蛤壳10 g,甘草6 g。3剂,煎服法及医嘱同初诊。继续外敷,外敷方药同初诊。

四诊(2009年1月5日):肿消痛减,不咳,不发热,食量稍减。体查:左侧腮腺部肿大消除,无压痛,皮温正常,左腮腺管口无红肿,咽不红,舌质淡红苔薄白。本期为痄腮病后缓解期,因风温毒邪久羁体内,易伤气阴,故治以清余邪,养气阴。处方:太子参10 g,生地10 g,黄芩6 g,丹参10 g,银花10 g,连翘6 g,神曲6 g,麦芽6 g,甘草6 g。2剂,煎服法及医嘱同初诊。

按:"痄腮"为儿科常见传染病,以春、冬季节多见,传染性强,主要通过呼吸道传播,可造成小范围流行,未接种过腮腺炎疫苗的人群普遍易感,患病后可获持久性免疫。本病多发生于3岁以上儿童,以学龄期儿童和青少年发病较高,以单侧发病多见,亦有双侧同时发病者。本医案先为一侧肿大,消退后约10日,另一侧开始肿大,但此时未并发头痛、腹痛,故恢复较快。痄腮往往易在病后1周左右并发胰腺炎、脑膜脑炎、睾丸炎、卵巢炎,故对痄腮后期应提高警惕,谨防并发症的发生。

《温病条辨》言:"风温者,初春阳气始开,厥阴行令,风夹温也……瘟毒者,秽浊也。凡地气之秽,未有不因少阳之气而自能上升者……小儿纯阳火多,阴未充长,亦多有是证。"由此而知本病多发生于儿童,而且以少阳经病变为主,其主要病机为邪毒壅阻足少阳胆经,与气血相搏,凝滞耳下腮部。黄老认为少量升麻助药上达于头目,柴胡引药入肝胆经,增加疗效。本病配合中药外敷治疗能减轻肿胀、疼痛,缩短病程,疗效好。

（整理:朱未旻,刘启艳,王乔,孙海鹏　　审阅:彭玉)

199.辨治瘰疬,外邪引动伏痰,痰湿阻络之证

双侧颈部淋巴结肿大如蚕,外邪引动伏痰,痰湿阻络之瘰疬。 治以清咽化痰散结。

患者:杨××,女,5岁　　　　　　　　　　医案编号:078Q064

中医诊断:瘰疬(外感风热,痰湿内伏)

西医诊断:①上呼吸道感染;②颈部淋巴结肿大原因?

治法:清热利咽,疏风散结　　　　　　　方药:清气化痰汤加减

主诉:双侧颈部淋巴结肿大3日,伴咳嗽1日

初诊(2009年2月9日):家长3日前突然发现患儿双侧颈部有肿大包块,如蚕豆大,3～4粒成串,无疼痛,无发热、皮疹;近1日咳嗽,流清涕,无发热、吐泻。平日患儿易感冒咳嗽,饮食好。无潮热、盗汗史;否认结核病病史,居住周围有结核病病人。已接种卡介苗。体查:体温36.7 ℃。望之精神好,面色正常,发育正常,营养中等,双侧颈后扪及4～5粒肿大淋巴结,成串,大如蚕豆(0.3 cm×0.5 cm),小如绿豆,质软,活动,无压痛,枕后、腋下未扪及肿大淋巴结;咽红(+),咽后壁淋巴滤泡增生,舌尖质红苔白厚,心、肺(-),腹平软,指纹淡。血常规检查:白细胞计数7.8×10⁹/L,中性粒细胞比率69%,淋巴细胞比率30%。

刻下症:咳嗽,流清涕,双侧颈部有蚕豆大小包块成串,4～5粒,咽红,舌尖质红苔白厚,指纹淡。正常儿童颈部淋巴结如米粒大小,活动,无压痛,质软。本医案患儿淋巴结大如蚕豆,质软,活动,无压痛,考虑为病理性肿大。患儿平素体弱易病,感冒不断,外邪与痰湿难以根除,故淋巴结肿大多与痰湿阻络有关。本次外感风寒,肺失宣降则咳嗽,流清涕;外邪引动伏痰,痰喜流窜,聚集,结于双侧颈部,阻滞脉络则有淋巴结肿大、舌苔白厚。舌尖质红,咽红,为风寒化热之征象。患儿病程短,有结核病接触史,不能排除淋巴结结核。综合分析本病为瘰疬,证属外邪引动伏痰,痰湿阻络,治当清热利咽,疏风散结。方拟清气化痰汤加减:射干6 g,蝉衣6 g,僵蚕6 g,黄芩10 g,薄荷6 g(后下),法半夏6 g,山慈菇6 g,薏苡仁10 g,茯苓10 g,贝母6 g,海蛤壳15 g,藏青果6 g,甘草6 g。3剂,水煎服,每次50 mL,每日4次,每日1剂。嘱做结核菌素试验,注意有无发热及出汗。

二诊(2009年2月12日):咳止,不流清涕,纳少便调。体查:望之精神好,面色正常,双侧颈部淋巴结较前缩小,右侧颈部下颌处扪及1粒花生大小淋巴结,活动,无压痛,咽红(+),咽后壁淋巴滤泡增生,舌尖质稍红苔少白厚。外邪除则咳止,痰结阻络渐消,故淋巴结肿大缩小。继用初诊方,去薏苡仁,加玄参清热散结。处方:射干6 g,蝉衣6 g,僵蚕6 g,黄芩10 g,薄荷6 g(后下),法半夏6 g,山慈菇6 g,茯苓10 g,贝母6 g,海蛤壳15 g,藏青果6 g,玄参10 g,甘草6 g。3剂,煎服法同初诊。

三诊(2009年2月18日):患儿无不适感。体查:咽微红,咽后壁淋巴滤泡增生减少,舌

质红少津,右下颌角扪及1粒花生大小淋巴结,余淋巴结消退。结核菌素试验:正常,排除结核病所致淋巴结肿大。痰湿已化,因痰邪致病黏腻缠绵,故内服药改为泡水服用,可长期服用至痊愈止。处方:藏青果6 g,玄参10 g,胖大海6 g,甘草6 g。

按:瘰疬是好发于颈部淋巴结的慢性感染性疾病,因其累累如贯珠之状,故名"瘰疬"。《薛氏医案》云:"其候多生于耳前后项腋间,结聚成核,初觉憎寒恶热,咽项强痛。"《河间六书》云:"夫瘰疬者,经所谓结核是也?或在耳前后,连及颈颌,下连缺盆,皆为瘰疬。"瘰疬的特点是多见于体弱儿童或青年,好发于颈部及耳后,起病缓慢。本医案为1例单纯双侧颌下淋巴结肿大,伴咳嗽,黄老排除化脓性淋巴结炎、结核病,根据患儿体质及现有临床表现,考虑为体弱,因反复感冒,痰湿易于内伏,因感冒外邪引动伏痰所致,其病程短、消退快,不同于结核病所致瘰疬。方中用射干、黄芩、薄荷、藏青果清热利咽,其中射干兼化痰之效,薄荷兼疏风之效;僵蚕、山慈菇、贝母、海蛤壳清咽化痰散结;法半夏燥湿化痰;薏苡仁、茯苓健脾渗湿,其中茯苓兼化痰之效。因本病缠绵,疗程较长,小儿难以坚持每日口服中药,故黄老精简处方,并考虑到患儿对苦药的畏惧,当淋巴结消退后,内服药改为藏青果、玄参、胖大海、甘草泡水服,全方味淡、微甜,可长期服用清热利咽以善后。

（整理:朱未旻,刘启艳,王乔,孙海鹏　　审阅:彭玉）

200. 辨治胀肿,气血两虚,瘀血阻滞之证

右小腿肿胀疼痛,气血两虚,瘀血阻滞证。先治以活血化瘀,通络利湿治标;后治以益气助运,行气活血治本。

患者:张××,女,41 岁	医案编号:078Q080
中医诊断:胀肿(气血两虚,瘀血阻滞)	西医诊断:右下肢静脉血栓?
治法:活血化瘀,通络利湿	方药:桃红四物汤加减
主诉:右小腿肿胀疼痛11 日	

初诊(2009 年3 月6 日):11 日前患者无诱因出现右小腿肿胀,微痛,按之凹陷,但无少尿、腰痛、发热,曾外院就诊未愈,特来求助中医。病后饮食可,二便正常,平素时感乏力,多汗。因月经紊乱1 年,外院诊为子宫肌瘤,服西药控制后月经1 年未行。2009 年2 月26 日至3 月1 日月经行,腹痛明显,色暗量少,有血块。未从事重体力劳动。体查:望之精神可,面色不华,无浮肿,咽不红,舌质淡晦苔薄黄,心、肺(-),腹平软,无移动性浊音及振水音,双肾区无叩击痛;右小腿膝关节以下微肿,皮肤不红,按之凹陷,有压痛;未见曲张浅表静脉,脉细无力。外院肾功能检查:正常。血管彩超检查:腘静脉、胫后静脉不完全性血栓。

刻下症:右小腿肿胀疼痛,按之凹陷,压痛,乏力,多汗,舌质淡晦苔薄黄,脉细无力。本

医案病程短,右小腿突然出现肿胀疼痛,按之凹陷,压痛,肾功能正常,无尿少、腰痛,故可排除泌尿系统疾病。患者有月经不调史,经行量少、色暗有血块,血管彩超检查提示腘静脉、胫后静脉不完全性血栓,加之平素乏力、多汗,面色不华,舌质淡,脉细无力,考虑为气虚血行不畅,瘀血阻滞胞脉致经行不畅,腹痛,有血块;阻滞下肢脉络,则右小腿肿痛,有血栓;舌质淡晦为血瘀之征象。本病为胀肿,证属气血两虚,瘀血阻络,为本虚标实之证,治以活血化瘀治标为主,待瘀血祛肿消后,治以益气助运,行气活血。方拟桃红四物汤加减:桃仁 10 g,红花 10 g,当归 15 g,川芎 15 g,丹参 15 g,鸡血藤 15 g,怀牛膝 15 g,地龙 15 g,银花藤 20 g,紫花地丁 20 g,土茯苓 20 g,野菊花 20 g,甘草 10 g。3 剂,水煎服,每日 1 剂。嘱卧床休息,注意保暖,抬高下肢。

二诊(2009 年 3 月 9 日):服药后右下肢肿胀大减,现仅有微胀,微有麻木。体查:望之精神可,面色正常,右小腿肿胀较前明显消退,舌质淡晦苔白厚,脉细无力。经活血化瘀,通络利湿后,下肢静脉瘀血化,经脉运行通畅,水溢皮下减少,故腿肿痛大减。下肢微胀、有微麻木感,舌质淡晦苔白厚仍为痰瘀互结,气虚血瘀,筋脉失养所致,守初诊方,加黄芪等增强益气行水之功。处方:桃仁 10 g,红花 10 g,当归 15 g,川芎 15 g,赤芍 10 g,鸡血藤 15 g,怀牛膝 15 g,地龙 10 g,银花藤 20 g,土茯苓 20 g,野菊花 15 g,黄芪 30 g,银花 20 g,甘草 10 g。3 剂,煎服法同初诊。

三诊(2009 年 3 月 13 日):右下肢肿消痛减,现右小腿肿胀处色暗,汗多乏力较前缓解,余无不适。体查:望之精神可,面色正常,右小腿肿胀消退,皮质肤颜色暗,舌淡晦苔白,脉沉细弦。瘀血未尽,痰瘀搏结,继二诊方加丹参、三七粉(吞服)增强活血化瘀之功,加泽泻、白芷、薏苡仁健脾化湿,去土茯苓、野菊花、黄芪、怀牛膝等。处方:桃仁 10 g,红花 10 g,当归 15 g,川芎 15 g,赤芍 10 g,鸡血藤 15 g,银花藤 20 g,地龙 10 g,丹参 15 g,泽泻 15 g,白芷 10 g,薏苡仁 20 g,三七粉 6 g^(吞服),甘草 10 g。3 剂,煎服法同初诊。嘱:①三七粉每次吞服 2 g,每日 3 次;②局部热敷。后患者因其他病就诊,诉小腿肿胀已愈,月经正常。

按:本医案患者以右小腿肿胀为主要临床表现,但肾功能检查正常,同时伴有月经不调病史。因患者年近中年,月经不调,气血虚,血行不畅,使胞络、下肢经脉受阻,故先表现为经行腹痛甚,有血块;继之出现下肢水肿胀。证属气血两虚,瘀血阻滞。水与血生理上皆属于阴,两者相互因果,血瘀可致水肿,水肿可致血瘀。单纯采用发汗、利水、行气、温阳之法,往往水肿难除,应用活血化瘀利水法,才是提高水肿疗效的重要环节。治疗上,早在张仲景《伤寒论》《金匮要略》中就有桃核承气汤用于临床,清代王清任《医林改错》中运用桃红四物汤治疗血瘀证。黄老结合病人体质,辨为本虚标实之证,治疗先化瘀散结以治标,后以健脾化湿固本。初诊、二诊采用活血化瘀之桃红四物汤加减,用桃仁、红花、当归、川芎、赤芍、鸡血藤、丹参等活血化瘀,且剂量较大;用地龙、银花藤、怀牛膝通络止痛;用紫花地丁、土茯苓、野菊花清热解毒。诸药合用,肿胀消退明显。经活血化瘀通络后,右小腿肿胀逐渐消退,现肿胀处色暗,舌质暗,痰瘀交结难以化解,故加丹参、三七粉以化瘀血,泽泻、薏苡仁助运化湿。

因下肢静脉血栓恢复还需较长时间，嘱其下肢抬高后热敷。之后患者因其他病就诊，诉小腿肿胀已愈，月经正常。

（整理：朱未旻，刘启艳，王乔，孙海鹏　　审阅：彭玉）

201. 辨治小儿肺、脾、肾不足之佝偻病；复感风热，肝胃不和之感冒

佝偻病，肺、脾、肾不足；复感风热，肝胃不和之感冒。先治以健脾和胃，疏风清热；待外邪祛除后，治以健脾消积，养阴柔肝，镇静安神治本，指导喂养。

患者：蒲某某，男，11 个月　　　　　医案编号：078Q114

中医诊断：①感冒（外感风热，肝胃不和）；②佝偻病（肺、脾、肾不足）

西医诊断：①上呼吸道感染；②佝偻病

治法：健脾和胃，疏风清热　　　　　方药：平胃散加减

主诉：食少、恶心、哭吵、多汗 2 日

初诊（2010 年 4 月 13 日）：患儿 2 日前因受风寒，出现食少，吃奶后恶心欲吐，有阵发性哭吵，多汗，大便干燥，2 日 1 次，时流清涕。平素多汗易惊，尚不能独站，未出牙。病后精神尚可，小便正常，但近 3 个月体重未增加，逐渐消瘦，无发热、腹泻。患儿系人工喂养，以奶粉为主，辅食难以添加，挑食，只能吃少许肉泥，不吃鸡蛋。平时多汗易惊，神疲易哭吵。否认饮食不节史。患儿母亲系 G1P1；患儿系足月儿，顺产，出生体重 2.8 kg。按期预防接种。体查：神疲面黄，头发稀疏黄少，有方颅枕秃，前囟未闭，约 1 cm，平坦，咽红，扁桃体Ⅱ度肿大，舌质红苔白厚，肋缘轻度外翻，无鸡胸，心、肺、腹（－），指纹细青。

刻下症：食少，恶心欲吐，阵发性哭闹，多汗易惊，大便干燥，生长发育稍慢，面黄，发黄少，方颅，肋缘外翻，前囟大。咽红，舌质红苔白厚，指纹细青。小儿"脾常不足，肾常虚"，因喂养不当，饮食单一，食少，脾失健运，水谷摄入不足，气血不足，脏腑肌肤失养，故面黄发枯，生长发育稍慢；脾虚肝旺，肝风内扰，加之肝藏血不足，则喜哭易惊，烦躁；肾主骨，肾气失精气之充养则生长发育缓慢，不能独坐，出牙迟，方颅，肋缘外翻；肺气失充则卫外不固，腠理疏则汗出，易于感受风邪；肝胃不和则恶心欲吐，有阵发性哭吵。患儿佝偻病诊断成立。本次因感受风寒之邪，肺失宣降，胃气不和，故有恶心欲吐，舌苔白厚，指纹细青；寒邪热化，循经上熏则咽红，扁桃体Ⅱ度肿大。本病诊断为感冒，证属寒热夹杂，肝胃不和；佝偻病，证属肺、脾、肾不足，为本虚标实之证。先治标（感冒）再治本（佝偻病），治宜健脾和胃，疏风清热。方拟平胃散加减：党参 6 g，苍术 6 g，白术 6 g，砂仁 3 g$^{（后下）}$，法半夏 4 g，茯苓 6 g，藿香 4 g，苏叶 3 g，僵蚕 4 g，黄芩 6 g，薄荷 4 g$^{（后下）}$，炒山楂 6 g，炒谷芽 6 g，炒麦芽 6 g，桔梗 6 g，板蓝根 6 g，苍耳子 4 g，甘草 6 g。3 剂，水煎服，1.5 日 1 剂。嘱：①暂停添加辅食；②多饮水，清淡饮

食;③注意有无发热、呕吐、腹泻。

二诊(2010年4月20日):恶心呕吐止,哭闹少,仍食少,多汗,鼻塞,时口臭。体查:望之精神可,面色黄,咽红,扁桃体Ⅰ度肿大,舌质淡红苔白厚,指纹青滞。外邪渐退,脾胃气机逐渐恢复,故恶心呕吐止,哭闹少。鼻塞,咽红,扁桃体Ⅰ度肿大为风热未尽之征象。因脾胃运化未复,食积未化,故仍食少,舌苔白厚,口臭,指纹滞。患儿因人工喂养,辅食添加不当,致脾胃受损,脾失健运,久之,气血生化不足,无法濡养五脏,其肺、脾、肾不足则神气怯弱,肝风内动则烦躁哭闹、多汗、易惊。本病虽有外感,咽红,扁桃体肿大,但症候不显,仅有食少等。本期标本同治,治本虚为主,佐以疏风解表,用炒麦芽、炒谷芽、炒山楂、槟榔片、枳实健脾消积,苍耳子、辛夷花、板蓝根、黄芩、薄荷疏风宣窍,煅龙骨、煅牡蛎安神敛汗,治以疏风宣窍,健脾和胃,养阴柔肝。自拟方:苍耳子3 g,辛夷花3 g^(包煎),板蓝根6 g,黄芩6 g,薄荷3 g^(后下),枳实3 g,苍术6 g,白术6 g,茯苓6 g,槟榔片4 g,荆芥3 g,知母4 g,煅龙骨4 g^(先煎),煅牡蛎4 g^(先煎),炒山楂4 g,炒谷芽6 g,炒麦芽6 g,甘草4 g。3剂,水煎服,1.5日1剂。嘱暂停辅食喂养,注意避风。

三诊(2010年5月11日):感冒愈,食增,仍有夜眠不安,多汗,尿黄,大便不干。体查:望之精神可,面色黄,咽红,舌尖质红苔白。肺气得宣则感冒愈,胃气和则脾气运而食增。眠差易醒,多汗,尿黄,乃余热上扰心神,肝阴不足所致。本期证属脾虚肝旺,心热上扰,治以疏风清热,健脾消积,佐以敛汗。自拟方:蝉衣4 g,竹叶2 g,黄芩6 g,黄连1 g,生地6 g,僵蚕4 g,茯苓6 g,防风4 g,炒山楂4 g,炒谷芽4 g,炒麦芽4 g,苍术6 g,白术6 g,煅龙骨10 g^(先煎),煅牡蛎10 g^(先煎),甘草6 g。4剂,1.5日1剂。煎服法同二诊。嘱:①维生素D钙片,每次1片,每日1次;②多晒太阳。4剂药后痊愈。

按:本医案为佝偻病患儿,有肺、脾、肾不足之病理基础,现复感风热夹积,肝胃失和。治疗经历了3个阶段,各有特色:初诊以感冒为主要症状,黄老按外感风热,脾虚夹积,湿浊内蕴论治,以健脾祛湿(党参、苍术、白术、砂仁、法半夏、茯苓、炒山楂、炒麦芽、炒谷芽、藿香等)为主,兼顾疏风解表,清利咽喉(苏叶、薄荷、苍耳子、僵蚕、板蓝根、桔梗等);二诊患儿湿浊渐化,已无恶心之症,但大便难解、鼻塞、汗出较多、哭闹未除,此为余邪未尽,肺窍不利所致,故标本同治;三诊感冒愈,无恶心,但心肝有余,内热上扰,调整前方,治以消积健脾泻火为主。本病病机关键在于脾胃虚弱,后天不足,故黄老在治疗时均注意固护患儿脾胃之气,每诊必用炒山楂、炒麦芽、炒谷芽、苍术、白术、甘草等健脾消食的药物。三诊后感冒愈,食增,但气阴不足之多汗、眠差尚需进一步调理。本医案患儿虽一直服用钙片、维生素D,但脾虚吸收不足,故嘱家长常带患儿进行户外运动,呼吸新鲜空气,多晒太阳,增强体质,加强营养,科学调养。

(整理:谢莹,刘启艳,王乔,孙海鹏　　审阅:彭玉)

202. 辨治肠痈,胃肠积热,湿热胶阻之证

饮食不节,胃肠积热,湿热胶阻之肠痈。治以清热解毒,理气化滞止痛。

患者:王××,女,48岁	医案编号:078Q156
中医诊断:肠痈(胃肠积热,湿热胶阻)	西医诊断:慢性阑尾炎急性发作期
治法:清热解毒,理气化滞止痛	方药:自拟方
主诉:右下腹隐痛1个月,加重伴大便稀1日	

初诊(2010年1月14日):患者有慢性阑尾炎病史3年,一直用保守治疗未复发。1个月前右下腹出现隐痛,自服消炎药(具体不详),隐痛持续,时好时坏。1日前因饮食不节史,右下腹疼痛加重,拒按,伴大便稀,每日1次,尿黄,但无发热、呕吐,腹部无绞痛,饮食、精神尚可。病前1个月有饮食不节史。否认胆囊结石病史。现月经行期第3日,量一般,无血块。体查:体温36.7℃。望之精神尚可,无痛苦病容,咽不红,舌质红苔黄,心、肺(－),腹平软,无包块,右下腹麦氏点有轻压痛,无反跳痛,肝脾未扪及,肠鸣音正常,脉细弦。血常规检查:白细胞计数6.0×10^9/L,中性粒细胞比率68%,淋巴细胞比率29%,单核细胞比率3%。

刻下症:右下腹隐痛,拒按,便稀尿黄,舌质红苔黄,脉细弦。患者有慢性阑尾炎病史,考虑为慢性阑尾炎急性发作。阑尾炎与中医"肠痈"相似,《外科正宗》载:"肠痈者,皆湿热、瘀血流入小肠而成也。"其发病多因进食厚味、食生冷和暴饮暴食等,以致脾胃受损,胃肠传化功能不利,气机壅塞。本医案患者有饮食不节史,积滞阻滞中焦气机,胃肠积热,气机壅塞,湿热胶阻络脉,故有右下腹痛,拒按,舌质红苔黄,胃肠积热之征象。本病为肠痈,证属胃肠积热,湿热胶阻,为实证,治宜清热解毒,理气化滞止痛。自拟方:败酱草20 g,虎杖20 g,蒲公英30 g,紫花地丁20 g,马齿苋20 g,土茯苓30 g,吴茱萸10 g,川楝子15 g,元胡15 g,青皮5 g,陈皮5 g,厚朴15 g,白芍20 g,蔻仁10 g^(后下),甘草10 g。3剂,每日3次,每日1剂。嘱:①清淡饮食,勿食辛辣;②注意休息;③观察服药后腹痛是否减轻,如腹痛加重,建议住院手术治疗。

二诊(2010年2月4日):右下腹痛减轻,大便稀不成形,每日1次。因工作忙,未能及时复诊。月经已停,尿黄减轻。体查:血压110/70 mmHg。望之精神可,舌质暗红苔薄黄,心、肺(－)。胃肠湿热渐祛,腑气渐通,故患者腹痛减轻,但中焦食积未化,脾运未复,故大便仍稀。患者因工作紧张,初诊服药后未及时复诊,嘱其复诊,以防病情加重。继用初诊方,加黄连以助败酱草、虎杖、蒲公英、紫花地丁清热解毒泻火之功,加当归活血化瘀,加薏苡仁、扁豆健脾化湿助运,治以清热化滞,理气止痛,佐以健脾。自拟方:败酱草20 g,虎杖20 g,蒲公英30 g,紫花地丁20 g,土茯苓30 g,吴茱萸15 g,元胡15 g,川楝子15 g,黄连10 g,当归15 g,蔻仁10 g^(后下),薏苡仁20 g,扁豆15 g,甘草10 g。煎服法及医嘱同初诊。

　　三诊(2010年2月26日)：右下腹仍隐痛,伴腹胀,大便稀不成形,每日1次。患者自诉服用二诊方后,与初诊方相比,腹痛缓解不明显。体查：望之精神可,舌尖质红苔薄黄,右下腹轻压痛,无反跳痛,脉沉弦。二诊方未见明显疗效,病情有反复之趋势,但患者仍要求保守治疗,故续用初诊方加减,建议其若腹痛加重时,进行手术治疗。自拟方：败酱草20 g,虎杖20 g,蒲公英30 g,紫花地丁20 g,马齿苋20 g,白头翁20 g,土茯苓20 g,元胡15 g,川楝子15 g,吴茱萸10 g,广木香10 g,厚朴15 g,白芍20 g,蔻仁10 g^(后下),甘草10 g。煎服法及医嘱同初诊。其他治疗：服用阿莫西林,0.5 g/次,每日3次。随访,患者服药后腹痛改善。

　　按：肠痈相当于西医的急(慢)性阑尾炎、阑尾周围脓肿等,是外科急腹症常见的一种疾病。本病的发生与阑尾解剖特点、阑尾腔梗阻和细菌感染有关,临床以右下腹固定压痛,肌紧张,反跳痛为特征。中医关于肠痈的记载,最早见于《素问·厥论》："少阳厥逆……发肠痈不可治,惊者死。"中医认为其病因常为饮食不节,寒温不适,情志不畅等,致肠道传化失司,气机痞塞,瘀血停聚,湿热内阻,血肉腐败而成肠痈。总的病机为气滞、血瘀、湿阻、热壅,进而热毒炽盛。本医案患者被诊为慢性肠痈急性发作者,其未出现发热等症状,且外周血中白细胞计数及分类未升高。其腹痛的发病病机为湿热内结,气机壅滞,腑气不通则痛。黄老根据病史、症状及舌、脉辨证为湿热阻滞所致之肠痈,中医症候诊断符合。因疼痛可以耐受,患者要求保守治疗,黄老治以清热解毒,理气化滞止痛为主,用败酱草、虎杖、蒲公英、紫花地丁、黄连、土茯苓清热解毒利湿,配当归以排脓破瘀,效显。方中败酱草为君药,其味辛、苦,有清热解毒,祛瘀排脓之功。败酱草辛散善降,其效可达上、中、下三焦,用于实热之体。败酱草临床常用于治疗阑尾炎,与蒲公英、虎杖配伍,清热解毒;以虎杖为臣,清热解毒,活血通经。因患者初诊正值经期,需注意上述药物有破血之弊,以防经量过多。患者工作忙,二诊间隔时间较长,效不及初诊用药。三诊仍守初诊方加减,方中配用川楝子、元胡等,意在行气通腑止痛,增强排痈泄热之效。后患者疼痛缓解(因他病就诊随访)。黄老指出,临床上对于急性肠痈患者,一般应及时手术治疗;对于慢性患者,治疗中消痈排脓,止痛理气之药必不能少,但一旦出现发热、疼痛突然剧烈,白细胞计数升高时,应及时进行手术治疗,以免贻误病情。对于慢性阑尾炎患者,平素应饮食有节,进食易消化食物,忌暴饮暴食及不洁饮食。

(整理：詹伟,刘启艳,王乔,孙海鹏　　审阅：彭玉)